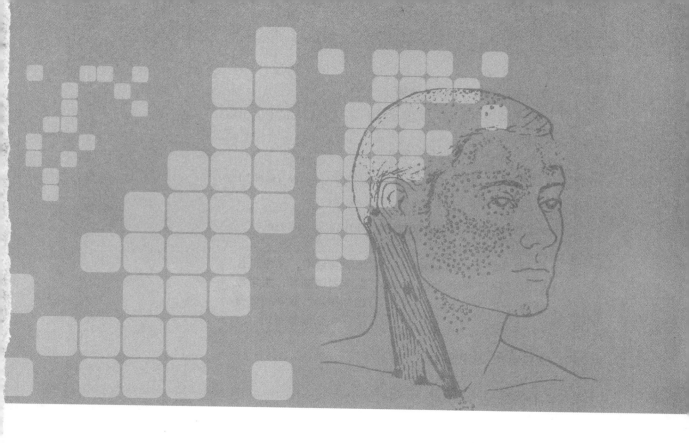

针刀医学应用解剖

主 编 易秉瑛

副主编 王文德 易延松

编 委 李玉东 许静伟 阎彭彭 刘书立
李卫华 龚文照 王海军 马卫祖
田卫国 蒋军清

人民卫生出版社

图书在版编目（CIP）数据

针刀医学应用解剖 / 易秉瑛主编 . —北京：人民卫生出版社，2014

ISBN 978-7-117-18462-5

Ⅰ. ①针… Ⅱ. ①易… Ⅲ. ①针刀疗法－人体解剖学 Ⅳ. ①R245.31②R322

中国版本图书馆 CIP 数据核字（2013）第 284926 号

| 人卫社官网 www.pmph.com | 出版物查询，在线购书 |
| 人卫医学网 www.ipmph.com | 医学考试辅导，医学数据库服务，医学教育资源，大众健康资讯 |

针刀医学应用解剖

主　　编：易秉瑛

出版发行：人民卫生出版社（中继线 010-59780011）

地　　址：北京市朝阳区潘家园南里 19 号

邮　　编：100021

E - mail：pmph @ pmph.com

购书热线：010-59787592　010-59787584　010-65264830

印　　刷：人卫印务（北京）有限公司

经　　销：新华书店

开　　本：787×1092　1/16　印张：24

字　　数：599 千字

版　　次：2014 年 2 月第 1 版　2020 年 4 月第 1 版第 6 次印刷

标准书号：ISBN 978-7-117-18462-5/R · 18463

定　　价：149.00 元

打击盗版举报电话：010-59787491　E-mail：WQ @ pmph.com

（凡属印装质量问题请与本社市场营销中心联系退换）

自 序

解剖学,是临床诊断和治疗的指导性学科;也是临床医学研究、发展的基础。

针刀医学解剖学,当然就是针刀医学临床诊断、治疗的指导性学科;也是针刀医学临床研究和发展的基础。

解剖学,包括大体解剖学、系统解剖学、局部解剖学、病理解剖学等分支学科。

针刀医学解剖学,既与传统的大体解剖学、系统解剖学、局部解剖学等分支有密切的联系,但又不同于传统的大体解剖学、系统解剖学、局部解剖学等分学科。

针刀医学实用解剖学,是从针刀医学临床诊疗实践出发而写的一部解剖学。

针刀医学的临床实践,首先是临床疾病的正确诊断。如就诊患者诉足底痛,接诊医师当然会从致足跟疼痛的常见疾病考虑:可能是局部常见疾病所致,也可能为远处常见疾病所致。局部常见疾病,如跟骨骨刺、足跟脂肪垫炎、足跟底部滑囊炎、踝管综合征等,欲做出正确诊断,必有局部解剖学、体表定位学等知识做指导。而远处疾病可致足跟痛者,最常见由腰椎间盘突出症等椎管疾病所致,则必须根据大体解剖学或神经系统解剖知识做出鉴别与判断。

针刀医学临床实践的第二个大事,就是针刀手术治疗。假如患者的足跟痛诊断为"跟骨骨刺症",那么针刀临床医师就应知道跟骨骨刺症的病理变化。根据针刀医学病理学原理,虽见其为跟骨骨刺,但实为跖腱膜慢性劳损致其痉挛、挛缩、牵张力增加。故针刀手术的目的,不是去铲除骨刺,而是松解病变的跖腱膜,消除跖腱膜过度的牵张力。故此,术者必须掌握跖腱膜的精确解剖位置、层次、毗邻、起止,以及其病灶最常出现的部位、体表定位等知识。针刀治疗的切割、松解范围,仅 2~3mm,故需要微细的解剖知识。因此,针刀医学实用解剖学,是需要集人体大体解剖学、系统解剖学、局部解剖学、立体解剖学、微观解剖学、病理解剖学、体表定位学等分支学科于一体的一种新的解剖学。

针刀医学,从创建至今已 30 余年,各种临床诊疗著作已出版许多,唯独未见针刀医学创始人朱汉章教授所盼望的《针刀医学解剖学》出版问世。

在临床诊疗和教学实践中,曾受许多同仁和学员的多次要求与鼓励,希望我能完成朱汉章教授此夙愿。但我深知自己受知识水平和年龄的限制,无信心完成此任务而未接受。但我又想,正因年高,就需要不断用脑、用手,以减缓脑退化的进程。为此,我就牵头,以我为主,我们用了 4 年余时间,一边复习、学习各种解剖知识,一边收集及精选资料进行编著,同时亦在等待同仁们的《针刀医学解剖学》面世。但时至今日,在初稿完成后又修改、现已完成第二稿时,还未见同仁的《针刀医学解剖学》问世。拙著的出版,希望对针刀医学工作者有点帮助,更期盼能起到抛砖引玉的作用。

本书，名为《针刀医学应用解剖》。其内容，也是根据针刀医学临床诊疗实践的需要而编著。全书共分六章：第一章，颅面部；第二章，颈项部；余下的躯干后部、上肢、躯干前部、下肢，分属第三～六章。每章的具体内容，基本层次，依次为：各部的境界、体表标志、组织结构及层次、骨骼及其连接、肌肉、血管、神经等。每块肌肉的解剖，包括其位置、层次、毗邻、起止、体表定位、神经支配、功能、病变表现、针刀治疗原则等。根据第二稿，全书约 60 万字，其中有解剖图片 637 帧，予以对照、印证文字的说明。故本书是一本图文并重的解剖学专著。

本书，是为针刀医学的临床医师、尤其是初涉针刀医学的临床医师们而编著，但也可供针刀医学研究工作者及针刀医学的教学工作者参考。

本书的编著，曾参考了《可分解的解剖学》、《Dissectible Anatomy》、《运动解剖学图谱》（顾德明等编著）、《人体解剖学彩色图谱》（徐国成等主编）、《人体解剖彩色图谱》（郭光文等主编）、《人体局部解剖学》（孔祥玉等主编）、《系统解剖学》（王效杰等主编）以及《临床神经解剖学》（章春等主编）、《临床疼痛治疗学》（李仲廉主编）等著作，以博采众家之长，并做了精心设计、编写、绘图。《针刀医学应用解剖》的编著，对我们来说是破天荒第一次，国内外也尚未见先例。为此，我们对上述各书的作者致以衷心的感谢！

我们所有的编著者，均为临床医师，虽有数十年西医或中医的临床实践，也曾兼任一些教学任务，但我们的基础理论知识水平和临床经验却很有限，特别是解剖学知识不足，故本书或有缺点、错误存在，诚请同仁们斧正。不胜感谢！

易秉瑛

2013 年 6 月 19 日于北京

目　录

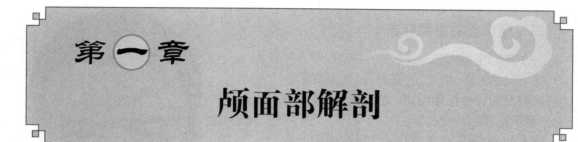

第一章

颅面部解剖

第一节 颅面部的范围、分区、主要标志

一、颅面部的范围、分区

(一)颅面部的范围

颅面部,简称为头部,以两侧下颌下缘→下颌角→乳突尖→上项线→枕骨粗隆的连线为界;此连线以上部分,为颅面部;连线以下者,为颈项部。

(二)颅面部的分区

颅面部,可分为颅部和面部两部分:从眉间(相当于中医的印堂穴)→沿两侧的眶上缘(眉弓)→颧突→颧弓上缘→外耳孔上缘→乳突尖的连线,将颅面部分为后上、前下两部分。此线的后上部分,为颅部(又称颅脑部);此线的前下部分,为面部(又称颌面部)。(图 1-1)

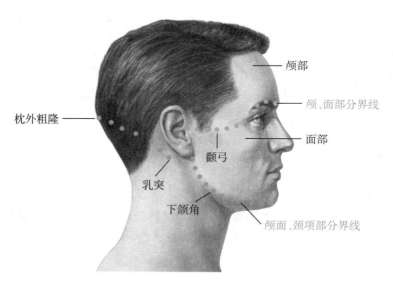

图 1-1 颅面、颈项部的分界线,颅面部的标志,侧面观

二、颅面部的主要标志

(一) 正面主要标志

除可见的发际、眉毛、五官外,正面主要标志还有可触及的骨性标志物:眶上缘、眶下缘、眶上切迹、眶下孔、颧突、颏孔等。

眶上切迹、眶下孔和颏孔约与瞳孔处于一条垂直线上,均为三叉神经出口,是三叉神经阻滞术或针刀治疗三叉神经痛的施术部位。(图 1-2)

(二) 侧面主要标志

顶骨结节、颧弓、下颌关节、下颌角、外耳孔、乳突等。

(三) 后面主要标志

左、右乳突,枕外粗隆等。

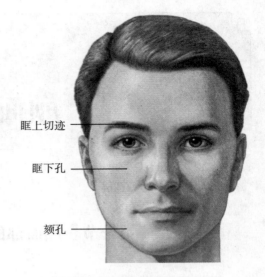

眶上切迹

眶下孔

颏孔

图 1-2　颅面部主要标志,前面观

第二节　颅面部的骨骼及关节

一、颅面部的骨骼

颅面部,在局部解剖学上分为颅脑部(简称颅部)、颌面部(简称面部)两部分,但从针刀医学临床实践看,常将颅面部的骨骼作为一个整体。

(一) 颅骨

颅骨,共有 8 块:**额骨、枕骨、蝶骨、筛骨**各 1 块,**顶骨、颞骨**各 2 块。

8 块颅骨,以骨缝的形式相互连接而围成为一个颅骨,其内部叫颅腔。

颅腔内,容纳大脑、小脑、间脑、脑干及脑的 3 层被膜等组织。颅内脑组织为高级神经中枢,针刀不能触及,故其解剖从略。

另外,在颞骨的中耳内,还有 3 对小听骨,即左、右**镫骨、锤骨、砧骨**。

颅面骨之间,以下颌关节相连接。头颈之间,以**枕髁关节**相连接。

1. **额骨**(图 1-3)

2. **枕骨**(图 1-4)

3. **颞骨**(图 1-5)

4. **蝶骨**(图 1-6)

5. **顶骨**(图 1-7~ 图 1-9)

6. **筛骨**　位于前颅窝底的前正中部。第 1 对脑神经(嗅神经的纤维),从鼻腔向上行,穿过筛骨的筛孔,汇聚成嗅神经,进入脑内。筛骨深在,针刀不可及;从略。

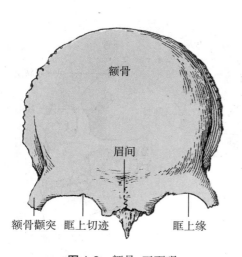

图 1-3　额骨,正面观

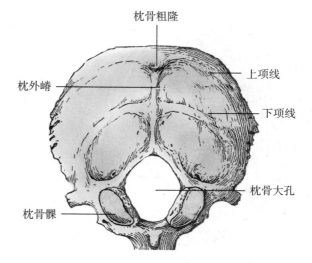

图 1-4　枕骨,下面观

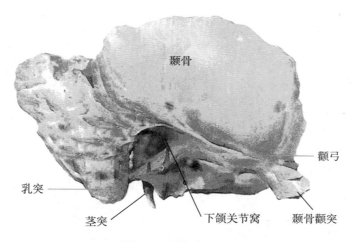

图 1-5　颞骨,侧面观

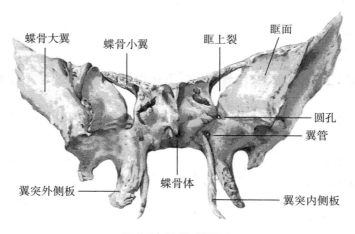

图 1-6　蝶骨,前面观

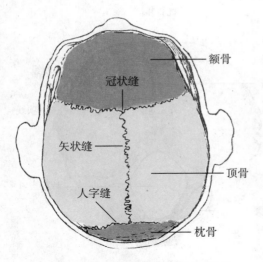

图 1-7　颅骨的上面观：示额骨、顶骨及部分枕骨

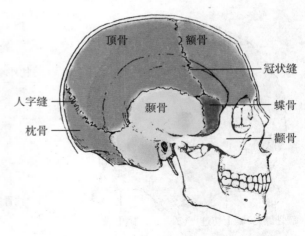

图 1-8　颅面部侧面观，示额、顶、枕、颞、蝶、上下颌骨在颅部的位置

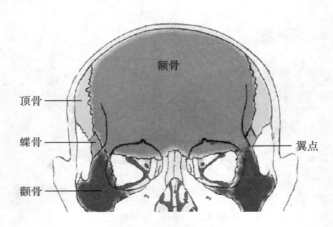

图 1-9　颅骨，正面观

（二）面骨

面骨，共 15 块：上颌骨、颧骨、泪骨、鼻骨、下鼻甲骨、腭骨各 2 块；下颌骨、犁骨、舌骨各 1 块。

1. **上颌骨**（图 1-10）

2. **下颌骨**（图 1-11）

3. **舌骨**（图 1-12）

4. **颧骨**（图 1-13~ 图 1-14）

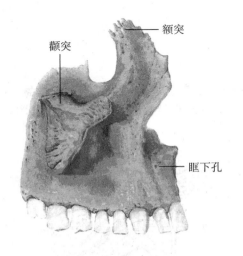

图 1-10　上颌骨,外侧面观

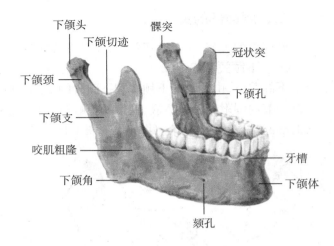

图 1-11　下颌骨

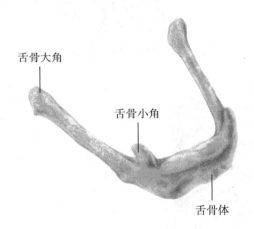

图 1-12　舌骨

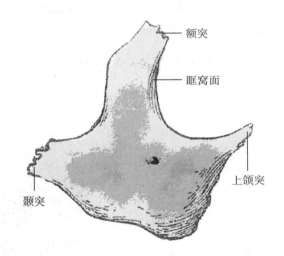

图 1-13　颧骨,外侧面观

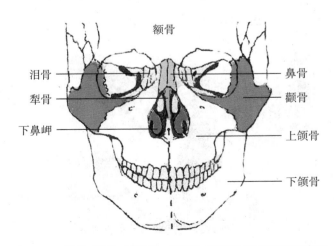

图 1-14　泪骨、颧骨、下鼻甲、上颌骨、下颌骨等在面部的位置

二、颅面部的关节

颅面部的关节,仅有**颞颌关节**,又名**下颌关节**。

(一) 下颌关节的组成

下颌关节,由颞骨的下颌窝和下颌骨的下颌头所组成,为球窝关节,关节腔内有软骨盘。下颌关节周围附着有关节囊、韧带及咀嚼肌等软组织。**咀嚼肌**,包括咬肌和颞肌。咬肌及颞肌的解剖,见本章第三节。(图 1-15~ 图 1-18)

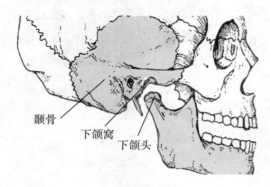

颞骨

下颌窝

下颌头

图 1-15　下颌关节,侧面观

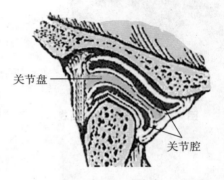

关节盘

关节腔

图 1-16　下颌关节,矢状切面,示关节盘

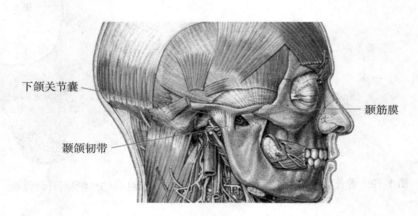

下颌关节囊

颞筋膜

颞颌韧带

图 1-17　下颌关节囊的纤维层、颞颌韧带

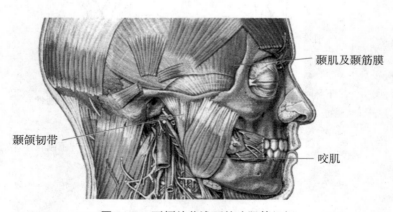

颞肌及颞筋膜

颞颌韧带

咬肌

图 1-18　下颌关节浅面的咬肌等组织

(二) 下颌关节的位置

下颌关节,位于外耳孔前 1.0cm、颧弓的下方;在人体的表面可以清楚地被触摸到。

若嘱患者张口、闭口来活动下颌关节,就更容易摸清此关节的位置。此关节之前即**下颌切迹**。**下颌切迹**,在临床疼痛诊疗实践中,具有重要意义。

(三) 下颌关节的神经支配

由三叉神经管理其运动和本体感觉。

(四) 下颌关节的功能

在功能上,左右两个下颌关节为联合关节。其相互配合可使下颌骨向上、下、左、右、前、后活动。

(五) 下颌关节毗邻的重要结构

在下颌关节的浅面,有咀嚼肌(包括颞肌和咬肌)。在咀嚼肌的浅面,有颞浅动脉、颞浅静脉及其各自的属支(如面横动脉、面横静脉等)、腮腺、腮腺导管、面神经干及面神经分支(颞支、颧支等)。上述结构,多处于下颌关节的稍后下方。(图 1-19)

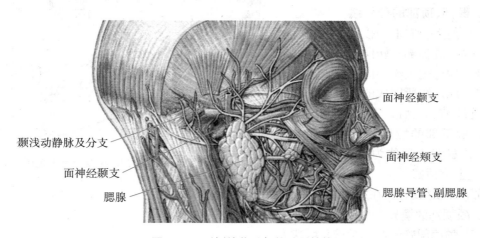

图 1-19　下颌关节毗邻的重要结构

(六) 下颌关节的病变

下颌关节病损为临床常见。如类风湿关节炎、强直性脊柱炎、下颌关节习惯性脱臼、下颌关节炎、下颌关节劳损等。上述疾病,常伴下颌关节周围软组织(关节囊、韧带、咀嚼肌、筋膜)的慢性损伤。行针刀治疗,可收效。但在进针刀时,应注意此关节浅面稍后下的毗邻结构。

(七) 针刀治疗

下颌关节周围的重要组织结构很多,所有重要组织结构(如腮腺、腮腺导管、面神经干及分支、颞浅动脉、静脉等)均浅在,颞浅动脉的跳动可以摸及,颞浅静脉、神经与动脉相伴而行,腮腺上缘不超过颧弓。因此,进针刀前先摸清颧弓,并将颧弓表面的软组织尽量压向颧弓骨面,再针对颧弓进针:经皮肤、皮下,就可抵颧弓骨面。刀锋沿颧弓骨面运作,就可松解颞颌关节的关节囊和其前外侧韧带的病变软组织,而且也较安全。咬肌的附着处,为颧弓的前 2/3、下颌支的后缘及下颌角处的咬肌粗隆。颞肌的附着处,为颞深筋膜、颞窝和下颌骨的冠状突。因此,颞颌关节病变时,应行颧弓前 2/3 处的下缘松解。下颌支后缘、下颌角的咬肌粗隆、颞窝、下颌骨的冠状突等处行针刀松解时,很有可能触及腮腺及其导管等,为保安全,定要熟知颞颌关节毗邻结构,且应慎之又慎。

第三节　颅面部的软组织结构与层次

颅面部软组织,分为**颅部软组织**和**面部软组织**两部分。

一、颅部软组织结构与层次

(一) 颅部的分区

颅部软组织,是指覆盖在额、顶、枕、颞骨,即整个颅顶骨外表面的各层软组织。

颅部的软组织结构与层次因部位而异,因而将颅外软组织再分为:**颅顶部软组织(颅顶部)、颞部软组织(颞部)、枕下部软组织(枕下部)**三部分。(图 1-20)

1. **颞部、顶部的分界线**　前界起自**翼点**稍前方→向上→接颞上线→沿颞上线→至乳突部→转向前→沿外耳孔上缘→颧弓的上缘→向前行→再回到翼点。此连线所围成的扇形区为**颞区**;此连线前、上、后方为颅顶部。

2. **枕下部的境界,即顶、枕部的界线**　以**枕骨上顶线**为界,线下为枕下部,线上为顶部。

枕下部软组织,放在第二章颈项部解剖中介绍。

3. **颅顶部的境界**　为颞上线与上项线所围成的区域。

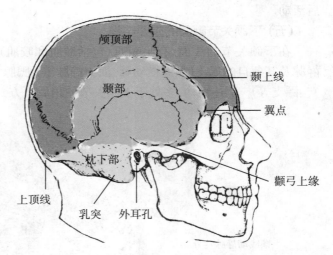

图 1-20　颞部、颅顶部、枕下部的范围

(二) 颅顶部软组织的结构与层次

颅顶部软组织的皮肤结构有明显特征,虽有皮肤、皮下、帽状腱膜、额肌、枕肌等多层组织,但其整个较薄,其中大部分又紧密相连,故常将颅顶部软组织统称为**“头皮”**。

颅顶软组织共分五层:即**皮肤、皮下组织(浅筋膜)、帽状腱膜、帽状腱膜下层、骨膜**。前三层紧密相连,几乎不可分,临床上可视为一层,统称为“头皮”。**骨膜**,紧贴在颅骨的外表面。(图1-21)

1. **颅顶部皮肤**　为头皮最表面的一层组织,满布头发,内含丰富的毛囊、汗腺、皮脂腺等组织,不易保持清洁,故在头部行针刀手术时,应理发并

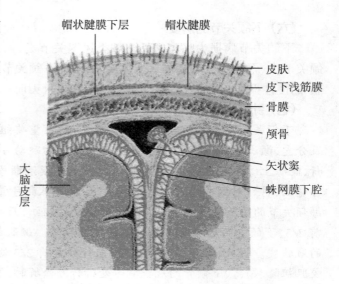

图 1-21　颅顶部软组织的结构与层次

彻底消毒,以防术后感染。

2. 皮下浅筋膜层　属于头皮的第二层结构,位于颅顶部皮肤之下的一层组织,故又名"皮下层"。皮下浅筋膜层内有许多纵横交错的纤维隔,皮下血管和皮神经亦非常丰富。

(1) 纤维隔:在皮下浅筋膜层内,有致密、纵横交错、与表皮垂直、质坚韧的纤维短隔。此垂直的纤维短隔外端连接皮肤,内端连接帽状腱膜,故将皮肤、皮下组织、帽状腱膜三层组织紧密连接在一起,形成看似一层的组织。

因皮下层中纤维短隔将皮肤、皮下组织和帽状腱膜紧密相连,同时把皮下浅筋膜层中的脂肪组织分隔成许多脂肪小叶,因此,一旦头皮感染、出血等,头皮下张力明显增高,刺激、压迫头皮下的皮神经,常导致剧烈头部疼痛。

由于头皮的上述结构特点,故头皮病变行针刀松解术时,应行平刺法松解,以切断部分坚韧、垂直的短纤维隔,疼痛症状才能较有效的缓减。此外,术前应严密清洁消毒,术后应压迫止血。

(2) **皮下血管、神经:**皮下浅筋膜层内的**皮下血管、皮下神经**均非常丰富,且较复杂,故将另立**"颅部的血管、神经及病变"**一节,予以介绍。

皮下血管有三个特点:①血液循环非常丰富,故头皮手术或损伤后易愈合。②动脉血管壁与垂直行走、坚韧的纤维短隔相互牵连,故头皮损伤或手术时,血管不能自行收缩止血,故头皮易出血、出血难止是其另一特点。头皮出血时必须施以压迫才能止血。③颅内外静脉相通,故头皮感染有可能扩散至颅内,故头皮手术必须严密消毒。

3. 帽状腱膜层及帽状腱膜挛缩症　帽状腱膜层,位于皮下浅筋膜层的深面,属头皮的第三层组织。其由致密结缔组织所组成,是一层非常坚韧的纤维性膜片状组织。

帽状腱膜的前端纤维连接**额肌**,后端纤维连接**枕肌**。帽状腱膜的两侧在颧弓上方与颞筋膜相互接续,故帽状腱膜就像帽子一样覆盖于颅顶部。

帽状腱膜挛缩症:因为帽状腱膜像帽子一样戴在头部,故其病变时,因帽状腱膜痉挛、挛缩,可致额肌、枕肌甚至颞肌均受牵张,引起全颅顶部的紧张、下压、箍压、不适感。还可挤压、牵拉、堵塞颅外的皮下血管、淋巴、皮神经,引起血液循环、代谢及神经功能障碍。同时,也存在帽状腱膜层的瘢痕及其与帽状腱膜下层邻近组织之间粘连病变。

帽状腱膜挛缩症的针刀治疗原则:①针对头部的压痛点、阳性反应物点进行针刀松解;②更应针对帽状腱膜的附着处进行针刀松解:如上项线、颞上线、枕外粗隆及其与枕肌、额肌的连接处等。对帽状腱膜层的松解,应行"十"字形切开,以缓解头皮组织内的张力和高压;③针对帽状腱膜层和帽状腱膜下层之间的粘连,进行较广泛的扇形松解、剥离。

针刀操作方法:垂直进针刀达颅骨,松手,使刀锋自行回退到帽状腱膜下层,调转刀体、刀口线,使刀体、刀口线均与头皮表面平行,然后在帽状腱膜下平行进针,扇形剥离。拔针后,针眼处应持续压迫3~5分钟才可。

4. 帽状腱膜下层　顾名思义,是位于帽状腱膜下的一层组织。属头皮的第四层组织。又名蜂窝组织层,因为它是一层较疏松的结缔组织。

由于头皮的前三层连为一体,故当头皮撕裂伤超过帽状腱膜层时,伤口即哆口、裂开。若为头皮严重外伤,整个头皮易从帽状腱膜下层撕脱。头皮出血、感染时,易沿帽状腱膜下层扩展至全颅顶部。

帽状腱膜下层内有丰富的小静脉,与颅内静脉窦相通。这些静脉多无瓣膜,因此,颅外感染可经此途径扩展至颅内。故行颅顶部软组织的针刀手术时,定要严格消毒。

5. **骨膜层**　疏松地覆盖在颅骨表面,但在骨缝处与骨缝紧密相连,故骨膜下血肿范围不超过骨缝。

骨膜层的深面,即为颅骨。

颅腔由各颅骨围成,其内容纳大脑、间脑、脑干、小脑,因针刀不可及,从略。

(三) 颞部软组织结构、层次及病变

颞部的软组织,也可称为覆盖在**颞窝**表面的软组织。

颞窝,是由颞骨、蝶骨、颧骨、部分额骨和顶骨相互结合而成的一个浅骨窝,位于颅部的侧面。

颞部软组织的结构与层次:由浅入深,依次为**皮肤、皮下浅筋膜、帽状腱膜、颞筋膜、颞肌、骨膜**六层。

1. **颞部的皮肤、皮下浅筋膜、帽状腱膜、颞筋膜层**　颅顶部的皮肤、皮下浅筋膜、帽状腱膜层,其向颞部延续而成为颞部的皮肤、皮下浅筋膜及帽状腱膜层。

颞部的皮下浅筋膜层:其内有**颞浅动脉、静脉、面神经**的分支(面神经颞支)等血管神经穿过,并分布于此区域;此血管神经,将于"颅部的血管、神经及病变"中介绍。

2. **颞筋膜**　质地很坚韧,与帽状腱膜紧密结合而成为一层,并共同覆盖在颞肌的表面。

腮腺,位于颞区下部深筋膜的深面,腮腺的上极不超过颧弓的上缘,故颞区内无腮腺组织。但腮腺是一个重要器官,与颞区毗邻,针刀手术中稍不注意,即可能损伤,故在此一并提及。腮腺的体表定位,见"腮腺咬肌区"。

3. **颞肌**　颞肌发达,呈扇形,位于颞筋膜的深面,充填于颞窝内,为重要的咀嚼肌。颞肌及颞筋膜,向上呈弧形的边缘附于颞上线的骨面,肌束向下逐渐集中,其肌腱附于下颌骨的冠状突。颞肌由三叉神经支配,其功能为咀嚼,兼有表情的肌作用。因颞肌表浅,常参与咀嚼等活动,易损伤,具体内容将在"面部表情肌"一节中详述。(图1-22)

此外,在颞肌的浅面,有人尚有较薄、较细的颞顶肌、耳上肌等肌肉。

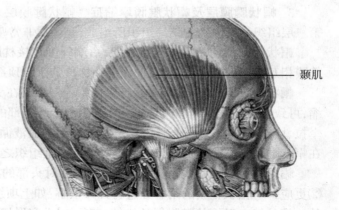

颞肌

图1-22　特显的颞肌,侧面观

(四) 枕下部软组织结构与层次

1. **枕下部的境界**　枕下部,是指枕外粗隆→沿双侧上项线→至双侧乳突的弧形线和双侧乳突尖连线所围成的区域。亦即上项线和下项线所围成的区域。**枕下部**,包含局部解剖学中**项部**和**颈外侧区**的部分区域,事实上就是**颅部**和**项部**的连接区。

在针刀医学的临床实践中,颈椎病常需行枕下部的针刀松解术,故将局部解剖学中项部的上部分和颈外侧区的上部分合成为一小区(即**枕下部**),予以介绍。

2. **枕下部软组织结构与层次**

项韧带,位于枕下部的正中线,附着于枕外粗隆及枕外嵴,向下依次附着于寰椎后结节及其余各颈椎的棘突。故枕下部正中线的组织结构简单:即皮肤、皮下组织、项韧带及枕骨底部。

项韧带将枕下部分为左、右对称的两部分。

枕下部左右两部的组织结构与层次：依次为**皮肤、皮下、肌肉、寰椎与枕骨大孔后缘之间的寰枕后膜及枕骨底部骨膜**四层组织。即穿过寰枕后膜，就进入椎管内或颅内。

枕下部的皮肤、皮下组织：均为颅、项部的皮肤、皮下组织层相互延续而成。

枕下部皮下组织层的血管、皮神经：其经过此区而走向头后部。将于"颅部的血管、神经及病变"中介绍。

枕下部的肌肉：复杂、繁多；详见第二章第三节。

二、颅部的血管、神经及病变

颅部的血管、神经，是指位于颅外皮下组织层中的血管、神经。一般将其分为**前、后、侧面**三组。此三组血管、神经，大多伴行，均自下向上走行（静脉走行方向相反），基本上向颅顶部集中，并在颅顶部相互吻合成网。

（一）颅前组血管、神经及病变（图1-23）

颅前组的血管、神经：有眶上神经和同名的动静脉及滑车上神经和同名的动静脉两组。

1. **动脉**　滑车上动脉和眶上动脉，均由眼动脉发出。滑车上动脉从眉弓的内段向上行，眶上动脉从眶上切迹（约为眶上缘的中、内1/3处）向上行。两动脉相互吻合成网，共同供应前额部各软组织的血液循环。眶上动脉亦与颞浅动脉分支相互吻合成网。

2. **静脉**　静脉与动脉同名，且多伴行，其共同收集额部回流的静脉血。这些静脉无静脉瓣，经内眦静脉，向下与面静脉

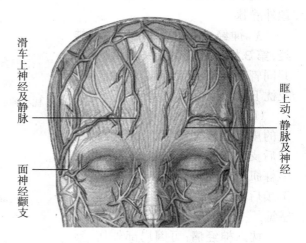

图1-23　颅前组的血管、神经

沟通，向深部与颅内的海绵窦沟通。故这些部位皮肤的感染，若处理不当（如挤压等），可使感染扩散至颅内。

临床上，将从鼻根到两侧口角的三角区称为"危险三角"。这些部位行针刀手术，消毒定要严格。

3. **神经**　有滑车上神经、眶上神经、面神经分支，三者的来源、行程、功能如下：

（1）**滑车上神经**：由三叉神经第1支分出，于内眦和鼻根之间，伴随滑车上动、静脉向上行。

（2）**眶上神经**：眶上神经，也由三叉神经第1支分出，伴眶上动、静脉，经眶上切迹向上行至前额部。

上述两神经相互吻合成网，共同管理前额部皮肤的感觉。

眶上神经痛及眶上神经针刀松解术：眶上神经在穿过眶上切迹（25%为眶上孔）时，易受卡压，可致前额部疼痛。三叉神经第1支受压也可引起眶上神经痛。故在眶上切迹处行眶上神经针刀松解术是治疗前额痛的有效方法之一。

眶上切迹的表面有1条横行的韧带。眶上神经跨过眶上切迹时，穿过由此韧带和切迹

所形成的**骨纤维管**结构。因此,针刀松解术时,对横韧带横切2~3刀即可。

在眶上切迹处行针刀松解术时,用指腹抵压住眶上切迹的下缘,刀锋就不会滑入眼眶内,可以避免伤及眼眶内组织结构。

眶上切迹,约位于眶上缘中、内1/3的交界处。可于眶上缘清楚触及而定位。

(3) **面神经的颞支和颧支**:于腮腺的上缘、或内上缘穿出,在侧面部向前内上行,管理额肌、眼轮匝肌、皱眉肌等肌肉的运动。

(二)后组血管、神经及病变(图1-24)

1. 枕动脉　枕动脉来自颈外动脉。此动脉经过枕骨的上项线,沿枕部向上行,供应头后部(枕部、顶后部)软组织的血运。

2. 枕静脉　枕部静脉与枕动脉伴行,收集顶枕部的静脉血,回流入颈外静脉。

3. 神经　有**枕大神经、枕小神经、第3枕神经及耳后神经**共四支,共同管理枕部和顶后部皮肤的感觉及枕下肌的运动。

(1) **枕大神经**:为枕部最重要、最大的皮神经。来源于第2颈脊神经的后支。由枕下部向上行,穿过头半棘肌、斜方肌,在上项线的附着处至颅后部皮下,管理枕、顶部皮肤的感觉。

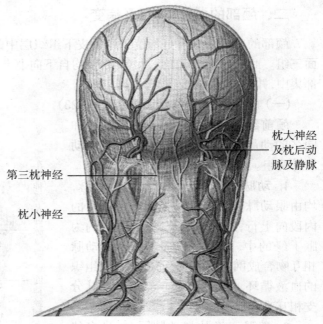

图 1-24　颅后部的血管、神经

(图中标注:枕大神经及枕后动脉及静脉;第三枕神经;枕小神经)

枕大神经痛:可因局部外伤、颈椎病变、后颅窝肿瘤甚至感冒所致。其在行程中的某处(尤其是穿出斜方肌的腱膜附着处)易受卡压,是枕大神经痛较常见的原因。

枕大神经痛,其疼痛常为闪电样剧痛,可从枕下部、经头后部放射至前额部等处,可因头部活动、咳嗽、喷嚏诱发或加重。枕大神经卡压处常有压痛。(图1-25~图1-26)

枕大神经的体表定位:据文献记载,常用三种方法:①第2颈椎棘突与乳突尖连线的中点;②枕外粗隆外下约2.5cm处;③双侧乳突连线的中点外侧3.0cm处。但上述各点仅为枕大神经行程中一个点的体表投影,若从上述各点开始,在枕部各做一条向上行的直线(如乳突与C_2棘突连线的中点),经此中点,在枕部做一条与人体正中线基本平行的直线,此直线基本上为枕大神经的体表投影。

枕大神经痛若为此神经卡压所致,则在其行程中的压痛部位行针刀松解术,可获疗效。

枕大神经针刀松解术的操作:在枕大神经卡压处(多位于神经穿过斜方肌在上项线的附着部)进针。刀口线与人体纵轴平行,针体垂直于进针点的颅骨面进刀,达骨面后,将此处斜方肌腱膜和胸锁乳突肌腱膜交织所形成的弓状腱膜,横切3刀,就能奏效。

若枕大神经痛是由上位颈椎疾病所致,当然就行颈椎病针刀治疗。

(2) **枕小神经**:位于头的侧后部,故也可将其视为头侧面的神经。其来源于颈丛,由C_2、

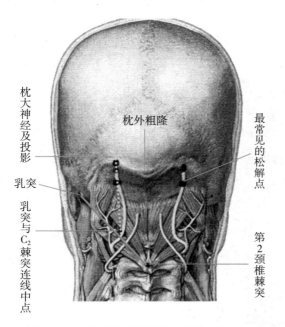

图 1-25　枕大神经及其体表定位,后面观

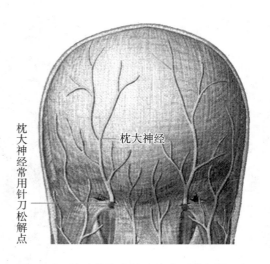

图 1-26　特显的枕大神经头皮下段与针刀松解点

C_3 的前支组成,位于枕大神经的稍外侧。在上项部的胸锁乳突肌后缘上升,至乳突后缘、胸锁乳突肌在上项线外段的附着处穿出深筋膜,至头部皮下,分布于耳廓上部和枕外侧部皮肤,并管理这些部位的皮肤感觉。(图 1-27)

枕小神经的体表投影:约位于枕大神经外侧 2.0~2.5cm 处。

(3) **第 3 枕神经**:由第 3 颈脊神经的后支组成,位于枕大神经稍内侧。其沿上项部中线旁上升,分布于附近的皮肤,以司其感觉。(图 1-28)

(4) **耳后神经**:主要位于头的侧后部;为面神经进入腮腺前所分出的第一小分支。其从面神经分出后,经耳后向后上行,管理帽状腱膜向后延续而成的枕肌的运动。

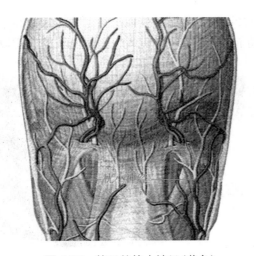

图 1-27　特显的枕小神经(黄色)

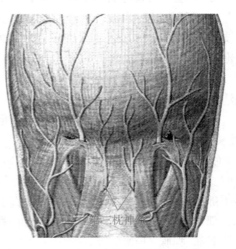

图 1-28　特显的第 3 枕神经(黄色)

(三) 颅外侧组的血管、神经及病变

颅外侧组的血管、神经，分别从耳前、耳后向上行。(图 1-29)

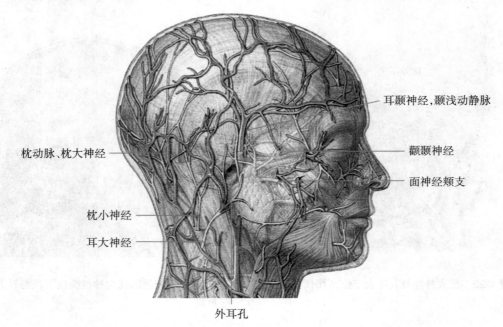

图 1-29　颅外皮下侧面的血管、神经

1. **颞浅动脉**　为颈外动脉的终支，从外耳孔稍前方向上行，供应颞部、顶部、额后部浅层软组织的血液。(图 1-31)

颞浅动脉，又分为**额支**和**顶支**，分别管理后额部和顶部的血液供应。

颞浅动脉的卡压、炎症，是偏头痛的常见病因之一。

颞浅动脉体表定位：较容易，可于外耳孔前方的颧弓稍上方触及其跳动。(图 1-31)

2. **颞浅静脉**　颞浅静脉常与颞浅动脉伴行，管理部位亦与同名动脉相同。其回流入颈外静脉。

3. **神经**　有耳颞神经、耳大神经两条。

(1) **耳颞神经**：为混合神经，在外耳孔稍前方与颞浅动、静脉相伴而上行。为三叉神经第三支的一小分支。其运动纤维管理颞肌的运动功能，感觉纤维管理头颅侧面皮肤的感觉以及颞肌的本体感觉。

耳颞神经的体表定位：颞浅动脉可于体表清楚触及，因二者伴行，故依此定位。

耳颞神经病变时，可致颞区疼痛，俗称"偏头痛"，临床常见。

(2) **耳大神经**：其来自于颈丛，由 C_2、C_3 的前支组成，于胸锁乳突肌后缘的中点处穿过颈部深筋膜至胸锁乳突肌表面，垂直上行于头部的侧后方。分布于耳廓的后面、耳垂的前下部、腮腺、下颌角等处的皮肤。(图 1-30)

耳大神经痛病变时，可引起耳郭下部前、

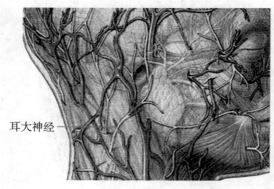

图 1-30　特显的耳大神经(黄色)

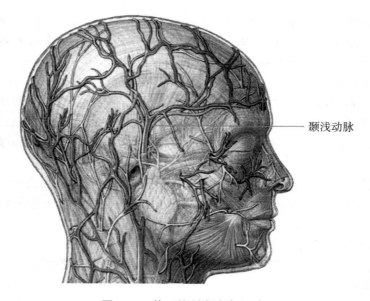

颞浅动脉

图 1-31　特显的颞浅动脉(红色)

后面、腮腺及下颌角部位的疼痛。

耳大神经的体表定位：在颈侧面,从胸锁乳突肌后缘的中点向上做一条垂直线,至乳突部,耳大神经就位于此线下的胸锁乳突肌的表面。

4. **偏头痛**　是指疼痛位于头的一侧,多以颞部疼痛常见。颞区疼痛,有时还伴此处血管怒张,故又称**"血管神经性头痛"**。

偏头痛的病因复杂,颞部软组织慢性病变(如颞肌损伤、颞部肌筋膜炎、耳颞神经卡压、颞浅动脉炎等)是其较常见病因,但也可能来自远离部位的病变(如颈椎病)。

若行针刀治疗颞部疼痛时,应针对病因进行处置才能奏效。若单纯由耳颞神经卡压引起的颞部疼痛,仅行颞部软组织的针刀松解可收良效。

三、面部软组织的结构、层次及病变

面部,以各面骨相互结合,组成面部的骨架,同时形成骨性眼眶、鼻腔和口腔。

眼眶,内容从略。

鼻腔、口腔,其内、外均被覆以多层软组织。

被覆在面部骨架外侧面的软组织,称**面部浅层软组织**。被覆在口腔、鼻腔内侧面的软组织,称为**面部深层软组织**。

口腔、鼻腔内,很少行针刀手术;故口腔、鼻腔内的面部深层软组织解剖从略。

本文只重点介绍与针刀医学关系极密切的**面部浅层组织**的解剖。

面部浅层组织,分为**皮肤、皮下浅筋膜、表情肌、深筋膜**四层。

(一) 皮肤

面部的皮肤,柔软,移动性差,菲薄,毛细血管和运动神经末梢分布丰富,故非常灵敏。其外伤、手术时易出血;情绪激动时,易红脸。面部皮肤又富含皮脂腺、汗腺、毛囊,是毛囊炎、疖肿的好发部位。

面部皮肤的真皮层,是浅筋膜层中的结缔组织纤维及表情肌的肌纤维之附着处,形成面部的自然**皮纹和皱襞**;这是面部皮肤的重要特色。故面部行针刀手术时,刀锋一进入皮肤,就达肌层;因而面部进针刀不能太深。更应熟知各表情肌肌纤维的走行方向。进针刀时刀口线应与皮纹一致。但若要"**除皱**",则应割断皮纹。

(二)皮下浅筋膜

面部皮下浅筋膜层内的组织较少。其脂肪组织少,呈颗粒状;尤以额部、眼睑部、鼻部的脂肪组织最少。眼睑部的皮下浅筋膜层内的结缔组织也较少,而且非常稀疏,因而在水肿时,眼睑部容易浮肿。前颅窝骨折时,眼睑部周围淤血一圈,呈"熊猫眼睛"征。颊部脂肪较多,称颊脂体。

面部表情肌的肌纤维,经皮下浅筋膜层而附着于皮肤的真皮层;而表情肌的另一端附着于颅骨、面骨或深筋膜层;故表情肌收缩时,可牵动皮肤,使面部产生各种非常复杂的表情动作。

(三)面部的肌肉、神经

面部的肌肉、神经复杂而重要,故将予专项介绍。见"面部表情肌"、"面神经"。

(四)深筋膜层

面部深筋膜,是面部浅筋膜层(即皮下组织层)向深部的肌肉、血管、神经、器官等组织之间的延伸而成为深筋膜,并包绕其中的一些组织器官,而在侧面部形成的一些重要区域或间隙。其中有"**腮腺咬肌区**"、"**蝶颚窝**"两区,具有重要的临床意义,故摘要予以介绍。

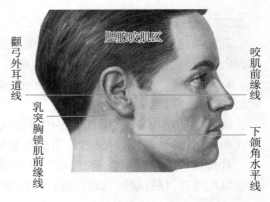

图 1-32　腮腺咬肌区的境界,侧面观

1. 腮腺咬肌区

(1)**腮腺咬肌区的境界**:腮腺咬肌区,是指腮腺和咬肌所覆盖的下颌支外表面和下颌后窝之区域。此区的上界平颧弓和外耳道之间的连线;下界平下颌骨下缘平面;后界为乳突及胸锁乳突肌上部的前缘;前界为咬肌前缘。用力咬牙,在颊部可清楚触及咬肌的前缘。(图 1-32)

(2)**腮腺咬肌区内的重要组织、器官**:主要有**腮腺、面神经、颞浅动、静脉**等重要组织器官;尤其是腮腺、面神经更为重要。在此处行针刀手术,定要熟知此处的局部解剖。(图 1-33)

(3)**腮腺的位置、层次、境界**:腮腺位于外耳道前下方皮下浅筋膜的深面。位置表浅。上邻颧弓、外耳道和下颌关节;下平下颌角水平;后平乳突前缘和胸锁乳突肌上部的前缘;前平上颌第 2 臼牙牙冠后 2.0~3.0cm 处(约为咬肌和下颌支的后缘)。

(4)**腮腺实质内及腮腺周围的重要结构**:腮腺实质内及腮腺的浅面、深面、周围有多条血管、神经,纵行、横行或交错穿过。

颈外动脉、下颌后静脉、颞浅动静脉、耳颞神经等从腮腺的深面纵向行走。上颌动静脉、面横动静脉从腮腺的深面横向行走。面神经分支从腮腺实质内横行穿过。腮腺的表面,有耳大神经分支。故在腮腺区,由浅入深,依次有耳大神经分支、面神经分支、下颌后动脉、颈外动脉、耳颞神经,再深面,还有颈内静脉、交感神经和迷走神经、颈内动脉等。因而,此区不能随意进行针刀手术。(图 1-34)

(5)**腮腺导管**:从腮腺前缘的深面发出;在颧弓下缘下 1.0~1.5cm 处向前行,越过咬肌的

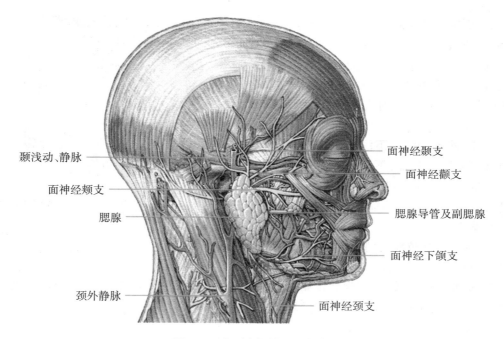

颞浅动、静脉 ——————————————————————————— 面神经颞支

面神经颧支 ——————————————————————————— 面神经颧支

腮腺 ——————————————————————————— 腮腺导管及副腮腺

——————————————————————————— 面神经下颌支

颈外静脉 ——————————————————————————— 面神经颈支

图 1-33　腮腺周围的组织结构

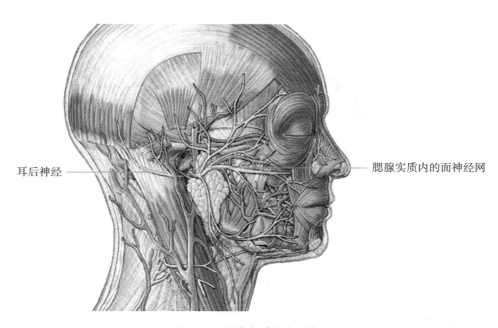

耳后神经 ——————————————————————————— 腮腺实质内的面神经网

图 1-34　腮腺实质内的面神经

表面及前缘,直角转向内,穿过颊脂体、颊肌,开口于上颌第 2 臼牙牙冠相对的颊黏膜。

（6）**腮腺导管的体表投影**：鼻翼与口角连线的中点,此中点至耳屏下缘连线的中 1/3 段即为腮腺导管的体表投影。腮腺导管,上邻面动脉、面静脉;下邻面神经的颊支。此处行针刀手术,一定要避开腮腺导管。（图 1-35）

（7）**面神经腮腺段的行程**：面神经的颅外段，从茎乳孔出颅后，向前横行约 1.0cm，即从腮腺后缘进入腮腺。在腮腺内，其数次分支、吻合，形成面神经丛。再从腮腺实质内的面神经丛分出五支，分别从腮腺的上缘、前上缘、前缘、前下缘、下缘穿出腮腺，依次叫面神经的**颞支、颧支、颊支、下颌支、颈支**；各自至**额颞部、颧额部、颊部、下颌部、颈部**；并管理面部表情肌、颈阔肌等肌的运动功能（其详细解剖将于"面神经"节内描述）。

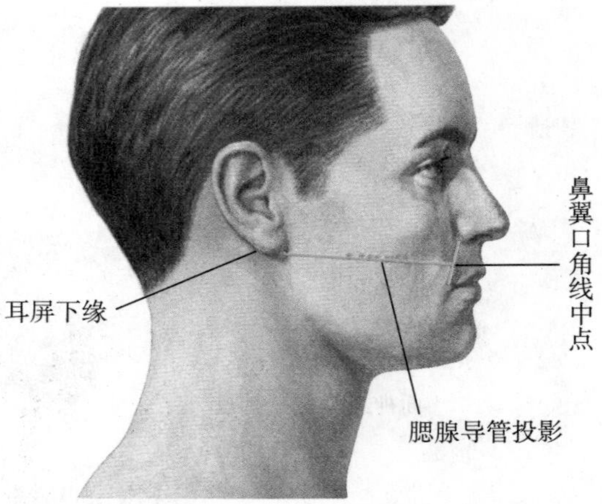

2. **翼腭窝**

（1）**翼腭窝的位置**：翼腭窝位于颅底的下方，颧弓和下颌支的深面。

（2）**翼腭窝的境界**：后壁为蝶骨翼突的外侧板。前壁为上颌窦后壁的后侧面。内壁为腭骨的外侧面。外壁向外开放，通向面部。（图 1-36）

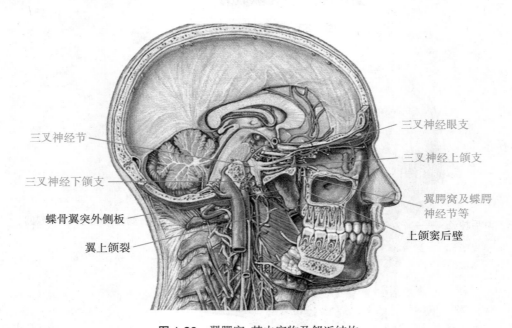

图 1-35　腮腺导管的体表投影

图 1-36　翼腭窝：其内容物及邻近结构

（3）**翼腭窝与周围的交通**：向前经眶上裂，通向眼眶。向下经翼腭管，通向口腔。向内下经蝶腭孔，通鼻腔。向上经圆孔，通向颅腔内。向外经翼上颌裂，通向侧面部；此处，即是由侧面部进入翼腭窝的入路，可用于临床穿刺、治疗。（图 1-37）

（4）**翼腭窝内的重要组织结构**：最重要的为三叉神经的上颌神经及其分支：①眶下神经：从眶下孔穿出，至面部；分布于下睑、鼻侧、面颊、上唇；②颧神经：分布于颧突部的皮肤；③上牙槽神经：分布于上牙槽；④蝶腭神经节及其分支：为副交感神经，分布于鼻腔、硬腭、软腭、扁桃体等处的黏膜。

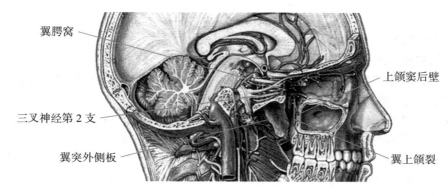

图 1-37　特显的翼腭窝(暗红色区)

（5）**翼腭窝的临床应用**：三叉神经痛，行翼腭窝穿刺上颌神经阻滞术；是常用、有效的治疗方法。

（6）**翼腭窝穿刺术的操作**

1）**患者体位**：仰卧，头偏向对侧，或健侧侧卧。

2）**定进针点、并标记**：找出颧弓中点下缘和下颌切迹。颧弓的下缘与下颌切迹之中点处，作为进针点(与卵圆孔穿刺进针点相同)；并标记好。

3）**术野常规消毒、铺无菌巾**。

4）**局麻**：进针点行局麻。

5）**穿刺操作**：一般用 22#、6.0~8.0cm 长的麻醉针穿刺。先在麻醉针体上套一小橡皮片，以标记进针的深度。从颧弓中点的下缘垂直进针。快速进皮后，慢慢垂直推进约 4.0cm，当针尖触及蝶骨翼突外板的骨面时，将针体上的小橡皮片移至距表皮约 0.5cm 处；退针至皮下，将针尾向后偏 10°~15°（即使针尖指向前内）；再徐徐进针，使针尖从蝶骨翼突外侧板的前缘，滑进翼上颌裂后，再进 0.5cm，即入翼腭窝内。若患者觉上颌部位放射痛（即已触及上颌神经），就证实穿刺到位。将针尖斜面向上，回抽无血、无液及无其他异常时，缓慢注入 0.5%利多卡因 1.0ml，若上颌部位麻木、又无眼肌麻痹时，就可进行治疗处理。

四、面部表情肌

面部表情肌主要有：额肌、眼轮匝肌、鼻翼肌、颧小肌、颧大肌、笑肌、降口角肌、提口角肌、降下唇肌、提上唇肌、颊肌、颏肌降眉肌(皱眉肌)等共 13 对，另口轮匝肌 1 块。

（一）额肌(附枕肌)(图 1-38)

额肌，与帽状腱膜的前端延续。枕肌与帽状腱膜的后端相互延续。故额肌，又名枕额肌的额腹；枕肌，又名枕额肌的枕腹。因此，额肌和枕肌，事实上，就是由帽状腱膜联系在一起的一块肌肉的两个肌腹。而帽状腱膜与头皮紧密相连不可分开；但帽状腱膜下与颅骨骨膜之间为一层非常疏松的结缔组织；故帽状腱膜可带着头皮在颅骨上自由活动。

1. **额肌的位置**　位于前额部；为覆盖在前额部头皮之下的一块片状的肌肉。左、右各一。

2. **额肌的体表投影**　前额部发际和眉毛之间的区域，即为额肌的体表投影区。

3. **额肌的起止点**　额肌的前下部肌纤维(起点)，附着于前额部、眉毛部的皮肤和眼轮匝肌(眼轮匝肌又与眼睑部皮肤相连)。额肌后上部的纤维(止点)与帽状腱膜前部的纤维相互延续。

4. **额肌的层次**　很表浅,就位于额部的皮下浅筋膜层内。

5. **额肌的神经支配**　由面神经的颞支支配。

6. **额肌的功能**　为面部表情肌之一。额肌可单独收缩以抬眉,使眼裂增大,还可皱额。额肌也可与皱眉肌协同收缩,使眉毛缩短,成皱眉状。

7. **额肌的病变**　面肌痉挛(为面神经病变致)时,其兴奋性常增高,可致额肌抽搐。额肌痉挛、挛缩时,则额部皱纹明显。额肌瘫痪时(周围性面神经瘫痪),额纹消失。

8. **针刀治疗**　刀口线与额纹平行、针体与额骨面垂直进针刀;当刀刃达骨面后,松手,针体可自行后退,则刀锋即位于额肌层面内。若刀口线与此肌纤维垂直(即与额纹平行),横切此肌纤维,则可美容除皱。但横切时,应注意不可伤及经眶上缘出眼眶处向上行走的眶上神经和滑车神经。若刀口线与此肌纤维平行切时(即纵切),除可分离此肌间的粘连外,还可切断一些面神经末梢纤维,以减低此肌的兴奋性,可治疗前额、上眼睑等部位的额肌抽搐症。在眶上切迹处横切断眶上切迹的横韧带,可解除眶上神经的卡压。

附枕肌:枕肌,不属于面部表情肌,但枕肌与额肌关系密切,故在此同时介绍。

1. **枕肌的位置**　位于枕后部的皮下、覆盖于枕后部的一块片状肌肉。左、右各一。(图1-39)

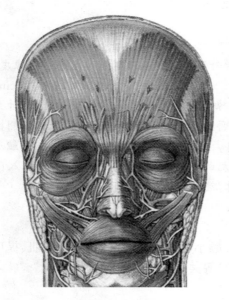

图1-38　特显的额肌(红色区)

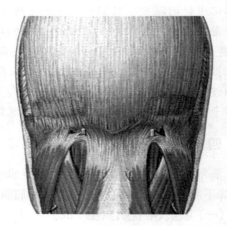

图1-39　特显的枕肌(红色区)

2. **枕肌的体表投影**　枕后部。

3. **枕肌的起止点**　起于枕骨的上项线;止于帽状腱膜后部的纤维。

4. **枕肌的层次**　很浅表,即位于枕后部的皮下。

5. **枕肌的神经支配**　由面神经出颅后的第一条分支——耳后神经所支配。

6. **枕肌的功能**　枕肌和额肌可协同收缩,使头皮后拉,眼裂睁大。

7. **枕肌的病变**　枕肌单独损伤不多见。但枕肌为额枕肌的一部分。枕额肌,是与头部皮肤紧密相连、面积很大的一种浅表性软组织,故易受损伤。如枕额肌慢性损伤、枕额肌慢性肌筋膜炎、帽状腱膜挛缩症等,乃原发性头痛、偏头痛的常见病因之一。因枕、额肌的解剖联系和其共同的神经(面神经)支配,故枕、额肌病变,常可相互牵扯。如枕肌肌筋膜炎,就可引起前额、眼眶后部深层的牵扯性疼痛。枕部的枕大神经卡压症,其疼痛也可放射至前额。临床上十分常见的所谓"紧张性头痛",内科医师常认为乃工作压力大,精神紧张所致;事实上,紧张性头痛患者,若细致地对其枕、额肌进行检查,常存在慢性损伤性病灶,如头顶部皮下的小硬结、条索状物、压痛点等。用针刀松解这些病灶,有可能治愈某些紧张性头痛和偏头痛。

　　8. 枕肌病变的针刀治疗　在上项线上缘病灶点进针,刀口线与人体纵轴平行,刀体对准上项线的骨面,刀锋抵达骨面,纵切及纵行疏通剥离,然后调转刀口线 90°,横切,横行剥离,即可松解枕肌起点腱膜的病灶。此肌的针刀松解术较安全,但应注意勿伤枕大神经、枕后动脉等结构。

　　(二) 皱眉肌(图 1-40)

　　1. 皱眉肌的位置　位于眉间的皮下。

　　2. 皱眉肌的起止点　皱眉肌的内下端纤维,附着在眉弓内侧的额骨鼻突的骨面,肌纤维在额肌的深面,斜向外上行走;末端纤维,逐步终止于眉间的皮肤、额肌内下端的肌纤维及眼轮匝肌的肌纤维。

　　3. 皱眉肌的体表投影　其位于眉间和前额内下部的一小块区域;处于额肌的深面。其肌纤维走行方向:从内下,斜向外上。

　　4. 皱眉肌的层次　较浅表。位于皮下。

　　5. 皱眉肌的神经支配　由面神经的颞支支配;与额肌属同一条神经管理。

　　6. 皱眉肌的功能　使眉毛内聚、眉内端下降,成皱眉状。

　　7. 皱眉肌的病变　其单独出现病损少见,常为面部表情肌病损时的部分表现,如面肌痉挛时,皱眉肌的兴奋性亦增高,可见眉间组织抽搐等表现。

　　8. 针刀治疗　此肌针刀松解术时,应注意勿伤害眶内组织和滑车上神经等组织。

　　(三) 眼轮匝肌(图 1-41)

　　1. 眼轮匝肌的位置　位于眼眶周围的上、下眼睑之皮下。

　　2. 眼轮匝肌的起止点　眼轮匝肌的纤维有两部分:一为眼眶周围的纤维;另一部分纤维位于眼睑内板的表面;两组不可截然分开。

　　眼眶周围部的肌纤维,其一端附着于眼眶周围的骨面;而眼睑部纤维则附着于眼睑的边缘。两部分纤维相互交织,围绕眼裂、呈环形状方向行走。上、下两眼轮匝肌纤维在眼裂的内侧端(即内眦处)

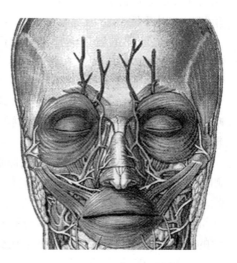

图 1-40　特显的皱眉肌(红色区)

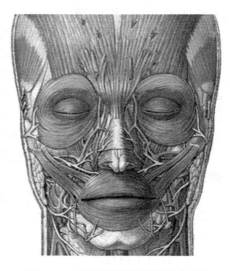

图 1-41　特显的眼轮匝肌(红色区)

聚集在一起,并借内侧的**眼睑韧带**,附着于额骨的鼻突。眼轮匝肌的另一些肌纤维,还与眉弓周围的皮肤、额肌、皱眉肌相交织在一起。

3. **眼轮匝肌的体表投影**　位于上、下眼睑以及眼睑外围的眼眶部。

4. **眼轮匝肌的层次**　处于皮下浅筋膜的深面。

5. **眼轮匝肌的神经支配**　面神经的颞支,支配上眼睑部和上眼眶部眼轮匝肌的肌纤维。面神经的颧支,支配下眼睑和下眼眶部眼轮匝肌。

6. **眼轮匝肌的功能**　眼睑部的肌纤维,可快速、柔和、无意识的收缩(有文献称:此为无肌纤维收缩,仅为上眼睑快速、被动地下垂活动),产生眨眼动作。若眼眶部的肌纤维主动收缩,则出现紧闭眼的动作。

7. **眼轮匝肌的病变**　临床上常见面神经异常放电,致眼轮匝肌出现阵发性痉挛(即面肌抽搐症);患者常诉阅读困难;常见文字颤抖而看不清。若周围性面神经瘫痪,则出现眼睑闭合不全,或不能闭合;同时伴同侧额纹消失,不能皱额。由于眼睑闭合功能障碍,还可引起角膜损害及下眼睑溢泪等临床表现。

8. **眼轮匝肌的针刀治疗**　切断面神经颞支或颧支的部分末梢,可以改善眼轮匝肌阵发性抽搐症状;但务必注意不要伤害眶内组织。

(四) 口轮匝肌 (图1-42)

1. **口轮匝肌的位置及层次**　口轮匝肌位于上、下嘴唇周围的皮下筋膜之中,即深筋膜浅层之浅面。口轮匝肌与额肌、眼轮匝肌等处于同一层面。

2. **口轮匝肌的起止点**　口轮匝肌的肌纤维从两侧嘴角开始,沿上下嘴唇呈环状走行。该肌的肌纤维除与上下唇的皮肤紧密相连外,在行程中还与其他肌纤维相互交织着:在口角的外侧与笑肌互相交织;在口角的外上方与颧大肌、提口角肌相互交织;在上唇处还有提上唇肌、颧小肌的肌纤维交织在一起。在口角的外下方与降口角肌的肌纤维相互交织;在下唇处还与降下唇肌、颏肌、颈阔肌的肌纤维相互交织。笑肌、降口角肌、降下唇肌、颏肌与颈阔肌处于同一层面。上述口裂周围的各肌肉,均位于皮下;与皮肤联系更紧密。

3. **口轮匝肌的体表投影**　嘱患者撅嘴,即把嘴翘起来,就可以看到口轮匝肌在口裂周围的体表投影。

4. **口轮匝肌的神经支配**　由面神经的颊支支配。

5. **口轮匝肌的功能**　主要为紧闭嘴唇。

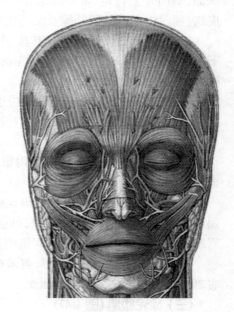

图1-42　特显的口轮匝肌(红色区)

6. **口轮匝肌的病变**　除唇癌、先天性唇裂等疾病外,在面肌抽搐时,口轮匝肌的震颤、抽搐、痉挛、挛缩表现较常见、明显。口轮匝肌瘫痪,嘴唇就闭合不良,流涎等。

7. **口轮匝肌病变的针刀治疗**　紧挨口轮匝肌周围切断面神经颊支的某些末梢、或者切断此肌少数纤维,可改善此肌兴奋性增高致其震颤、抽搐等表现。

(五) 笑肌

笑肌,位于口角两侧的皮肤下。外侧端纤维附着于面部的皮肤;内端纤维与口轮匝肌纤维相互汇合、交织在一起。主要由面神经颊支支配。其收缩时将口角拉向外,此乃心情愉悦

时的面部表情。若一侧笑肌瘫痪,由于对侧健康笑肌的牵拉,口角会偏向健侧。(图1-43)

(六) 降口角肌

1. **降口角肌的位置及层次**　此肌位于口角的下方、下颌下支前外侧的皮下。

2. **降口角肌的起止点**　上端纤维与口轮匝肌相互交织;下端纤维附着于下颌骨下支的前外侧,并与颈阔肌纤维相互交织。(图1-44)

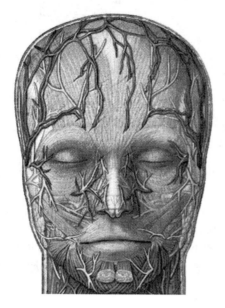
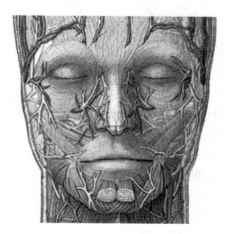

图1-43　特显的笑肌(红色区)　　　　　图1-44　特显的降口角肌(红色区)

3. **降口角肌的神经支配**　由面神经的颊支和下颌支支配。

4. **降口角肌的功能**　其收缩时,拉同侧口角向下。

(七) 降下唇肌

降下唇肌,位于下唇下方、下颌骨下支的前外侧的皮肤或颈阔肌的深面。其上端纤维与口轮匝肌相互交织;下端纤维附着于下颌骨下缘的骨面,且与降口角肌、颈阔肌的肌纤维相互交织融合。由面神经的颊支和下颌支支配。其功能是使下唇下降。(图1-45)

(八) 颏肌

颏肌位于下颌体中线(即隆突)的两侧。左、右各一。浅在,即位于皮下。其上部分纤维与口轮匝肌相互交织在一起;其下端肌纤维与颈阔肌纤维相交织融合在一起。其由面神经的下颌支支配。(图1-46)

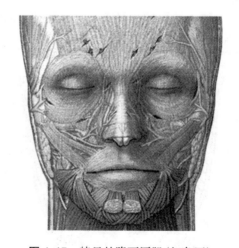

图1-45　特显的降下唇肌(红色区)

(九) 颧大肌、颧小肌

均位于颧骨与上唇的外上部之间;肌纤维由外上斜向内下;颧大肌居外侧,颧小肌居内侧;其与口轮匝肌完全处于同一层面。其上端纤维附着于颧骨。下端纤维附着于口轮匝肌

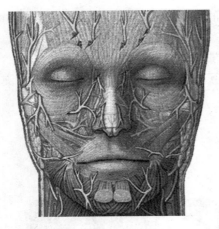

图 1-46　特显的颏肌(红色区)

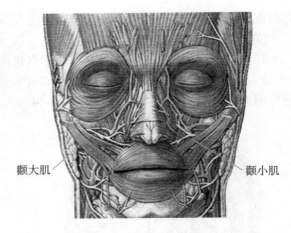

颧大肌　　　　　　　　　　　　　　颧小肌

图 1-47　特显的颧大肌(左)、颧小肌(右),(红色区)

及相应处的皮肤。由面神经的颧支和颊支支配。颧大肌、颧小肌的功能,是将口角向外上拉。大笑或微笑时,此肌均有重要作用。(图 1-47)

(十) 提口角肌

　　提口角肌,位于口角与鼻翼外侧之间;位置较深在,处于皮肤、提上唇肌的深面。肌纤维的上端,附着于上颌孔的稍下方(在提上唇肌附着点稍下、稍深面);纤维的下端,与嘴角处口轮匝肌纤维及相关皮肤相交织。受面神经颧支、颊支支配。其功能:上提口角。大笑、龇牙或咧嘴时,此肌起重要作用。(图 1-48)

(十一) 提上唇肌

　　1. **提上唇肌的位置**　位于鼻翼的外侧,口轮匝肌的外上方,浅居于皮下。与口轮匝肌基本处于同一层面。(图 1-49)

　　2. **提上唇肌的起止点**　其下部纤维,与口轮匝肌纤维及相应部位的皮肤相互交织;提上唇肌的上部纤维附着于上颌骨上颌孔的下方(比提口角肌附着处稍靠上外)。

　　3. **提上唇肌的神经支配**　受面神经的颧支、颊支支配。

　　4. **提上唇肌的功能**　上提上唇。

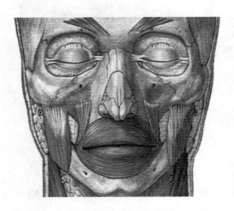

图 1-48　特显的提口角肌(红色区)

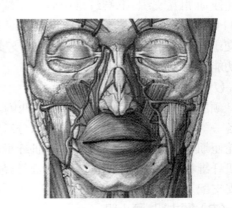

图 1-49　特显的提上唇肌(红色区)

(十二) 颊肌

1. **颊肌的位置、层次、近邻**　位于颊部的皮下,是组成口腔外侧壁的重要肌肉。腮腺导管穿过此肌,进入口腔。(图1-50)

2. **颊肌的起止点**　前端(止端)的纤维向前内侧行走,于口角处聚合,再稍分开,分别与口角处及口角上下的口轮匝肌纤维相交织。其后端(起端)的纤维向后外,一些纤维与咽缩肌纤维相交织,另一些纤维分别附着于蝶骨翼突、上颌骨齿状突、下颌骨的齿状突。

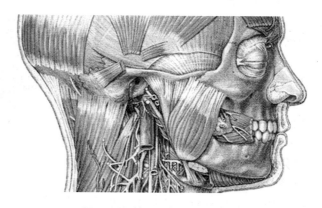

图1-50　特显的颊肌(红色区)

3. **颊肌的神经支配**　面神经的颊支,管理颊肌的运动和其躯体感觉。

4. **颊肌的功能**　此肌亦属面部表情肌,因此其参与面部的某些表情动作。此肌也参与诸如撅嘴、吹口哨、吹笛子等动作。其还与舌头协作以翻转、移动食物。颊肌收缩时,口腔容积变小,以协助吞咽。因而,其与表情、咀嚼、吞咽功能均有密切关系。

5. **颊肌的病变**　颊肌病变时,会觉颊部、下颌关节处疼痛;吞咽、咀嚼时疼痛加重。此肌的慢性损伤,常可在面颊的中部触及紧张及压痛。检查时,嘱患者稍张嘴,放松面部各肌肉,医师戴无菌手套,将食指伸入其口腔内,置于颊部,并将面颊部向外顶起,同时拇指置于面颊部外面,拇指与食指相互配合,捏住面颊部软组织,拇指、食指相互上下、前后滑动、触摸,就可感知紧张的肌束、肌内的硬结、压痛点等病变。

6. **颊肌的针刀治疗**　颊肌病灶针刀松解的最佳方法,也如检查颊肌病变一样:术者左手戴无菌手套,将食指(或拇指)伸入口腔,置于颊部;拇指(或食指)置于面颊部的外面;拇指、食指掐住病灶,以施行针刀松解。此法既准确、又安全。注意勿伤腮腺导管。

综上所述,口轮匝肌、颧大肌、颧小肌、提口角肌、提上唇肌、笑肌、降口角肌、降下唇肌、颏肌、颊肌的纤维相互交织,也与皮肤相关联。因此,这些肌肉,对嘴唇的各种活动、面部的各种表情动作,起着十分重要的作用。各肌肉的病损是相互影响的。面神经的病变,更会累及上述各肌。因此,针刀技术在面部的临床应用,如面肌抽搐症的针刀治疗、面瘫(周围性或中枢性)针刀治疗、面部美容等,必须深知上述各肌的解剖。

(十三) 颈阔肌

颈阔肌,位于下颌部、颈前部和上胸部皮下之浅筋膜内。上达下颌部,下及上胸部。属颈部肌肉。其非常浅在,肌纤维与皮肤相互交织;其上端纤维,除附着于下颌骨下缘外,还与笑肌、降口角肌、降下唇肌、颏肌、口轮匝肌的肌纤维相互交织着。其下端纤维又与上胸部的皮肤组织相互交织着。颈阔肌收缩时,可牵拉笑肌、降口角肌、降下唇肌、颏肌、口轮匝肌等肌肉;可将口角往下拉,因而其功能也与表情活动有关;也可将胸部皮肤向上拉。是不典型的面部表情肌。故在此处略予介绍。颈阔肌的起止点、颈阔肌的神经支配、功能、病变、针刀治疗等,见第二章。

五、咀嚼肌

咀嚼肌,包括咬肌和颞肌。其主要功能为咀嚼,但也有些表情活动功能。

（一）咬肌

1. **咬肌的位置、层次、毗邻**　咬肌位于颊部的后方，上、下颌骨之间；较浅在（面部深筋膜的深面）。可于体表面清楚触及。此肌的后缘为腮腺。腮腺导管横过此肌表面。面神经的颊支也横跨其表面而过。（图1-51）

2. **咬肌的起止点**　由浅层和深层两部分纤维组成。①浅层纤维：其上端附着于颧骨和颧弓前1/3处；下端纤维附着于下颌角的外侧面和下颌骨下支后半部外侧面。②深层纤维：位于浅层纤维的深面稍后方。其上端附着于颧弓后2/3处；其下端纤维附着于下颌骨冠状突的外侧面

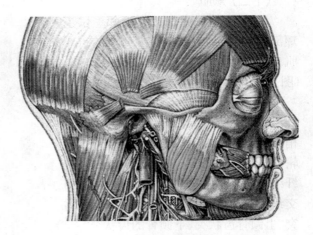

图1-51　特显的咬肌（红色区），侧面观

及下颌骨下支后半外侧面的上半部与上颌骨上支的外侧面。（图1-52）

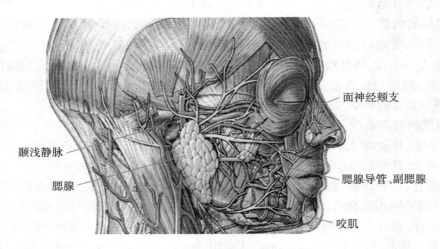

面神经颊支

颞浅静脉

腮腺

腮腺导管、副腮腺

咬肌

图1-52　咬肌周围的重要组织结构

简而言之，咬肌（包括深浅两层纤维）其上端附着于颧弓的外侧面，下端附着于下颌骨上支的外侧面和下支后半（包括下颌角）的外侧面。

3. **咬肌的神经支配**　由三叉神经下颌支支配。

4. **咬肌的功能**　咀嚼，是咬肌和颞肌协同作用的结果。前述二肌共同活动下颌关节。咬肌在上提下颌骨（运动下颌关节）方面起主要作用。其使下颌骨向上，使上、下牙咬合，完成咀嚼及咬牙功能；其深层纤维，还有使下颌骨后移的作用。咬肌在维持下颌关节的平衡以及姿态的控制方面起主要作用。

5. **咬肌的病变**　咬肌病损、痉挛，会引起下颌关节处疼痛，下颌关节开张、闭合障碍。有文献报道，咬肌的肌筋膜病变，有时还会出现耳鸣。以单侧多见。机理不明。

6. **咬肌的针刀治疗**　沿下颌角上下可松解咬肌的止点。沿颧骨下缘、颧弓的下缘可松解咬肌的起点。肌腹的松解，术者也可将手指置于口腔内、外，捏住此肌的病灶进行松解；以

免损伤从其表面横过的腮腺导管、副腮腺及面神经颊支。同时更应注意勿损伤此肌后缘的腮腺等重要组织。

(二)颞肌

1. 颞肌的位置与层次 颞肌是位于颞部颞筋膜深层的一块扇形肌肉。其表面除颞筋膜外,有人还有细薄的颞顶肌、耳上肌、耳后肌。但后三块肌肉多不发达,甚至不存在;若发育良好,其耳廓可活动。(图 1-53)

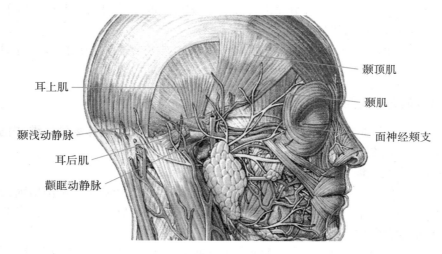

图 1-53 颞肌表面的结构

2. 颞肌的起止点 颞肌起于颞窝的各骨(颞窝是由颧骨、额骨、顶骨、颞骨、蝶骨组成)及颞上线;纤维向前下方集中,止于下颌骨的冠状突的内、外侧面;其内侧面的止点沿下颌支的前缘向下延伸,直至最后一颗臼牙附近的下颌支的骨面。(图 1-54)

3. 颞肌的神经支配 由三叉神经下颌支支配。

4. 颞肌的功能 颞肌的功能,是提升下颌骨;还可使下颌骨稍微向后运动;其和咬肌等协作,完成咀嚼运动。颞肌,在维持下颌骨姿态方面,起着主要作用。

5. 颞肌的病变 颞肌及颞筋膜易受损伤,致颞部疼痛,甚至可放射至下牙槽部位,而误认为牙痛。常可于颞肌部位找到压痛点、病灶点。

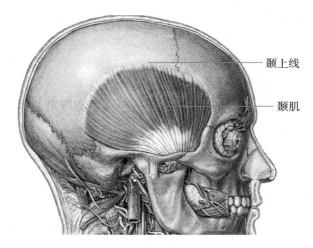

图 1-54 特显的颞肌

6. 颞肌的针刀治疗 偏头痛,常需行耳前、颧弓上颞筋膜的针刀松解。于耳前、颧弓稍上之颞浅动脉旁进针。此处颞浅静脉常见;颞浅动脉可摸及其跳动;而面神经的颞支常与上述动静脉伴行。动脉、静脉、神经又均位于颞部的颞筋膜下。了解这些解剖关系,既可很准确地切开颞筋膜、松解其对神经、血管的卡压,而又不会对神经、血管造成损伤。颞筋膜的松解,有时还需要对颞筋膜上端附着处(颞上线)进行横行切割才能较彻底。

第四节 面 神 经

在头皮的结构一节中已简单介绍了颅面部的血液供应和神经支配,故此处着重介绍管理颅面部运动和感觉的神经:面神经、三叉神经。

面神经,有**面神经中枢部**和**面神经周围部**两部分。

面神经核(位于脑桥)以上部分属面神经的高级中枢部;从面神经核开始的以下部分(包括面神经核)均属面神经周围部。

一般所称的"面神经",是指面神经周围部。本书主要介绍面神经周围部的解剖,包括其组成、行程、分支、分布等情况。

一、面神经周围部的组成

面神经是一条非常复杂的**混合神经**。它含有**躯体运动纤维、躯体感觉纤维、内脏运动纤维、特殊感觉(味觉)纤维**等四种神经纤维。

(一)躯体运动纤维

躯体运动纤维,为传出纤维。起自脑桥下部的面神经核。经脑桥延髓沟出脑,组成较粗大的面神经运动根。面神经运动根的纤维分支分布于面部表情肌;管理面部表情肌的运动。

(二)内脏运动纤维

内脏运动纤维,也属传出纤维。其纤维来自脑桥下部网状结构内的**泌涎核**。属副交感神经的节前纤维。其节后纤维分布于泪腺、颌下腺、舌下腺、鼻咽部黏液腺等腺体;并管理上述腺体的分泌活动。

(三)特殊感觉(味觉)纤维

特殊感觉纤维,为内脏传入神经。其纤维起自舌前 2/3 的味蕾及腭部的黏膜;组成较细的中间神经(又叫味觉神经)。中间神经的神经细胞体,位于面神经管内的膝状神经节中;其中枢突止于延髓第Ⅳ脑室底部灰质内侧的孤束核。

(四)躯体感觉纤维

面神经中还含有少量的躯体感觉纤维,主司耳前和耳后一部分皮肤的浅感觉和面部表情肌的本体感觉。

二、面神经周围部的行程、分段

(一)面神经周围部的行程

面神经周围部的行程,是指面神经从其出脑处开始,直至其纤维终端的全部径路。

面神经周围部的行程:面神经两条神经根(运动根和中间神经),从**脑桥延髓沟**的外侧出脑(与听神经同行)→经**小脑延髓池→内耳门→**(进入颞骨岩部的)**面神经管→茎乳孔**(出颅)→**面部**,然后分支到其所支配的各靶器官。

概言之,面神经周围部的行程,是指从脑桥延髓沟出(或入)脑部算起,经过小脑延髓池、进入内耳门、穿过面神经管、茎乳孔(出颅)至面部,分成 6 支到各靶器官止的全程。

(二)面神经分段

一般将面神经周围部的全行程,统分为三段:颅内段:从出脑→内耳门;管内段:从入内耳门→出茎乳孔;颅外段:从出茎乳孔→面神经末端。

1. **颅内段**　是指面神经各纤维从脑桥延髓沟出(或入)脑,经小脑延髓池,到内耳门止的这一段。即**脑桥延髓沟→内耳门**这一段。颅内段无分支。

2. **管内段**　是指从进入内耳门开始,经面神经管,到茎乳孔出颅骨这一段;即其在面神经管内的这一段(**内耳门→茎乳孔**)。

面神经的管内段,又分为**水平部、垂直部**两部分。

面神经管内段的**水平部**,是指面神经在前庭窗上方的横行的那一小段。此段的骨壁常凸出于鼓室的内侧壁(叫神经管凸),而且骨壁常很薄,甚至缺如,致此段面神经仅被鼓室的黏膜覆盖着。故中耳炎时,常可累及此段面神经,引起面神经瘫。

面神经管内段的**垂直部**,即其沿鼓室后壁垂直下行的部分。中耳手术时水平段与垂直段均应细心予以保护。管内段的分支多而复杂,见下述"**面神经管内段的分支**"。

面神经管,在内耳道的底部。

茎乳孔(即面神经出颅部位),位于茎突和乳突之间。

茎乳孔的体表投影:位于茎突和乳突之间;为乳突前 1.0~2.0cm 之稍内侧。即沿外耳孔后壁划一垂直线,再沿乳突基底划一水平线,两线的交点处即为茎乳孔的体表投影。

茎乳孔的体表定位及临床应用:如用于**面神经阻滞术**:患者仰卧,头转向对侧。进针点,在**乳突基底的前缘和外耳孔后缘之间**即是。在此处进针,针尖向内、稍向上,缓缓推进约 2.0cm,针尖即可达茎乳孔下方。此时患者常觉耳内疼痛,即可证实穿刺部位正确。回抽无血,即可注药行面神经阻滞。

用针刀沿此径路行面神经主干粘连的松解术,目前未见文献报道;因为此处有腮腺等重要组织结构而慎行。

3. **颅外段**　是指其从茎乳孔出颅骨后到各靶器官的这一部分;即**茎乳孔→靶器官**段。

面神经的颅外段,一般再分为**面神经干、面神经腮腺部、分支**三段。

(1) **面神经干(又叫腮腺前段)**,是指其从茎乳孔出颅开始,横行向前,到进入腮腺前的那一小段(即**茎乳孔→腮腺**);长 1.0~1.5cm。此段有一条分支——耳后神经。

面神经干的体表投影:通常以耳垂上方(约为**下颌颈**平面)的水平线来表示,即乳突前约 1.0~1.5cm 许的长度线,即为面神经干的体表投影。

下颌颈的体表定位(面神经干多在此处浅出,并横过下颌颈):嘱患者活动下颌关节,就可清楚触及下颌骨的髁状突。其下方约 1.0cm 处,即为下颌颈。此处亦为面神经阻滞术的进针部位。此处的针刀松解术,著者未见可信报道。

(2) **面神经腮腺部**,是指面神经穿越腮腺实质,并经 1~3 次分支吻合成面神经丛的那一段。

(3) **面神经分支**:是指面神经穿出腮腺后分成 5 支的部分。面神经干在未进入腮腺前就分出耳后神经,支配枕肌。

(三) 面神经各段的分支、分布

面神经的颅内段多无分支。

面神经管内段的分支和颅外段的分支如下:

1. **面神经管内段的分支、分布**(图 1-55)

面神经管内段的分支多,而且十分复杂,简述如下:

岩浅大神经:是一支混合神经,含有交感和副交感神经纤维及一般感觉纤维。

(1) **副交感节前纤维**:来自脑桥的泌涎核;为传出神经纤维。其经脑桥延髓沟出脑→小脑延髓池→内耳门→面神经管的外膝部（即膝状神经节）→经面神经管的裂孔→出面神经管（就叫岩浅大神经）→至颅底，与岩深神经（含有来自颈上神经节和颈动脉交感神经丛的节后纤维）合并组成翼管神经→（翼管神经）经翼管→进入翼腭窝内的翼腭神经节；在翼腭神经节内换神经元发出副交感神经的节后纤维（而交感神经的节后纤维仅经过翼腭神经节）→分出许多分支，支配其下各靶器官：①其中一部分节后的副交感纤维，再加入**泪腺神经**，分布于泪腺，司**泪腺的分泌**；②另一部

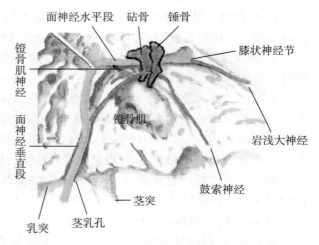

图 1-55　面神经管内段的 3 条分支，模式图

分副交感节后纤维，组成**腭前、腭后神经**（经翼腭窝向下，分布于**软腭、硬腭、扁桃体的黏膜**，管理其**黏膜腺的分泌**）；③鼻后上外侧支，经翼腭孔到鼻腔，分布于上、中鼻甲的黏膜；④鼻后下外侧支，分布于下鼻甲的黏膜；⑤鼻腭神经，分布于鼻中隔前部和硬腭前部附近的黏膜。

（2）**交感神经纤维**：来自岩深神经中颈上神经节、颈动脉交感神经丛的交感神经的节后纤维（上已述）。此交感神经节后纤维与上述的副交感节后纤维伴行，同时分布并支配泪腺、鼻腔、硬腭、软腭、扁桃体之黏膜与血管，管理上述部位黏膜血管的收缩、扩张与腺体的分泌。

（3）**一般感觉纤维**：由位于膝状神经节内假单极神经元的周围支所组成（其中枢支经中间神经，终于脑干的三叉神经脊束核）。其中的一般感觉纤维经上述途径至翼腭神经节；经由其分出后组成腭后神经，分布于软腭、扁桃体等处黏膜，管理此处的一般感觉。

总之，从**管内段面神经**分出的**岩浅大神经**含有交感、副交感及一般感觉**三种神经纤维**，最后经翼腭窝内的**翼腭神经节**，共分出 5 支小神经，分别至泪腺及鼻腔、硬腭、软腭、扁桃体，管理上述各处黏膜的一般感觉与腺体的分泌，以及黏膜中血管的收缩与扩张等功能。

鼓索神经：是面神经在出茎乳孔前，从面神经垂直部发出的 1 条小神经。含有下列三种神经纤维：

（1）**特殊感觉纤维**，即味觉纤维；其胞体位于膝状神经节内；其中枢突入脑干，止于脑桥的孤束核；其周围突，进入鼓索神经；其随鼓索神经从垂直部发出后又经一细管再返回鼓室；与镫骨柄交叉后，经岩鼓裂再出鼓室，向前下与**舌神经吻合**，随舌神经分布于**舌前 2/3 的黏膜，管理味觉**。

（2）**副交感纤维**，是由脑桥的泌涎核发出之副交感神经节前纤维；经鼓索神经、舌神经进入下颌下腺旁边的下颌下神经节；换神经元，再发出节后纤维，止于**下颌下腺、舌下腺**；管理此二腺体的分泌。其兴奋时，血管扩张，唾液量增加、含酶丰富。

（3）**第三种纤维为交感神经纤维**，其来自颈上神经节和颈内动脉壁上交感神经丛；此种交感纤维经鼓索神经、舌神经、下颌下神经节，其节后纤维终止于**舌下腺和下颌下腺**；交感神经兴奋时，血管收缩，唾液浓缩，分泌量减少、含酶量低。此交感神经纤维也可经颈外动脉和面动脉壁行走至下颌下神经节而分支到舌下腺和下颌下腺。

镫骨肌神经：极短、极细；由面神经垂直部经鼓室后壁时发出，支配镫骨肌。此神经功能异常，镫骨活动异常，则听觉过敏。

2. 颅外段的分支、分布　面神经的颅外段,是指其从茎乳孔出颅后的6根分支。(图1-56)

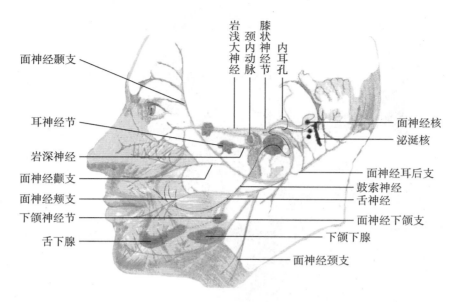

图 1-56　面神经管内段、颅外段的行程及其分支,模式图

　　面神经出颅后的行程:面神经从茎乳孔出颅后叫**面神经干**;其向前越过茎突、面后静脉、颈外静脉,进入并穿过腮腺实质。在其穿过腮腺实质时,纤维多次分叉、又相互交织成网眼状(叫**面神经腮腺段**),最后分成5支,从腮腺的上、前、下缘出腮腺;各分支在其出腮腺后,又各自分叉、相互交织成网,反复进行,越接近其所支配的靶器官(即表情肌)时,其交织越密,网眼越细,从网眼上分出末梢支,支配表情肌。

　　面神经颅外段的分支,如下(图1-57):

　　面神经干:指其从茎乳孔出→进入腮腺前的一小段;1.0~1.5cm 长。此段体表投影前已述。

　　耳后神经:为面神经干从茎乳孔出颅后发出的第1条分支。其向耳后行走,再分成两小支。一为耳后神经的**耳肌支**,其沿耳廓后上行,管理耳廓和耳后的皮肤感觉与耳肌的运动;另一支为耳后神经的**枕肌支**,其一直向后行走到枕肌,司枕肌的运动。

　　面神经干的另5条分支:面神经干在穿经腮腺实质时,反复分支、交织成网(即腮腺段)后,最后从腮腺的边缘发出多条分支,一般公认为5支:即**颞支**、**颧支**、**颊支**、**下颌缘支**、**颈支**;分至面、颈部;司面、颈部表情肌的运动。

　　(1)**颞支**:从腮腺的上缘出腮腺;向前上方行走至颞部。本支间亦相互分叉、交织成网、反复进行,其各终支,分别支配耳前肌、耳上肌、额肌、皱眉肌和部分眼轮匝肌的运动。

　　(2)**颧支**:从腮腺的前上缘出腮腺,在腮腺管的上方前行,至颧部。本支间亦反复分支、交织成网,且越分网眼越细。其各终支,分别支配颧肌、鼻肌、部分眼轮匝肌的运动。

　　(3)**颊支**:于腮腺的前缘离开腮腺,在腮腺管的下方前行,至颊部。本支间也反复分叉、交织成网,越分网眼越细,各终支,分别支配颊部和上下唇部的肌肉,如大小颧肌、笑肌、提上唇肌、提口角肌、颊肌、口轮匝肌、降下唇肌、降口角肌、颏肌等肌的运动。

　　(4)**下颌支**:从腮腺的前下缘离开腮腺,沿下颌骨下支向下前行。支配降下唇肌、降口角

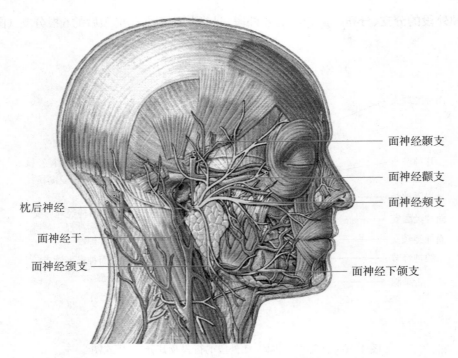

面神经颞支
面神经颧支
面神经颊支
枕后神经
面神经干
面神经颈支
面神经下颌支

图 1-57　面神经的颅外段及其分支

肌、颏肌等肌的运动。

（5）颈支：从腮腺的下缘离开腮腺，于下颌角附近下降至颈部，支配颈阔肌等。

（四）面神经核下段病变的定位诊断

1. 病变位于鼓索神经以远，即**仅面神经运动纤维的受损**，而鼓索神经、镫骨肌支神经、岩浅大神经无损（如面神经炎等）。此时仅出现同侧周围性面神经瘫痪。舌前 2/3 的味觉、唾液分泌功能正常（因鼓索神经无损）。亦无听觉过敏（因镫骨肌神经无损）。泪腺分泌、鼻腔黏膜的分泌功能正常（因岩浅大神经无损）。

若仅有面神经运动纤维异常放电（如其受刺激时），则出现面部表情肌过度兴奋，致面肌肌纤维震颤、抽搐、痉挛、挛缩等表现；则可用针刀在神经末梢部位稍行切割、松解予以试治，可能收效。

2. 病变位于鼓索神经与镫骨肌神经之间，即**面神经运动纤维与鼓索神经受损**，而镫骨肌支神经、岩浅大神经无损（如中耳炎、中耳手术损伤时等）。则出现同侧周围性面神经瘫，及同侧舌前 2/3 味觉缺失和唾液分泌减少。而无听觉过敏（镫骨肌神经无损）及泪腺分泌与鼻腔黏膜分泌的功能障碍（岩浅大神经无损）。

3. 病变位于镫骨肌神经与岩浅大神经之间，即**面神经运动纤维、鼓索神经、镫骨肌神经均受损**，仅岩浅大神经无损（如中耳手术损伤、中耳炎时）。则出现同侧周围性面神经瘫、同侧面舌前 2/3 味觉缺失、唾液减少、听觉过敏。而泪腺分泌、鼻黏膜腺的分泌功能正常（因岩浅大神经无损）。

4. 病变位于内耳门和岩浅大神经之间，即**面神经所有纤维均受损**，常伴第 8 对脑神经损害。如颅底骨折、带状疱疹时等。则出现同侧周围性面神经瘫、同侧舌前 2/3 味觉缺失、唾液减少、同侧泪液缺失及鼻黏膜分泌障碍，同时伴眩晕、耳痛、耳廓部带状疱疹、还可能有神经性耳聋。

5. 病变位于脑桥延髓沟与内耳门之间。如脑桥小脑角肿瘤、脑底脑膜炎时，除第7、8对脑神经受损外，还可伴第9至第10对脑神经受损。其时除可出现上述各项全部表现外，还可伴末组脑神经(第9至第12对脑神经)症状和颅内高压表现。

面神经核下各段病变临床表现的鉴别见表1-1。

表1-1 面神经核下各段病变临床表现的鉴别

病变部位	常见的病因	病变的临床表现
鼓索神经以远	面神经炎	同侧周围性面神经瘫痪
鼓索与镫骨肌支起点之间	中耳炎、颅底骨折、中耳手术损伤	除上述表现外，有同侧舌前2/3味觉缺失，唾液分泌减少
镫骨肌支与岩浅大神经间	同上	除上述表现外，有听觉过敏
岩大浅神经与内耳孔之间	颅底骨折，带状疱疹，听神经瘤	除上述表现外，有泪腺分泌缺失，耳痛和耳岬部带状疱疹，眩晕，神经性耳聋
内耳孔与脑桥小脑角之间	听神经瘤，脑底脑膜炎	除上述表现外，有同侧Ⅵ、Ⅸ、Ⅹ、Ⅺ、Ⅻ脑神经损害，颅内高压

综上所述，面神经病变的临床表现、病变的部位和原因，是很复杂的，应针对病变的不同临床表现，确定病变部位和病因，有针对性进行治疗，才可奏效。

第五节 三 叉 神 经

一、三叉神经概述

三叉神经，就是指从三叉神经半月节发出的三条神经：即**眼神经**(第1支)、**上颌神经**(第2支)、**下颌神经**(第3支)。(图1-58)

三叉神经半月节位于颅内的中颅窝底。第1支从眶上裂出颅，第2支从圆孔出颅，第3支从卵圆孔出颅。(图1-59)

三叉神经，主要管理颅前和面部的感觉神经。即颅前和面部的痛温觉、触觉、本体感觉均由三叉神经管理。此外它还含有管理咀嚼肌(颞肌、咬肌)的运动纤维。此运动纤维随下颌支行走。

二、半月神经节、卵圆孔的体表定位与临床应用

(一)三叉神经半月节的体表定位

一般以确定卵圆孔的位置，来确定半月神经节的体表位置。

(二)卵圆孔的体表定位

卵圆孔与颧弓中点取于同一冠状面内，与颧弓中点的下缘取于同一水平面内，与向前正视的瞳孔之正中点，取于同一矢状面内，上述三平面交点的体表投影，乃卵圆孔的体表投影。

若需行三叉神经半月节神经阻滞术，故可从侧面的颧弓中点的下缘进针(或从正面颧骨的下缘进针)，均可找到卵圆孔。

三叉神经痛，可行三叉神经半月节神经阻滞术或下颌神经阻滞术，予以治疗。

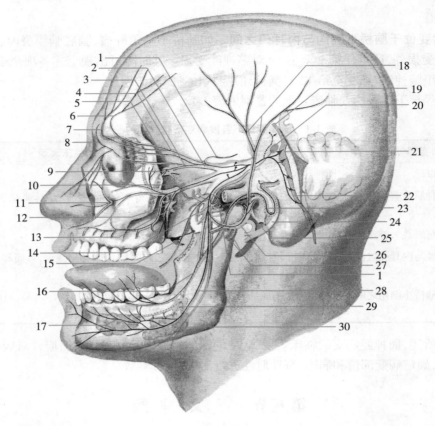

图 1-58　三叉神经模式图

说明:蓝线示感觉纤维;红虚线示内脏运动纤维。引自《人体解剖学彩色图谱》,徐国成等编。

1. 脑膜支;2. 三叉神经第 1 支—眼神经;3. 眼神经的分支—鼻睫神经;4. 眼神经的分支—额神经;5. 眼神经的分支—泪腺神经;6. 眼神经的分支—眶上神经;7. 眼神经的分支—滑车上神经;8. 眼神经的分支—滑车下神经;9. 睫状神经节;10. 三叉神经第 2 支—上颌神经;11. 上颌神经的分支—眶下神经;12. 翼腭神经节;13. 颞深神经;14. 咀嚼肌神经;15. 颊神经;16. 舌神经;17. 下牙丛;18. 下颌支的分支—颞浅神经;19. 三叉神经中脑核;20. 三叉神经运动核;21. 三叉神经脑桥核;22. 三叉神经脊束核;23. 鼓索神经;24. 面神经;25. 耳支;26. 耳颞神经;27. 腮腺支;28. 下牙槽神经;29. 下颌下神经节;30. 下颌下腺

(三)半月神经节阻滞术,侧入路的操作方法

1. **患者体位**　仰卧,头偏向健侧。术者立于患侧。

2. **定进针点**　医师首先将食指放在患者颧弓中点的下缘(约为眼眶外缘与外耳孔连线的中点的稍下缘),再嘱患者张嘴、闭嘴,就可清楚感知到其下颌切迹,以确定进针点:即为**下颌切迹处的颧弓中点的下缘**。并做出标记。

3. **术野消毒**　术野常规消毒,盖好无菌巾。

4. **局麻**　于进针点做皮丘,行局麻。

5. **穿刺进针**　一般用 22#、长 6.0~8.0cm 的麻醉针穿刺。先在穿刺针的针体上套一小橡皮片,用于标记进针的深度。

自颧弓中点的下缘,经皮肤垂直快速进皮;然后慢慢推进约 4.0cm(切勿超过 5.0cm),当针尖触及蝶骨翼突外侧板根部的骨面时(此深度相当于由穿刺点到卵圆孔的距离),将小橡

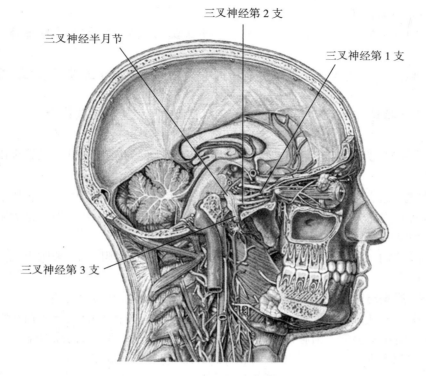

三叉神经半月节　三叉神经第2支　三叉神经第1支　三叉神经第3支

图 1-59　三叉神经半月节及其分支

皮片移到皮肤表面以标记之。然后,退针至皮下,将针稍向前偏 15°~20°(即使**针尖指向内后方向**),重新缓缓进针,至同样深度或稍深(有时还需使针尖微微向上偏进针才可),若患者诉耳部疼痛,表示针尖刺到了耳颞支或咽鼓管(说明针尖稍偏后);若诉咽喉部疼痛,提示穿刺偏下、偏深,已刺入咽喉部;需退至皮下,再调整进针方向和深度。唯当患者就觉下颌区或舌部放射痛,即表明针尖已触及卵圆孔内之下颌神经,说明穿刺到位,正确无误;回抽,若无血、无液,先注射 1% 利多卡因 1.0~2.0ml,出现下颌区麻木,就可按计划进行治疗性操作。

用针刀对三叉下颌支进行松解,以治疗三叉神经下颌支疼痛,著者尚未见到报道。

(四) 三叉神经各支的行程、分支与分布(图 1-60)

1. 三叉神经第 1 支的行程、分支、分布区域　三叉神经第 1 支,又叫**眼支、眼神经**。

(1) **眼支的行程**:其从半月神经节的前上缘分出后,沿海绵窦外侧壁向前行。在海绵窦壁内与动眼神经、滑车神经同行。

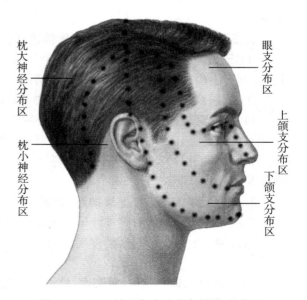

枕大神经分布区　眼支分布区　上颌支分布区　枕小神经分布区　下颌支分布区

图 1-60　三叉神经各支的分布区域,示意图

且与上述神经同经眶上裂出颅而进入眼眶。

（2）**眼支的分支**：其在行程中沿途分支。在**海绵窦**内就分为3小支：即额神经、泪腺神经、鼻睫神经。

1）**额神经**：是上述3小支神经中最粗大者。其再分为**滑车上神经、额支、眶上神经**3小支。

A. **滑车上神经**：于内眦上方出眼眶，管理鼻背及内眦附近的皮肤；

B. **额支**：绕额切迹出眼眶，管理额部皮肤；

C. **眶上神经**：为额神经直接延续，经眶上切迹（眶上孔）出眼眶；分布及管理眼裂上方额部皮肤的痛、温觉。

眶上切迹（眶上神经出眼眶处）的体表定位：眶上切迹，位于眶上壁前缘中、内1/3的交界处；距离眉间约2.5cm。约25%的人之眶上切迹呈孔状，叫眶上孔。但无论为眶上切迹或是眶上孔，均可摸及，故其体表定位容易。

三叉神经第1支区域内疼痛，就可行眶上切迹处眶上神经阻滞术，或眶上切迹针刀松解术，予以治疗。

额切迹（额支出眼眶处）的体表定位：额切迹，位于眶上切迹的稍内侧。

2）**泪腺神经**：是眼神经三支中最外侧的分支；且与上颌神经的颧神经相互吻合。分布于泪腺，管理泪腺的感觉。泪腺神经尚有1小分支，管理外眦部皮肤的痛温觉。

3）**鼻睫神经**：是眼神经三支中最内、最低的分支。其又分成诸多小支：

A. **睫状神经**：至睫状神经节的感觉根，管理睫状体的感觉；

B. **睫状长神经**：至角膜、虹膜、睫状体，管理前述器官的感觉；

C. **筛后神经**：经筛后孔至筛窦的黏膜，并管理筛窦黏膜的感觉；

D. **筛前神经**：经筛前孔再入颅，管理前颅窝硬脑膜的感觉；同时其又经筛孔入鼻腔，司鼻腔上部黏膜之感觉；且有小支，叫鼻外支，管理鼻尖皮肤的感觉；

E. **滑车下神经**：管理鼻背部皮肤的感觉。

总之，眼支的分布与功能：为管理前额部、前颅窝、鼻腔、各鼻旁窦等处皮肤、脑膜、黏膜的深浅觉。

2. **三叉神经第2支（上颌支、上颌神经）的行程、分支、分布区域**

（1）**三叉神经第2支的行程**：上颌神经，从半月神经节的前部分出，沿海绵窦的外下壁前行，经圆孔出颅，进入翼腭窝。其在翼腭窝内分成许多分支。

（2）**翼腭窝的解剖**：此为一处十分重要的解剖结构。可谓"交通发达，内含丰富"。

1）**翼腭窝与周围的交通**：向后上，经圆孔就可入颅腔；向前，经眶下裂就进入眼眶；向下，经翼腭管就至口腔的硬腭；向内，经蝶腭孔就进入鼻腔。

翼腭窝的外界，为翼上颌裂。此裂上宽下窄，长约1.5cm，最宽约0.5cm。翼腭窝，经翼上颌裂，通向面颊部。

2）**翼腭窝内结构**：有上颌神经、翼腭神经节及其分出的**若干支小神经、上颌内动、静脉**及脂肪组织等结构。从翼腭神经节发出多条小神经，分别可至口腔、鼻腔、上颌等处。

三叉神经上颌支分布区的疼痛，经翼上颌裂穿刺，进入翼腭窝，可行上颌神经阻滞术，予以治疗。

3）**翼腭窝的体表定位**：翼腭窝，位于卵圆孔前方约1.5cm处。

4）**翼腭窝穿刺、上颌神经阻滞术的操作**

A. **患者体位**：仰卧，头偏向对侧。

B. **定进针点并标记**：找出颧弓中点下缘和下颌切迹。定下颌切迹处的颧弓中点的下缘，作为进针点（与卵圆孔穿刺进针点相同）；并标记好。

C. **术野常规消毒、铺无菌巾。**

D. **局麻**：进针点行局麻。

E. **穿刺进针**：一般用22#、长6.0~8.0cm的麻醉针。先在麻醉针上套一小橡皮片，以标记进针的深度。从颧弓中点的下缘垂直进针。快速进皮后，慢慢垂直推进约4.0cm，针尖可能触及蝶骨翼突外板的骨面；将针体上的小橡皮片移至距表皮约0.5cm处；退针至皮下，将针稍向后偏（即使**针尖指向内前**）10°~15°；再徐徐进针，使针尖从蝶骨翼突外侧板的前缘滑过翼上颌裂、再进0.5cm即入翼腭窝内。若患者觉上颌部位放射痛（即已及上颌神经），就证实穿刺到位。将针尖斜面向上，回抽无血、无液及其他异常，缓慢注入0.5%利多卡因1.0ml，见上颌部位麻木、又无眼肌麻痹时，就可进行治疗处理。

（3）**三叉神经第2支（上颌神经）在翼腭窝内的分支、分布**

1）**眶下神经**：为上颌神经的直接延续。其向前，经眶下裂进入眼眶；再经眶下壁的眶下沟、眶下管、眶下孔而至面部的皮下，分为许多小支，管理下眼睑、面颊部、鼻侧、上唇等处的皮肤感觉。

眶下孔的体表位置：眶下孔，位于鼻旁的眶下缘；用手指可清楚触及。正直坐，双眼平视，则眶上切迹、瞳孔中心、眶下孔3点位于同一直线上。眶下孔距眶下缘0.7~0.8cm，距正中线约3.0cm。三叉神经第2支分布区疼痛，可行眶下孔神经阻滞或针刀松解术，予以治疗。

2）**蝶腭神经节及其分支**：蝶腭神经节为副交感经节。上颌神经的感觉纤维仅经此节，继而加入下列各小支，随其行走、分布：如**腭前神经、腭后神经**，经翼腭管进入口腔，管理软腭、硬腭及扁桃体等处黏膜的痛温觉；**鼻后上外支**，经蝶腭孔至鼻腔，管理上鼻甲、中鼻甲黏膜的感觉；**鼻后下外支**，则管理下鼻甲黏膜的感觉；**鼻腭神经**，管理鼻中隔下部和硬腭前部切牙管附近黏膜的感觉。

3）**上牙槽神经**：分上牙槽前神经和上牙槽后神经，分别进入上牙槽的前、后，管理上牙槽前、后的牙齿和牙龈痛温觉。

4）**颧神经**：此支加入泪腺神经，管理颧部皮肤的感觉。

3. 三叉神经第3支（下颌神经）的行程、分支、分布区域　　下颌神经，是三叉神经三支中的最大分支；属混合神经支，含有感觉纤维和运动纤维。其感觉根自半月神经节的前下方发出后，在卵圆孔处与其运动根合并，经卵圆孔出颅腔。

卵圆孔的体表定位，前已述。

下颌神经，自卵圆孔出颅腔后就由本干分成前、后干。从其本干、前干、后干分出下列分支：

（1）**本干发的分支**：有翼内肌神经和棘孔神经。

1）**翼内肌神经**：支配翼内肌的运动和本体感觉；

2）**棘孔神经**：经棘孔返回颅内，伴随脑膜中动脉，分布于硬脑膜，并管理硬脑膜的痛温觉；

3）**还有分支进入鼓室**：分布并管理鼓室黏膜的痛温觉。

（2）**后干分出的分支**：有耳颞神经、舌神经、下牙槽神经等。

下颌神经的后干较粗，主含感觉纤维，也含运动纤维。

1）**耳颞神经**：有两束纤维，两束中间夹着脑膜中动脉。当其两束合并后弯向上，行于耳郭的前侧。分布于外耳、颞部的皮肤及下颌关节。管理上述结构的感觉。且还有分支与面神经吻合，司腮腺的感觉等。因此，当三叉神经痛时，还可引起反射性面肌痉挛。

2）**舌神经**：也由下颌神经后干分出。其沿翼内肌的外侧面向前下行；分布于舌前 2/3 的黏膜，司该处黏膜的一般感觉。

3）**下牙槽神经**：亦由下颌神经后干分出。其在舌神经的后方，与其平行下降于翼内肌和下颌骨之间，经下颌孔进入下颌骨，管理下颌牙槽的牙齿和牙龈的痛温觉。此神经的终支，经**颏孔**出下颌骨，即叫**颏神经**，管理颏部皮肤的感觉。

颏孔的体表定位：该孔与眶上孔、眶下孔处于同一垂直线上。在下颌骨的前外侧面，可用手触及颏孔。颏孔朝向内上。

三叉神经第 3 支分布区的疼痛，可行颏孔处神经阻滞术或行颏孔处针刀松解术，予以治疗。

从下颌神经后干发出的分支，还有下颌舌骨神经、腭帆张肌神经、鼓膜张肌神经等，分别管理同名肌肉的运动功能及本体感觉。

（3）**由下颌神经前干发的分支**：计有颊神经、翼外肌神经、咬肌神经、颞肌神经等：

1）**颊肌神经**，走行于翼外肌的深面，分布于颊部的皮肤和黏膜；司该处之感觉。

2）**翼外肌神经、咬肌神经、颞肌神经**：均为运动神经，分别管理同名肌肉的运动及该肌的本体感觉。

总之，三叉神经的性质，是以感觉神经纤维为主的混合神经。第 1 支、第 2 支纯属感觉神经，第 3 支为混合神经。它的感觉纤维主管颅面皮肤、黏膜和脑膜的感觉。三叉神经分布区域概要见表 1-2。

表 1-2　三叉神经分布区域概要

分布区域	三叉神经第 1 支（眼神经）	三叉神经第 2 支（上颌神经）	三叉神经第 3 支（下颌神经）
皮肤	鼻背部及眼裂以上皮肤的痛温觉等	颧部及眼裂与口裂之间皮肤的痛温觉等	颞部及口裂以下皮肤的痛温觉等
眼眶	角膜、结膜、睫状体、虹膜、泪腺的浅感觉		
鼻腔黏膜	鼻中隔上部、前部、鼻腔外侧壁黏膜的痛温觉等	鼻中隔后部、鼻腔下壁黏膜的感觉	
鼻旁窦黏膜	额窦、蝶窦、筛窦黏膜的痛温觉等	上颌窦黏膜的痛温觉等	
口腔		软硬腭及扁桃体黏膜、上牙、牙龈的痛温觉等	颊、口底及舌黏膜、下牙、牙龈的痛温觉等
硬脑膜	前颅窝硬脑膜、小脑幕	中颅窝的硬脑膜	中颅窝的硬脑膜
咀嚼肌			咀嚼肌的运动及本体感觉

三支的分界：大致以眼裂、口裂为界；三支分布区相互重叠不明显。

第 1 支，管理眼裂以上的额部皮肤、脑膜、鼻腔上部黏膜的感觉。

第 2 支，管理上颌部位皮肤、黏膜的感觉。

第 3 支，感觉纤维管理下颌部位皮肤、黏膜的感觉；运动纤维则管理咀嚼肌运动。

（五）三叉神经核所在部位及其功能（图1-61）

1. **三叉神经的运动核**　位于**脑桥**。此核发出的纤维组成三叉神经运动根,管理咀嚼肌:来自核背侧部分的纤维,支配腹侧部分肌肉;来自核腹侧部分的纤维,支配背侧部分的肌肉;来自核上部的纤维,支配上部肌肉;核下部的纤维,支配下部肌肉。

2. **三叉神经感觉核**　包括下列三部分:

（1）**三叉神经中脑核**:位于**中脑**导水管周围的灰质内。为接受、传导本体感觉的核。

（2）**三叉神经主核**:位于**脑桥**的中段。为接受、传导痛温觉纤维及头面部有意识的触觉纤维之核。

3. **三叉神经脊束核**　位于**脑桥、延髓、一直到颈脊髓第4节**。三叉神经脊束核很长,又分为**首侧核、中极核、尾侧核**三段。

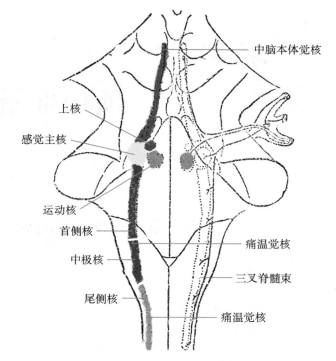

图1-61　三叉神经核的位置及其功能,示意图

首侧核、中极核,为接受、传导痛温觉纤维及与口腔、鼻腔、角膜反射有关的触觉纤维:如角膜反射、鼻反射、咽反射、流泪反射、泌涎反射、眼心反射等。

尾侧核,为三叉神经脊束核的最下段,位于延髓下段到第4颈脊髓之间;只接受、传导痛、温觉纤维。

据动物试验和临床手术证实:来自三叉神经第1支(眼神经)的痛、温觉纤维,终止于三叉神经脊束核的**尾侧核**之中段(相当于脊髓第2颈节);来自第2、3支的痛、温觉纤维,终止于尾侧核的最下部(相当于脊髓第3、4颈节)。

因此,若颈脊髓第1~4节($C_1 \sim C_4$)受刺激或压迫时,就可引起头面部疼痛;若此段颈脊髓受压迫时间较长,还可致头面部麻木感。

三叉神经上核,位于**脑桥**,邻近主核,其功能尚未完全了解;可能与唾液分泌有关。

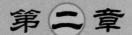

第二章

颈项部解剖

第一节　颈项部的境界、分区、体表标志

一、境界

（一）颈项部的上界

以下颌骨下缘→下颌角→乳突尖→上项线→枕外粗隆的连线为界；连线以上，为颅面部，俗称"头部"；线以下，为颈项部，俗称"颈部"。

（二）颈项部的下界

以胸骨切迹→两侧的胸锁关节→锁骨上缘→肩峰→第7颈椎棘突顶部→对侧的肩峰的连线为界。此线上为颈项部；线下为躯干胸背部；线外侧为上肢。（图2-1）

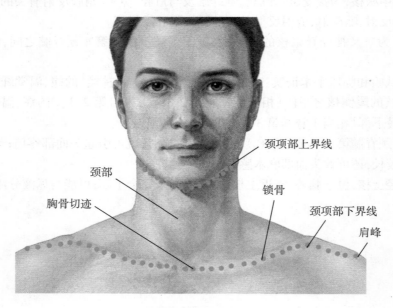

图 2-1　颈项部前侧的上、下界线及颈部

二、颈项部的再分区

颈项部，可再分为颈前部、项部两部分。

（一）颈前区

以两侧斜方肌的前缘为界：则两侧斜方肌前缘之间的颈脊柱前方之区域，为**颈前区**，又名**固有颈部**，俗称**颈部**。

（二）项部

两侧斜方肌前缘之间的颈脊柱后方之区域，又称**颈后区**，简称**项部**。（图 2-2）

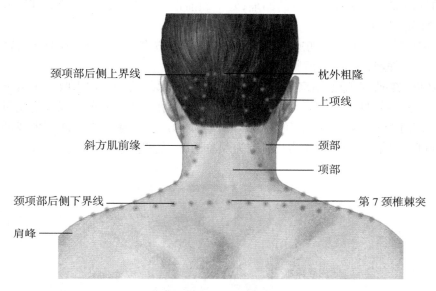

颈项部后侧上界线

枕外粗隆

上项线

斜方肌前缘

颈部

项部

颈项部后侧下界线

第 7 颈椎棘突

肩峰

图 2-2　颈项部后侧的上下及两侧界线及项部

三、项部、颈部的重要体表标志

（一）项部的体表标志

1. **枕外粗隆、上项线、乳突**

2. **第 2 颈椎棘突**　位于项部正中线，枕外粗隆的下方。在枕后正中线，首先用指腹摸清枕外粗隆，再沿枕项部正中线，向下滑动、推移，先经过一凹陷组织（约为寰椎后结节水平），继而触及的第 1 个骨突，即为第 2 颈椎棘突。

3. **第 7 颈椎棘突**　第 7 颈椎棘突大而长；位于项部正中线的最下方，项背部的交界处。低头时，可见其隆起于皮下。有人为第 6 颈椎或第 1 胸椎棘突大而长；因此，对项部正中线的最下方、项背部交界处最隆凸的棘突，应予以鉴别：用指腹按压住最隆凸的骨突，嘱患者头颈伸屈、左右旋转来回活动；当棘突随患者的头颈活动而动时，为第 6 或第 7 颈椎棘突；若最隆凸的骨突不随头颈活动，则为第 1 胸椎棘突。

（二）颈部的体表标志

1. **舌骨**　位于甲状软骨和颏隆凸之间。两侧的舌骨大角，可在两侧下颌角的稍下方清楚触及。两眼平视时，舌骨约与第 3 颈椎处于同一水平面。

2. **甲状软骨**　位于舌骨的下方。两侧甲状软骨在前正中线愈合，且向前方凸出，称为**喉结**。成年男性的喉结明显可见，为一明显体表标志。甲状软骨上缘与第 4 颈椎处于同一水平面；喉结的下缘，约与第 5 颈椎处于同一水平面。

3. **环状软骨**　位于甲状软骨的下方。环状软骨是喉与气管、咽与食管相互移行和分界的标志处。环状软骨与第6颈椎横突处于同一水平面。环状软骨的两旁,是颈总动脉分出颈内动脉、颈外动脉处,也是颈中交感神经节的下缘处。

4. **颈动脉结节** 位于第6颈椎横突前、环状软骨外侧,与环状软骨处于同一水平。颈总动脉也正位于第6颈椎横突前面。在此处,可清楚触及颈总动脉的跳动。在此处压迫,可阻断颈总动脉的血流,以止其所致的头面部出血。

5. **胸骨切迹** 为胸骨柄上方的凹陷;处于颈前正中线的颈胸交界处。其后方可触及气管。其两侧为胸锁关节。

6. **胸锁关节** 位于胸骨切迹的稍外上方。其后上方有颈总动脉(右侧)或头臂干(左侧)、颈内静脉、迷走神经、喉返神经、胸膜顶等重要组织。

7. **胸锁乳突肌、锁骨上小窝** 胸锁乳突肌位于颈部的两侧。用力收下颌或下颌用力向对侧偏,就可清楚看见收缩、绷紧的两侧或一侧的胸锁乳突肌。其前后缘也清楚可见。**锁骨上小窝**:为胸锁乳突肌两个头,在胸锁关节和锁骨内1/3段的附着点之间所形成的一个三角形之肌腱间隙。锁骨上小窝的深面,右侧为颈总动脉,左侧为头臂总干。(图2-3)

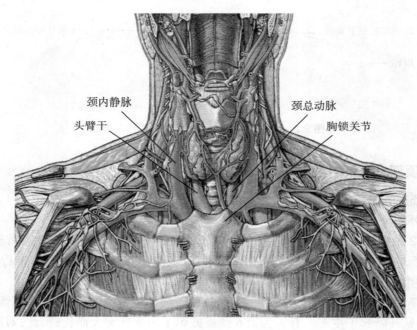

颈内静脉　　　　　颈总动脉

头臂干　　　　　　胸锁关节

图2-3　胸锁关节及其上后方的重要结构

8. **颈丛浅支** 颈丛,位于胸锁乳突肌深面、中斜角肌和肩胛提肌浅面之间。其浅支,从胸锁乳突肌后缘的中点处穿出深筋膜至皮下;此点,名**神经点**。为颈丛麻醉的施术点;也是针刀松解颈丛浅支之部位。

9. **前斜角肌的止点** 在胸锁乳突肌锁骨头附着处的外后缘,沿锁骨后缘,向深部触摸,就可触到前斜角肌腱及其在第1肋的附着处。

10. **甲状腺** 甲状腺,呈"H"形,由左、右两叶和峡部组成。左、右两叶位于喉、气管的前外侧,上平甲状软骨的中点,下平第6气管环。峡部位于第2~4气管环的前方。甲状旁腺,位于甲状腺的深面,其体积仅黄豆大小,体表不能触及。

四、颈部重要组织结构的体表投影

（一）胸膜顶的体表投影

胸膜顶，位于锁骨内 1/3 段；其最高点，为锁骨上 2.5~3.0cm 处。

（二）颈丛浅支的体表投影

见前述。

（三）颈总动脉和颈外动脉的体表投影

从胸锁关节向上引一条直线，到乳突尖与下颌角连线的中点；以甲状软骨上缘为界，将此直线分为上、下两段。上段，为颈外动脉的体表投影；下段，为颈总动脉的体表投影。（图 2-4）

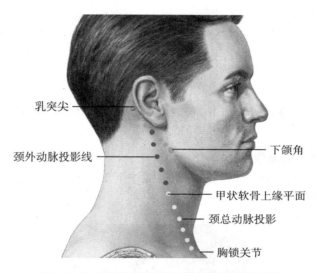

图 2-4　颈总动脉、颈外动脉的体表投影，侧面观

（四）锁骨下动脉的体表投影

从胸锁关节到锁骨中点，划一条向上凸起的弧线；弧线的最高点，位于锁骨上约 2.0cm 处。此弧线，即为锁骨下动脉的体表投影。（图 2-5）

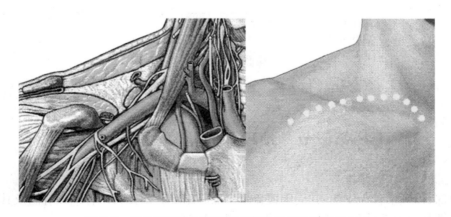

图 2-5　锁骨下动脉（右）及锁骨下动脉的体表投影（左）

(五) 臂丛神经的体表投影

从环状软骨水平到胸锁乳突肌后缘中下 1/3 的交点,再到锁骨中外 1/3 的交点,将前述 3 点连成线,此线,即为臂丛上界。从前斜角肌止点腱的外缘到锁骨中点的连线,即为臂丛的下界。(图 2-6)

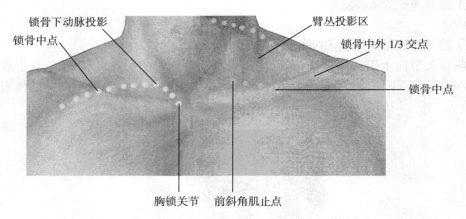

图 2-6   锁骨下动脉(右)及臂丛(左)的体表投影

(六) 副神经皮下段的体表投影

胸锁乳突肌后缘中上 1/3 交点到斜方肌前缘中下 1/3 交点的连线,此线,即为副神经皮下段的体表投影。(图 2-7)

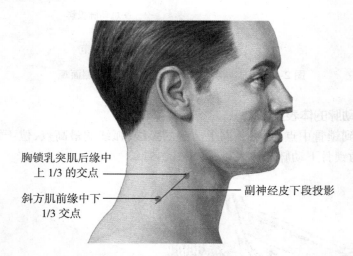

图 2-7   副神经皮下段体表投影

第二节   颈项部的骨骼—颈椎

颈项部的骨架,为**颈椎**。

颈项部,以颈椎骨为支架,其周围覆盖着多层软组织。颈椎管内容纳颈脊髓及其附属结构。故颈椎是颈项部最深层结构,具有极重要的临床意义。

一、颈椎的解剖

颈椎骨,分上颈椎骨(C_{1-2})和下颈椎骨(C_{3-7})。上颈椎骨,又叫特殊颈椎,包括寰椎和枢椎。有部分学者,把第7颈椎也归属为特殊颈椎;下颈椎骨,称普通颈椎,包括第3~7颈椎。(图2-8)、(图2-9)

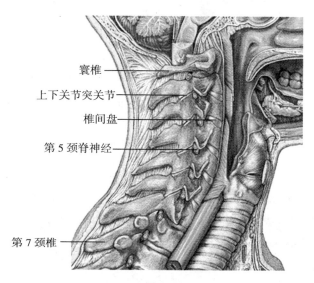

图 2-8 颈椎,侧面观

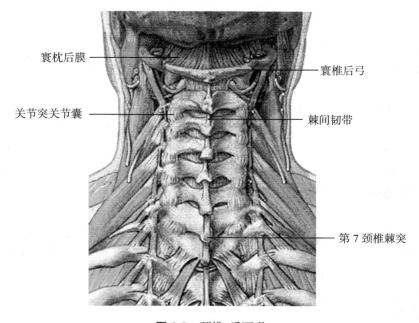

图 2-9 颈椎,后面观

(一)寰椎及其横突的定位

寰椎,为第1颈椎。结构简单。无椎体,为一环状,像一个"戒指",故名为"寰椎"。其由前弓、后弓、左右侧块及左右横突构成。(图2-10)、(图2-11)

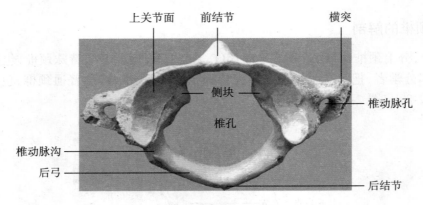

图 2-10 寰椎,上面观

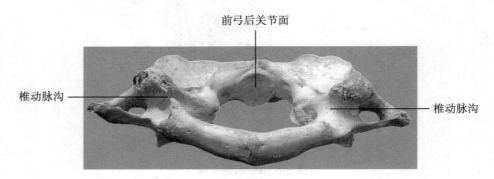

图 2-11 寰椎,后上面观

1. **前弓** 为一向前凸起的弓状之骨结构。前弓的两端分别连接在左、右侧块的前方。

(1) **前结节**:为前弓正中部前表面的一个小的骨结节;为颈长肌、前纵韧带等附着处。

(2) **寰椎前弓后关节面**:为前弓正中部后表面的一圆形或卵圆形的小关节面;又名**前弓齿状突关节面**。此关节面与枢椎齿状突的前关节面,构成"**寰齿前关节**"。

2. **侧块** 左、右各一块,结构相同。为分别位于寰椎左、右两侧的骨块。

(1) **上关节面**:为位于侧块上表面的关节面;其与枕骨髁的关节面,构成**枕髁关节**。

(2) **下关节面**:为侧块下方的关节面;与枢椎的后外侧关节面,构成**寰枢外侧关节**。

(3) **侧块间横韧带**:两侧侧块的内侧面之间,有一条横韧带相联。此条横韧带与齿状突后面纵行的韧带(实为后纵韧带向上延续而成)相叠、交叉组成"十字"韧带。由于纵、横两条韧带相互叠交、融合、加厚,而形成一关节面,此**关节面与齿状突后关节面**,构成**寰齿后关节**。

若**寰椎前移**,其后方的横韧带长期被牵拉,则在张口位 X 线片上,可见此**横韧带硬化**,甚至**钙化**;据此,就可判断为"**寰椎前移**"之病理改变。

3. **后弓** 为向后凸起的弓状骨结构。后弓的两端,分别连接在左、右侧块的后方。

(1) **后结节**:位于后弓正中部的后表面,为一小的骨性结节,相当于其他各颈椎的棘突;为项韧带、棘间韧带和头后小直肌等组织的附着处。

(2) **椎动脉沟**:为后弓上表面有一条浅沟。此沟位于后弓的外段,直至与侧块连接处。此沟的行走方向,为外后→前内。沟的上方,还有一小条横韧带跨过。此沟与其表面的横韧带在后弓的上表面构成一条小的**骨性纤维管**。此**骨性纤维管**,乃椎动脉入颅部位;第 1 颈脊神经根（其组成枕下神经）紧贴此横韧带的上表面出椎管。寰枢关节错位时，即可扭曲、牵拉、挤压椎动脉和枕下神经，就可引起椎动脉供血障碍和枕后深部疼痛等症状。

（3）**椎动脉沟环**：近些年发现，有些患者的椎动脉沟呈环状，或不全的环状，叫寰椎后弓**椎动脉沟环**。有人双侧同时存在；有人仅一侧为环状。因而其椎动脉在行经寰椎时，需穿过两个骨性孔：**寰椎横突的椎动脉孔、寰椎后弓的椎动脉沟环**，故其椎动脉更易引起供血障碍，临床称之为**"寰椎椎动脉沟桥症"**，或**"寰椎椎动脉沟环症"**。（图 2-12）

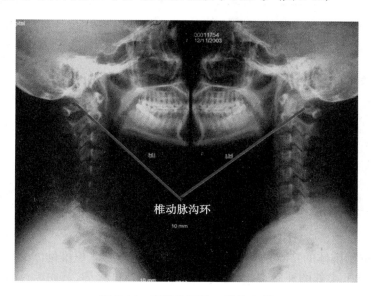

图 2-12 寰椎沟环的 X 线片表现

此症，针刀治疗效果不佳，甚至危险。以外科手术治疗为宜。

在后弓与侧块连接处的下表面，有一浅切迹；其与枢椎椎弓根上表面的浅沟相吻合而形成一小裂隙，此为第 2 颈脊神经根出椎管处。

4. 横突及横突的体表定位 寰椎横突，左、右各一个，为分别连接在左、右侧块外侧面的骨突起。

寰椎横突尖部呈圆锥状，不分叉，较长；于耳垂的后下方可触及。左、右横突的结构完全相同。

（1）**横突孔**：为横突根部的一个骨孔，又叫**横突椎动脉孔**。寰椎横突孔的途径弯曲：椎动脉由下向上，进入此孔；在孔内穿行时，先向上、续向后内、经寰椎后弓的椎动脉沟（骨纤维管）、向前穿过寰枕后膜进入颅内。即椎动脉从进入寰椎的椎动脉孔，到进入颅内的行程中，除从垂直的下→上行→再折转成前后内方向经椎动脉沟进入颅内，其回绕侧块的后侧，几近折转 180°的弯才能入颅。因此，若寰椎移位（如寰枢关节错位）时，容易扭曲、牵拉、挤压椎动脉，而致椎动脉供血障碍。尤其是有寰椎椎动脉环存在时，椎动脉更易受累。若为半环状，由于针刀手术中常需行手法操作，还有椎动脉损伤的可能。

（2）**寰椎横突的体表定位**：寰椎的横突尖，位于乳突尖与下颌角连线的中点处。为乳突下方 1.0~1.5cm 处。

5. 第 1 颈椎孔 由寰椎的前后两弓和左右侧块所围成。第 1 椎孔的前 1/3 部分，容纳齿状突；后 2/3 部分，容纳脊髓与其被膜等结构。

（二）枢椎及其棘突、横突定位

枢椎，为第2颈椎。其形状虽较特殊，但其仍由椎体、椎弓、横突、关节突等基本结构构成。（图2-13）

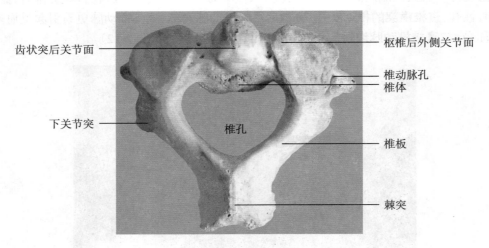

齿状突后关节面
枢椎后外侧关节面
椎动脉孔
椎体
下关节突
椎孔
椎板
棘突

图2-13　枢椎，上后面观

1. **椎体**　枢椎椎体的特点是较小；向上伸出一个**齿状突**。枢椎椎体的后表面呈圆柱状，前表面扁平；椎体下半部的外后表面，各有一个斜坡。枢椎椎体，其向后外方伸出两个椎弓；向左、右两侧，伸出左、右横突。

2. **齿状突**　是从枢椎椎体向上伸起的一齿状骨结构。齿状突的前、后各有一关节面。

（1）**齿状突前关节面**：为齿状突上半段前表面的关节面；其与寰椎前弓后关节面构成**寰齿前关节**。

（2）**齿状突后关节面**：为齿状突上半段后表面的关节面；其与"十字韧带"交叉部所形成的关节面构成了**寰齿后关节**。

（3）**齿状突先天性发育畸形**：齿状突，常出现先天性发育畸形，如齿状突发育过小、齿状突与椎体不连等，临床并非罕见；此为颈椎病重要的病因和病理表现。

3. **椎弓**　枢椎的椎弓，包括**椎弓根**、**椎板**等两部分结构。

（1）**椎弓根**：是从椎体的外后方伸出，一条短棍状的骨性结构。

（2）**椎弓根下切迹**，为椎弓根下表面的一个向上凹陷的切迹。此切迹，与第3颈椎椎弓根的上切迹构成颈椎的第一个椎间孔，即 C_{2-3} 椎间孔。C_{2-3} 椎间孔，为 C_3 脊神经根出椎管的部位。

枢椎的椎弓根，无上切迹，仅有一条浅沟；故无 C_{1-2} **椎间孔**。而 C_2 脊神经根，就从寰椎侧块后下方的浅沟和枢椎椎弓根上方的浅沟所形成的小裂隙中出椎管。

4. **椎板**　是椎弓根向后下延伸、扩展而成的骨板状结构，故名椎板。左右椎板向后内汇聚，在中线处相互融合，故其椎体后缘、椎弓根、椎板，围成了第2颈椎孔；内容脊髓及其被膜等结构。

5. **棘突及其定位**　是左、右两椎板逐渐向内靠拢、融合，再向后伸出的一个骨性结构。枢椎的棘突一般较长、分叉。自枕外粗隆向下触摸时，在上项部触及的第1个棘突，即是枢椎的棘突。因此，枢椎的棘突，是颈椎其他各棘突定位的重要标志物。

枢椎棘突的体表定位：嘱患者稍低头(头过屈,项韧带紧张,反面不利于摸清),医师用拇指先按压住枕外粗隆,继而沿项部正中线,逐渐向下按压,首先将压过一个软组织凹陷区(即相当于寰椎后结节处),继之,拇指触及的第 1 个骨突,即为枢椎的棘突。

6. **下关节突** 为枢椎板稍向下后方伸延出的一个骨性结构;左、右各一。枢椎的下关节突,与第 3 颈椎的上关节突构成颈椎的第 1 个上下关节突关节,即 C_{2-3} **关节突关节**。

7. **枢椎后外侧关节面** 枢椎无上关节突,仅在齿状突根部、椎体的后外侧有一稍向后外倾斜的关节面,即为**枢椎后外侧关节面**;左、右各一,其与寰椎侧块的下关节面,构成**寰枢后外侧关节**。

8. **横突及其体表定位** 为枢椎椎体向外侧伸出的骨结构。横突的尖部常分叉,分别叫**横突前结节、横突后结节**。横突的根部有 1 个**横突孔**,椎动脉由此穿过。

枢椎横突的体表定位：约为寰椎横突下 1.0~1.5cm 处;亦即为下颌角水平线与胸锁乳突肌后缘的交点处。

(三) 下颈椎的结构及第 7 颈椎棘突的定位

下颈椎,包括 C_{3-7} 椎,又称为普通颈椎(图 2-14)。

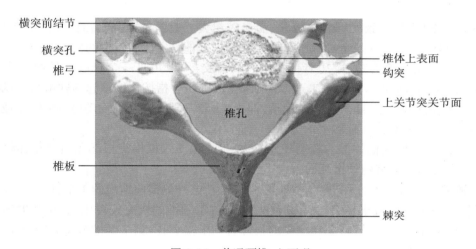

图 2-14 普通颈椎,上面观

普通颈椎的结构和胸腰椎基本结构相似:即由**椎体、椎弓、各骨突**构成。颈椎除比胸、腰椎较小外,还有下列特征:

1. **椎体的特征** 下颈椎椎体的前表面,呈圆柱形;后表面扁平;上表面,左右各有一个钩突;椎体下半部的外后侧面,左右各有一斜坡;使整个椎体的前后观,呈**"金元宝"**状。

(1) **钩突**:位于椎体上表面的外后缘;为向外上伸出的一片状骨突;左、右各一个;为颈椎椎体所特有的结构之一。

(2) **"斜坡"**:也是颈椎椎体特有的一个结构;**斜坡**,位于椎体下半部的外后侧面;其内表面被覆一薄层纤维软骨面而成为一小的关节面。

上位椎体下半部的**斜坡**、与下位椎体上表面的**钩突**,构成颈椎的**钩椎关节**。

2. **椎弓** 包括椎弓根和椎板两部分。

椎弓根,是直接从椎体的后外侧伸出的一根较扁的棍状骨结构。其上下表面各有一凹陷面:上凹面,叫**椎弓根的上切迹**;下凹面,叫**椎弓根的下切迹**。

上位椎体椎弓根的下切迹,与下位椎体椎弓根的上切迹,就构成相邻两椎体之间的椎间孔。

3. **椎板** 位于椎弓根的后部,乃椎弓根向后延续,并沿后上、下扩展而成的一板状骨片,故名椎板。

左右两椎板在向后延伸的过程中逐渐向内靠拢,并于中线处相互愈合,从而与椎体后表面、椎弓共同围成相应节段的一个椎孔。

4. **上、下关节突** 是从椎弓根的后部,沿上、下切迹的弧形面,分别向上或向下伸出,并向外扩展的上、下两骨突。

(1) **上关节突**:为向上外伸展的骨突。其关节面的方向:面向后上、稍向外方向。

(2) **下关节突**:为向下外伸展的骨突。下关节突关节面的方向:面向前下、稍向内方向。

上位椎体的下关节突的关节面和下位椎体的上关节的关节面,构成相应椎节的**上下关节突关节**。颈椎上下关节突关节腔隙的方向,呈"叠瓦状",几乎呈水平方向。

5. **棘突及第 7 颈椎棘突的体表定位** 左、右椎板相互靠拢,在中线处融合,且向后、稍向下伸出一骨突,即为**棘突**。

颈椎的棘突(含 C_2),几乎呈水平方向向后伸出,其与同序列椎体约处同一水平面。颈椎的棘突多分叉。

第 7 颈椎(或第 6 颈椎)棘突,较长、而又较粗大。瘦弱者,其低头时,可在项背交界处见其隆起于软组织深部;因而 $C_7(C_6)$ 棘突也是颈椎其他棘突体表定位的标志。

$C_7(C_6)$ **棘突体表定位**:嘱患者低头,在项、背交界处,可见一个隆起的软组织小包块。此小包块的深部,即为 C_7、C_6 或 T_1 棘突。此时,医师用手指按住该顶起的软组织,再嘱患者活动头颈部,若该棘突不随头颈活动而动,即为 T_1;若其随头颈活动而动时,则为 C_6 或 C_7 棘突。依次就可判断 C_6、C_7、T_1 棘突。

由于 C_7 棘突较其他颈椎的棘突长而粗大,加之第 7 颈椎横突根部无横突孔,因此有人将第 7 颈椎也归纳为**特殊颈椎范围**。

6. **横突** 是从椎体的后外缘,紧邻椎弓根前方,向外侧横向伸出的 1 个骨突。

颈椎的横突与胸腰椎横突比有如下 3 个特点:①颈椎的横突较短小;②横突尖部分叉,构成横突的前结节和后结节;③在横突的根部有一个横突孔(第 7 颈椎横突一般无横突孔),椎动脉从横突孔通过。

每个椎体以其后缘与其椎弓根、椎板而围成各自的椎孔。椎孔内容纳脊髓及脊髓被膜。

二、颈椎骨的连接

颈椎骨连接,包括寰椎与枕骨之间的连接、寰枢之间的连接、C_{2-3}~C_7-T_1 之间的连接。上述的连接,借助于**关节结构和筋膜组织**来完成。

(一) 颈椎骨之间的关节

1. **寰枕关节及关节囊** 又名枕髁关节。寰枕关节,是由寰椎的上关节面和枕骨髁关节面以及包围在上述两关节面周围的关节囊与韧带所构成。是连接枕骨和寰椎之间的唯一关节。左、右各一个。其关节囊较松弛。(图 2-15)

寰枕关节,属于椭圆关节。可做 20°~30° 的伸屈活动,及左右侧倾活动 10°~20°;但几无左右旋转活动。

2. **寰齿关节** 是连接寰椎和枢椎之间的一部分关节。因为寰椎和枢椎之间除**寰齿关节**外,还有**寰枢外侧关节**。寰齿关节,包括**寰齿前关节**和**寰齿后关节**;两关节均有滑膜腔。

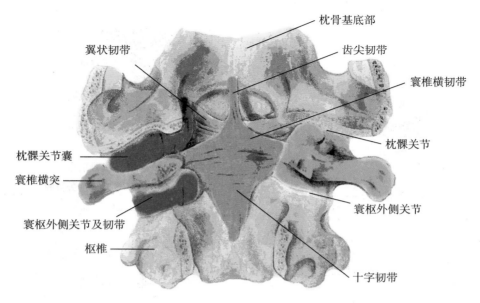

图 2-15　枕髁关节、寰枕之间的连接，后面观，彩描图

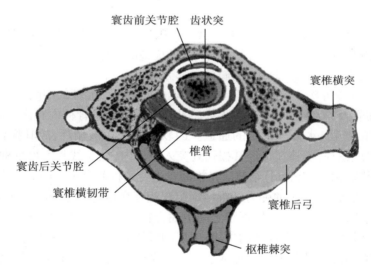

图 2-16　寰齿关节，上面观，彩描图

（图 2-16）、（图 2-17）

　　（1）**寰齿前关节**：为寰椎前弓的后关节面与齿状突前关节面及其周围的关节囊等所构成。

　　（2）**寰齿后关节**：为齿状突的后关节面与"十"字韧带交叉、增厚而形成的软骨关节面所构成；此关节的周围绕以关节囊等结构。

　　3. **寰枢外侧关节**　为寰椎的下关节面与枢椎的上外侧关节面及其周围的关节囊、韧带所组成的一对关节；左右各一个。

　　寰枢关节（包括寰齿关节和寰枢外侧关节）的活动范围：其旋转活动范围大，为 60°~80°；伸屈活动为 5°~15°；侧屈为 0°。

　　4. **椎间盘**　从 C_2 至 S_1 两相邻椎体之间均有椎间盘。即自 C_2~C_3 椎体间直至 L_5~S_1 椎

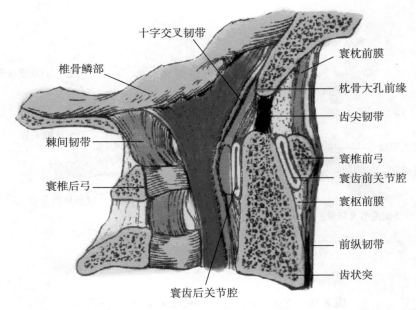

图 2-17　寰齿关节,侧面观,彩描图

体间均有椎间盘。而 C_1~C_2 椎体间无椎间盘。各骶椎间之间、各尾骨之间也无椎间盘,而以骨性融合为一个骶骨和一个尾骨。骶、尾骨之间为软组织连接。

椎间盘,是由上下软骨板、纤维环、髓核三部分所组成。

（1）**骨软板**：由透明软骨构成。位于椎体上表面或下表面骺环的中间。平均厚约 0.1cm。成人软骨板无血管及神经组织,故其无疼痛感及血液循环。软骨板内有许多微孔,是髓核的营养物质、代谢的产物、水分等进出的通道。因软骨板无血液循环,故其损伤后难以修复。如软骨板有裂口或缺损,髓核就可经其损伤处突入椎体内,在 X 线片上可见椎体上表面或下表面有压迹,称施莫尔（Schmorl）结节。是椎间盘退变及椎间盘突出的另一表现形式。

（2）**纤维环**：为致密、坚韧的弹力纤维结缔组织相互交错排列而成。其在横切面上,可见为多层纤维呈同心圆状排列。各层纤维之间由黏合物质将其牢固地黏合在一起。纤维环的最外表部分的纤维附着于上下椎体的边缘;中层的纤维附着于上下椎体的骺环;内层纤维附着于软骨板。因而,纤维环与软骨板形成了一个完全密封的空间,牢牢地包绕着位于椎间盘中心的髓核。各层纤维束成 30°~60°角斜行交叉排列。这种排列方式,使椎间盘能承受较大的垂直、弯曲、扭转性负荷。

纤维环其前面及两侧较厚,又有强大的前纵韧带加强;唯后面较薄,虽有后纵韧带加强,可后纵韧带薄而窄,故在暴力作用下,髓核易向后方,尤其是后外方突出。

正常纤维环,19 岁后才出现退变。

（3）**髓核**：由含水较多的黏多糖蛋白、脂蛋白、硫酸软骨素等成分所组成。呈胶状,很有弹性,不可压缩,但能蠕变。

髓核的含水量随年龄、压力而变：新生儿髓核的含水量可达 90%;青壮年髓核的含水量约为 80%;70 岁以后其含水量约为 70%。人在白天活动时,髓核受压,髓核中的水分经过软骨板中的微孔外渗,髓核的含水量减少,髓核的高度变小,弹性下降。人卧床休息时,压力解除,水分再进入,其含水量增加,弹性增加,其高度也增加。我们曾观察过,成人经一宵卧床休息后,其身高甚至可长高约 2.0cm。

正常髓核,约 25 岁才出现退变。

由于髓核,被密闭在由其周围的纤维环和上下的软骨板所包围成的密闭空间中,使其与全身的血液循环隔绝,其营养的供应和代谢产物的排出,全靠上下软骨板的渗透作用来完成。若髓核经纤维环的裂孔突出(椎间盘突出),髓核内容物外溢,进入血液循环,有可能引起类似异性蛋白进入机体后的免疫反应(即自身免疫反应),导致相关的临床表现。

被周围结构密闭的髓核,是不可压缩的,但可蠕变。这种结构和性能,使椎间盘具有吸收振荡、缓解冲击、均布荷载的作用。如当脊柱做一定范围的前后伸屈、左右侧弯、顺时针或逆时针旋转等活动时,尤其当人在行走、或负重行走、跑跳、甚至不幸坠落时,椎间盘都能承受来自各方向的外作用力,并将其所承受的外力,均匀地向椎间盘的各方向分散,从而有力地缓冲、吸收了其所承受的外力。这不仅能有效地缓冲外力对整个脊柱、脊髓、颅脑的冲击,而且还使整个脊柱既能正常地活动,又很稳定而安全。

由于各种原因(如劳损、外伤、年龄的增长等),会引起椎间盘损伤、退变;其时,随其含水量下降,其蠕变性(蠕动和变形的能力)和弹性均下降;其抗负荷的能力、缓冲力下降,进而会致椎间盘退变,继发其膨出、突出、脱出,致颈椎失稳、软组织损伤等;若挤压相关组织,就会出现相应的各种临床表现,谓之颈椎病、或胸腰疾病。

5. **上下关节突关节** 其由上位椎体的下关节突和下位椎体的上关节突及其周围的关节囊、韧带所构成。自 C_2C_3 椎体间、直至 L_5S_1 椎骨间均有上下关节突关节。左右各一个。关节突之关节面均覆有透明软骨,其周围为关节囊所包绕。在关节囊的前方有黄韧带加强,后方有部分棘间韧带等组织予以加强。

颈椎的上下关节突关节,呈"叠瓦状"排列。因颈椎的上关节突的关节面朝向上后方,下关节突的关节面朝向下前方;故其上下关节突相互呈叠瓦状排列。其所构成的上下关节突关节之腔隙方向:从前后位观,几乎呈水平状;从侧面观,为前上→后下的斜行方向。故其关节囊和韧带纤维的行走方向,几与人体纵轴相平行。因而在行针刀手术时,若需松解颈椎上下关节突关节之关节囊及其韧带,则刀口线的方向及刀口线的行走轨迹,必须与颈椎上下关节突关节间隙的方向(前后位观)相平行才可。

颈椎上下关节突关节之关节囊是较松弛的;故颈椎可做较大范围的各向活动。

6. **钩椎关节** 唯有下颈椎(从 C_2、C_3 椎体间开始)之间才有钩椎关节。其由上位椎体下半部外后侧面的斜坡面与下位椎体上表面外后侧的钩突之关节面所构成。其后外由相应的关节囊所包绕并有韧带加强。(图 2-18)

钩椎关节的毗邻关系,具有非常重要的临床意义:

钩椎关节的后内侧,邻近脊髓。

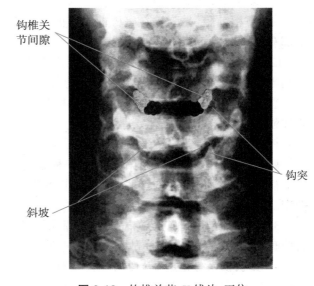

钩椎关节间隙

斜坡

钩突

图 2-18 钩椎关节,X 线片,正位

钩椎关节的后外侧,为椎间孔的前壁,邻近颈脊神经根、窦椎神经、椎间动、静脉、后根神经节。

钩椎关节的外侧,为椎动脉、椎静脉和围绕在椎动脉壁上的交感神经丛。

钩椎关节的前外侧,为交感神经。

钩椎关节炎、钩突增生(临床十分多见),就可能累及脊髓、脊神经根、后根神经节、椎动脉、交感神经、椎静脉等组织结构。

有学者认为,钩椎关节炎、钩突增生,是椎动脉型颈椎病、交感神经型颈椎病、神经根型颈椎病十分重要的病因和病理因素。

(二)颈椎之间的软组织连接:筋膜组织、韧带等

上述软组织,包括主指枕骨和寰椎、寰椎和枢椎以及其他颈椎骨之间的筋膜组织。

1. **寰枕筋膜及寰枕筋膜挛缩症**　寰枕筋膜,为寰椎和枕骨之间的筋膜。包括**寰枕前膜、寰枕后膜**。

(1)**寰枕前膜**:是附着在寰椎前弓的上表面和附着在枕骨大孔前缘之间的一层纤维结缔组织膜。

(2)**寰枕后膜**:是附着在寰椎后弓的上表面和附着在枕骨大孔后缘之间的一层纤维结缔组织膜。

寰枕后膜,因慢性损伤而痉挛、挛缩、瘢痕、粘连时,可导致寰椎俯旋移位,造成椎动脉被牵拉、扭曲、受挤压,引起椎动脉供血不良,出现头痛、头晕等临床表现,临床称之为**寰枕筋膜挛缩症**。

寰枕前膜和后膜,除有连接枕骨和寰椎的作用外,还参与椎管的形成和加强寰枕关节稳定性的作用。

寰枕后膜与针刀医学关系密切。事实上,寰枕后膜,就其解剖位置来说,就相当于相邻两椎弓根、椎板之间的黄韧带。因为寰枕后膜和黄韧带的深面,均为椎管内的**硬脊膜外组织**。因此,在针刀操作时,若刀锋一穿破寰枕后膜或黄韧带,刀锋就在椎管内的硬脊膜外组织中运作;一旦损伤硬脊膜外组织中的静脉丛,就有可能形成椎管内血肿,这将会引起非常严重的后果!!

2. **寰椎和枢椎之间筋膜**　为寰枢前膜和寰枢后膜等。

(1)**寰枢前膜**:是附着在寰椎前弓前面及下缘与枢椎椎体前表面的一层筋膜;其前面正中部有前纵韧带使其加厚、加强。

(2)**寰枢后膜**:是附着在寰椎后弓的下缘和枢椎的椎弓根、椎板的上缘之间的一层筋膜;其相当于其他各颈椎椎弓根、椎板之间的黄韧带。

寰枢前膜、寰枢后膜,除有连接寰椎和枢椎的作用外,尚参与此段颈椎管的形成,而且还有加强此段颈椎间各关节稳定性的作用。

针刀医学创始人朱汉章教授,发现了"寰枕筋膜挛缩型颈椎病"。其实,寰枕筋膜挛缩型颈椎病,就是**寰枢关节错位型颈椎病**之一种表现而已,即**寰椎俯旋移位**的表现。

枕骨和上颈椎之间的筋膜组织,除上述筋膜、前纵韧带和后纵韧带外(另述),还有**齿尖韧带、翼状韧带**等。

3. **齿尖韧带**　是连接在齿状突尖部和枕骨大孔前缘之间的一条细小的束状韧带。头后伸时紧张,头前屈时松弛;故有限制头过伸的作用。

4. **翼状韧带**　是起于齿状突两侧,斜向外上,止于两侧枕骨髁内侧的 1 条小韧带。头部过屈和过度旋转时其紧张;故有限制头部过屈和过度旋转的作用。

5. 项韧带及项韧带劳损　位于项部正中线的皮下。呈一底边向上的倒三角形。其底边附着于枕外粗隆、枕外嵴。其前缘附着于寰椎后结节、$C_2 \rightarrow C_7$棘突的顶部。后缘稍肥厚，呈索状，而又游离，与斜方肌腱膜的纤维、头夹肌腱膜的纤维相互融合为一体。成为分开两侧项肌的肌纤维间隔。

项韧带，由致密的弹性纤维结缔组织构成。有维持头颈部的正常体姿，防止头颈过度前屈的作用。**项韧带劳损**：因为人在工作时，头颈常取前屈位，故项韧带经常处于较紧张状态；加之其与斜方肌、头夹肌有紧密的解剖联系，因此易致**项韧带劳损、损伤**。其损伤，常可累及颈椎。久而久之，可致项韧带钙化。一般认为：项韧带钙化，就是颈椎病的临床表现之一。

6. 棘间韧带　自C_2至C_7上下相邻的两棘突之间均有棘间韧带连接。棘间韧带其表面与项韧带相连；其深面紧贴黄韧带。颈椎的棘间韧带发育欠佳。

7. 横突间韧带　位于相邻两椎骨的横突之间。颈段的横突间韧带很细小，发育不良。胸段的横突间韧带也较细小，呈索条状。唯腰段的横突间韧带发育较好，呈膜片状。因此，针刀手术时，颈椎横突间韧带的松解，临床意义不大。

8. 黄韧带及所谓**"黄韧带针刀松解术"**　位于上下两椎板和椎弓根间的黄色、片状韧带，叫黄韧带。黄韧带，其由弹力纤维构成。坚韧而又有弹性。左右各一片。此片状韧带的上缘起于上位椎板下缘的前唇；下缘止于下位椎板上缘的后唇。黄韧带的前后两侧缘逐渐变薄。其前缘止于左、右关节突，且与上、下关节突之关节囊相互愈合。两侧黄韧带的后缘，在中线处相连；此处较薄，成一凹陷，有椎管内静脉丛和椎管外静脉丛在此处相互交通。

正常黄韧带厚$0.1 \sim 0.3$cm。颈段的黄韧带较薄，腰段的黄韧带较厚。黄韧带退变增厚时，可达$0.6 \sim 0.7$cm。

黄韧带肥厚、硬化、钙化，可造成脊髓、脊神经根受挤压，引起相应的临床表现。

黄韧带的深面，为椎管内的**硬脊膜外组织**(内有**丰富的静脉丛**)；因此，黄韧带，是椎管内、外的分界线：黄韧带内，属椎管内；黄韧带外，属椎管外。针刀手术时，若刺破黄韧带，刀锋就在椎管内的硬脊膜外组织中运行，一旦损伤硬脊膜外腔的静脉丛，就可能形成椎管内血肿，将导致严重的并发症。针刀手术时，若不切破黄韧带，刀锋仅在椎管外动作，是十分安全、也是有效的。若行所谓**"黄韧带针刀松解术"**，是非常凶险的一种针刀操作。若确因黄韧带肥厚、钙化等，挤压脊髓或神经根，引起相应临床表现，应行外科手术予以治疗。

黄韧带除有连接椎骨的作用外，更是围成椎管的重要组织，也有限制脊柱过屈的作用。

9. 前纵韧带　很坚韧，位于各椎体的前表面，是人体最长的一条韧带。上起自枕骨底部的咽结节及寰椎的前结节，向下经各椎体的前表面，直止于第1骶椎或第2骶椎的前表面。此韧带的宽窄、厚薄，各段有所不同：颈、腰段宽而薄；胸段窄而稍厚。此韧带与各椎体的上下缘和椎间盘的纤维环紧密相连，而与各椎体的前面则呈疏松连接。此韧带由三层纵行排列、致密的弹性纤维结缔组织所构成：其深层纤维连接在相邻两个椎体之间；中层纤维则跨越2~3个椎体；浅层纤维则跨越3~4个椎体。

前纵韧带的作用：有连接脊柱和防止脊柱过伸的功能。

脊柱过伸性外伤，可致前纵韧带损伤。强直性脊柱炎患者的前纵韧带，常见间断性或全程钙化，其为脊柱强直和驼背的原因之一。前纵韧带钙化性脊柱强直或驼背，针刀疗法很难矫正。

10. 后纵韧带　位于各椎体的后表面，亦较坚韧。上起于枢椎，向上延续达枕骨大孔前缘的后唇，向下依次经过各椎体的后表面，直至骶管，与骶尾后深韧带相延续。其与椎体的上下缘、椎间盘纤维环连接紧密，而与椎体的后面呈疏松相连。也由三列纵行的、致密的弹性纤维结缔组织组成:深层纤维连接在相邻两个椎体之间;中层纤维跨越 2~3 个椎体;浅层纤维跨越 3~4 椎体。后纵韧带中部较厚,但有裂隙,有椎体静脉穿过;两侧较薄弱,椎间盘多经此处向后外突出。

后纵韧带有连接和防止脊柱过屈的作用。

脊柱过屈性外伤,可致后纵韧带损伤。后纵韧带肥厚、硬化、钙化,是脊髓、脊神经根受挤挤压,引起临床症状病理机制之一。

三、颈椎椎管

(一) 椎管的构成

前已述,每个椎体的后缘与其椎弓、椎板即围成了该椎骨的椎孔。

寰椎,由其寰椎前弓、后弓、侧块围成其椎孔。

各颈椎骨之间,借各椎间盘、上下关节突关节、钩椎关节以及各韧带等组织而相互连接,同时,使各椎节的椎孔依次叠加而围成了颈椎的椎管(胸、腰椎椎管亦如此形成)。

颈椎段的椎管是开放的:向上,经枕骨大孔与颅腔相通;向下,延续为胸椎、腰椎、骶椎段的椎管。骶椎段椎管的末端达骶管裂孔。骶管裂孔为骶尾韧带所封闭;故骶椎段的椎管为盲端。临床上常行骶管穿刺术(如骶管疗法),穿过骶尾韧带,就进入骶管。

(二) 椎管的四壁

1. 椎管的前壁　为椎体与椎间盘的后缘、后纵韧带。

故椎体后缘骨质增生,椎间盘向后膨出或突出、脱出,后纵韧带肥厚等变化,均可致椎管相对变窄,有可能出现相应临床表现。

寰椎和枢椎的椎管前壁,为十字韧带、枢椎椎体与齿状突。故齿状突先天或后天病损,可能会造成其后的脊髓损伤。

2. 椎管的侧壁　为椎弓根、椎间孔内口。

3. 椎管的侧后壁　为上下关节突、椎板和椎板之间的黄韧带等。因此,上下关节突骨质增生、上下关节突关节炎症、椎板内聚、黄韧带肥厚等病变,也可致椎管相对性狭窄。(图 2-19)

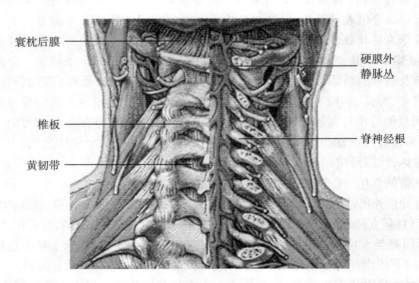

图 2-19　椎管后壁:左图,示椎板、黄韧带等;右图,示黄韧带已去除后硬脊膜外静脉丛

椎管实际上也是一条**骨性纤维管**,而非全骨性管道。针或针刀,穿过其后外侧椎板之间的黄韧带(无论是棘突间进针或棘旁进针),均可进入椎管内。但若针对棘旁的上下关节突**垂直**进针,则不会进入椎管。

(三) 椎管的形状

在横断面上,各段椎管的形态不全相同。颈椎管的上段,在近枕骨大孔处近似圆形;向下逐渐演变为三角形,即腰、骶椎管基本为三角形。

(四) 椎管的大小

正常椎管的大小,因人、部位、体位等因素而异。

1. **椎管大小因人而异** 有人椎管发育狭小,易患"颈椎管狭窄症"、"胸椎管狭窄症"、"腰椎管狭窄症"。

2. **椎管大小因椎管部位而异** 就椎管部位而言,腰段椎管最大,颈段次之,胸段椎管最小。

腰膨大、颈膨大的椎管最宽大,而其余各处椎管相对较细小。在颈段中,以 C_7 最窄;胸段中,以 T_3、T_4 最窄;腰段中,以 L_4 最窄。因此,在临床上,上述各处的脊神经根、脊髓是最易受挤压的部位。

3. **椎管大小可因体位而异** 脊柱后伸时,后纵韧带、黄韧带均皱褶,凸向椎管;脊髓本身亦皱褶、增粗,故椎管容积变小。脊柱前屈,情况相反,故椎管面积就增大。

4. **椎管的测量** 临床上,常在 X 线侧位片上,用测量椎管前后径的方法来评估椎管的大小。

(1) **椎管前后径**:是指两椎板汇合处的前缘至同一椎体后缘的垂直距离。

中国人颈椎管前后径,在 X 线片上测量,以 13mm 为临界值,>13mm,为颈椎管发育正常;13~10mm,为相对性颈椎管狭窄;若 <10mm,为绝对性颈椎管狭窄。

(2) **椎体矢状中径比椎管矢状中径**:也可用椎体的矢状中径(前后径)和椎管的矢状中径(前后径)之比值来评估椎管发育状况。

椎体矢状中径,是指从椎体前缘骨皮质的中点到椎体后缘骨皮质中点之间距离。

椎管矢状中径,是指从椎体后缘骨皮质的中点到椎板融合处骨皮质中点之间的距离。

C_3~C_7 椎管其正常时,则椎管矢状中径 / 椎体矢状中径 ≈ 0.91。即颈椎管前后径约等于或略小于椎体的前后径。若二者之比 <0.7,即判断为颈椎管狭窄。

(3) **椎体横切面积比椎管横切面积**:也有用椎体前后径和横径的积(椎体的横切面积)与椎管前后径和横径的积(椎管的横切面积)之比值来评估椎管是否狭窄。

(4) **其他方法**:很多,从略。

从针刀的临床操作来说,应更注意颈椎的正、侧位片。从正位片上测量椎板间距(而且应测量颈椎的最大椎板间距)的数值,以判断椎管横径的大小,从而确定棘旁点(即中线旁开)的定位,以准确选取项部棘旁点的针刀手术的进针点,使棘旁点位于项部的相对安全区内。从质量良好的 X 线侧位片上,也可以判断从皮肤到椎管后缘的距离,就可了解项部安全进针的允许深度。

(五) 椎管内容物(图 2-20)

为脊髓及其各层被膜、脊膜腔、脑脊液、脊神经根等组织;详见第三章。

四、椎间孔

各颈椎骨相互连接后,除构成椎管外,还构成椎间孔。

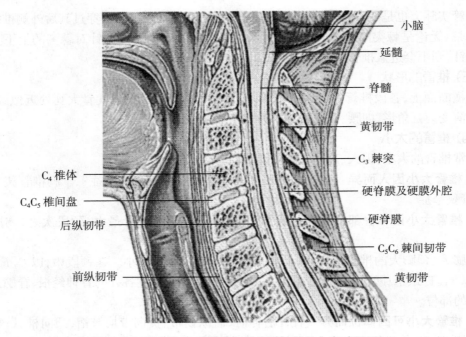

图 2-20 　颈椎管前、后壁的结构及颈椎管的内容，侧面观

（一）椎间孔的组成

椎间孔，由上位椎体椎弓根的下切迹和下位椎体椎弓根的上切迹所组成。椎弓根上切迹较浅，下切迹较深，前后距离也较大。（图 2-21）

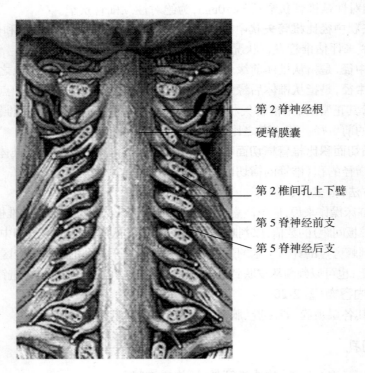

图 2-21 　颈椎椎间孔及脊神经根，后面观

寰椎无椎弓,枢椎的椎弓亦无上切迹,因此 C_1 和 C_2 之间无椎间孔。在影像学上所见的第 1 个椎间孔,为 $C_2 \sim C_3$ 之间的椎间孔。

(二)椎间孔的各壁

1. **前壁**　主为椎体和椎间盘的后外缘、钩突、钩椎关节、后纵韧带的后外侧部分。椎体后缘骨质增生、钩突骨质增生、钩椎关节炎、后纵韧带肥厚及硬化或钙化等,均可造成椎间孔变窄。

2. **后壁**　为上下关节突及其关节、黄韧带。上下关节突骨质增生、上下关节突关节炎症、黄韧带肥厚及其硬化或钙化,也可引起椎间孔变窄。

3. **上壁**　为上一椎体椎弓根的下切迹。

4. **下壁**　为下一椎体椎弓根的上切迹。

5. **内壁**　为椎间孔的内口,向椎管内开放。

6. **外壁**　为椎间孔的外口,且向外开放。

(三)颈椎间孔的形状和方向

椎间孔多为椭圆形或长椭圆形。其方向,朝向外下方。

(四)颈椎间孔的内容物

颈椎、胸椎、腰椎、骶椎椎间孔的内容物均相同。

1. **血管、神经**　椎间孔内,有**脊神经根**及**神经根袖、窦椎神经、椎间动脉、椎间静脉**等组织进、出。

窦椎神经,为脊神经的第 1 条分支。其中有交感神经纤维加入。其从原椎间孔返回椎管内。

2. **脊神经根与椎间孔的对应关系**　第 1 颈脊神经根,从枕骨和寰椎之间进出颈椎管。第 2 颈脊神经,从寰椎和枢椎之间进出颈椎间管。第 3 颈脊神经,从第 2 和第 3 颈椎之间(即 $C_2 \sim C_3$ 椎间孔)进出颈椎间管。第 8 颈脊神经,从第 7 颈椎和第 1 胸椎之间(即 $C_7 \sim T_1$ 椎间孔)进出椎管。第 1 胸脊神经,从第 1 胸椎和第 2 胸椎之间(即 $T_1 \sim T_2$ 椎间孔)进出椎管。第 11 胸脊神经,从第 11 胸椎和第 12 胸椎(即 $T_{11} \sim T_{12}$ 椎间孔)之间进出椎管。第 4 腰脊神经,从第 4 腰椎和第 5 腰椎之间(即 $L_4 \sim L_5$ 椎间孔)进出椎管。第 1 骶脊神经,从第 1 骶孔进出椎管。

概而言之:**颈脊神经根,从同序数椎体的上缘进出椎管。胸、腰脊神经根,从同序数椎体的下缘进出椎管。**

3. **神经、血管进出椎间孔的部位**　其多从椎间孔的上部分(约为上 1/3 或上 1/2)进出椎管。

4. **血管、神经在椎间孔内的排列顺序**　为血管居前上,神经居后下。

5. **椎间孔外口针刀松解术**　颈椎及胸椎的椎间孔外口针刀松解术,著者还未见到可信的临床报道;从解剖角度看,易引起严重并发症;不可取。

腰椎间孔外口的针刀松术,见第三章。

(五)椎间孔的大小

颈椎间孔的大小,在斜位 X 线片上,有学者统计,其高度的平均值为 7.5mm(男性)和 6.0mm(女性);其横径的均值为 5.8mm(男性)和 5.7mm(女性)。但是,颈椎椎间孔的大小,不仅因人而异,即使为同一人,也可随体位及其他各种病变因素而有所改变。

1. **随头颈的位置而变**　头后伸,颈椎间孔变小;头前屈,颈椎间孔增大。

2. **椎间盘退变及其继发性改变**　椎间盘退变→髓核脱水→椎间盘体积变小→椎间隙变窄→椎间孔面积就变小:椎间隙变窄 1.0mm,椎间孔面积减少 20%;椎间隙变窄 2.0mm,椎间孔面积减少 20%~35%;椎间隙间隙变窄 3.0mm,椎间孔面积减少 35%~45%。椎间盘膨出、突出、脱出等,亦有可能造成椎间孔面积变小。

3. **椎体移位**　也会造成椎间孔变形、变窄。

4. **骨质增生**　椎体后缘骨质增生、钩突骨质增生及钩椎关节炎、上下关节突(尤其是上关节突)骨质增生及其关节炎等,均可致椎间孔变窄。

5. **韧带病变**　后纵韧带、黄韧带的肥厚、硬化、钙化,也可致椎间孔变窄。

第三节　颈项部的再分区及各区的软组织结构、层次

一、颈项部的再分区

前已述,颈项部,以斜方肌前缘为界,将颈项部分为**颈部**(即固有颈部)、**项部**两部分。

颈部的深层组织、器官、大血管、神经干多而复杂,组织层次也复杂,为方便各组织、器官、大血管、神经干的精确体表定位,有利于临床的诊断和治疗,故常将颈部再细分区。

(一) 颈部的再分区

颈部以胸锁乳突肌前、后缘为界,将颈部再分成如下三小区:**颈前区、胸锁乳突肌区、颈外侧区**。(图 2-22~ 图 2-24)

1. **颈前区**　为颈前正中线、下颌骨下缘、胸锁乳突肌前缘所围成的三角区域。颈前区,又以舌骨为界,分为舌骨上、舌骨下 2 区:

(1) 舌骨上区:为舌骨上方和下颌骨下缘之间的区域。其又分为:①**下颌下三角**,由下颌骨下缘、二腹肌前后腹所围成三角区;②**颏下三角**,为二腹肌前腹、下颌骨下缘、下颌底中线

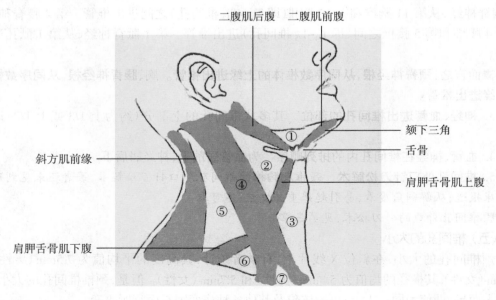

图 2-22　颈部分区,彩绘示意图

注:①下颌下三角;②颈动脉三角;③肌三角;④胸锁乳突肌区;⑤枕三角;⑥锁骨上三角;⑦锁骨上小窝

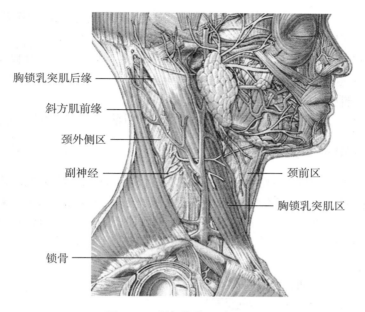

胸锁乳突肌后缘

斜方肌前缘

颈外侧区

副神经

颈前区

胸锁乳突肌区

锁骨

图 2-23 颈部的分区，侧面观

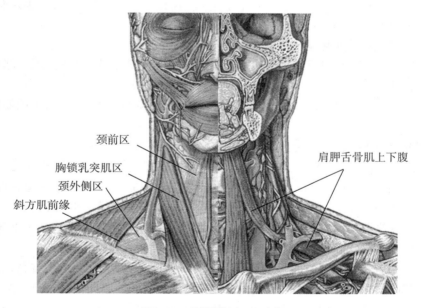

颈前区

胸锁乳突肌区

颈外侧区

斜方肌前缘

肩胛舌骨肌上下腹

图 2-24 颈部分区，正面观

所围成的三角区。

（2）**舌骨下区**：为舌骨下方和锁骨上缘之间的区域。舌骨下区，又以**肩胛舌骨肌的上腹**为界，再分成两小区：①**颈动脉三角**，为二腹肌后腹、胸锁乳突肌前缘的上段、肩胛舌骨肌上腹所围成的小区；②**肌三角**，由胸锁乳突肌前缘的下段、肩胛舌骨肌上腹、颈前正中线所围成的区。

2. 颈外侧 为胸锁乳突肌后缘、斜方肌前缘、锁骨中段上缘所围成的三角区域。

颈外侧区，又以肩胛舌骨肌下腹为界，分为：①**枕三角**，由斜方肌前缘的上段、胸锁乳突肌后缘的上段、肩胛舌骨肌下腹所围成的三角区域；②**胸锁上三角**，由肩胛舌骨肌下腹、胸锁乳突肌后缘的下段、锁骨中段的上缘所围成的三角区域。

3. **胸锁乳突肌区**　即为胸锁乳突肌所占据的区域。此区的下段，由胸锁乳突肌的两起点头和锁骨内 1/3 段所围成的小三角区，叫锁骨上小窝区。

（二）项部再分区

局部解剖学所指项部，仅为脊柱的后侧、左右斜方肌前缘之间的区域；无再分区。

二、颈部软组织的结构、层次

颈部，包括颈前区、胸锁乳突肌区、颈外侧区。上述三区域的软组织结构、层次为皮肤、皮下浅筋膜、颈阔肌、颈部固有筋膜浅层及固有筋膜深层所包裹的各肌肉、器官、组织或血管神经等层。一般，将颈部皮肤、皮下浅筋膜（包括颈阔肌）统称为颈部软组织**浅层**；将颈部筋膜及其所包裹的肌肉、器官、血管、神经等组织称为颈部软组织**深层**。

（一）第一层为皮肤

颈部的皮肤层菲薄、细软、敏锐、移动性较大，皮纹呈横向分布。

（二）第二层为皮下层，又名浅筋膜层

颈部的皮下浅筋膜层，为一层疏松结缔组织；其内除含有少量脂肪组织外，皮下动脉、皮下静脉、皮神经却很丰富。更为特殊的结构是其内含有一层菲薄的皮肌，即**颈阔肌**。这是其他皮下组织中少见的结构。颈阔肌的解剖，见第一章。

（三）第三层为颈项筋膜层

是由致密的纤维结缔组织所组成的薄膜状结构；其呈圆桶状，包绕在颈项部诸肌肉、组织、器官、血管神经的表面。

颈部的筋膜层，叫**颈筋膜**。其分为**浅、中、深**三层；而项部的颈筋膜层，叫**项筋膜**，其仅分为**深、浅**两层。

1. **颈项筋膜浅层**　又称"**套封筋膜**"。

颈筋膜浅层向内侧，在颈前正中线，左、右两侧颈筋膜浅层相互延续、愈合为一。

颈筋膜浅层向上，附着于枕外粗隆、上项线、乳突、颧弓、下颌骨下缘等处的骨面或相关筋膜。**颈筋膜浅层**向下，与胸部、背部、上肢的深筋膜浅层相延续为背部、胸部、上肢的深筋膜浅层。**颈筋膜浅层**向后，延续为项筋膜浅层，附着于项韧带游离缘及第 7 颈椎棘突和枕外粗隆，并与对侧的同名筋膜相互交织、愈合；并构成为项部的**项筋膜浅层**。

当颈筋膜向后延续至**斜方肌、胸锁乳突肌**边缘时，即分为两层，并依次将胸锁乳突肌、斜方肌包裹在其两层之内，从而构成此二肌的肌筋膜鞘。当此筋膜向上移行至腮腺区、下颌下区时，也分成两层，并分别包裹腮腺、下颌下腺；当其向下移行至舌骨下方时，也分成两层，即包裹住舌骨下诸肌，形成舌骨下诸肌的肌筋膜鞘；当移行至胸骨柄上方 3.0~4.0cm 处，分层两层而形成了胸骨上间隙。

综上所述，颈项筋膜浅层，事实上，其形成了套封在颈阔肌深面、颈项部其他诸肌和组织器官表面的一层完整的筋膜套，故又将其名为"**套封筋膜**"。除颈阔肌、皮下浅血管、皮神经等组织位于套封筋膜的浅面外，颈项部其余各组织结构，均被"**套封筋膜**"包裹在其深面。

2. **颈筋膜中层**　颈筋膜中层，又名**内脏筋膜**，位于舌骨下肌群的深面；包裹着咽、喉、甲状腺、甲状旁腺、食管和气管的颈段等器官。此筋膜向上，覆盖于颊肌和咽缩肌的表面，形成

咽颅筋膜,直附着于颅底;其向下,经两侧气管的前方,入胸腔与心包的上部相延续。

3. **颈筋膜深层**　又叫**椎前筋膜**,位于颈深肌群的浅面;向上附着于颅底;向下与前纵韧带、胸内筋膜相延续;向两侧被覆于颈交感神经链、膈神经、前斜角肌、中斜角肌、臂丛、锁骨下动脉、锁骨下静脉和肩胛提肌的表面;从斜角肌间隙开始,形成血管神经鞘,包裹着锁骨下动脉、锁骨下静脉、臂丛,延伸向腋窝,形成腋鞘。

(四) 第四层为器官组织或肌肉层

颈部的器官组织或肌肉,均为颈筋膜包裹着,称为深层组织结构。各肌肉的解剖,与针刀医学关系更密切,故颈部的肌肉解剖,另专述。

除颈部肌肉外,颈筋膜所包裹的其他组织结构如下:

1. **舌骨上区的深层结构**

(1) **下颌三角区的深层结构**:其深面,有下颌下腺,其开口于口腔底部的舌下阜。还有众多血管神经:如面动脉、舌动脉、舌下神经、舌神经等。面动脉,在舌骨大角处由颈外动脉发出,经下颌三角,于咬肌的前缘与下颌骨体下缘之间进入面部。舌动脉与舌静脉及舌神经同行;分布于舌内、外肌。舌下神经,主含有副交感神经纤维,管理舌下腺和下颌下腺。此外,尚有下颌舌骨肌、舌骨舌肌、咽中缩肌等组织。

(2) **颏下三角区的深层结构**:其深面,为下颌舌骨肌及其筋膜、口腔和舌底部组织、淋巴结等。

2. **舌骨下区的深层结构**

(1) **颈动脉三角区的深层结构**:颈动脉三角的深面为椎前筋膜,内侧为咽侧壁及其筋膜。此三角内容物:

1) **动脉**:包括**颈总动脉、颈内动脉、颈外动脉。颈总动脉分出颈内与颈外动脉分叉处、颈动脉球**(化学感受器)、**颈动脉窦**(压力感受器)等结构均位于此区。

此区,可明确触及颈总动脉的跳动。在此处按摩颈动脉窦,可治疗室上性心动过速。在此处突然强力按压,可引起反射性心跳骤停。若颈动脉窦过敏,头颈部活动时,颈动脉窦受刺激,可引起血压下降、心跳减慢、脑供血减少,严重者可导致猝倒。

2) **静脉**:有**颈内静脉**及其属支:**面总静脉、舌静脉、甲状腺静脉**等。

3) **神经**:**舌下神经**及其**降支、迷走神经**及其分支**喉上神经、副神经**等。

4) **肌肉**:**二腹肌后腹**,位于下颌三角和颈动脉三角之间;其为颈部的重要体表标志。其表面,有耳大神经、面神经颈支、下颌后静脉等组织;其深面,有颈外动脉、颈内动脉、颈内静脉、迷走神经、副神经、舌下神经与颈交感干;其上缘紧邻茎突舌骨肌、耳后动脉、面神经干与舌咽神经;其下缘,有枕动脉、舌下神经弓形段。

舌骨大角,是此区的一处骨性标志,可于下颌角的前下方触及。

(2) **肌三角区的深部结构**:肌三角区的浅面,除皮肤、皮下浅筋膜、颈阔肌外,此区的浅层组织中尚有颈前静脉、颈前皮神经等结构。其深面亦为椎前筋膜。此区内容结构有:**甲状腺、喉上神经、喉返神经、甲状腺动脉和静脉、甲状旁腺、气管颈部、食管颈部**等器官。

1) **甲状腺**,呈"H"形,两侧叫甲状腺侧叶,中间名甲状腺峡部。其位于喉下部和气管颈部的前外侧;其上平甲状软骨中部,下达第 6 气管环;峡部位于第 2~4 气管软骨环的前方。甲状腺为气管前筋膜所包裹;此包膜名**甲状腺鞘**。甲状腺鞘的后部明显增厚,且与甲状软骨、环状软骨、气管软骨环相连,故甲状腺可随吞咽动作而上下活动。

甲状腺两侧的后内侧,紧邻喉、气管颈部、咽、食管颈部、喉返神经;侧叶的后外侧,紧邻颈动脉鞘和颈交感神经链。因此,甲状腺肿大时,向后内,可压迫喉与气管颈部、喉返神经,引起声音嘶哑、呼吸困难;压迫咽、食管颈部,引起吞咽困难;向后外,可压迫交感神经,引起霍纳(Horner)综合征:瞳孔缩小、眼睑下垂、结膜充血、眼球内陷、面部潮红、无汗等表现。

2) **喉返神经**:是迷走神经的重要分支。左右喉返神经分别钩绕主动脉弓和右锁骨下动脉后,转向上,沿气管食管沟上行,至咽下缩肌的下缘、环甲关节的后方,进入喉内;运动纤维支配全部喉肌(环甲肌除外);感觉纤维支配声门裂以下的喉黏膜。由于喉返神经行程长,右侧喉返神经位置较表浅,与交感神经链毗邻,故在行星状神经节阻滞术时,有可能引起喉返神经一过性麻痹,出现一过性声音嘶哑的现象。若反复穿刺,损伤喉返神经,则声嘶时间持续更长。

3. 胸锁乳突肌区深部结构

(1) **颈襻**,其由第 1、2、3 脊神经前支组成;处环状软骨水平。由颈襻发出分支,支配肩胛舌骨肌、胸骨舌骨肌、胸骨甲状肌。

(2) **颈动脉鞘**,此鞘,上起于颅底、下续纵隔。**颈内静脉、迷走神经**穿过其全程;**颈总动脉**穿行于下段鞘内,**颈内动脉**被包裹在上段鞘内。

(3) **颈丛**:由 $C_1 \sim C_4$ 脊神经前支组成。其位于胸锁乳突肌上段的深面,中斜角肌和肩胛提肌的浅面。其皮支,在胸锁乳突肌后缘的中点浅出,分支支配颈部的皮肤;肌支,称膈神经,入胸腔,支配膈肌。

(4) **颈交感干**,包括**颈上神经节、颈中神经节、颈下神经节**与**交感链**。

4. 颈根部   在局部解剖学中,胸锁乳突肌下半部所占据和覆盖的区域,其深部结构具有重要临床意义,故特名为**颈根部**。颈根部,即为颈、胸部接壤之区域;亦即为**进、出胸腔上口之诸结构**所占据之区域。

(1) **颈根部的境界**:其前界为胸骨柄;后界为第 1 胸椎体;两侧,为第 1 肋骨。

(2) **颈根部的深部结构**:其前表面为皮肤、皮下浅筋膜、颈阔肌、胸锁乳突肌、前斜角肌等结构。

其深面结构,若以前斜角肌为界:在前斜角肌的内侧,是来回于胸腔和颈深部之间的纵行结构:包括**颈内静脉、颈总动脉、头臂总干、迷走神经、交感神经链、膈神经**等结构。在前斜角肌的前、后及外侧,是来回于颈胸腔与上肢深部之横行的组织结构,包括**胸膜顶、肺尖、锁骨下动脉及其分支、锁骨下静脉及其属支、臂丛**等结构。

即颈根部的外侧,与锁骨上大窝(即锁骨上三角)相通。

(3) **胸膜顶**:与止痛专科关系密切,故予以较详细介绍。

1) **胸膜顶的位置**:乃覆盖肺尖上方的胸膜壁层,为胸腔的最高点,突出于胸腔上口至颈根部,约位于锁骨内 1/3 段上方 2.0~3.0cm 处。

2) **胸膜顶的毗邻**:胸膜顶的前、外、后侧分别紧邻前斜角肌、中斜角肌、后斜角肌。

胸膜顶前方的结构:依次为皮肤、皮下浅筋膜、颈阔肌、胸锁乳突肌、前斜角肌、锁骨下静脉、锁骨下动脉和臂丛。

胸膜顶后方的结构:依次为后斜角肌、第 1 及第 2 肋、交感干、颈下神经节、第 1 胸脊神经前支。

胸膜顶的内侧,紧邻气管、食管,左侧尚有胸导管和左喉返神经。

胸膜顶的外侧,借斜角肌间隙及经此间隙的锁骨下动脉和臂丛神经而与锁骨上三角相通连。

3）胸膜顶的体表定位：其位于锁骨内 1/3 段的上缘 2.0~3.0cm 处。

胸锁乳突肌两起点间之夹角区域，称为锁骨上小窝。

5. **枕三角区的深层结构**　枕三角区，又称**肩胛舌骨肌斜方肌三角**，属颈外侧区。其内容结构如下：

（1）**副神经**：为第 11 对脑神经。其从颈静脉孔出颅后，沿颈内静脉的前外侧下行，从胸锁乳突肌上部的前缘进入胸锁乳突肌，并发出分支支配该肌。再从胸锁乳突肌的后缘中、上 1/3 交界处进入枕三角；在枕三角的皮下浅筋膜层内，斜向外下行，在斜方肌前缘中、下 1/3 交界处进入斜方肌，并支配斜方肌。

副神经，在行经枕三角区时，**位置很表浅**，针刀手术时应注意其行径，以防损伤神经。

（2）**颈丛的皮支**：颈丛皮支，从胸锁乳突肌后缘的中点（神经点）穿出颈套封筋膜，行经枕三角区的皮下，并分支、分布于头、颈、前胸上部及肩上部的皮肤。

（3）**臂丛神经**：其经枕三角的分支有肩胛背神经（支配菱形肌等）、**肩胛上神经**（支配冈上肌、冈下肌等）、**胸长神经**（支配前锯肌）等。

6. **锁骨上三角区的深层结构**　锁骨上三角又称肩胛舌骨肌锁骨三角；亦属颈外侧区。此三角位于锁骨上方，其表面呈凹陷状，故又称锁骨上大窝。

锁骨上三角区的深面，有锁骨下静脉、锁骨下动脉、臂丛等重要结构。

（1）**锁骨下静脉**：在此三角区内，其位于锁骨下动脉的前下方；其向内行经膈神经、前斜角肌下端、胸膜顶的前方，在前斜角肌的内侧，与颈内静脉汇合成头臂静脉，再注入上腔静脉，入心脏。锁骨下静脉与颈内静脉汇合处，形成向外上开放的角，称**静脉角**；胸导管、右淋巴导管分别注入左右静脉角。锁骨下静脉，在第 1 肋骨外缘处，延续为腋静脉，有颈外静脉和肩胛背静脉注入。临床上，欲行前斜角肌起点的针刀松解，就可能损伤此静脉，故此操作不可取。

（2）**锁骨下动脉**：在此区内，其与臂丛同行，经前斜肌、中斜角肌、第 1 肋骨上缘形成的骨纤维间隙中向外下，延续腋动脉。故前中斜角肌病变，可引起臂丛和锁骨下动脉的功能障碍。

三、颈部肌肉解剖

颈部的肌肉群，又分为浅、中、深三层。

浅层肌群：包括颈阔肌、胸锁乳突肌。

中层肌群：包括舌骨上肌群和舌骨下肌群。舌骨上肌群，有下颌舌骨肌、茎突舌骨肌；舌骨下肌群，有胸骨舌肌、肩胛舌骨肌、甲状舌骨肌、胸骨甲状肌。

深层肌群：包括内侧群和外侧肌群。内侧肌群，有颈长肌、头长肌；外侧肌群，有前、中、后斜角肌。

（一）颈阔肌 - 颈前浅层肌

1. **颈阔肌的位置、层次**　颈阔肌，是一块宽大、菲薄的肌肉。位于颈部的浅筋膜层内；覆盖在颈前部及上胸部。（图 2-25，图 2-26）

2. **颈阔肌的起止点、毗邻**　颈阔肌，起于胸大肌、三角肌的肌筋膜；肌纤维向内上行，越过锁骨，继续向上，附着于下颌骨下缘的骨面；但其止点肌纤维还与降口角肌、笑肌等多块肌肉的肌纤维相互交织融合；肌纤维的后缘，向后与腮腺、咬肌及邻近筋膜相互交

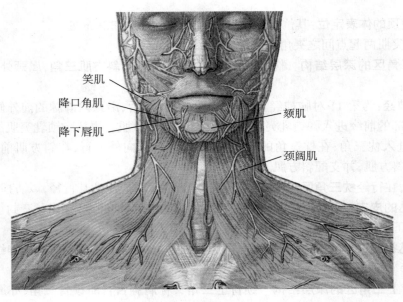

笑肌
降口角肌
降下唇肌
颏肌
颈阔肌

图 2-25　特显的颈阔肌等,红色区,前面观

织、延续。

在颈阔肌的深面,有颈前静脉、颈外静脉、颈丛皮神经、面神经颈支、副神经等皮下静脉和皮神经经过。

3. 颈阔肌的神经支配、功能　见第一章。

4. 颈阔肌的病变　针刀医学临床专著中未见提及单纯的颈阔肌损伤。针刀医学的创建者朱汉章教授也未提及颈阔肌损伤的病变。

但事实上,颈阔肌损伤,临床并非罕见。因为,颈阔肌位置表浅,范围广阔,肌质菲薄,毗邻肌肉众多;故易受外伤、劳损,甚至风、寒、湿、热等气候因素的影响而病损。

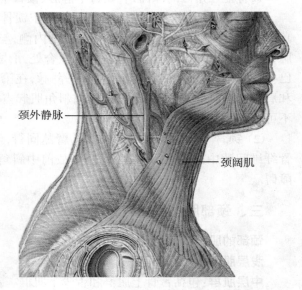

颈外静脉
颈阔肌

图 2-26　特显的颈阔肌,红色区,侧面观

据文献报道,颈阔肌损伤时,可出现下颌区、颈部、面部、甚至头部疼痛;病侧还可找到很表浅的压痛点。

美国学者 Travell 和 Simons 教授,详细描述了检查颈阔肌病变的方法:嘱患者头后伸,绷紧颈阔肌;医师在锁骨上 2.0cm 处掐住绷紧的皮肤和颈阔肌,轻轻来回搓动,在患者面部可出现放射性刺痛。

(二) 胸锁乳突肌 - 颈侧前浅层肌

1. 胸锁乳突肌的位置、层次、毗邻　胸锁乳突肌,位于颈部的胸锁乳突肌区;处于颈部的侧前方。胸锁乳突肌的浅面和深面均为颈筋膜浅层所覆盖。属颈部较浅层的肌肉,其表

面仅有皮肤、皮下浅筋膜、颈阔肌。(图 2-27)

  2. **胸锁乳突肌起止点** 起点有两个头：**胸骨头**，起于胸骨柄的前表面接近胸骨切迹处；**锁骨头**，起于锁骨内 1/3 段的前上表面。两部分纤维汇合，向上行（起自胸骨柄的纤维居浅面，起自锁骨的纤维居深面），共同止于颞骨乳突的外表面和枕骨上项线外段。此肌起点附近的深面，有气管、锁骨下动静脉、臂丛神经、颈总动脉、颈内静脉、胸膜顶等重要结构。因此，欲松解此肌的起点时，针刀的刀锋不应越过锁骨的后缘或胸骨切迹的后缘。(图 2-28~ 图 2-30)

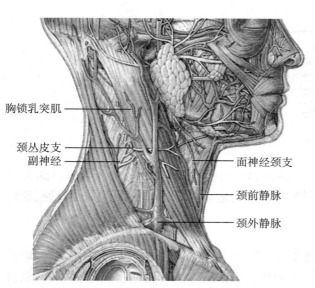

图 2-27 胸锁乳突肌及其浅面的浅静脉、皮神经

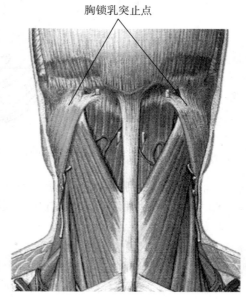

图 2-28 特显的胸锁乳突肌止点，后面观

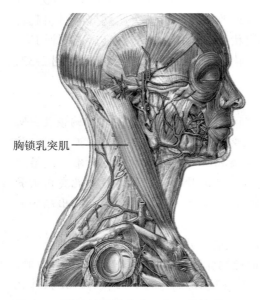

图 2-29 特显的胸锁乳突肌全程，颈部侧面观

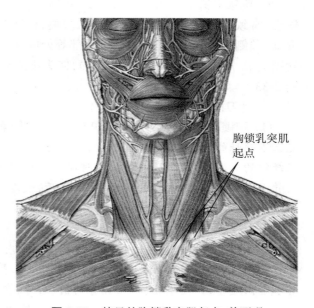

图 2-30 特显的胸锁乳突肌起点，前面观

3. **胸锁乳突肌的体表投影**　胸锁乳突肌的起止点明确、可触及,全肌轮廓清楚;故其起止点所围成的区域,即为胸锁乳突肌在颈部的体表投影。嘱患者用力收缩下颌,或嘱其将下颌向对侧偏,则胸锁乳突肌清楚可见。(图 2-31)

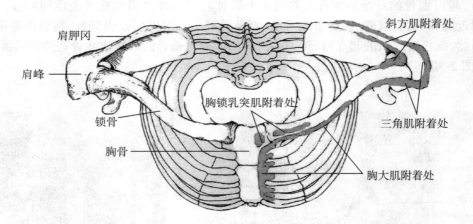

图 2-31　胸廓,上面观,示胸锁乳突肌等在胸廓上的附着点,彩描图

4. **胸锁乳突肌的神经支配**　第 11 对脑神经(副神经)的颈支支配。副神经既含有 $C_1\sim C_5$ 脊神经的运动纤维,也含有延髓副神经核发出的运动纤维;故胸锁乳突肌受脊髓、延髓双重支配。

5. **胸锁乳突肌的功能**

(1) 起点固定时:①若一侧胸锁乳突肌收缩,头向同侧屈,下颌转向对侧。②若两侧胸锁乳突肌同时收缩,靠后部肌纤维为主力收缩,肌肉合力位于寰枕关节的后方,头后仰;若靠前部的肌纤维为主力收缩,肌肉合力位于寰枕关节的前方,则头前屈。

(2) 乳突端固定,常为两侧同时收缩,则胸廓上提,助吸气。

6. **胸锁乳突肌的病变**　胸锁乳突肌病变临床常见,如先天性斜颈、颈椎病、"落枕"等疾患,常致胸锁乳突肌的痉挛、挛缩、瘢痕、粘连等病理改变。胸锁乳突肌病变时可引起乳突部、颈侧面、甚至前额、面颊、颅顶部等处的疼痛症状;而且可有乳突、乳突后、胸骨切迹、胸锁关节、胸锁乳突肌腹等处的压痛,伴头颈活动受限、胸锁乳突肌挛缩等表现。(图 2-32,图 2-33)

7. **针刀治疗**

(1) 胸锁乳突肌止点(乳突或乳突后)针刀松解:颈椎病、斜颈等疾病,常需行胸锁乳突肌起止点病灶的针刀松解术。止点的进针点,选择在乳突后部或尖部的压痛处。刀口线与该肌纤维的走向平行。刀体方向,应对准乳突后部上项线稍下方的枕骨骨面或对准乳突后部的骨面,或对准乳突尖部的骨面,快进皮后,缓慢进针刀直达骨面。针体不能与乳突内侧骨面平行刺入;否则有损伤乳突内前方的颈外动脉、椎动脉、耳大神经及刚从茎乳孔出颅的面神经干之可能。

(2) 起点的针刀松解:进针点常选择在锁骨内 1/3 段的压痛点或胸骨切迹的压痛处。刀体方向,应对准锁骨的上表面或对准胸骨柄上缘表面近胸骨切迹处。在锁骨内段进针刀时,若术者用左手的拇、中指,捏住锁骨的前、后缘,食指压住进针点,才进针刀操作。此操作既方便,又安全,且可确保不会损伤锁骨后方的锁骨下动脉和静脉、臂丛神经、胸膜顶等重要组

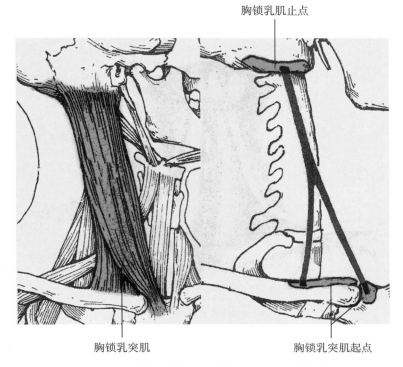

胸锁乳肌止点

胸锁乳突肌   胸锁乳突肌起点

图 2-32 胸锁乳突肌(左)及其起止点(右),彩描图

织结构之可能。在胸骨切迹处进针刀,术者亦应用左手的拇、中指捏住胸骨切迹的前后缘,进行针刀操作,刀刃在拇、食指指腹间的范围内运作,是绝对安全的。

（3）**肌腹的针刀松解**：术者可用左手的拇、食指捏住、并提起胸锁乳突肌的肌腹,进行针刀操作,也很方便和安全。

（三）颈前部的中层肌群

颈前中层肌群,分为舌骨上肌群和舌骨下肌群。**舌骨上肌群**,有二腹肌、颏舌骨肌、舌骨舌肌、茎突舌骨肌等；**舌骨下肌群**,有肩胛舌骨肌、胸骨舌骨肌、甲状舌骨肌、胸骨甲状肌等。(图 2-34)

颈前部中层肌群,在临床上有何病变? 病变时有何临床症状与体征? 如何正确而又安全地进行针刀治疗? 目前尚未见公认有价值的文献报道。其中,个别肌肉的病变(如二腹肌损伤),文献曾有过报道。故此处仅对二腹肌的解剖稍做描述；对其他中层肌的解剖略行阐述。

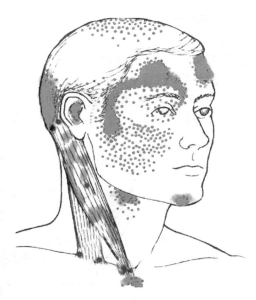

图 2-33 胸锁乳突肌损伤的表现:疼痛区(红色)及压痛点(蓝点)

就颈椎病来说,常伴颈前、上胸部的疼痛。颈前中层肌群就位于此区内。因此,这些部位的疼痛是否有些与上述肌肉有关? 应如何处理? 很值得针刀医学工作者进一步探讨。

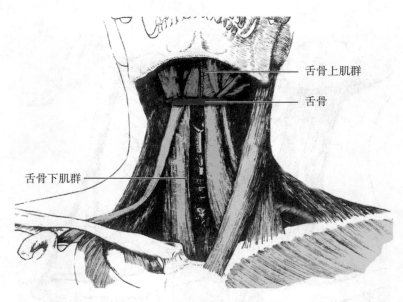

舌骨上肌群

舌骨

舌骨下肌群

图 2-34　颈前中层肌群,彩描图

1. 二腹肌

(1) **二腹肌的位置、起止点、层次**:二腹肌位于颈部侧前方,下颌骨和舌骨之间;属于舌骨上肌群的中层肌。二腹肌,有前、后两条肌腹:(图 2-35~ 图 2-37)

后肌腹,起于乳突尖内侧面的乳突切迹;此肌腹的表面有胸锁乳突肌、头夹肌、头最长肌等组织结构。

前肌腹,起于下颌骨下缘近中线处二腹肌窝(颏部)。

前肌腹,向后下走向舌骨;后肌腹,向前下走向舌骨;当二者同抵近舌骨时,二肌腱端端对接,相互融合、连接,组成共同的肌腱。此共同肌腱,借**环状韧带**,固定于舌骨上。

二腹肌的共同肌腱,可在环状韧带内来回滑动;而且,此共同肌腱的后肌腹止端腱,在进

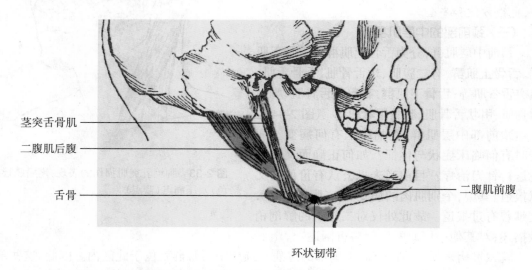

茎突舌骨肌

二腹肌后腹

舌骨

二腹肌前腹

环状韧带

图 2-35　二腹肌、茎突舌骨肌,彩描图,侧面观

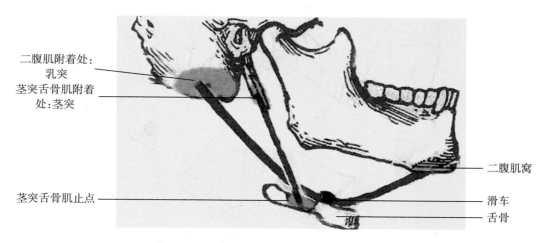

二腹肌附着处：
乳突

茎突舌骨肌附着
处：茎突

茎突舌骨肌止点

二腹肌窝

滑车
舌骨

图 2-36　二腹肌、茎突舌骨肌起、止点，彩绘图

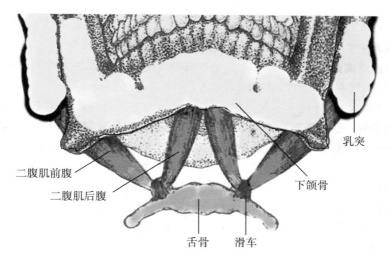

二腹肌前腹

二腹肌后腹

乳突

下颌骨

舌骨　滑车

图 2-37　二腹肌，正面，示意图

入环状韧带前还穿过**茎突舌骨肌的肌腱间的裂隙**。因此，二腹肌的这种结构，经常遭受摩擦，易损伤、劳损。

（2）**神经支配**：前腹，受三叉神经支配；后腹，受面神经支配。

（3）**功能**：其功能，为运动舌骨。

（4）**二腹肌的病变**：二腹肌损伤时，可出现乳突深部的疼痛。疼痛重时，可沿下颌向下放射，或向耳后枕部放射。有时还可引起门齿，甚至舌部疼痛，此可能为二腹肌前肌腹为主的损伤所致。乳突部、颏下部等处，可触及压痛。（图2-38，图2-39）

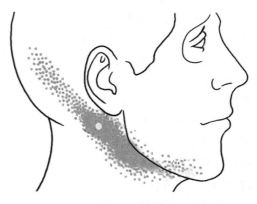

图 2-38　二腹肌病变的表现：疼痛区（红色）、压痛点（黄点）

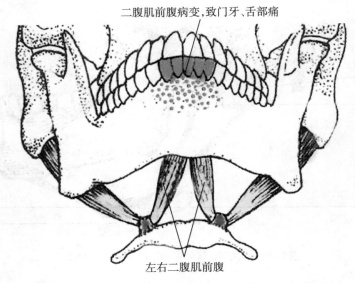

二腹肌前腹病变,致门牙、舌部痛

左右二腹肌前腹

图 2-39 二腹肌前腹病变时,可致门齿、舌部位疼痛,彩绘图

(5) **针刀临床**:可行二腹肌后肌腹和(或)前肌腹起点的针刀松解。

1) **后肌腹起点病灶的松解**,应从乳突后缘进针。使刀锋抵达乳突内侧面的乳突切迹处,以松解二腹肌后肌腹在此处的附着点之病灶。

此处的针刀操作,刀锋绝不可超过乳突的前缘。因为乳突前缘的深面,有**颈外动脉及静脉、下颌动脉及静脉、面神经干**等重要结构。故刀锋不应离开乳突内表面的骨面运作!

2) **前肌腹起点病灶的松解**:其起点位于下颌骨下缘近中线处的二腹肌窝内;即左、右下颌骨融合处的内侧面。故针刀应在颏部进针。刀锋应对着下颌骨融合处的二腹肌窝的骨面进针。当刀锋抵达下颌骨二腹肌窝的骨面时,再松解此肌附着点的病灶。

2. **茎突舌骨肌**　属于颈前舌骨上肌群,中层肌。位于下颌骨上支的后下方、二腹肌后腹的稍前上方。其起于颞骨的茎突,止于舌骨环状韧带附着点的稍后外侧。由面神经支配。其功能为活动舌骨。

3. **肩胛舌骨肌**　属于颈前舌骨下肌群,中层肌。位于颈侧面,胸锁乳突肌的深面。有上、下二肌:**下腹**,起于肩胛骨上缘,肩胛上切迹的内侧角,肌纤维束向内上行,逐渐移行成中间腱索,再延续成上肌腹,继续向上行,止于舌骨的下缘。由颈丛深支的分支($C_1 \sim C_3$)所支配。其功能为运动舌骨,配合吞咽及发声活动。(图 2-40,图 2-41)

4. **胸骨舌骨肌**　属于颈前舌骨下肌群,中层肌。位于颈前正中线的两侧。起于胸骨柄和锁骨胸骨端的后面。止于舌骨体的下缘。由颈丛深支的分支($C_1 \sim C_3$)神经支配。其功能为运动舌骨,配合吞咽与发音活动。(图 2-40,图 2-41)

5. **胸骨甲状肌**　属于颈前舌骨下肌群,中层肌。正位于胸骨舌骨肌的深面,故亦处于颈前正中线两侧的较深层。上达甲状软骨的下缘,下至胸骨切迹。此肌起于胸骨柄近胸骨切迹处的后面和第 1 肋软骨的后面;止于甲状软骨。受颈丛深支($C_1 \sim C_3$)支配。活动甲状软骨,配合吞咽与发音。(图 2-42,图 2-43)

6. **甲状舌骨肌**　为胸骨甲状肌向上的延续部分。位于颈前正中线两侧、甲状软骨与舌骨之间。起于甲状软骨,止于舌骨。受颈丛深支($C_1 \sim C_3$)神经支配。其功能为活动舌骨和甲状软骨,配合吞咽与发音。(图 2-42,图 2-43)

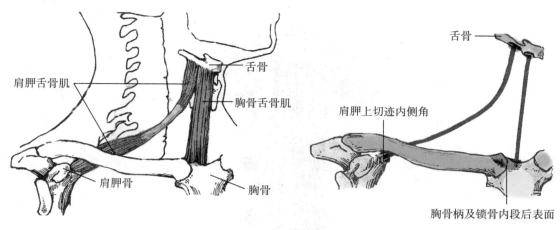

图 2-40 肩胛舌骨肌、胸骨舌骨肌，彩绘图   图 2-41 肩胛舌骨肌、胸骨舌骨肌起止点，彩绘图

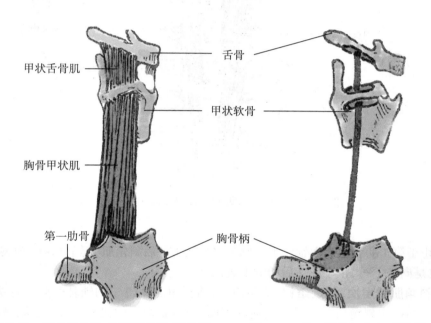

图 2-42 甲状舌骨肌、胸骨甲状肌，彩绘图   图 2-43 前二肌的起止点，彩绘图

(四) 颈前深层肌

颈前深层肌，分为内侧肌群、外侧肌群。

内侧肌群，有颈长肌、头长肌。针刀医学，对于颈长肌和头长肌的临床医学仍为空白，有待开展。而外侧肌群与针刀医学关系密切，故此处仅介绍外侧肌群的解剖知识。(图 2-48)

外侧群，有前、中、后斜角肌。

斜角肌综合征，临床不少见，故深层肌肉中，斜角肌予以重点描述。

1. 斜角肌及斜角肌综合征 斜角肌，包括**前斜角肌、中斜角肌、后斜角肌** 3 块肌肉。

(1) **斜角肌的位置**：前、中、后斜角肌均位于颈部的侧面。属于颈部侧面的深层肌群。

(2) **斜角肌的起止点**：**前斜肌**，起于 $C_3 \sim C_6$ 横突的前节；肌纤维向外下行，止于第 1 肋骨上表面锁骨下动脉沟稍前方之斜角肌结节。**中斜角肌**，起于 $C_2 \sim C_7$ 横突的后结节；肌纤维向

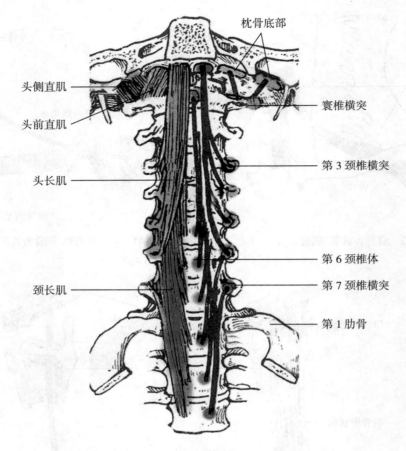

头侧直肌

头前直肌

头长肌

颈长肌

枕骨底部

寰椎横突

第 3 颈椎横突

第 6 颈椎体

第 7 颈椎横突

第 1 肋骨

图 2-48　颈前深层的内侧肌群及其起止点,彩绘图

外下行,止于第 1 肋骨上表面锁骨下动脉沟之稍后方。**后斜角肌**,起于 $C_5 \sim C_7$ 横突的后结节,肌纤维也是向外下行,止于第 2 后肋的上表面。

（3）**斜角肌的层次、邻近结构**：从颈前看,前斜角肌就位于胸锁乳突肌锁骨头肌束的深面。从后面观,中斜角肌位于后斜角肌的深面；而后斜角肌的浅面,从浅入深,依次为皮肤、皮下浅筋膜、颈筋膜及斜方肌、肩胛提肌、头夹肌、颈夹肌、半棘肌等组织。后斜角肌的止点位于第 2 肋,处于肩胛骨上缘的深层,其止点不易触及。（图 2-44）

前斜角肌和中斜角肌的止点,位于第 1 后肋上表面的**锁骨下动脉沟之前、后方**。在此二肌所形成的肌间隙中有臂丛神经和锁骨下动脉穿过。前斜角肌止点处的前方,又紧邻锁骨下静脉。前斜角肌的表面有膈神经、甲状颈干等重要神经和血管。因此,前、中斜角肌的止点、前斜角肌肌腹表面均有十分重要的组织结构。针刀松解难保安全。（图 2-45,图 2-46）

斜角肌综合征其病因、病理：由于先天或后天的原因,导致前、中斜角肌的慢性劳损,使二肌所形成的肌间隙变窄、第 1 肋骨上抬,挤压从前、中斜角肌间隙中穿过的臂丛和锁骨下动脉,引起臂丛功能和锁骨下动脉供血的障碍,出现相应临床表现,而名为**"斜角肌综合征"**。

颈椎病,常可引起前斜角肌或（和）中斜角肌痉挛、挛缩、瘢痕、粘连,刺激、钳夹、挤压臂丛神经和锁骨下动脉,常并发斜角肌综合征。

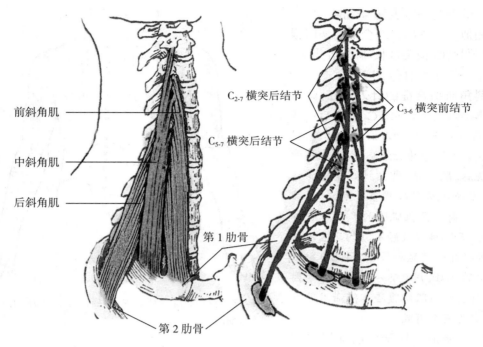

前斜角肌

中斜角肌

后斜角肌

第1肋骨

第2肋骨

C_{2-7} 横突后结节

C_{5-7} 横突后结节

C_{3-6} 横突前结节

图 2-44　前、中、后斜角肌,彩绘图　　　**图 2-45**　斜角肌的起止点,彩绘图

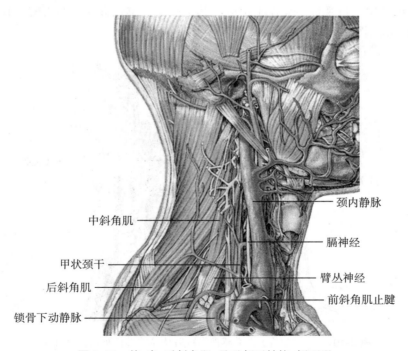

中斜角肌

甲状颈干

后斜角肌

锁骨下动静脉

颈内静脉

膈神经

臂丛神经

前斜角肌止腱

图 2-46　前、中、后斜角肌、及毗邻近结构,侧面观

　　斜角肌综合征的临床表现:主为臂丛神经损害和锁骨下动脉供血障碍之表现,如肩、臂的麻木、疼痛等;由于受累的臂丛的情况不同,而患肢麻、痛的范围各异。

此综合征临床表现与胸廓出口综合征相似。胸廓出口综合征的病因很多,如颈肋、C_7横突过长、肺尖肿瘤等。故临床应细致鉴别。(图2-47)

斜角肌综合征的针刀治疗:斜角肌痉挛、挛缩,可行C_2-C_7横突后结节(中斜角肌起点)的针刀松解。前、中斜角肌在第1肋骨的止点病灶,因有锁骨下动静脉、胸膜顶、臂丛神经等重要结构,针刀松解易引起严重并发症,应慎之又慎。前斜角肌肌腹的表面有膈神经通过,而膈神经被触及时的反应不如躯体神经那样明显和强烈,因此前斜角肌肌腹的病灶,用0.5%~1.0%利多卡因10ml,行前斜角肌肌腹浸润阻滞术进行治疗,更为安全有效。

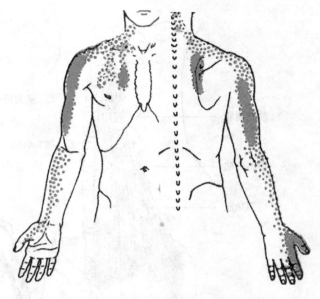

图2-47　斜角肌综合征表现:疼痛区(红色)、压痛点(绿色点),彩绘图

2. **头长肌**　属于颈前深层内侧肌。位于颈椎体前正中线的两侧。此肌起于第2~6颈椎的横突前结节,止于枕骨的底部。此肌位于咽、喉、气管、食管的深面。其前表面尚有甲状腺、颈部动静脉系、躯体神经、交感神经等重要组织结构。盲视针刀操作不可取。其主接受上位颈脊神经的支配。其功能为头颈前屈、及同侧屈。(图2-49)

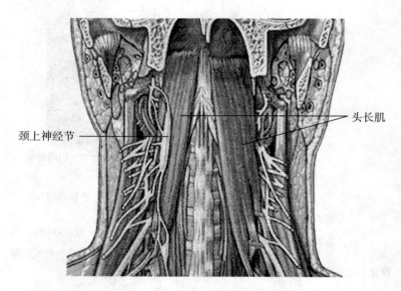

颈上神经节

头长肌

图2-49　头长肌(左),去交感神经链后特显的头长肌(右),前面观

3. **颈长肌**　属于颈前内侧更深层肌。位于颈椎和上胸椎的前面。其起于第3胸椎至第5颈椎的椎体及横突,止于颈椎椎体的前面(包括寰椎的前结节)。其中一部分肌束位于头长肌的深面。其神经支配、功能,同头长肌。(图2-50)

4. **头前直肌** 位置深在；处于枕髁关节的前面。其起于寰椎的横突；止于枕骨底部内侧。无论是从枕后部进针、还是从颈前部进针刀，若松解此肌则非常危险。由 C_1 脊神经支配。其功能：使头部前屈。其与头后大直肌、头后小直肌拮抗。

5. **头侧直肌** 位置亦深在；处头前直肌的外侧。起于寰椎横突；止于枕骨底部的外侧。由 C_1 脊神经支配。其功能为使头同侧屈、及前屈。其与头上斜肌、头后大直肌拮抗。针刀及此肌，亦很危险。

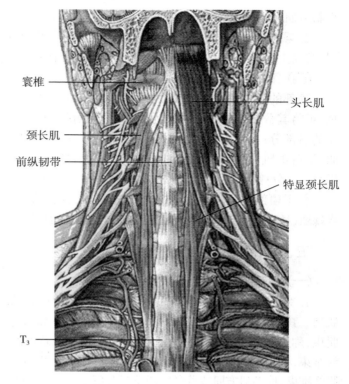

图 2-50 颈长肌(左)，头长肌深面特显的颈长肌(右)，前面观

图中标注：寰椎、头长肌、颈长肌、前纵韧带、特显颈长肌、T_3

四、项部软组织的结构、层次

项部的软组织的结构、层次：基本同颈部。也是由皮肤、皮下浅筋膜、项筋膜、肌肉等四层软组织组成。

(一)第一层，为项部皮肤

项部的皮肤的前缘与颈部的皮肤相延续；上缘与颅部皮肤相延续；下缘与上背部、上肢的皮肤相延续。

项部皮肤，致密、厚实，移动性差。对刺激耐受力较强。皮脂腺、毛囊丰富。是疖肿、毛囊炎的好发部位，尤其是枕后发际下的皮肤更易好发毛囊炎、疖肿。故此处行针刀手术，应理发，并应严密消毒。

(二)第二层，为项部的皮下浅筋膜

项部的皮下浅筋膜，亦与颈部的皮下浅筋膜相互延续。

项部的皮下浅筋膜层，较致密、厚实；内含有许多纵行的纤维束，连于深筋膜和皮肤之间。这种结构，能减少皮肤的移动性，并能在一定程度上限制炎症的扩散；更提示行针刀皮下组织病灶松解时，应将这些纤维束切断一部分才更有效。针刀的操作方法：即针进皮后，应调转针体及刀口线，使刀口线、刀体方向均于皮面平行；然后沿皮下水平切割，扇形摆动，即可。

项部皮下浅筋膜层内的较重要的血管、神经：有枕大神经、第3枕神经、枕动脉、枕静脉等。

1. **枕大神经** 在上项线内段的稍下方、斜方肌上部纤维的起点处穿过深筋膜，与**枕动脉**同行至枕部皮下；继续向上前行至颅顶；分布并管理枕、顶部皮肤的感觉功能。

枕动脉、枕静脉与枕大神经，基本伴行，分布范围亦与神经同。

2. **第3枕神经** 穿出斜方肌后，在枕下部的皮下向上行，并分布于附近皮肤。

(三)第三层，为项筋膜

项筋膜，是颈筋膜向后延续而成。颈筋膜分浅、中、深三层，但项筋膜只有**浅**、**深**两层。

1. **项筋膜浅层** 与颈筋膜浅层相互延续。当项筋膜延续至斜方肌边缘时，分为两叶，

将斜方肌包裹于其内(详见颈筋膜浅层)。项筋膜浅层,向下延续即成腰背筋膜的浅层。

2. **项筋膜深层** 位于斜方肌之深面;包裹着头夹肌、颈夹肌、半棘肌等肌肉。项筋膜深层,其向上,附着于上项线;向内,附着于项韧带;向下,移行为腰背筋膜,覆盖在背阔肌深面。

(四)第四层,为项部肌肉层

项部的肌肉:项、背、腰部的肌肉,非常丰富,由表及里,**可将其分为四层**:**第1层**,为斜方肌、背阔肌、腹外斜肌的后部分;**第2层**,为夹肌、肩胛提肌、菱形肌、上后锯肌、下后锯肌、腹内斜肌的后部分;**第3层**,为竖脊肌、腹横肌后部分;**第4层**,为枕下肌、横突棘肌、横突间肌等。

位于项部的肌肉:有斜方肌的上部纤维、头夹肌、头半棘肌、枕下肌等。其与针刀医学关系密切,见下详述。

五、项部肌肉解剖

(一)斜方肌

1. **斜方肌的位置** 斜方肌是一块较薄、但很广阔的肌肉。其位于项、背部的皮下。其中位于项部皮下部分的肌束,称**上斜方肌**或称**斜方肌上部分纤维**;位于上背部的纤维束,称**中斜方肌**或称**斜方肌中部纤维**;位于下背部的肌纤维束,称**下斜方肌**或称**斜方肌下部分纤维**。(图2-51)

2. **斜方肌的起、止点** 起于上项线内1/3段、枕外粗隆、项韧带的游离缘、第7颈椎棘突、全部胸椎的棘突及棘上韧带。(图2-52)

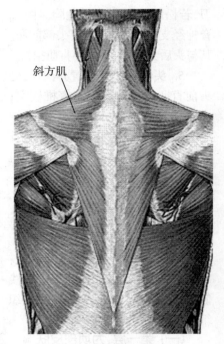

图 2-51 特显的斜方肌

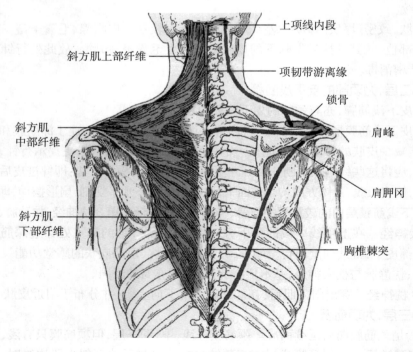

图 2-52 斜方肌及其起止点

　　止点：上部纤维（指起自 C_6 棘突上方的纤维），止于锁骨外 1/3 段（肩峰端）的后侧缘。中部纤维（指起自 $C_6 \sim T_3$ 棘突的纤维），止于肩峰及肩胛冈的上缘。下部纤维（指起自 $T_4 \sim T_{12}$ 棘突的纤维），止于肩胛冈内侧端。

　　3. **斜方肌的体表投影**　约为枕外粗隆、T_{12} 棘突、肩峰三点所围成的三角区，即为斜方肌在体表的投影。（图 2-53）

　　4. **斜方肌的层次**　浅在，为项、背部最浅表的肌肉。其位于项背部浅筋膜的深面，由项背筋膜浅层所包裹，为一薄片状肌肉；其与颈部的胸锁乳突肌处于同一层次。

　　5. **斜方肌的神经支配**　斜方肌上部纤维由第 11 对脑神经（副神经）所支配，下部纤维由胸脊神经管理。中部纤维由第 11 对脑神经和胸脊神经共同管理；因此，斜方肌，由颈胸脊髓和延髓共同管理。

　　6. **斜方肌的功能**　若脊柱端固定：上部纤维收缩，则肩胛骨上提、并使肩胛骨靠近脊

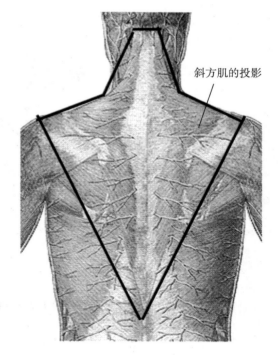

斜方肌的投影

图 2-53　斜方肌的体表投影区

柱；中部纤维收缩，肩胛骨靠近脊柱；下部纤维收缩，肩胛骨下降。双侧收缩，肩胛骨靠近脊柱；肩胛骨固定：上纤维收缩，头向同侧屈、面转向对侧；双侧收缩，头后伸、脊柱伸直。

　　7. **斜方肌病变**　针刀创始人朱汉章教授，在其临床实践和各著作中，均未提及斜方肌病损的问题。但无论是从理论、还是从实践看，斜方肌损伤，是十分常见的。

　　因为斜方肌，位置很表浅，面积广大，肌质较薄弱，神经支配复杂，故易受损。

　　项背软组织慢性劳损、颈椎病时，常累及斜方肌。

　　文献中常见有"项背部肌筋膜炎"、"腰背肌筋膜炎"等诊断，其中确有不少部分病例，很可能为斜方肌损伤所致。

　　美国学者 David G. Simons 在其专著："肌筋膜疼痛和功能障碍（pain and dysfunction）"一书中，就详细描述了斜方肌病变时症状和体征。其指出，当斜方肌损伤时，可在斜方肌内找到 **7 个扳机点**（"Trigger point"，我国台湾学者译为"激痛点"）。这些扳机点可将其疼痛放射至项、背部、甚至头面部。Simons 教授描述的 7 个扳机点，分别位于斜方肌的下述部位：**第 1 扳机点**，为**斜方肌上部纤维损伤**所致；此点（Trp1）位于上斜方肌最为垂直行走的纤维中；约**位于 $C_4 \sim C_5$ 横突**附近。**第 2 扳机点**，也为斜方肌上部纤维损伤所致；此点（Trp2）位于上斜方肌较水平方向行走的纤维中；处于第 1 扳机点的下外侧，约在**肩胛内上角**附近。还有**第 3 扳机点**（Trp3），位于下斜方肌纤维之外侧缘处；**第 4 扳机点**（Trp4），位于**下斜方肌纤维**在**肩胛冈内段**的附着处；**第 5 扳机点**，位于**中斜方肌中部**的纤维内；**第 6、7 扳机点**均位于**中斜方肌**内。这些扳机点，多为斜方肌中下部纤维病变所致。其中第 6 扳机点可能为第 5 扳机点之痉挛、挛缩纤维的附着处病灶所致。第 7 扳机点位置更浅在。（图 2-54，图 2-55）

　　Simons 认为，这些扳机点常见、重要。其引起的疼痛可放射至项部脊椎旁、乳突、肩峰等处；而且还可引起肩胛上、肩胛间区深部的"酸痛"、不适感；也可沿肩胛骨脊柱缘及肩胛间

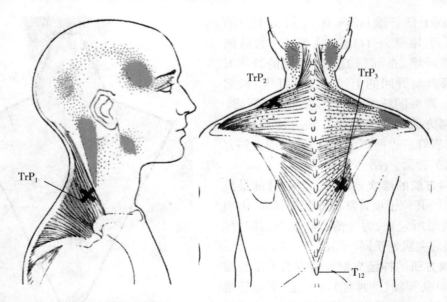

图 2-54 斜方肌病变时第 1、2、3 扳机点（TrP₁₋₃，X）及头颈部疼痛区（红色区）

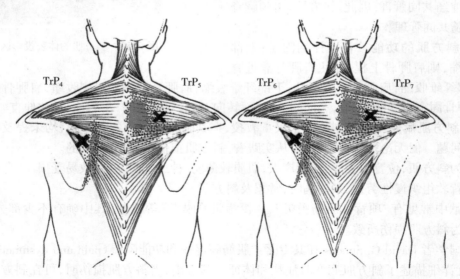

图 2-55 斜方肌病变时的第 4~7 扳机点压（X）及疼痛区（红色区）
附注：图 2-54/55 引自"肌筋膜疼痛与机能障碍"，激痛点手册，第 1 册，官大绅总编辑

区向下放射；甚至出现灼热、浅表的放射痛；有些放射痛可指向 C_7~T_3 棘突区。检查，可触及弥漫性压痛、小结节、挛缩的肌束等病灶。他们用喷洒镇静止痛剂，进行治疗。

    8. 斜方肌病变的针刀　针刀医学工作者，在临床实践中，常遇患者诉项背交界处、肩胛区、肩胛间区疼痛、不适等症状；检查，常可触及病区"皮肤"肥厚、硬、韧感，皮下条索状的病灶、压痛、压之"发酸"等；常做颈椎病、菱形肌损伤处理。但仔细检查，肥厚、硬、韧感之病灶位于皮下较浅层；常可触摸到条索状病灶；但条索病灶的行走方向，与肩胛提肌、或菱形肌纤维的走向不同；这些病灶，很可能即为斜方肌病变。若用针刀松解这些条索病灶，或在皮下平行进针，做较广泛的松解、或行斜方肌纤维的起止点松解，常可获良效。

（二）肩胛提肌

1. **位置**　肩胛提肌,位于项部的后外侧;斜方肌的深面。其实,其属于颈部之肌肉,但项背部针刀手术时(如颈椎病的针刀手术),常涉及此肌的起、止点的松解,故将其放在项部介绍。(图 2-56,图 2-57)

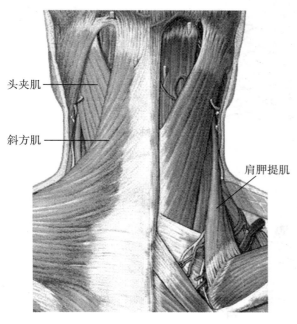

头夹肌

斜方肌

肩胛提肌

图 2-56　肩胛提肌浅面的斜方肌等(左),特显的肩胛提肌(右),后面观

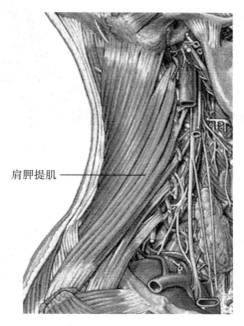

肩胛提肌

图 2-57　特显的肩胛提肌,侧面观

2. **起止**　起于第 1~4 颈椎横突的后结节;止于肩胛内上角及肩胛骨脊柱缘的上段。值得提及的是:起于第 1 颈椎横突的肌纤维束,几乎垂直下行而止于肩胛骨脊柱缘近肩胛冈处;而起于第 4 颈椎横突后结节的肌纤维束却斜向外下行,止于肩胛内上角;故肩胛提肌各肌束之间有相互扭曲、交叉现象。其活动时,肌纤维之间可能相互摩擦,故易损伤、劳损。再者,在肩胛内上角附近、其与前锯肌之间有一个滑膜囊。此滑膜囊炎症,既可致肩胛内上角处的疼痛、压痛,也可累及肩胛提肌。(图 2-58~ 图 2-60)

3. **投影**　第 1 颈椎横突、第 4 颈椎横突、肩胛内上角、肩胛冈内侧端,上述 4 点所围成的区域,即为肩胛提肌体表投影。

4. **层次**　位于斜方肌的深面;较浅在,为项部及上背部的第二层肌肉。其表面仅有皮肤、皮下浅筋膜、斜方肌等组织。

5. **神经支配**　由肩胛背神经支配。肩胛背神经含有 C_3~C_5 脊神经纤维,但以 C_5 纤维为主。C_3~C_4 属颈丛;C_5 属臂丛;故肩胛提肌的神经支配来自颈丛和臂丛。

6. **功能**　若起点端固定,可使肩胛骨上提、顺时针旋转。止端(肩胛骨端)固定:一侧收缩,使头向同侧偏、伴头稍后伸;双侧收缩,头后伸。

7. **肩胛提肌病变**　肩胛提肌损伤,临床常见。尤其是颈椎病时多伴肩胛提肌的慢性损伤。

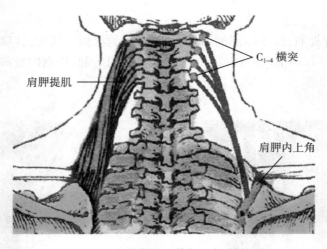

图 2-58　肩胛提肌及其起止点,彩绘图

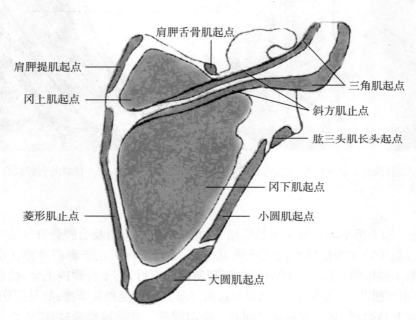

图 2-59　肩胛骨背面的各肌肉附着点,彩绘图,后面观

肩胛提肌慢性损伤时,常出现项背交界区、肩胛间区、甚至肩部的疼痛。检查时,在肩胛内上角、项背交界区有压痛或压之不适、发酸或感觉皮肤肥厚、皮下条索感;$C_1 \sim C_4$ 横突也可出现压痛等体征。(图 2-61)

8. 肩胛提肌病变的针刀临床　肩胛提肌损伤时,常需针刀松解下列 3 处病灶:①肩胛内上角、及肩胛脊柱缘上段;②项背交界等处之病灶;③肩胛提肌的起点。在松解前者时,首先应摸清楚肩胛内上角及其脊柱缘的上段。进皮后,缓慢、轻柔地进针;当刀锋抵达肩胛骨的骨面时,将刀锋一点一点地移到肩胛内上角或脊柱缘上段的边缘,再对病灶进行松解。由于刀锋沿骨缘操作,术者手感明确;因此,可变"盲视"松解为"可视"松解。其次,此处可能尚伴有一滑囊炎,应一并处理。

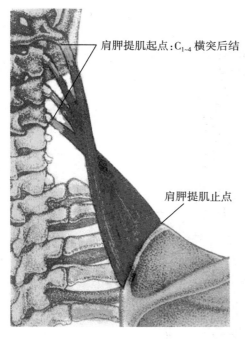

图 2-60　肩胛提肌的起止点，后面观，彩描图

肩胛提肌起点：C₁₋₄横突后结

肩胛提肌止点

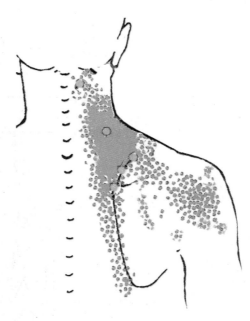

图 2-61　肩胛提肌损伤的表现：疼痛区（红色区）及压痛点（淡蓝点）

　　对项、背交界处病灶的松解，应首先将病灶固定。固定的方法：用左手的中、食指，将肩胛提肌位于项背交界处的病灶夹住、固定，或者用示、食指将病灶夹压住，固定，中指尖压住病灶点，进行针刀操作亦可。再者，此处的松解，进针不必太深：刀锋刺过皮肤、皮下、斜方肌后即为此肌。过深，既无必要，反而危险。必要时，可行肩胛提肌起点病灶（即 C_1~C_4 横突后结节）的松解。

　　（三）夹肌

　　包括头夹肌、颈夹肌。（图 2-62）

　　1. 夹肌的位置、层次：头夹肌，为项、背部脊柱旁的长肌群。较浅在，一般将其视为项部第二层肌肉；其实，其在项背部各处所在的层次不尽相同。在背部，夹肌的表面有皮肤、皮下浅筋膜、斜方肌、菱形肌、上后锯肌等组织的覆盖，所在层次稍深。在乳突及乳突后部头夹肌的止点处，其表面仅有皮肤、皮下、胸锁乳突肌覆盖。于 C_3 椎体旁之斜方肌外缘、与胸锁乳突肌后缘之间部分的肌束（即枕三角区内），仅位于皮肤、皮下浅筋膜之深面，很浅在；即在枕三角区内，为浅层肌肉。（图 2-63）

　　颈夹肌，多位于头夹肌的深面。在针刀手术时，应仔细地了解其在项、背部所处的解剖层次不同，以便准确找到其病灶。（图 2-64）

　　2. 夹肌的起止点　头夹肌，起于 C_3~T_3 棘突顶部和相应处之项韧带或棘上韧带的下缘；止于乳突后缘和枕骨上项线的外段。

　　颈夹肌，起于 T_3~T_6 棘突顶部和相应处之棘上韧带的下缘；止于 C_1 横突和 C_2~C_3 横突的后结节。（图 2-65）

　　3. 夹肌的投影　以乳突为 1 点，上项线中外 1/3 交点为 1 点，C_3、T_6 棘突顶各为 1 点，上述 4 点所围成的区域，即为夹肌的体表投影。

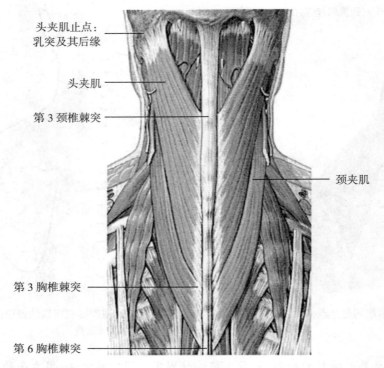

头夹肌止点:
乳突及其后缘

头夹肌

第 3 颈椎棘突

颈夹肌

第 3 胸椎棘突

第 6 胸椎棘突

图 2-62　特显的头、颈夹肌,及其起止点,后面观

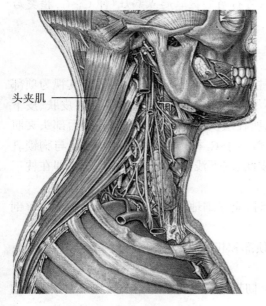

头夹肌

图 2-63　特显的头夹肌,侧面观

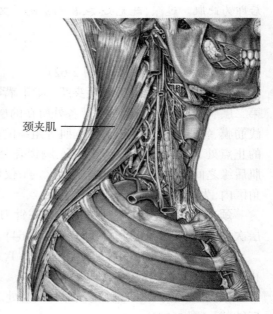

颈夹肌

图 2-64　特显的颈夹肌,侧面观

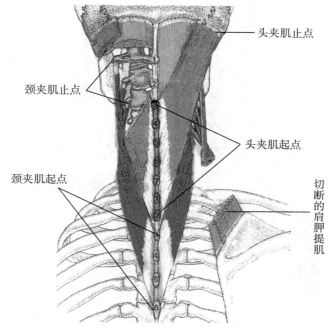

头夹肌止点

颈夹肌止点

头夹肌起点

颈夹肌起点

切断的肩胛提肌

图 2-65 头、颈夹肌及其起止点,示意图

4. **夹肌的神经支配** 由颈脊神经的后支($C_2 \sim C_5$)所支配。

5. **夹肌的功能** 单侧收缩,使头向同侧偏;双侧同时收缩,使头后仰。

6. **病变** 颈椎病时,常伴头夹肌、颈夹肌(尤其是头夹肌)损伤。夹肌病变时可出现上背部、颈根部、项部及枕下部的疼痛、不适,甚至放射到头顶、眼眶后、颞部等处。可于乳突后、C_2 至 C_7 横突等处触及压痛点。头夹肌损伤时,还可在椎动脉点附近触及压痛点。颈夹肌损伤时可于 $C_1 \sim C_3$ 横突发现压痛点;若压迫 $C_1 \sim C_3$ 横突时,有时可引起眼眶后部的疼痛,患者觉疼痛似由压迫处向前放射到眼眶后之感觉;其机理不明。(图 2-66,图 2-67)

7. **针刀治疗** 因为头夹肌的起点位于 $C_3 \sim T_3$ 棘突顶部;其起点的肌腱膜与项韧带或棘上韧带附着于棘突顶部的筋膜相互融合为一,共同紧附着于棘突顶部;故对其起点病灶的针刀松解,应针对病灶棘突顶部进针:刀口线与人体纵轴平行,刀体垂直于棘突顶部即可。当刀锋抵达棘突顶部的骨质时,将刀锋一点一点地向外移动到棘突顶部的外侧面,沿棘突外侧面切 3 刀(对夹肌纤维而言为横切),即可。止点病灶的针刀松解,应针对乳突后缘或上项线外段的骨面进针刀,以策安全。椎动脉点之压痛点,若行针刀松解时,当针刀进皮后,于组织内进针、寻找病灶时,一定要缓慢地、探索着进

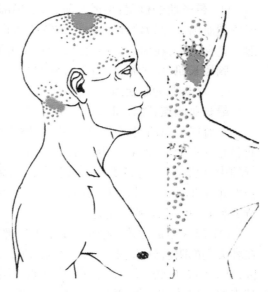

图 2-66 头、颈夹肌病变时的疼痛区域(红色区)。左,侧面观;右,后面观,彩描图

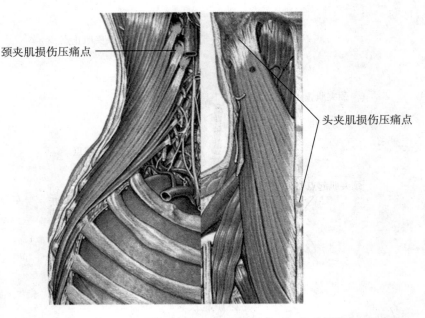

图 2-67 头、颈夹肌损伤的压痛点：左，颈夹肌损伤；右，头夹肌损伤，彩描图

针；而且进针绝不能过深，以免损伤椎动脉。

（四）颈段的竖脊肌

竖脊肌，项部第 3 层肌肉。为纵列于全脊柱侧后方（即脊柱的棘突和横突之间）的长肌群。左右各一群。每一群均分成 3 列排列；其自外向内，依次为：髂肋肌、最长肌、棘肌的顺序，纵贯排列在全脊柱的侧后方；但项部，仅为最长肌和棘肌两列，无髂肋肌。

1. **最长肌** 为竖脊肌三列肌群中的中列肌群；较宽，最厚；其内侧为棘肌；外侧为髂肋肌。最长肌，一般又分为头最长肌、胸最长肌两部分。

（1）**最长肌的位置**：**头最长肌**，位于项部及上背部脊柱的两侧。在项部，其为竖脊肌的最外侧列肌肉。因为颈椎无肋骨，颈髂肋肌止点只能为颈椎各横突；头最长肌的止点为乳突尖部。乳突尖部，在项部各横突之外侧；故头最长肌，为项部竖脊肌的最外侧肌肉群。（图 2-68）

胸最长肌，位于腰部、背部脊柱的两侧；位于竖脊肌的中列。

（2）**最长肌的起止点**

最长肌起点：竖脊肌起点的总肌腱，即为最长肌的起点。

竖脊肌的总肌腱，起于骶骨背面、髂嵴后段、及全部腰椎的棘突；而且此总肌腱又与腰背筋膜相互愈合、交织在一起，而成为一层坚韧、致密的纤维结缔组织腱膜。此总腱膜向上移行的中列肌束，即为最长肌。最长肌的肌束沿脊柱两旁向上走行：胸最长肌（无腰最长肌），依次止于 T_{12}~T_3 的横突及其附近的肋骨；**头最长肌**的肌纤维束，依次止于 T_3~T_1 的上、下关节突和 C_2~C_7 的横突及乳突尖。

（3）**最长肌的层次**：此肌虽属躯干后部第 3 层长肌群，其所处层次各段不一：头最长肌，在乳突尖的附着处，其表面只有皮肤、皮下浅筋膜、胸锁乳突肌和头夹肌的止点腱；在枕三角区，其表面有皮肤、皮下浅筋膜、头夹肌三层组织，故此处肌束所在层次是较表浅的；在背部，其表面有皮肤、皮下浅筋膜、斜方肌、夹肌、菱形肌、上后锯肌等组织；在腰部，其表面为皮肤、皮下浅筋膜、背阔肌、下后锯肌等组织覆盖。

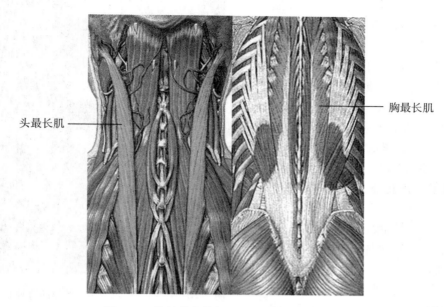

头最长肌

胸最长肌

图 2-68 特显的头最长肌(左),特显的胸最长肌(右)

（4）**神经支配**：由颈、胸脊神经后支所支配。

（5）**最长肌的功能**：下端(骶部)固定，一侧收缩，头向同侧侧屈(即脊柱侧弯)；双侧同时收缩，头后仰，脊柱后伸。此肌是头前屈(主动肌为颈前侧肌群)时的对抗肌。

（6）**病变**：头及躯干长时间的向前屈曲，弯腰，使头最长肌较长时间的紧张、牵张，致其缺血，常可引起最长肌的劳累性损伤。

颈椎病时，头部、项部疼痛，头最长肌损伤是其常见病因之一。其时，可于耳后、乳突后下部、枕三角区触及压痛点。因为此肌的起点，为总肌腱，故颈椎病时，还可致背、腰、甚至骶部疼痛及触压痛。临床医师们，常将此现象称为"颈腰综合征"。

（7）**针刀治疗**：因头最长肌的附着处位于乳突尖部，故对头最长肌附着点的病灶松解，在进针前定应摸清乳突尖，针对乳突尖的骨面进针。当刀锋抵达乳突骨面后，逐渐将针刃移至乳突尖的骨缘，找到病灶点；然后使针刃沿乳突尖的骨面进行病灶松解，此为安全而有效的针刀操作。

2. 棘肌及枕大神经卡压综合征
棘肌，包括头半棘肌、颈半棘肌、颈棘肌、背棘肌等。（图 2-69）

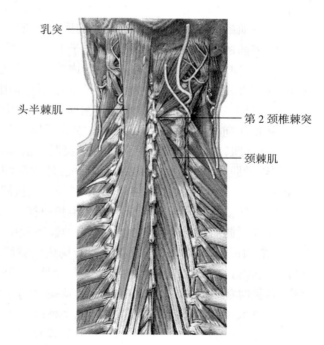

乳突

头半棘肌

第 2 颈椎棘突

颈棘肌

图 2-69 特显的头半棘肌(左图)；特显的颈半棘肌(右图)

（1）**棘肌的位置**：棘肌，为竖脊肌三列肌群中的最内侧列肌群；属躯干后部的第三层肌肉。

头半棘肌，位于项、背部脊柱的后面。颈棘肌，主位于项部。背棘肌，主位于背部。颈半棘肌，则位于头半棘肌的深面。颈棘肌和背棘肌，为棘肌最内侧部分的肌束，其紧贴在颈、胸椎棘突的外侧面。（图2-70）

（2）**棘肌的起止点**：棘肌，亦属躯干后侧深层的长肌群，但其肌纤维的长短却不一。因为棘肌，除起于总肌腱外，还起于各段脊柱下位椎体的横突，止于上位椎体的棘突。

一般而言，各棘肌的肌纤维束，分

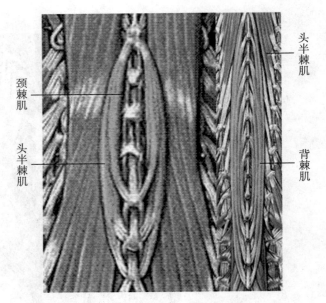

图 2-70　特显的颈棘肌(左)，特显的背棘肌(右)

3部分：最内侧部分的肌纤维，起于下位椎体的横突，跨过1~2个椎体，止于上位椎体的棘突；中间部分的肌纤维，跨过为3~4个椎体、外侧部分的肌纤维跨过5~6个椎体，依次止于上位椎体的棘突。例如，头半棘肌，除起于总肌腱外，还依次起自 T_5（或 T_6）~ C_4 的横突（和相应处的关节突）；肌束几乎呈垂直方向上行，跨过若干个椎体，依次止于上位椎体的棘突（的根部），最后止于上项线与下项线之间的枕骨面。因其止点宽广，故其肌束几乎呈垂直方向。颈半棘肌，除起于总肌腱外，还起自 T_5（或 T_6）~ T_1 的横突；纤维斜向内上行，跨过数个椎体，止于 C_5~C_2 棘突的根部。故其肌纤维的方向，为自内上斜向外下，呈顺"八"字形方向。见第三章，脊柱后侧第三层肌肉的起止点。

（3）**棘肌的神经支配**：均由脊神经的后内支支配。

（4）**棘肌的功能**：头半棘肌，最后止于上、下项线之间的枕骨面，止点较宽广，故肌纤维几乎呈垂直方向。其余肌纤维方向：为自内上→外下方向，呈顺"八"字形。因此，棘肌的总的作用：为伸直和旋转脊柱的功能。各部分的具体作用如下：

头半棘肌的作用为：头前倾时其紧张，以负责维持头前倾的姿势。一侧收缩时，使头向后伸，并稍转向同侧。两侧同时收缩，使头后伸。其协同肌，为枕下肌、头夹肌、斜方肌上部纤维。拮抗肌，为头前长肌、两侧胸锁乳突肌的前部纤维。

颈半棘肌的功能，主与颈部活动有关：使颈部伸直并转向同侧。协同肌，为两侧的颈夹肌、颈最长肌、颈半棘肌、肩胛提肌及多裂肌。拮抗肌，为颈前肌群。

（5）**棘肌病变**：颈椎病等，常引起头半棘肌损伤，致头半棘肌痉挛、挛缩、瘢痕、粘连，可刺激、卡压穿过此肌的枕大神经；加之枕大神经行程中需要绕过下斜肌的外下缘、在上项线处，需穿过由胸锁乳突肌和斜方肌肌腱膜所构成的**腱膜弓**，因此常造成枕大神经卡压，称**"枕大神经卡压综合征"**。（图2-71）临床上并非少见。其时可出现项部、枕后部、头部、甚至前头部疼痛；睡觉时症状明显；头前屈时症状明显；还可于枕后部、上项部触及压痛点。（图2-72）

（6）**枕大神经卡压症的针刀治疗**：枕大神经卡压症最常见的部位为枕大神经穿过肌腱膜弓处。此处压痛，且可放射到前头部、眼眶及眶后。刀口线与人体纵轴平行，针体与压痛处的骨面相垂直，快刺进皮后，刀口线不变，沿神经行走方向纵切（对腱膜弓属横切）3刀，就可

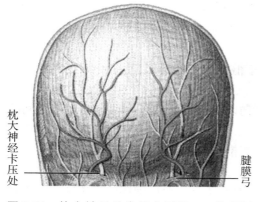

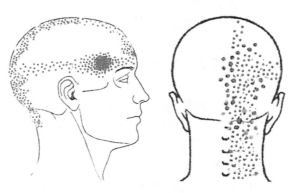

图 2-71 枕大神经最常见卡压处——枕部腱膜弓

图 2-72 头半棘肌病变的表现：压痛点（绿点）及疼痛区（红色区），彩描图

切断肌腱膜弓部分纤维以松解其神经的卡压。运针时，患者有放电样感觉，或明显疼痛时应调整刀锋，以免神经或血管的损伤。

（五）枕下肌

枕下肌，多裂肌、回旋肌，属躯干后部的第四层肌肉；为脊柱旁最深层的短肌群。

枕下肌，为项部与针刀医学关系最密切的重要的短肌，故予以重点介绍。

多裂肌、回旋肌及其他背短肌等，主位于背、腰区；将于第三章，腰背部解剖介绍。

枕下肌，是枕下部**头后小直肌、头后大直肌、头上斜肌、头下斜肌**的统称。

1. **枕下肌的位置、毗邻、神经支配、功能**　枕下肌，为枕下部最深层、脊柱最上端、头面部与颈项部连接处的四对小肌肉。

枕下肌的深面，紧邻寰枕后膜，其浅面为头半棘肌、头夹肌、斜方肌及筋膜等结构。

由枕下神经（C_1 脊神经后支所组成）所支配。

此四对小肌肉对寰枕关节、寰枢关节的活动具有重要作用。寰枕关节，主司头部的伸屈。寰枢关节，主司头部的旋转。因而四对小肌肉是头部的伸屈、旋转活动的重要动力。（图 2-73）

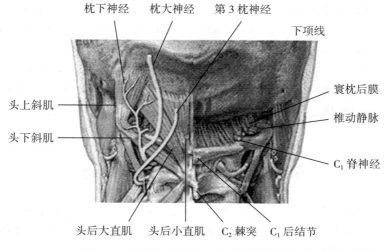

图 2-73　四对枕下肌（左）、寰枕后筋膜（右）等

2. 枕下肌的起止点

（1）**头后小直肌**：其起于寰椎的后结节，肌纤维基本向上直行；止于下项线的内段。其内侧紧贴项韧带；外侧紧邻头后大直肌。

（2）**头后大直肌**：位于头后小直肌的外侧；起于枢椎棘突的根部；其肌纤维稍向外上行走，止于下项线的外段。

（3）**头上斜肌**：起第 1 颈椎的横突；其肌纤维稍向内上行走，止于上项线与下项线之间的枕骨面，正处于头半棘肌附着处的深面。

（4）**头下斜肌**：起于枢椎棘突根部的侧面；止于寰椎的横突。

3. 枕下三角

（1）**枕下三角的组成**：是指由头后大直肌、头上斜肌、头下斜肌所围成的三角区域。头后大直肌为此三角的底边；头上斜肌和头下斜肌在寰椎横突的附着点，为三角的顶。三角的背面，为头半棘肌覆盖；三角的腹侧面，为寰枕后膜、和寰椎后弓。（图 2-74）

（2）**枕下三角的体表定位**：第 2 颈椎的棘突、第 1 颈椎的横突、上项线的中点，此三点围成的三角区即是。

（3）**枕下三角内的组织结构**：枕下三角内有椎动脉经过。椎动脉从寰椎横突的椎动脉孔出来后，绕过侧块，沿位于枕下三角腹面的寰椎后弓之椎动脉沟向内前，穿过寰枕后膜，进入颅内。此区的椎动

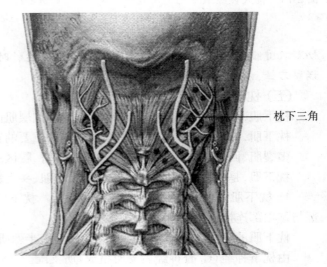

图 2-74　枕下三角

脉的后方无上下关节突覆盖，甚至可摸及椎动脉的跳动。因此，此处的椎动脉跳动点，又名**椎动脉点**。

（4）**椎动脉点的体表投影**：后正中线旁 1.5cm、与枢椎棘突上缘水平线的交点处。约相当于项部针刀手术时 $C_1 \sim C_2$ 之间的棘旁点附近。因而，$C_1 \sim C_2$ 棘旁点的针刀松解绝不可太深；临床经验不足者，最好不行此区的软组织松解，以保安全。

第 1 脊神经根，亦经枕三角腹面出椎管、而进入项部软组织。第 2 脊神经，从 $C_1 \sim C_2$ 出椎管后，绕过枕下三角的外下边（即头下斜肌的外下缘）、再转向上、在头半棘肌的深面上行；继而穿过头半棘肌等，而进入头部皮下组织的。故此三角病变，可引起椎动脉和第 1、2 脊神经受累。

第四节　颈项部的周围神经

颈项部神经，包括颈椎管内的颈脊髓（属中枢部分）和颈、项部周围神经两部分。颈脊髓，放在第五章介绍。此节仅介绍颈项部周围神经。颈项部周围神经，计有**躯体神经（即脊神经）**和**内脏神经（即自主神经）**两类神经。

一、颈脊神经

(一) 概述

1. **数量**　8对。颈脊神经,是指颈脊神经前根与后根在椎管内汇合,继续向外行,出椎间孔外口后而谓之。共有 8 对;即 C_1~C_8 脊神经。

2. **颈脊神经出椎管部位**　第1脊神经,从寰椎后弓上缘的椎动脉沟出椎管。第2脊神经,从寰椎侧块后下缘与枢椎椎弓根上表面合成的小沟中出椎管。第3脊神经,从 C_2~C_3 椎间孔出椎管。第4、5、6、7、8脊神经依次从 C_3~C_4、C_4~C_5、C_7~T_1 之间的椎间孔出椎管。

总之,**颈脊神经,从同序列椎体的上缘出椎管**。如第6脊神经,从第6椎体的上缘、即 C_5~C_6 椎间孔出椎管。(胸、腰脊神经,从同序列椎体的下缘出椎管。如第4腰脊神经,从第4腰椎的下缘、即 L_4~L_5 椎间孔出椎管)(图 2-75)

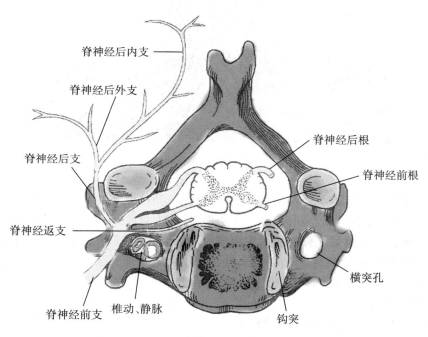

图 2-75　脊神经的分支,彩绘图

3. **分支、行程**　C_1~C_8 脊神经出椎管后,首先发出返支,继而分为后支和前支,共3支。3支均为混合神经;均含有躯体运动纤维和躯体感觉纤维等。

(1) **颈脊神经返支**:就在椎间孔外口处发出,有从灰交通支来的内脏神经纤维加入,故取名为窦椎神经。窦椎神经,即从原椎间孔返回椎管内,分布、管理椎管内的各脊膜及后纵韧带、骨膜组织的感觉。第1脊神经返支,返回椎管后,还进入后颅窝,支配硬脑膜及脑膜动脉等组织。

(2) **颈脊神经前支**:向前外下行;C_1~C_4 的前支,组成**颈丛**。C_5~C_8、T_1 的前支,组成**臂丛**。颈丛和臂丛,将于后述。

(3) **颈脊神经后支**:向后内行,不成丛。一般较前支短细。其再分成内、外两支(即后内支、后外支)。

颈脊神经后支分布区域:为头后部、枕部、项部、上背部、颈部、上胸部区域。其为节段性分布,但不如胸、腰脊神经节段性分布明显。此分布区与枕、项部的针刀医学关系极为密切;详情见下。

(二) 颈脊神经后支的分支(图 2-76)

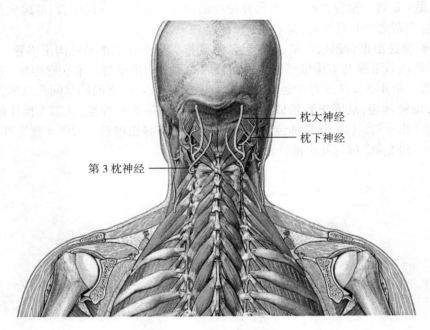

第 3 枕神经

枕大神经
枕下神经

图 2-76　颈 1~3 脊神经

1. **枕下神经**　主由**第 1 脊神经后支组成**,仅含运动神经纤维。在枕骨与寰椎之间向后行;分布、并管理枕下部 4 对小肌肉(头后小直肌、头后大直肌、头上斜肌、头下斜肌)。

2. **枕大神经**　主由**第 2 脊神经后支组成**;是后支中唯一大于前支者。其在寰枢外侧关节的外侧、寰椎和枢椎的横突之间向后行,绕过头下斜肌的外下缘,再向上后行走,依次穿过头半棘肌、斜方肌(并分布管理这些肌肉),继之穿过由斜方肌和胸锁乳突肌腱膜所组成的腱膜弓(上项线的稍下方),至枕、顶部的头皮下,并分布、管理枕部、头后部头皮的感觉。在其穿越腱膜弓时易受卡压,此为枕大神经痛的常见病因之一。

3. **第 3 枕神经**　主由**第 3 脊神经后支组成**;其沿项部中线旁,上升,管理枕后部其邻近的皮肤和肌肉(如斜方肌上部纤维)的感觉、运动功能。

(三) 颈脊神经前支、颈丛

颈丛,是 C_1~C_4 脊神经的前支所组成。有时 C_5 脊神前支也参与颈丛的组成。颈丛,位于胸锁乳突肌的深面,椎前肌和中斜角肌浅面。

颈丛,又分为**颈丛浅支、颈丛深支、颈丛交通支**三支。

颈丛浅支(图 2-77)

1. **颈丛浅支的体表投影**　颈丛浅支的体表投影,位于**胸锁乳突肌后缘的中点**附近。此为颈丛浅支,穿过颈筋膜至皮下的点;又叫**神经点**(见本章第一节)。

颈丛浅支,均为皮神经。颈丛浅支浅出点(**神经点**),是颈丛神经封闭的穿刺点。

神经点的针刀松解术,能否调节颈丛浅支功能障碍所致的头后部、项部、上背部、颈部的症状,未见有可信报道。

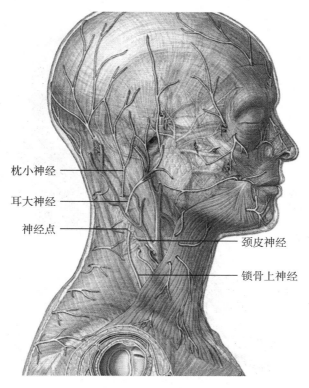

枕小神经

耳大神经

神经点

颈皮神经

锁骨上神经

图 2-77 颈丛浅支的分支

2. **颈丛浅支的分支** 颈丛浅支,从神经点浅出至皮下后,分别向上、向前、向下方呈放射状行走、分支;分别分布于枕部、耳后部、颈前部、上胸部、肩部的皮肤。其主要分支如下:

(1) **枕小神经**(含 $C_2 \sim C_3$ 纤维):从胸锁乳肌后缘的中点向上后行,至胸锁乳突肌止点的后缘穿过深筋膜浅层至皮下,分布于耳郭上部、枕外部的皮肤。其与枕大神经、耳大神经相互吻合。

枕小神经痛,临床也能遇到。疼痛部位:为枕小神经分布区。特点:同枕大神经痛。其病因,可为枕小神经炎、颈椎病、颈脊髓上段或后颅窝肿瘤、流感等疾病致。唯其压痛点位于胸锁乳突肌后缘的上段。

(2) **耳大神经**(含 $C_2 \sim C_3$ 纤维):从胸锁乳突肌后缘的中点、沿胸锁乳肌的表面垂直向上行,分布于耳郭下部的前后面、腮腺表面、下颌角等处的皮肤。

(3) **颈皮神经**(含 $C_2 \sim C_3$ 纤维):从胸锁乳突肌后缘的中点,横行向前,又分上、下两支,分布于颈前部的皮肤。

(4) **锁骨上神经**(含 $C_3 \sim C_4$ 纤维):从胸锁乳突肌后缘的中点,浅出,再分为前、中、后 3 支,越过锁骨,分布于颈下部、上胸部、肩部的皮肤。

颈丛深支

3. **颈丛深支的分支、膈神经** 颈丛深支的分支,多很短小,就近分布于邻近的颈部肌肉,故从略;唯**膈神经**,为颈丛深支的主要分支。(图 2-78)

膈神经:其行程长,易损伤,有重要临床意义,故予以重点描述。

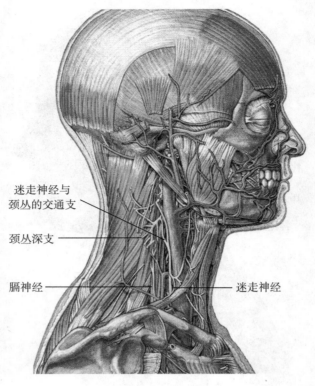

迷走神经与
颈丛的交通支

颈丛深支

膈神经　　　　　　　　　　　　　　　迷走神经

图 2-78　颈丛深支、颈交通支

（1）**膈神经的组成**：膈神经，来自颈丛深支；其含有 $C_3 \sim C_5$ 脊神经前支的神经纤维，以 C_4 前支纤维为主。有学者报道：73.3% 人有副膈神经。副膈神经含 $C_5 \sim C_6$ 纤维。膈神经或副膈神经均为混合神经，含有**内脏神经和躯体感觉、运动纤维**。

（2）**膈神经的行程、分布**：在胸锁乳突肌的深面、前斜角肌的浅面、自外上斜向内下行，经锁骨下动、静脉之间入胸腔（副膈神经在锁骨下静脉的后侧或下方加入膈神经），从肺根的前方，心包与纵隔胸膜之间下降至膈肌。其躯体和内脏运动纤维，支配膈肌的运动；其感觉纤维，管理胸膜（纵隔胸膜和膈胸膜）、心包膜、膈下腹膜、胆囊（右侧膈神经支配）的感觉。

（3）**膈神经病理**：临床不少见。颈椎病、颈部外伤、颈部手术误伤、颈脊髓疾病（如脊髓灰白质炎、肿瘤等）、胸腔肿瘤、白喉、甚至中毒等，均可引起膈神经损伤。

膈神经刺激性病损，可产生呼吸短促、困难、呃逆、肩背及颈部的胸膜放散性疼痛。

双侧膈神经瘫痪，则呼吸困难、膈肌上升、肺底受压、肺炎等。

4. **颈丛交通支**　颈丛有许多分支，分别与邻近的交感神经、脑神经（10、11、12）相互交通。（图 2-79）

（1）**与交感神经交通**：其经灰支与交感神经交通。由颈上神经节发出交感神经纤维，经 $C_1 \sim C_4$ 的灰支，加入至第 1~4 脊神经内，再随颈丛的浅支分支，分布于各相应区域皮肤的血管、汗腺、立毛肌；并管理上述区域血管平滑肌、立毛肌的收缩、汗腺的分泌功能。

（2）**与迷走神经交通**：迷走神经，为第 10 对脑神经，属副交感神经。其纤维加入第 1~2 对脊神经，并随颈脊神经行走、分支、分布；这些副交感纤维，在其分布区司副交感神经功能，

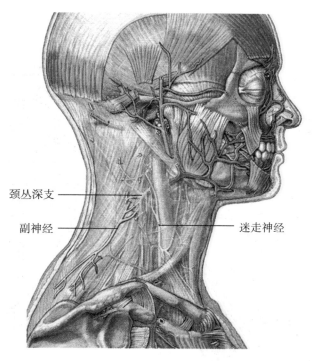

图 2-79　颈丛与副神经、迷走神经的交通

如使血管平滑肌扩张等。

（3）**与副神经交通**：副神经为第 11 对脑神经，也含有副交感神经纤维。此副交感纤维加入第 2~4 颈脊神经，分布并管理胸锁乳突肌和斜方肌的运动功能。

（4）**与舌下神经交通**：舌下神经，为第 12 对脑神经。第 1、2 颈脊神经的感觉纤维，并入舌下神经，沿舌下神经逆行进入后颅窝，成为脑膜支；管理后颅窝硬脑膜的感觉。第 1、2 颈脊神经的运动纤维，并入舌下神经后，随舌下神经本干或其降支行走、分布、管理颏舌骨肌、甲状舌骨肌、胸骨舌骨肌、胸骨甲状肌和肩胛舌骨肌等。

总之，颈丛神经与第 10、11、12 对脑神经有密切联系，因此，颈椎病可引起此三对脑神经功能障碍就容易理解了。

（四）**臂丛**

1. **臂丛的组成、位置、编组、行程**　臂丛，是由第 5~8 颈脊神经前支和第 1 胸脊神经的部分前支所组成。主位于颈根部：从锁骨下动脉的上方直至腋窝部。C_5~C_8 及 T_1 的前支相互交织，首先组成颈丛的**上干、中干、下干**。C_5 和 C_6 前支，组成上干；C_7 前支，单独立组成**中干**；C_8 和 T_1 前支组成**下干**。继之，每干又分为**前股、后股**，均向外下行。各干、股，在锁骨的上方，其与锁骨下动脉伴行，经过前斜角肌和中斜角肌之间的间隙，跨过第 1 肋骨的上表面，约在锁骨中点的后方，下降至腋窝。（图 2-80）

在腋窝部，各股围绕腋动脉，又相互组合成**内侧束、外侧束、后束**。

上干、中干、下干的后股，合成**后束**；居腋动脉之后。

上干、中干的前股，合成**外侧束**；居腋动脉的外侧。

下干的前股自成为**内侧束**；居腋动脉的内侧。（图 2-81）

2. **臂丛的分支**　臂丛的分支，一般将其分为锁骨上分支和锁骨下分支，两部分。（图

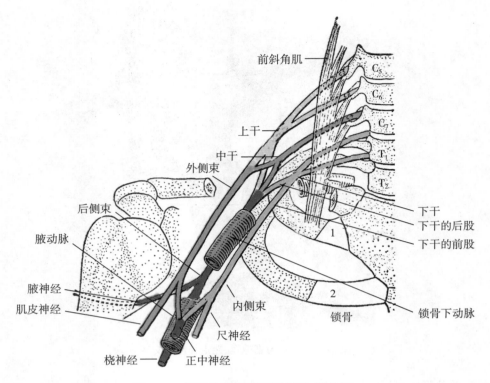

图 2-80　臂丛的组成、编组及行程,彩绘图

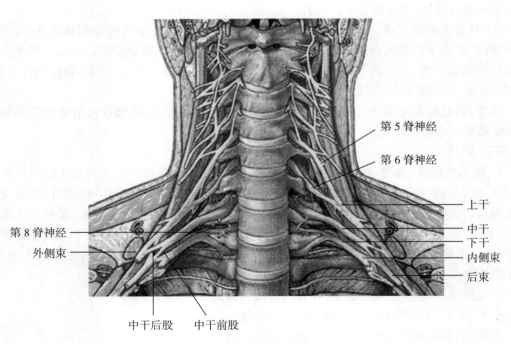

图 2-81　臂丛,前侧观

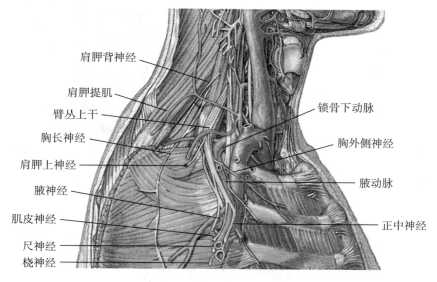

肩胛背神经

肩胛提肌

臂丛上干

胸长神经

肩胛上神经

腋神经

肌皮神经

尺神经

桡神经

锁骨下动脉

胸外侧神经

腋动脉

正中神经

图 2-82 臂丛的主要分支

2-82)

锁骨上分支：主要有**肩胛背神经、胸长神经、肩胛上神经、锁骨下神经 4 支**；将在背腰部解剖中描述。

锁骨下分支：主要有**胸前神经、肩胛下神经、胸背神经、腋神经和上肢的正中神经、桡神经、尺神经、肌皮神经、臂内侧皮神经、前臂内侧皮神经 10 条**；将在上肢解剖中介绍。

3. **臂丛的体表投影**　见本章第一节。

二、颈交感神经

颈交感神经，为颈部内脏的重要运动神经。颈部内脏运动神经的另一部分，为迷走神经、舌咽神经，后二者为副交感神经。副交感神经，前已述，故此处只描述颈交感神经。

颈部的交感神经，包括 3 个颈交感神经节（**颈上神经节、颈中神经节、颈下神经节**）和将前三者相互连结为一体的**交感神经干**。交感神经节和交感神经干合称为**交感神经链**。

颈下、中、上神经节，是**颈交感神经的节后神经元聚集之处**；也是交感神经的节前纤维（节前交感神经元，即交感神经的低级中枢，其位于脊髓 $T_1 \sim L_3$ 的侧角）穿过或交换神经元的地方。从颈上、中、下神经节经过的节前纤维或从节内发出节后神经纤维，一部分经灰交通支至脊神经，并随脊神经分布到皮肤的血管、立毛肌、汗腺和皮脂腺；另一部分纤维缠绕在血管壁上，形成动脉壁神经丛；其再分支（或随血管）、分布到内脏的各靶器官。(图 2-83)

（一）颈下神经节（星状神经节）

颈下神经节，又名星状神经节，是颈部三个交感神经节中最大、且为最重要的一个。

1. **星状神经节的位置**　其位于第 7 颈椎横突和第 1 肋椎关节之前，长约 22.0mm，宽 8.0mm。

2. **星状神经节的毗邻**　其前外侧，为锁骨下动脉和椎动脉、臂丛。前下方，为胸膜顶。前内侧，为气管、迷走神经。其后侧，除第 7 颈椎横突外，尚有脊神经根袖等组织结构。(图 2-84)

3. **星状神节的属支**

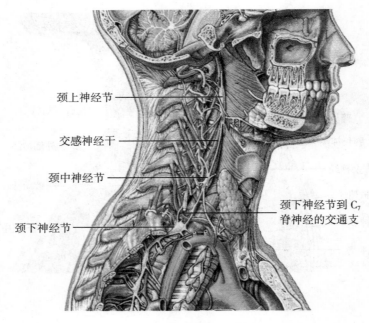

图 2-83　上、中、下颈交感神经节

颈上神经节

交感神经干

颈中神经节

颈下神经节

颈下神经节到 C_7 脊神经的交通支

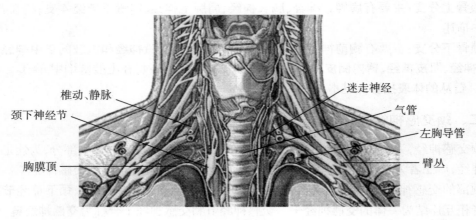

椎动、静脉

颈下神经节

胸膜顶

迷走神经

气管

左胸导管

臂丛

图 2-84　颈下神经节的邻近重要结构

（1）**交通支**：颈下神经节发出灰交通支，到第 7、第 8 脊神经；然后随第 7、8 脊神经行走、分布；管理分布区皮肤的汗腺分泌、立毛肌、血管平滑肌收缩等功能。

（2）**心下神经**：颈下神经节发出心下神经；其在锁骨下动脉的后方加入迷走神经，经迷走神经至胸腹腔，组成胸腔、腹腔内的内脏神经丛（如主动脉丛、心丛、肺丛、腹腔神经丛），管理胸、腹腔内的各组织器官。胸、腹内各组织器官也接受副交感神经的支配；故胸、腹腔脏器的各种功能，由交感神经和副交感神经二者共同协调、管理。

（3）**动脉壁支**：颈下神经节还发出纤维，缠绕到锁骨下动脉、椎动脉、颈总动脉的动脉壁上，并形成血管壁神经丛（如锁骨下动脉丛、椎动脉丛等）；其纤维再随各动脉行走、分支，分布到头、颈、颅内外、上肢等各部的组织器官，司交感神经功能。

4. **星状神经节阻滞术**　其适应证，达 100 余种疾病；尤其是对颅、面、五官、颈、项、胸、背、上肢、胸腔及腹腔内各脏器疾病的疗效较佳。椎动脉型颈椎病、交感神经型颈椎病,配合针刀予以治疗,效果良好。

阻滞术的用药、操作方法、阻滞成功的标志、副作用等,见有关专著。

(二) 颈上神经节

是颈交感神经节中较大者。呈梭形。长约 28.0mm,宽约 8.0mm。其位于第 1、2 颈椎横突之前表面。其属支如下:

1. **灰交通支** 颈上神经节发出交通支至第 1~4 脊神经,并随其分支、分布到头颈部皮肤的血管、立毛肌、汗腺。

2. **血管壁支** 颈上神经节发出的分支,可至动脉和静脉壁,其跟随动脉、静脉分支、行走,到达各组织器官。

(1) **颈内动脉神经**:自颈上神经节分出,缠绕在颈内动脉壁上,形成**颈内动脉壁交感神经丛**;其纤维随颈内动脉进入颅内。当颈内动脉行经海绵窦时,又在海绵窦内形成**海绵窦神经丛**。

从**颈内动脉神经丛**发出的分支,去向有四:①**沿颈内动脉行走**;②在颈内动脉管内口处,发出**岩深神经**,穿过破裂孔出颅,与岩大浅神经组合成翼管神经,至**蝶腭神经节**,并分支到口、鼻腔的黏膜、腺体、泪腺、血管;③分支至**三叉神经半月节**、**外展神经**,并随其行走分布;④分支至颈**鼓神经**,而与鼓室丛相连,分布于鼓室。

从**海绵窦神经丛**发出分支,去向也有四:①**加入动眼神经、滑车神经**,进入眼眶分布;②**从海绵窦前部发出**,经眶上裂入眼眶,经**鼻睫神经(或直接)进入睫状神经节**,再随睫状短神经至眼球内,支配瞳孔扩大肌;③**随血管至脑垂体**;④**随颈内动脉的分支**:大脑前、中、后动脉行走、分支分布至各脑组织。

(2) **颈外动脉神经**:自颈上神经节发出分支,缠绕于颈外动脉及其属支的壁上,形成动脉同名的各神经丛。其中随面神经行走、分出的**下颌下神经丛**,支配下颌下腺和舌下腺;随脑膜中动脉行走、分出的**耳神经节**,支配腮腺;还有随面动脉、颞浅动脉等行走、分出的面神经丛、颞浅动脉丛等,分布于皮肤,支配立毛肌、汗腺、皮脂腺及血管平滑肌(收缩血管)。

(3) **颈内静脉神经**:自颈上神经节发出分支至颈内静脉壁者,形成**颈内静脉神经丛**。从颈内静脉丛发出分支,加入下列神经:①**舌咽神经**,分布至咽壁;②**迷走神经**,形成心上神经,下降至胸腔,分布于心脏及其血管;迷走神经还加入喉上神经,分布于喉部的声带等。

(三) 颈中神经节

颈中神经节,是三个颈神经节中最小者,不恒定。位于第 4、5 颈椎横突前。也发出分支、或交通支到心脏(心中神经)、甲状腺、第 5、6 脊神经,且随各神经行走、分布。

总之,无论是颈下神经节、还是颈中神经或颈上神经,均来自胸段的交感神经纤维。因此,颈部的交感神经功能,不仅与颈椎关系密切,而且与胸椎的关系,亦密不可分。

上、中、下三个神经节,又借交感神经干相互连接为一体,故三者之间的生理、病理也相互影响。

上、中、下三神经节,均发出交通支至颈脊神经;发出血管支至动静脉壁;继而随脊神经、血管或脑神经、分支、行走、分布至头、颈、胸腔、上肢各部,管理上述各部位的组织器官、血管、腺体和立毛肌的功能等。颈上神经节与颈内、外动脉关系密切;颈下神经节与椎动脉和锁骨下动脉关系密切;颈中神经节与颈总动脉关系密切;三神经节均与迷走神经相交通,与胸腔器官功能关系密切。

综上所述,来源于胸段($T_1~T_4$)颈部的交感神经,可影响头颈部、上肢、胸腔、腹腔所有内外组织、器官的功能；尤其是头颈、上肢皮肤的血管收缩、汗腺分泌、立毛肌收缩，头颈部各腺体（泪腺、唾液腺、各黏膜腺）的分泌，扩瞳，咽喉各肌的运动功能，更受颈交感神经影响。

三、副交感神经

副交感神经的低级中枢，位于脑干的迷走神经背核（心血管及胃肠运动核）、延髓的泌涎核（腺体的分泌）、中脑的缩瞳核（司瞳孔收缩）和骶髓 2~4 侧角内。故副交感神经分为**脑部**和**骶部**两部分。

脑部副交感神经的各纤维，**随迷走神经、舌咽神经、面神经、动眼神经、脊神经**分布于头、颈、上肢、躯干上半部的组织器官与胸腔、腹腔内的脏器，并管理上述各组织器官的功能。

骶部副交感神经的各纤维，随盆腔内脏神经等，分布于盆腔内各组织器官，并管理盆腔内器官（如膀胱逼尿肌、直肠、生殖器官等）的功能。

第五节　颈部的脉管系统

脉管系统，包括动脉系统、静脉系统、淋巴系统。

一、颈动脉系统

颈部的动脉系统，共有颈总动脉、椎动脉及甲状颈干，三条主干。

（一）颈总动脉

左颈总动脉，起于主动脉弓；而右颈总动脉，起于头臂干动脉。

颈总动脉，在甲状软骨上缘分成颈外动脉和颈内动脉。颈外动脉，供应颅外全部结构。颈内动脉，供应颅内各组织结构。（图 2-85）

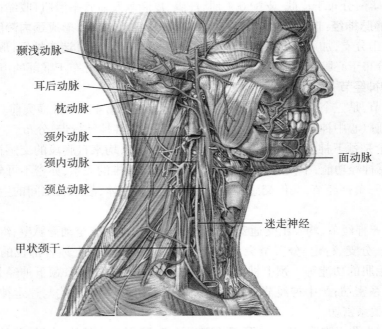

颞浅动脉
耳后动脉
枕动脉
颈外动脉
颈内动脉
颈总动脉
甲状颈干
面动脉
迷走神经

图 2-85　颈总动脉及其分支

1. **颈总动脉的行程**　左侧颈总动脉起于主动脉弓；右侧颈总动脉由头臂干发出。两侧颈总动脉,均经过胸锁关节的后方,沿食管、气管、喉部的外侧,在皮肤、颈阔肌、胸锁乳突肌、胸骨舌骨肌的深面上行;至甲状软骨上缘水平,分为**颈外动脉**和**颈内动脉**。在颈总动脉分叉处,有**颈动脉球、颈动脉窦**两个重要结构。

2. **颈总动脉的体表投影**　见本章第一节,图2-4。

3. **颈总动脉的分支**　在甲状软骨上缘处,分成**颈外动脉**和**颈内动脉**。

(1) **颈外动脉**:自颈总动脉分出时位于颈内动脉的前内侧,继而逐渐转至颈内动脉的前外侧,继续上行,主干穿过腮腺实质,至下颌颈处,分为**颞浅动脉**和**上颌动脉**两终支。在分为两终支前,颈外动脉沿途的分支如下:

1) **甲状腺上动脉**:在颈内动脉与颈外动脉分叉处的稍上方,颈外动脉即分出甲状腺上动脉。其在喉部和颈总动脉之间向下行,至甲状腺侧叶的上极,分支,营养甲状腺和喉部。

2) **舌动脉**:约于舌骨角水平发出。经舌骨舌肌,至舌;分支营养舌、舌下腺和扁桃体。

3) **上颌动脉**:为终支之一。经下颌颈的深面,向前内行,至颞腭窝;分支、分布于硬脑膜、上牙及牙龈、鼻腔、腭、咀嚼肌、外耳道、鼓室等组织,并营养之。

4) **面动脉**:在下颌角水平,由上颌动脉分出。向前行,经下颌下腺,于咬肌前缘,绕过下颌骨下缘,至下颌骨的表面(此处位置表浅,其跳动可触及;既可定位,又可用于面部的压迫止血),到面部,沿口角、鼻外侧上行,至内眦部,改名为内眦动脉。其分支营养面部各肌肉及其他组织。

5) **颞浅动脉**:为另一终支。在耳前方上行,越过颧弓(此处位置浅在,动脉的跳动可触及;可做其定位、压迫止血用),至颞部皮下,分支分布于额、顶、颞部软组织及腮腺。

6) **枕动脉**:其起点与面动脉起点相对。沿乳突根部的内侧向后行,至枕部,分支分布营养枕部各组织。

7) **耳后动脉**:约于二腹肌后腹的上缘发出。沿乳突的前方上行,至耳郭后方,并营养该部软组织。

8) **咽升动脉**:为颈外动脉的极小分支,沿咽侧壁,上行至颅底,分支、分布并营养颅底、咽部各软组织。

(2) **颈内动脉**:颈内动脉,自颈总动脉分出后,其位于颈外动脉的后外侧,逐渐转至颈外动脉的后内侧上行,至颅底,经颈内动脉管,进入颅内。

颈内动脉,入颅后与对侧同名动脉组成**基底动脉环**,最后分为**大脑前动脉、大脑中动脉、大脑后动脉**;分布于各脑组织和视器官,并营养之。

颈内动脉,在颈段无分支。

颈内动脉的生理、病理、临床意义重大,但针刀不可及,故从略。

(二)椎动脉

椎动脉,不仅是头颈部的重要供血动脉,而且它与针刀医学临床有十分密切的关系。故应特别重视之。(图2-86,图2-87)

1. **椎动脉的行程**　椎动脉多来自锁骨下动脉;但左侧椎动脉可来自主动脉弓,而右侧椎动脉也可来自无名动脉。左右椎动脉沿颈侧面上升,穿过 C_6~C_1 椎体的横突孔,出寰椎的横突孔后,向后内行,绕过寰椎侧块的外、后方,至寰椎后弓上表面的椎动脉沟和其稍上方的横韧带所组成的**骨纤维管**向前上行,经枕骨大孔进入后颅窝,至延髓、脑桥的腹侧面,两侧椎动脉汇合,组成基底动脉。

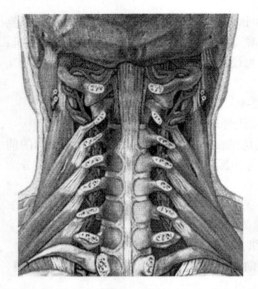
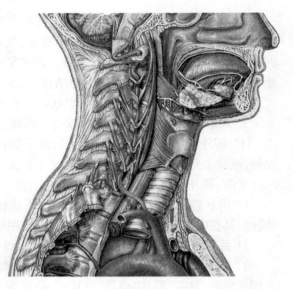

图 2-86　特显的双侧椎动脉(红色),头颈后面观　　图 2-87　特显的右椎动脉全程(红色),人体矢状切面

2. **椎动脉分段、分支**　从椎动脉发出起,到左右椎动脉汇合处止,人为地将其全程分为四段:

(1) **椎动脉颈段(第 1 段)**:自椎动脉发出处起,经颈长肌和前斜角肌之间的裂隙向上行,至进入横突孔(一般多从 C_6 横突孔进入,少数从 C_5 或 C_7、甚至 C_4 横突孔进入)前的这一段椎动脉。

椎动脉颈段与针刀临床的关系:椎动脉颈段,在颈长肌和前斜角肌之间的肌裂隙向上行,故当前斜角肌痉挛时(颈椎病时常伴发),可致椎动脉供血障碍。此种椎动脉供血障碍,除按颈椎病针刀治疗外,还需行斜角肌的针刀松解处理。但前斜角肌在第 1 肋骨的附着处,其内、外侧均有重要的大血管、神经,如锁骨下动脉、静脉、椎静脉、颈内静脉、颈总动脉、甲状腺下动脉、臂丛神经、星状神经节等结构。因而,此处的针刀松解,应慎之又慎。最好行前斜角肌的肌腹浸润阻断术,较为安全有效。若行前斜角肌在颈椎横突前结节附着点的松解术,亦应谨慎。

星状神经节发出的交感神经纤维,组成椎动脉交感神经丛,管理椎动脉的收缩功能。故临床上,椎动脉型颈椎病和交感神经型颈椎病常合并存在。若为交感神经病变致椎动脉供血障碍时,临床上,还可配合行星状神经节阻滞术予以治疗。

(2) **椎动脉椎骨段(第 2 段)**:指椎动脉,穿经颈椎各横突孔的部分。椎动脉椎骨段,在其向上的行程中,依次发出 **6~8 支椎间动脉**,分别供应相应节段椎骨和椎管内组织结构的血运。

椎间动脉,在其进入椎间孔前,分出前、后两条小支。前小支向前内行,与对侧的同名动脉,在椎体的前表面相互吻合,形成血管网;再由此血管网发出分支,进入椎体,以供应椎体前部的血运;后小支,向后行,主要供应椎弓、椎板、上下关节突、横突和棘突血运。后小支,也与对侧的同名小支吻合。

椎间动脉的终支,经椎间孔,进入椎管内,即叫**根动脉**;根动脉,可分为前根动脉和后根动脉,分别随前后根行走,均与对侧同名动脉吻合,组成**脊髓冠状动脉**,供应脊髓与其被膜、及椎管内其他组织血液循环。

与针刀临床的关系：椎骨段椎动脉的后内侧，紧邻钩突和钩椎关节。钩突骨质增生、钩椎关节炎（颈椎病时临床常见），常刺激、压迫椎动脉；这是椎动脉供血不良的常见病因之一。尤其是 C₅ 横突孔，离钩突、钩椎关节最近，所以，下颈椎所致的椎动脉供血障碍，多位于此处。

其次，椎动脉供血不良，还可影响椎管内组织（如脊髓）的血供障碍，出现脊髓型颈椎病的临床表现，就易于理解了。

(3) **椎动脉枕段（第 3 段）**：指其从 C₁ 横突孔出来后，沿寰椎侧块的外缘向后，再向内绕过侧块的后缘，到寰椎后弓外段上表面之椎动脉沟，将再转向前行，穿过此处的骨纤维管，至枕骨大孔处，在进入颅内前的这一段椎动脉。

与针刀临床的关系：此段椎动脉，从寰椎横突孔出来到进入颅内前，要沿寰椎侧块的外、后、内侧绕行，需转 180°的弯；继之还要穿过一个**骨性纤维管**（因为寰椎椎动脉沟的上表面有一条横韧带；故寰椎的椎动脉沟和横架在其上的横韧带，构成的一条**骨纤维管**）。故此段行程迂曲（绕寰椎侧块转 180°），还需穿过**骨管**（寰椎椎动脉孔）及**骨纤维管**，其活动范围、伸缩余地很小；又紧贴骨面或韧带，软组织少，几乎无缓冲地带；再加之寰枢关节易紊乱、错位等，故此段椎动脉，很容易被扭曲、牵拉、刺激、压迫，而引起椎动脉供血障碍，出现眩晕等表现。因此，可如此认为：**临床上若遇到颈性眩晕，首先就应从寰枢椎处去找病因**。

第 1 颈脊神经根，在椎动脉沟处与椎动脉紧邻、伴行；因而，此段椎动脉病变，常伴第 1 颈脊神经根受累表现。

(4) **椎动脉颅内段（第 4 段）**：指椎动脉自枕骨大孔入颅后，沿延髓的前表面，向前内上行，至脑桥的下缘，与对侧的同名动脉汇合、组成基底动脉之前的这一段。椎动脉颅内段有许多重要分支：

1) **脊髓前正中动脉**：左、右椎动脉汇合成基底动脉前，各发出一分支，沿延髓的腹侧面，向内下行，至延髓下缘（椎体交叉附近），左右两支汇合成**脊髓前正中动脉**。脊髓前正中动脉，在脊髓的前正中裂内下行，贯穿脊髓的全长，为脊髓前部的主要供血动脉；也是脊髓的一条主要供血动脉。

2) **小脑下后动脉**：椎动脉在未汇合前，在延髓的两侧各发出一条小脑下后动脉，各自进入延髓及小脑，以司该组织的血液供应。

3) **脊髓后动脉**：分别由左右椎动脉发出（有些由小脑下后动脉发出），其转向延髓的背外侧，向下行，称**脊髓后动脉**（或叫**脊髓后外动脉**），分别沿脊髓的后外侧下行，主司脊髓后部的血供。

4) **内听动脉（又名迷路动脉）**：为左右椎动脉刚汇合后发出的一条细长而又迂曲的小动脉（有时由小脑下后动脉发出）；主要供应内耳的血液循环。

其与针刀临床的关系：由于脊髓的两条主要供血动脉：**脊髓前动脉、脊髓后动脉**均来自椎动脉，因此，椎动脉供血障碍，可引起脊髓供血不良，这是脊髓型颈椎病的重要病因、病理之一。

再者，来自椎动脉的内听动脉，其细长、迂曲，故当椎动脉有血液供应障碍时，内听动脉常受累，临床就会出现耳鸣、听力减退等现象。

(三) 甲状颈干

甲状颈干，是一条短干。其在椎动脉的外侧、前斜角肌内侧缘附近，由锁骨下动脉发出。其主要分支，为**甲状腺下动脉、肩胛上动脉、肩胛背动脉、颈横动脉**。（图 2-88）

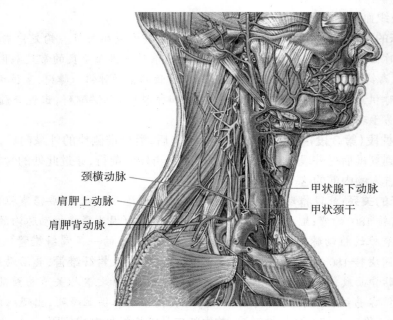

颈横动脉
肩胛上动脉
肩胛背动脉

甲状腺下动脉
甲状颈干

图 2-88 甲状颈干及其属支

1. **甲状腺下动脉** 为甲状颈干的终支;其向上内行;分支、分布至甲状腺下部、咽、食管、喉、气管,并营养上述器官。

2. **肩胛上动脉** 自分出后向后下行,与肩胛上神经伴行,跨过肩胛骨上缘,分支分布至冈上窝、冈下窝,并营养该部之冈上肌、冈下肌等软组织。

3. **肩胛背动脉** 其来自甲状颈干或锁骨下动脉、甚至肩胛上动脉;向外穿过或越过臂丛,经中斜角肌的前方至肩胛提肌的深面,紧邻肩胛内上角向内下方、在菱形肌的深面向下行,分布至项、背肌及肩胛带肌,并参与组成肩胛动脉网。

与针刀临床的关系:临床上常需在肩胛内上角、肩胛脊柱缘上段处,用针刀松解肩胛提肌起点病变,有可能遇到肩胛背动脉,应尽力避免对其损伤。

二、静脉系统

静脉系统,一般分为深、浅两组。

头颈部浅静脉组,包括面静脉、下颌后静脉、颈外静脉。

头颈部深静脉组,包括颈内静脉、锁骨下静脉。

(一)头颈部浅静脉(图 2-89,图 2-90)

1. **面静脉** 又叫面前静脉。主位于面部的皮下浅筋膜内,位置表浅。首先由额前部的**眶上静脉和滑车上静脉**,在眼内眦部汇合成**内眦静脉**。内眦静脉,在面部其与同名动脉相伴而外下行,至下颌角的前下缘处,与**下颌后静脉的前支**汇合成面总静脉。面总静脉跨过颈内、颈外动脉的浅面,向外下行,至舌骨角水平,汇入深组的**颈内静脉**。

面静脉,在口角以上部分,**无静脉瓣**,而且借眼上静脉及眼下静脉与颅内的海绵窦相交**通**;或通过面深静脉,向后进入**翼静脉丛**,继而也与颅内**海绵窦**交通。因此,当这些部位有化脓性感染病灶,因处理不当(如挤压等)或免疫力低下时,就可继发颅内感染。故临床上将此区名为**"危险三角"**,前已述。

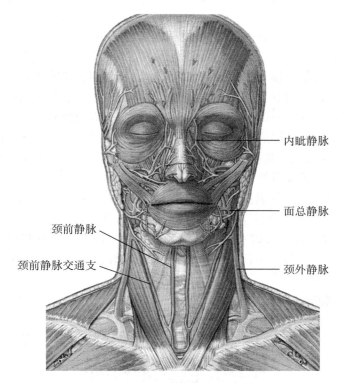

内眦静脉

面总静脉

颈前静脉

颈前静脉交通支

颈外静脉

图 2-89　头颈部浅静脉，正面观

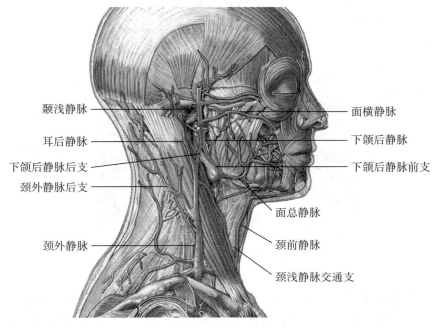

颞浅静脉

耳后静脉

下颌后静脉后支

颈外静脉后支

颈外静脉

面横静脉

下颌后静脉

下颌后静脉前支

面总静脉

颈前静脉

颈浅静脉交通支

图 2-90　头颈部浅静脉，侧面观

2. **下颌后静脉**　是由**颞浅静脉**(主要收集颞部组织的静脉血)和**上颌静脉**,在腮腺实质内汇合而成。

上颌静脉,主要收集位于翼内、翼外肌之间的翼静脉丛的血(翼静脉丛又与面深静脉、颅内海绵窦相交通,前已述)。

颞浅静脉,主要收集颅顶、颞部软组织的静脉血;其与同名动脉伴行,注入下颌后静脉。

下颌后静脉,下行至腮腺处,分为前、后两支。前支汇入面总静脉,继而注入深组的颈内静脉;后支与耳后静脉、枕静脉汇合成颈部最大的浅静脉,即**颈外静脉**。

3. **颈外静脉**　这是颈部最大的一支浅静脉。在下颌角处,其由**下颌后静脉的后支、耳后静脉**和**枕静脉**汇合而成。其沿胸锁乳突肌的表面斜向后下行,至该肌的后缘,在锁骨中点的上方穿深筋膜,汇入**锁骨下静脉**或**静脉角**。

健康人,无论站、坐,颈外静脉都不显露;但上腔静脉回流受阻时(如屏气致胸腔内压力增高或心衰时等),可见颈外静脉怒张。颈外静脉常做临床静脉穿刺用。

4. **颈前静脉**　起自颏下部的浅静脉,沿颈前正中线两旁在浅筋膜层内下行;至胸骨切迹的稍上方与颈静脉弓汇合(甲状腺下静脉、胸前壁浅静脉亦与此弓交通),继之经颈外静脉(或直接)注入锁骨下静脉。

(二)头颈部深静脉

头颈部深静脉,主为**颈内静脉**。(图 2-91)

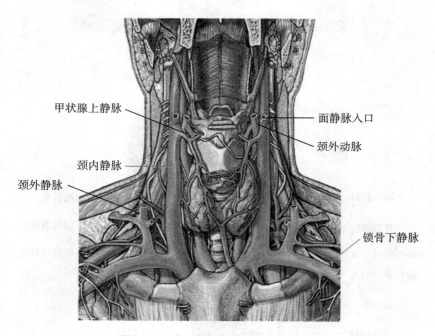

图 2-91　头颈部深静脉——颈内静脉

1. **颈内静脉的行程**　颈内静脉,主要收集颅内及部分颅外各组织的静脉血。其起自颅底部的颈静脉孔处;向上与颅内的**乙状窦、岩下窦**相延续;向下与颈内动脉、颈总动脉伴行于颈动脉鞘内(其居前二者之外侧),至胸锁关节的后侧,注入**锁骨下静脉**。

2. **颈内静脉的属支**　颈内静脉收集颅、面、颈部的静脉血流;是头颈部静脉回流的主干。

颈内静脉的颅内属支：为**乙状窦、岩下窦**；其收集颅骨、脑膜、脑、泪器、前庭窝等处组织器官的静脉血。

颈内静脉的颅外属支：为**面静脉、舌静脉、咽静脉、甲状腺上静脉、甲状腺中静脉**等；其收集面部、颈部的静脉血流。

3. **颈内静脉的特点** 颈内静脉管壁紧附着于动脉鞘；而动脉鞘又与周围的深筋膜及其邻近的肌腱膜紧密相连；因而**颈内静脉的管腔常处于开放状态**；这有利于静脉回流；但颈内静脉外伤破裂时，其不能闭合；加之胸腔内负压对静脉回流的吸引作用，常可使空气被吸入血管内而致空气栓塞。

三、淋巴

淋巴系统，与针刀临床关系不很密切，故从略。

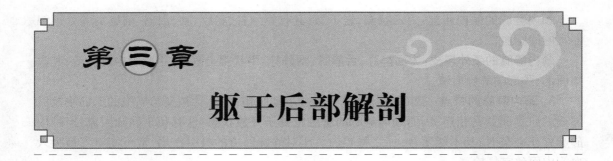

第三章
躯干后部解剖

第一节　躯干后部的境界、体表标志

一、躯干后部的境界、分区

传统局部解剖学,将人体躯干后部叫脊柱区,包括**项、背、腰、骶**部,四个小区。项部的解剖,已在本书的第二章中介绍,故此章,仅将未描述的**背、腰、骶尾部**,以"**躯干后部**"之统称,予以介绍。

(一)腰背躯干后部的境界

1. **上界线**　以第7颈椎的棘突→两侧肩峰的连线为界。线上,为**项部**;线下,为**躯干后部**。

2. **下界线**　为尾骨尖→骶骨两外侧缘→两侧髂后上棘→沿两髂嵴至髂嵴的最外侧连线;

3. **两侧界线**

(1)肩峰→三角肌前、后缘→腋窝前、后壁→折转向下前或向下后→腋窝中心相接的连线。此连线的外侧,为双上肢。此连线的内后侧,为躯干后部;连线的内前侧,为躯干前部。

(2)自腋窝中心,向下划一条与髂嵴相交的垂直线,即**腋中线的向下延长线**。左、右腋中线延长线的后侧,为躯干后部;左、右腋中线延长线的前侧,为躯干前部。此分界,与传统局部解剖学,以**腋后线**,作为躯干前部和躯干后部的分界线有别。

(二)躯干后部分区

躯干后部,可再分成**背区、腰区、骶尾区** 3 小区。其分界如下:

第 12 胸椎的棘突→第 12 肋下缘→第 11 肋尖→两腋中线。线上为**背区**;线下为**腰区**。以两侧髂后上棘的连线为界,线上为**腰区**;线下为**骶尾区**。(图 3-1)、(图 3-2)

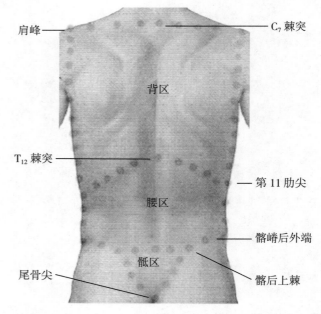

图 3-1　躯干后部的境界、分区,后面观

二、躯干后部的主要体表标志

（一）棘突

在人体后正中线上，可以清楚触及或用其他方法能准确将其定位的棘突，为第 2、7 颈椎棘突，第 3、7、12 胸椎棘突，第 4、5 腰椎棘突。

1. 第 2、7 颈椎棘突　其定位方法，见第二章颈项部解剖。

2. 第 3 胸椎棘突　位于两侧肩胛冈内侧端连线与人体后正中线的交点处。

3. 第 7 胸椎棘突　位于两侧肩胛下角连线与后正中线的交点处。

4. 第 4 腰椎棘突　位于两侧髂嵴最高点的连线与后正中线的交点处或交点的稍上方。

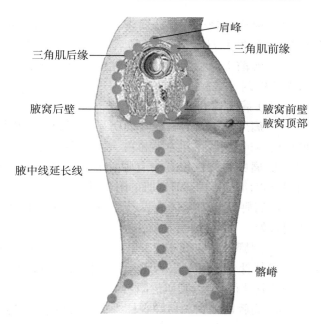

图 3-2　躯干后部、前部、上肢的分界线，侧面观

5. 第 5 腰椎棘突　位于两侧髂嵴最高点的连线与后正中线的交点处之稍下方。

（二）骶骨

1. 骶骨正中嵴、骶外侧嵴　骶骨正中嵴，位于骶骨背面的正中线；从第 5 腰椎棘突，沿后正中线向下触摸，可清楚触及此骨嵴。即骶骨正中嵴，位于第 5 腰椎棘突与尾骨尖的连线上。

骶中嵴，为骶骨正中嵴外侧的不完全连续的骨嵴；但较清楚地触及。骶后孔，就位于骶外侧嵴线上。骶后孔，也是骶管注射治疗、骶管封闭的常用进针部位。

2. 腰骶菱形区　第 5 腰椎棘突、两侧髂后上棘、尾骨尖四点的连线，在骶尾部围成一个菱形区。当菱形区变形时，提示腰、骶、尾骨骨折、骶髂关节、腰骶关节错位等病理变化。（图 3-3）

3. 第 2 骶椎　位于两侧髂后上棘连线的同一平面。

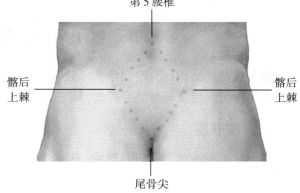

图 3-3　腰骶部菱形区

4. 骶管裂孔、骶角　骶管裂孔，为椎管的下口；位于骶、尾骨交界处。沿骶骨中嵴向下触摸，至骶、尾骨交界处，可触及一似三角形的裂口，即是。此裂口的两侧，各有一个骨突，即为骶角。骶管裂口、骶角，是骶管麻醉、骶管治疗，进针点的定位标志。

（三）尾骨及尾骨尖

从骶管裂孔，沿后正中线垂直向下触摸，可清楚触及尾骨及尾骨尖。

（四）髂骨

1. 髂嵴　乃髂骨翼的上缘，在体表可清楚触及。

2. **髂后上棘**　为髂嵴后内端的一个骨突起,在体表可清楚触及;其为髂腰韧带、骶髂背侧韧带等的附着处。

3. **髂前上棘**　为髂嵴前外端的一个骨突起,体表可清楚触及;其为腹股沟韧带、缝匠肌等结构的附着处。

(五) 肩胛骨

1. **肩胛冈**　为肩胛骨背面明显隆起的一条状骨嵴;其外侧端为肩峰,是肩部的最高点;两内侧端的连线,平第3胸椎棘突。三角肌、斜方肌、肩喙韧带等结构均附着于肩胛冈。

2. **肩胛骨脊柱缘**　为肩胛骨的内侧缘。嘱患者活动肩关节,更易清楚触及此骨缘;其为肩胛提肌、菱形肌、前锯肌的附着处。

以肩胛冈的内侧端为界,肩胛脊柱缘的上段为肩胛提肌的附着处;下段为大、小菱形肌的附着处。

3. **肩胛骨外侧缘**　位于腋窝后壁的深面;嘱患者活动肩关节,更易摸清;

肩胛骨外侧缘上段为肱三头肌长头的附着点,外缘的上段及其背面,为小圆肌附着处;下段及其背面,为大圆肌的附着处。

4. **肩胛内上角**　肩胛脊柱缘上段的最末端,为肩胛内上角,也是肩胛提肌的附着处。

5. **肩胛下角**　肩胛脊柱缘与肩胛骨外侧缘的交汇处,为肩胛下角。

肩胛下角的背面,也为大圆肌的附着处。

(六) 第12肋骨、脊肋角

在竖脊肌的外缘可触及第12肋骨。第12肋骨与竖脊肌的交角,叫**脊肋角**;其深部为肾脏所在。

(七) 骶棘肌(竖脊肌)及其外侧缘

在全脊柱棘突的两侧,可见并可触及左右两列纵行的明显隆起肌束,即为骶棘肌;其外侧缘,也可清楚触及。

第二节　躯干后部软组织的结构、层次

躯干后部的结构、层次,同项部一致,仍为皮肤层、皮下浅筋膜层、深筋膜层、由深筋膜包裹的肌肉等组织层及最深层的骨架,共五层结构。

一、皮肤层

躯干后部的皮肤层,较厚、致密;移动性较小;毛囊和皮脂腺较丰富;痛觉不如腹侧皮侧皮肤敏感。

二、皮下浅筋膜层

躯干后部的皮下浅筋膜层,致密,厚实;富含脂肪、结缔组织,浅层血管和皮神经较丰富。

(一) 皮下浅筋膜层中的纤维结缔组织

皮下浅筋膜层中纤维结缔组织,常与皮肤、深筋膜浅层联系较紧密;因此,皮下浅筋膜层的针刀松解术,用皮下平行松解法,效果更佳。

(二) 腰区的皮下浅筋膜层中脂肪组织

腰区两侧皮下浅筋膜层中的脂肪组织较丰富;甚者形成赘肉,成为自身的负担。

（三）皮下浅筋膜层中的皮神经 （图 3-4）

1. **项区的皮神经**　来自 C_2~C_4 脊神经后支；见第二章，颈部解剖。

2. **背区、腰区的皮神经**　上述区的皮神经，来自胸、腰脊神经后支。胸、腰脊神经后支，包括**后内支**和**后外支**。

（1）**胸、腰脊神经后内支**：其向后内行。后内支的皮支，分布并管理脊柱后方两侧的皮肤（相当于华佗夹脊穴所在区域）及深层韧带关节囊等组织的本体感觉；后内支的肌支，分布管理脊柱两侧的肌肉。

腰脊神经后内支，因有解剖特点，易出现卡压，称**腰脊神经后内支卡压综合征**，是腰痛的常见病因之一，与针刀临床关系密切，将另予以介绍。

（2）**胸、腰脊神经的后外支**：分布、管理背部、腰部、臀部除上述区域外的皮肤及其深面的肌肉等组织。

胸、腰脊神经后外支的行走方向和分布规律：越靠上者，几乎呈水平方向向外行走、分布；越靠下者，其行走方向越斜向外下；故第 1~12 胸脊神经，分布、管理背部约为竖脊外侧的皮肤和肌肉；第 1~3 腰脊神经后外支，斜向下外，组成臀上皮神经，分布至臀部。

概言之：C_2~C_4 脊神经后支，分布于项部的皮肤和其深部的肌肉；胸脊神经后支，分布于背区的皮肤和其深部的肌肉；腰脊神经后支，分布于腰区和臀区上外部的皮肤和其深部的肌肉。骶、尾脊神经后支，分布于骶骨背面和臀区内下部的皮肤和其深面的肌肉。

脊神经后支的分布，呈明显的节段性，相互重叠，故术中单独损伤 1 支皮神经，不会出现皮肤感觉障碍及肌肉的瘫痪。

腰脊神经后外支：行程长，曲折多，也易受损，称为**臀上皮神经**；是腰、腿痛的常见的病因；对针刀临床，具有重要意义，故予以重点描述。

3. **臀上皮神经及臀上皮神经损伤**

（1）**臀上皮神经的组成**：臀上皮神经，是由第 1~3 腰脊神经的后外支所组成。一般有 1~3 支。

（2）**臀上皮神经的行程：L_1~L_5 脊神经后支的行程**：腰脊神经后支，从椎间孔附近分出后几乎呈垂直方向，向后行，经过一个三角形的**骨性纤维孔**（该**骨性纤维孔**的内壁，为下位椎体上关节突的外缘；下壁，为下位椎体横突根部的上缘；外上壁，为横突间韧带的内侧缘），此**骨性纤维孔**几与椎间孔外口垂直，其开口向后；故脊神经后支从椎间孔附近分出后，就呈近 90° 方向折转（**第 1 个转折**）向后行走；后支在出骨纤维孔时，即在横突间韧带的内侧，分为后

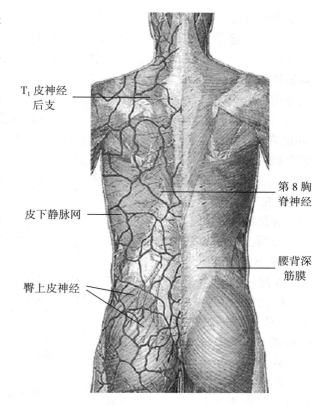

图 3-4　躯干后部皮下浅筋膜层中的皮神经、浅静脉(左)、腰背筋膜浅层(右)

T$_1$ 皮神经后支

第 8 胸脊神经

皮下静脉网

腰背深筋膜

臀上皮神经

内支和后外支。

腰脊神经后外支（L₁~L₃后外支，即为臀上皮神经）的行程：腰脊神经后外支，从三角形的骨性纤维孔穿出后（**出孔点**），即折转向下外行（**第2转折**；第1转折为后支从脊神经分出处，即折转垂直向后），爬过下位横突的背面（其被纤维组织固定在横突的背面，叫**横突点**）。从后支分出，到横突点（含横突点）以前这一段，为臀上皮神经的**骨表段**，亦即为**第1段**。出横突点后，其折转向后、向下（**第3转折**），穿过竖脊肌深面的肌筋膜（叫**入肌点**），行走于竖脊肌内（叫**肌内段，即第2段**），并分支管理此肌；继之，穿出竖脊肌（叫**出肌点**），行走于腰筋膜的深面，竖脊肌的浅面之间（叫**筋膜下段，第3段**）；再折转向后（**第4转折**），在髂嵴稍上方，穿过腰筋膜（**出筋膜点**），并跨过髂嵴（**第5转折**），向下进入臀部的皮下（**入臀点**），行走于皮下浅筋膜层内（叫**皮下段，第4段**），并分支、支配上臀部的皮肤。

故**臀上皮神经的行程，可概括为4段、5折、6点**。（图3-5）

4段：骨表段（位于横突的背面）、肌内段（位于竖脊肌内）、筋膜下段（位于腰筋膜的深面、竖脊肌的浅面）、皮下段（位于臀部皮下浅筋膜内）。

5折：第1折位于椎间孔外口

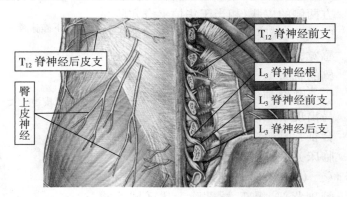

图3-5　臀上皮神经等（左），脊神经根等（右）

附近。其出椎间孔外口后，即折转呈垂直方向，向后行；第2折在横突根的上缘，由前后方向，折转向下、外方向；第3折位于竖脊肌深面，由向下折转向后；第4折位于出腰筋膜处；第5折位于神经纤维越过髂嵴处。

6点：**出孔点**（位于第2转折前）、**横突点**（位于横突背面）、**入肌点**（位于竖脊肌的深面）、**出肌点**（位于竖脊肌的表面）、**出筋膜点**（位于出腰筋膜处）、**入臀点**（位于髂嵴）。

（3）**臀上皮神经损伤**：由于臀上皮神经的"行程长"（"4段"），又有"5折"、"6点"；因而，临床上，臀上皮神经损伤常见。

由于臀上皮神经一般有3支，故各有其"折"、"点"处。"出口点"、"横突点"、"入肌点"、"出肌点"、"出筋膜点"、"入臀点"，均可为病灶点；尤其是"横突点"、"入臀点"的病灶最常见。因此，**"横突点"、或"入臀点"**等，对一位病人来说，不一定就是一点。

（4）**臀上皮神经损伤的针刀治疗**：常用针刀松解**"横突点"、"入臀点"**等上述病灶点，可获较满意疗效。

（5）**骨性纤维孔的体表投影**：位于同序列腰椎棘突的外侧与下述两点连线的交点上：上位点，为第1腰椎平面后正中线旁开约2.3cm处；下位点，位于第5腰椎平面后正中线旁开约3.2cm处。腰脊神经后内支，即从此处穿过骨性纤维孔。

（6）（L₃**臀上神经）入臀点的体表投影**：位于竖脊肌的外缘与髂嵴的交界处。

4. 脊神经后内支、腰脊神经后内支卡压综合征

（1）**脊神经后内支的组成**：脊神经后内支，由脊神经后支发出。脊神经后内支虽比后外支短小，但神经反射是双向的；故后内支和后外支病变可相互影响。

近几年来发现，腰段脊神经后内支，也易受卡压，称**"腰脊神经后内支卡压综合征"**，是下腰痛原因之一，已引起临床医学工作者广泛重视。

（2）L$_1$~L$_5$脊神经后内支的行程：脊神经后内支，在穿经椎间孔后侧的三角形的**骨性纤维孔**时，在横突间韧带的内侧、下位椎体上关节突的外后侧，斜向内下，爬过下位横突根和上关节突的背面（途中发出分支至后关节的关节囊、韧带），穿过由乳突、副突及其间的横韧带所组成的**骨性纤维管**，终支，分布到附近的肌肉、关节囊、韧带及皮肤。见本章，腰椎骨解剖图。

骨性纤维管的构成：上壁为乳突；下壁为副突；前壁为乳突与副突间的骨嵴；后壁架于乳副突间韧带。脊神经后内支，穿经此骨性纤维管。

（3）**腰脊神经后内支卡压综合征**：由于腰脊神经后支行程中解剖特点，腰脊神经后内支易受卡压（尤以 L$_5$、L$_4$ 的后内支为甚），其解剖因素如下：

1）腰脊神经后内支与骨性纤维管直径之比为 1：2；尤以 L$_3$~L$_5$ 更著。

2）骨性纤维管周围，几无较柔软的脂肪组织充填；

3）乳突与副突之间有一小骨嵴；

4）乳突与副突之间的横韧带较厚韧；成年人，此韧带的纤维化率约为 20%；钙化率为 5%；

5）腰 5 脊神经后内支，途经第 1 骶骨上关节突外侧与髂翼内侧之间的骨沟向内下行；当局部炎症、或腰后伸时，第 5 腰椎下关节突尖端易压迫经过其下方的腰 5 脊神经的后内支。

（4）**乳突与副突间的骨性纤维管的体表投影**：位于同序列腰椎棘突的下方、与下述两点连线的交点上：上位点，为第 1 腰椎平面后正中线旁开约 2.1cm 处；下位点，位于第 5 腰椎平面后正中线旁开约 2.5cm 处。腰脊神经后内支经过此骨性纤维管。（图 3-6）

（5）**后内支卡压点（骨性纤维管）的体表定位**：后正中线旁开 2.0~2.5cm；下位腰椎上关节突中、上 1/3 交界处；距皮肤深度 3.0~4.0cm。从此点进针，松解此骨性纤维管的横韧带，能有效治疗此症。

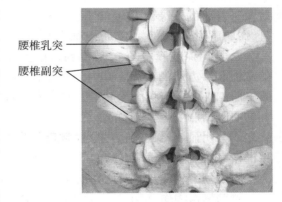

腰椎乳突 ——

腰椎副突 ——

图 3-6 腰椎的乳突、副突，后面观

三、深筋膜层

项区的深筋膜，分为深、浅两层。项部深筋膜浅层属套封筋膜之后部分，并将斜方肌包裹其内；即斜方肌浅面的筋膜为深筋膜的浅层；斜方肌深面的筋膜为深筋膜的深层，又称为项筋膜，在颈项部解剖中已经介绍。

背区和腰区的深筋膜，也分两层。深筋膜浅层，覆盖于斜方肌、背阔肌的表面。深筋膜深层，位于此二肌的深面，又名腰背筋膜；其包括**背区深筋膜、腰区深筋膜、骶尾区深筋膜**三部分。

（一）背区深筋膜

背区深筋膜深层，位于斜方肌、背阔肌的深面，并覆盖在上后锯肌、下后锯肌、竖脊肌等的表面。背部深筋膜，向上与项筋膜相互延续；向内，附着于全部胸椎的棘突顶部和棘上韧带；向外与胸部深筋膜相互延续，并覆盖其深面的各肌肉或伸入附着于各肋骨角；向下延续为腰区筋膜,并增厚组成腰区深筋膜的前、中、后三叶。

(二)腰区深筋膜

腰区深筋膜,较厚,分为前、中、后三叶。(图 3-7)

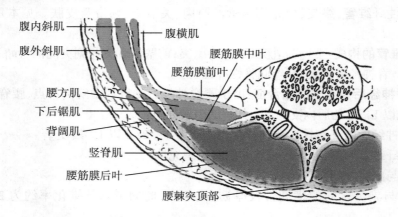

图 3-7　腰区横断面,示腰筋膜的前、中、后三叶,彩绘图

1. **腰区深筋膜后叶**　其覆盖在竖脊肌的表面;并与背阔肌、下后锯肌的内侧肌腱膜相互交织为一体,向内侧共同附着于全腰椎的棘突顶部和棘上韧带;腰区深筋膜的后叶向外延展至竖脊肌的外缘,并与中叶相互愈合,而构成竖脊肌鞘的外侧缘;后叶向上与背筋膜相互延续;向下附着于髂嵴的外唇与骶外侧嵴。

2. **腰区深筋膜中叶,"腰肋韧带损伤"、"髂腰韧带损伤"**　腰深筋膜中叶,位于竖脊肌的深面和腰方肌的浅面。其内侧缘,附着于全部腰椎横突的尖部及横突间韧带;外侧缘,在腰方肌的外侧缘与腰区深筋膜的前叶愈合而构成腰方肌肌鞘,并作为腹内斜肌、腹横肌起始部的肌腱;腰深筋膜中叶的上缘,附着于 12 肋的下缘;其张布于 12 肋下缘与第 1 腰椎横突尖之部分明显增厚,特名为**"腰肋韧带"**;此中叶的下缘,附着于髂嵴的内唇;其张布于第 4、5 腰椎横突尖与髂嵴后段之间的部分亦增厚,特名为**"髂腰韧带"**。

腰肋韧带、髂腰韧带,均易损伤。

腰肋韧带损伤,可引起脊肋角区剧痛;俗称"岔气"。针刀治疗,可获良效。

髂腰韧带损伤,可引起腰、骶部、臀部、甚至下肢的疼痛,即为下腰痛的常见病因之一。针刀治疗,亦可获良效。

3. **腰区深筋膜前叶**　被覆于腰方肌的前表面,又叫腰方肌筋膜;腰区深筋膜前叶的内侧缘,附着于全部腰椎横突的前表面;前叶的外缘,与中叶的外缘在腰方肌的外缘愈合为一层,并成为腹内斜肌、腹横肌的起点腱膜;前叶向下扩展,与髂腰韧带愈合、并附着于髂嵴后段的内唇;前叶向上延展、增厚构成内、外侧弓状韧带。

(三)骶尾区深筋膜

骶尾区深筋膜较薄,不分层;位于骶骨背面,且与骶骨背面的骨膜愈合为一体。

四、肌肉层

肌肉层,位于腰背深筋膜的深面;并为腰背筋膜所覆盖或包裹。因肌肉层丰富、复杂,将另列专节描述。

五、骨骼：脊柱、肩胛骨、肋骨

躯干后部的骨骼，包括脊柱、肋骨、及上肢带的肩胛骨。上述骨骼，是人体的支架；其周围，由各肌肉附着并包绕着；位置深在；结构复杂，重要，故另立专节予以描述。

第三节　躯干后部的骨骼

躯干后部的骨骼，包括人体脊柱的大部分、肋骨的后部，以及上肢带的肩胛骨等。

一、脊柱

脊柱骨，包括颈椎、胸椎、腰椎、骶骨和尾骨。

颈椎骨的解剖，已在第二章介绍，故此节，仅介绍胸、腰、骶、尾骨的解剖。

（一）颈椎

颈椎的解剖，见第二章，颈项部解剖。

（二）胸椎的特点（图 3-8）

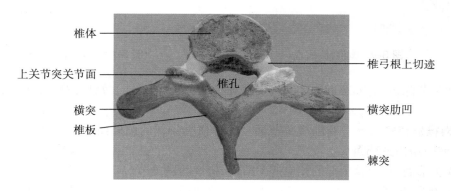

图 3-8　胸椎，上面观，彩描图

胸椎的基本结构与普通颈椎的结构基本相同；均由椎体、横突、椎弓根、椎板、上下关节突、棘突等结构构成。但是，胸椎还有其结构特征。因为胸椎承受的负荷比颈椎大，故胸椎的发育比颈椎粗大，比腰椎小外，胸椎还有下列特点：

1. **胸椎棘突的特点**　长，向后伸出的方向多变。

（1）**胸椎的棘突长**：胸椎的棘突比颈、腰椎的棘突都长；

（2）**胸椎的棘突向后伸出的方向多变**：当人体直立时，胸椎棘突的伸出方向，除向后方伸出而外，其向下伸的角度各段是不全一致的：从上胸椎（$T_1 \sim T_4$）的 T_1 棘突开始，其向下伸出的程度逐渐加重；至中胸椎（$T_5 \sim T_8$）的棘突，其向下伸出的程度最明显；尤以 $T_7 \sim T_8$ 的棘突更甚（T_8 棘突可将 T_9 椎体完全覆盖，其顶部甚至可达 T_{10} 椎体上缘平面）。下胸椎（$T_9 \sim T_{12}$）从 T_9 开始，其向下伸出的程度又逐渐变小，至第 12 胸椎棘突又基本呈水平、稍向下的方向伸出。

由于胸椎的棘突较长，而且其向下方伸出又明显变化，因此，**胸椎棘突顶部**与其同序列的**椎体**可能**不处于同一水平**。如在人体上触及胸椎第 1 棘突时，其深面即为第 1 胸椎椎体；但触及第 7 胸椎棘突时，其深面却为第 8 椎体；第 8 胸椎棘突的顶部与第 10 胸椎体上缘取平；当触及第 12 胸椎棘突时，其深面又将是第 12 胸椎的椎体。

全脊柱的椎间孔,均位于同序椎体的下 1/3 处;此种关系永不改变;故欲以**胸椎棘突顶部**的位置去推测同序的**椎间孔**的位置时,就应考虑上述胸椎棘突顶部与同序列胸椎的椎体可能**不处于同一水平**这种关系。

2. **胸椎椎体的特点**　有胸肋关节面。因为胸椎要与肋骨相连,所以在胸椎椎体的左、右后外侧的上、下方,各有上、下两个小凹面,分别叫**上肋凹、下肋凹**(或叫上、下胸肋关节面)。胸肋关节面,与肋骨头部附近的相应关节面,构成胸肋关节。(图 3-9,图 3-10)

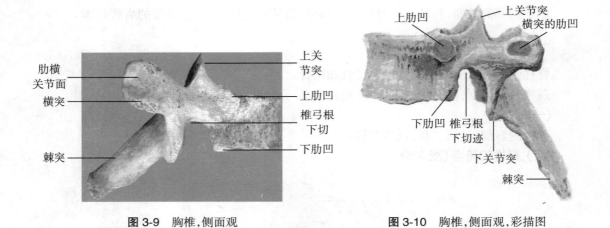

图 3-9　胸椎,侧面观　　　　　图 3-10　胸椎,侧面观,彩描图

胸肋关节深在,前方接近胸腔和胸交感神经节、交感神经干;故针刀难于松解此关节;因欠安全。

3. **胸椎横突的特点**　有肋横关节面。胸椎横突尖部的前外面,也有一个小凹面,叫**横突肋凹**(或叫**肋横关节面**)。

肋横关节面,与肋骨头部的相应的关节面,构成肋横关节。

肋横关节,较浅;针刀可及;但若不慎,刀锋尖仍可误入胸腔。若用针刀松解此关节,必须细致、谨慎。

4. **胸椎的上、下关节突及关节间隙方向的特点**　胸椎上下关节突基本呈垂直向上下方向伸出;上关节突的关节面向后外方向;下关节突的关节面向前内方向。胸椎左、右上下关节突关节所形成的**关节间隙的方向,在前后位上呈"倒八字"**之方向;因而其关节囊、韧带纤维的走向呈顺"八"字形。

临床上,若需用针刀松解胸椎上、下关节突关节之关节囊与韧带,则刀口线的方向及刀口线行走轨迹的方向,必须呈"倒八字"方向才可。

(三) 腰椎的特征

1. **腰椎椎体的特点**　腰椎椎体的后表面,并非圆柱状向外凸起或呈平面状,而呈稍向前陷进的浅槽状的弧形凹面:即其两侧向后稍隆起,而中央部分却前凹进;故当其椎体后外缘有骨质增生,尤其是伴其上下关节突也增生时,则由其椎体后缘、椎弓、上下关节突、椎板所围成的椎孔在横断面上就成"三叶状",即形成**侧隐窝狭窄**。侧隐窝狭窄,可挤压从侧隐窝经过的脊神经根,引起脊神经根的根性疼痛等表现。(图 3-11~ 图 3-14)

2. **腰椎上下关节突及关节间隙方向的特点**　腰椎的上、下关节突基本上为垂直向上、下伸出。上关节突的关节面几与人体的矢状面平行,方向向外;而下关节突的关节面亦与人

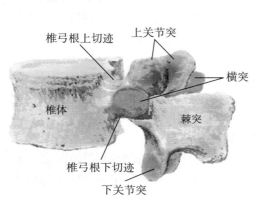

图 3-11　腰椎,侧面观,彩描图

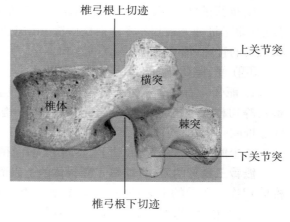

图 3-12　腰椎,侧面观

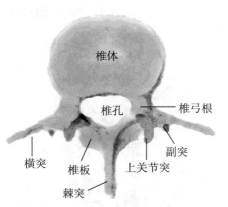

图 3-13　第 3 腰椎,上面观

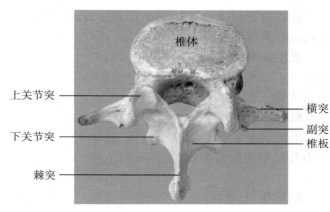

图 3-14　腰椎,上面观

体矢状面平行,但方向向内。故腰椎上、下关节突关节间隙的方向,与人体矢状面基本平行;其关节囊、韧带纤维的行走方向,与人体矢状面相垂直,即呈水平方向。临床上若需要松解腰椎上、下关节突关节之关节囊及韧带,刀口线的方向及刀口线行走轨迹的方向,必须与人的矢状面平行。当腰椎上下关节突骨质增生时,骨刺伸向椎管内;易引起腰椎管的**侧隐窝狭窄**;这是临床上腰椎管狭窄中一种常见、又不易处理好的类型。

　　3. **腰椎横突、上关节突的特点**　**副突、乳突**:在腰椎横突根部的后内下方有一个小骨突,叫"**副突**"。上关节突根部的后外侧面、约在副突的上内侧 3.0~4.0mm 处,有一个小骨突,叫"**乳突**"。在副突和乳突尖部之间,有一横韧带跨过。故由**副突、乳突**及其间的**横韧带**,构成一个**骨性纤维管**;而腰脊神经后内支,就穿过此骨纤维管。腰脊神经后内支,易在此**骨纤维管**内被卡压,引起下腰痛等,临床称为"**腰脊神经后内支卡压综合征**"。此症,以针刀松解此横韧带,效果良好。

　　4. **第 3 腰椎横突的特点**　粗、长。腰椎横突比颈、胸椎横突均粗长,尤其是 L$_3$ 横突更甚。L$_3$ 横突尖部,有腰筋膜中叶等组织附着;L$_3$ 椎体,又是腰椎活动的枢纽,故 L$_3$ 横突是诸应力的集中点;因此 L$_3$ 横突尖部的软组织易劳损,致"**L$_3$ 横突综合征**";临床常见。

　　L$_3$ 横突与 L$_3$ 椎体,基本处于同一水平。(图 3-13)

L₃横突的体表定位，方法有二：①与肚脐基本处于同一水平；②医师尽量张开自己的拇、食指（即尽量伸开虎口）；将食指桡侧缘紧贴近患者肋弓的下缘，拇指尖指向脊柱，则拇指尖所触及的骨突，即为 L₃ 横突。（图 3-14）

（四）骶、尾骨的解剖

1. **骶骨**　有 5 个。每个骶椎骨的基本结构和普通椎骨类似；但 5 个骶骨的体部、椎弓、椎板等均相互融合而成为一个骶骨；但椎体、椎弓、椎板所围成的椎孔仍存，叫骶管；椎弓之间的椎间孔仍在，叫前、后骶孔。

整个骶骨呈三角形：底朝上，尖向下，前面稍凹陷，后面稍凸起。

骶骨三角形的底边（即第 1 骶骨体的上表面）：为第 1 骶骨体的上表面；其借椎间盘与 L₅椎体相连。骶骨的上表面，还有第 1 骶骨的上关节突；其与 L₅ 下关节突相关节。底边的外下方，为骶粗隆，为骶骨背面的肌肉、韧带的附着处。

骶骨三角形的尖，即第 5 骶骨体的下表面；其借纤维软骨与第 1 尾骨相连。

骶骨三角形尖部的背面，有骶骨裂孔、骶角（见本章体表标志）。

骶骨的背侧面的三条骨嵴：**骶正中嵴**，位于骶骨背面的正中线；为各骶骨的棘突相互融合而成的纵行骨嵴。

骶中间嵴，位于骶正中嵴的外侧；为各骶骨上下关节突相互融合后残遗的、不连续的一条纵行骨嵴。

骶外侧嵴；位于骶中间嵴的外侧。

上述三条骨嵴线，即为竖脊肌、骶骨背面各韧带的附着处；也是体表的定位标志。

骶后孔，有 4 对，也位于骶骨的背侧面，与骶中间嵴同行；中医称"八髎穴"，为骶脊神经后支出椎管处；也可作为骶管治疗、硬脊膜外神经阻滞术的进针部位。

耳状关节面，位于骶骨粗隆的下方及骶骨的上外侧缘。耳状关节面不光滑，为粗糙不平之骨面，其与髂骨相关面，构成锯齿状交错的骶髂关节。

骶骨腹侧面，有各椎体融合后的 4 条横行的骨嵴；此嵴的外端有 4 对**骶前孔**，为骶脊神经前支出椎管处。（图 3-15，图 3-16）

2. **尾骨**　由 3~4 个退化的尾椎骨融合而成；上接骶骨；尾骨尖游离。（图 3-17）

二、肋骨

肋骨，共 12 根。每根肋骨都有肋骨

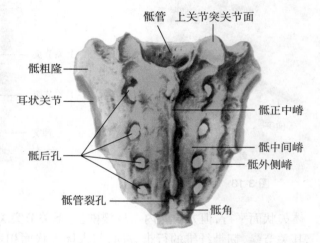

图 3-15　骶骨，后面观，彩描图

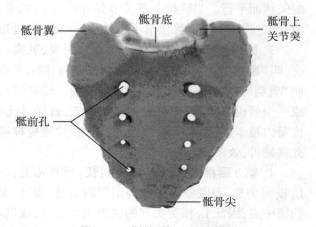

图 3-16　骶骨，前面观，彩描图

头、肋骨颈、肋骨体、肋骨尖四部分。

每根肋骨的下缘，均有 1 条肋间沟。沟内有肋间神经、肋间动脉、肋间静脉行走其间。

肋骨头部，有肋头关节面；其与椎体相应关节面构成肋椎关节。在肋骨的外表面、肋骨颈的稍后方，有肋结节关节面；其与横突的相应关节面构成肋横关节。第 1~6 肋骨尖部延续为肋软骨；肋软骨，借肋胸关节与胸骨相连接。第 7~10 肋骨尖的肋软骨，相互融合构成肋弓；再以肋弓与胸骨相连。第 11、第 12 肋骨尖游离。各肋骨体的背外侧面，有上后锯肌或下后锯肌、髂肋肌、最长肌、腹外斜肌等肌肉的附着处。肋骨体的上、下缘，有肋间肌的附着处。此外，下列各肋骨，尚有各自的特点。

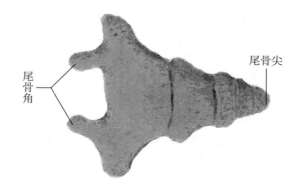

图 3-17　尾骨，后面观

（一）第 1 肋骨的特点（图 3-18）

较短，在肋骨的上表面，有前、中斜角肌结节；其分别为前斜角肌、中斜角肌的附着处。前、中斜角肌结节之间为锁骨下动脉沟；锁骨下动脉，经此沟由内向外跨过第

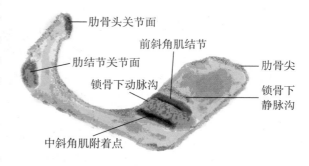

图 3-18　第 1 肋骨，上面观，彩描图

1 肋的上表面。前斜角肌结节的前外侧为锁骨下静脉沟；锁骨下静脉，经此沟跨过第 1 肋骨的表面。两侧第 1 肋骨、胸骨与第 1 胸椎，围成胸腔上出口；其为"胸腔上出口综合征"的病变部位。

（二）第 2 肋骨的特点

第 2 肋骨体的上表面，有后斜角肌的附着处。第 2~5 肋骨角的背外表面还有前锯肌结节，此为前锯肌的附着处；第 2~12 肋骨体的背面有髂肋肌附着处。（图 3-19）

（三）第 7、8、9、10 肋骨的特点

第 7、8、9、10 肋尖部的软骨较长，且相互融合构成肋弓；再借肋弓与胸骨相连，而不是各肋骨分别与胸骨相连。第 9~12 肋肋角的背外侧有下后锯肌附着点。（图 3-20）

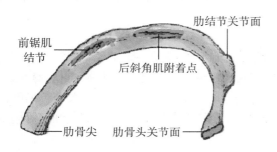

图 3-19　第 2 肋骨，彩描图，上面观

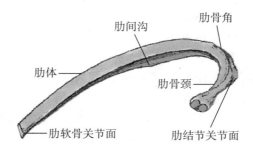

图 3-20　第 7 肋骨，彩描图，下面观

(四) 第 11、12 肋骨的特点

第 11、12 肋,短、尖端游离,无肋软骨,不与胸骨相连。(图 3-21)

(五) 胸廓的组成

12 根肋骨、12 个胸椎和胸骨共同组成胸廓。胸廓,是躯干前(胸部)、后(背部)的支架;亦为胸、背部诸多背部肌肉的附着处;胸腔内容心、肺、纵隔等重要组织器官。(图 3-22)

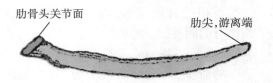

图 3-21　第 12 肋骨,彩描图

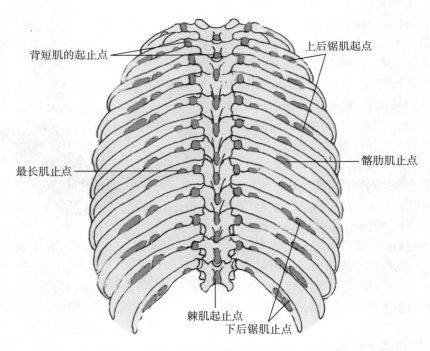

图 3-22　胸廓,后面观,示各肌肉附着点,彩描图

三、肩胛骨

肩胛骨,属上肢的肩胛带骨。但其位于背部,而且是背部多块肌肉的附着处;又是躯干连接上肢的重要骨骼;更与项区、背区的针刀手术关系密切,故将其放在此节予以描述。

肩胛骨,约为扁、薄的三角形。底向上,尖向下。有上、内、外三缘;腹、背两面;上、下、外三角。(图 3-23,图 3-24)

(一) 肩胛冈

基本上是横卧于肩胛骨背面一条隆起的骨梁。是临床常用的一个重要骨性标志。肩胛冈的**内侧端稍低;两侧肩胛冈内端的连线平第 3 胸椎棘突**。肩胛冈的外侧端,叫**肩峰**,也是临床重要的骨性标志。肩峰的前侧,有关节面;其与锁骨相应关节面构成肩锁关节。肩峰的前缘,为肩喙韧带附着处;肩峰的外缘,是三角肌中部纤维的起点;肩峰的内侧缘和肩胛冈的上缘、下缘的内段为斜方肌的中部纤维、下部纤维附着处(斜方肌上部纤维附着于锁骨外 1/3 段的后缘)。

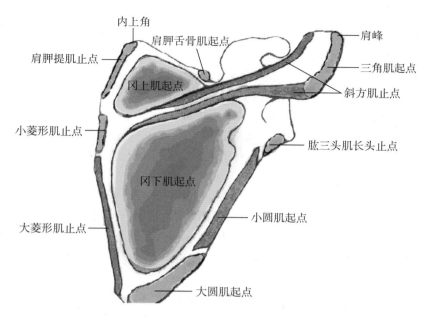

图 3-23　肩胛骨背面,彩描图,示各肌肉的附着处

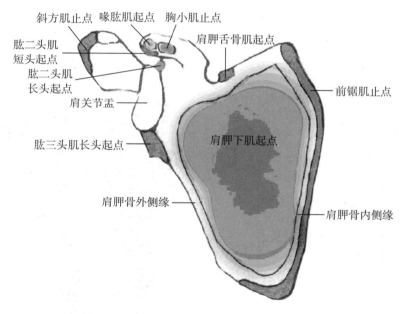

图 3-24　肩胛骨腹侧面,彩描图,示肌肉附着处

(二)肩胛骨内侧缘

肩胛骨内侧缘,是指靠近脊柱侧的缘,故又叫肩胛骨脊柱缘;也是临床常用的骨性标志。

肩胛脊柱缘以肩胛冈内端为界,分为上、下两段:内端以上者,为上段;以下者,为下段。肩胛内上角,是肩胛骨上缘和内缘交汇而成之角;也是临床常用的骨性标志之一。

肩胛内上角和脊柱缘的上段,为肩胛提肌的止点。脊柱缘的下段,为大、小菱形肌的止点。内侧缘的前表面,为前锯肌的止点。

(三)肩胛骨的外侧缘

是肩胛骨外侧的边缘。此缘也可清楚触及,也是临床上常用的重要骨性标志之一。

肩胛骨外侧缘,从上至下,依次为肱三头肌长头、小圆肌、大圆肌的起点。

肩胛骨的背面,以肩胛冈为界:肩胛冈以上部分,叫**冈上窝**;为冈上肌所在及其起点部位。

肩胛冈以下者,叫**冈下窝**;为冈下肌所在及其起点部位。

(四)肩胛骨上缘与"肩胛上神经卡压综合征"

肩胛骨上缘,不如内、外缘那样整齐,但有与针刀医学临床关系密切两个重要小结构:**肩胛上切迹和喙突**。

1. 肩胛上切迹　位于肩胛骨上缘的中段。此处有一条小韧带,叫**肩胛上横韧带**;其横架于此切迹之上,从而在此处构成一**骨性纤维管**结构。肩胛上神经,就穿过此骨性纤维管而进入冈上窝。故肩胛上神经,易在此处受卡压、劳损,引起肩背痛、肩关节功能障碍等,临床上即称为**"肩胛上神经卡压综合征"**。

肩胛上切迹的体表定位:肩胛冈中点前方约 1.5cm 处。

肩胛上神经卡压综合征的针刀治疗:此症的外科手术治疗,需在全麻或强化局麻下进行。术中首先找到肩胛上横韧带,然后予以切断即可。针刀医学工作者,用针刀就可切断此小韧带,从而获得相同疗效。患者痛苦小,创伤轻,花时短,费钱少。

针刀操作要点:在肩胛上切迹投影点(肩胛上神经卡压症时,此处常压痛)垂直进针,达冈上窝骨面;继之沿骨面找到肩胛上切迹的内侧角;紧贴肩胛上切迹内侧角的外侧缘,横切3 刀,就可松解横架在肩胛上切迹内、外侧角上的肩胛横韧带。

2. 喙突　是肩胛骨上缘的外段、向前伸出的一个不规则的小骨突;也是前胸壁外上方的一个常用的骨性标志。喙突虽小,其上有三条肌肉、三条韧带附着:在其外上、上方、上内侧,分别附着肩喙韧带、斜方韧带和锥状韧带(后二者全称为喙锁韧带)。在其外侧、外下、内下方,分别有喙肱肌、肱二头肌短头、胸小肌附着。(图 3-25)

肩胛上切迹的内侧角,就是肩胛舌骨肌的附着处。

(五)肩胛外上角与肩关节盂

肩胛外上角,为肩胛骨的外侧缘与上缘交汇而形成的角;位于肩峰的深面。

1. 肩关节盂(简称**"肩盂"**)　位于肩胛骨的外上角;为肩胛外上角的主要结构,其与肱骨头构成肩关节。

2. 盂上结节　盂上结节,位于肩关节盂的上方,是肱二头肌长头的附着处。

3. 盂下结节　位于肩关节盂的下方,是肱三头肌长头的附着点。

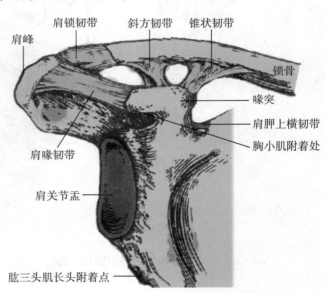

图 3-25　肩峰、喙突附近的结构,彩绘图

（六）肩胛内上角

肩胛内上角,是肩胛骨的上缘和内侧缘交汇而成的角;是肩胛提肌下端的附着点。

（七）肩胛下角

是肩胛骨内外侧缘交汇所形成的角;大圆肌的附着起点,位于肩胛下角的背面和其外侧缘。

（八）肩胛骨的腹侧面

为肩胛下肌的起点。肩胛下肌损伤,临床不少见;如肩周炎,常伴肩胛下肌损伤。

四、胸、腰椎骨之间及胸、肋骨之间的连接

下颈椎与胸椎、胸椎与腰椎之间的连接,仍由椎间盘、上下关节突关节及相关的关节囊和韧带等组织来实现。胸、肋骨之间的连接关节为肋椎关节、肋横关节及其关节囊、韧带(见肋骨解剖)。

（一）胸、腰椎之间的关节（图3-26）

胸腰间的关节有:椎间盘、上下关节突关节。

1. **椎间盘** 是脊柱之间极重要的连接关节。从第2颈椎与第3颈椎间开始,直至第5腰椎与第1骶椎之间,每相邻两个椎体之间均有一个椎间盘;故全脊柱共有23个椎间盘:计颈椎间6个,胸、腰椎间17个。

各椎间盘,均由上、下软骨板、周围的纤维环和内部的髓核,三部分组织所组成(详见第二章)。

2. **上、下关节突关节及关节间隙的方向** 上下关节突关节,亦为脊柱间重要的连接关节;从第2颈椎与第3颈椎间开始,直至第5腰椎与第1骶椎之间

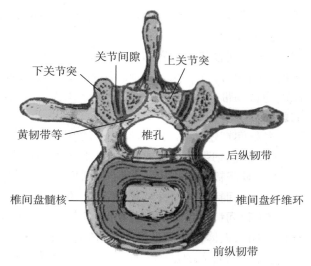

图3-26 胸腰椎间的关节连接:椎间盘、关节突关节,上面观,彩描图

止,每相邻的两上下关节突之间均构成一个上下关节突关节。故全脊柱的上下关节突关节,共有23对,计46个。其均由上位椎体的下关节突和下位椎体的上关节突所构成。

胸、腰椎的上下关节突关节间隙的方向,与颈椎上下关节突关节间隙的方向不同。颈椎上下关节突关节间隙几乎为水平方向;故其关节囊和韧带方向与人体纵轴平行。胸椎上下关节突关节间隙的方向,呈"倒八字"样;其关节囊、韧带的方向呈"顺八字"样。腰椎上下关节突关节间隙的方向为垂直的;与人体纵轴基本平行,故其关节囊、韧带的方向,是水平方向;与人体纵轴垂直。

因而,欲松解颈、胸、腰椎上下关节突之关节囊或韧带时,必须调整好刀口线的方向;**但均应使刀口线的方向、刀口线行走的轨迹,应与所要松解关节间隙方向相平行。**

（二）胸、腰椎间的韧带

胸、腰椎骨之间的韧带,有**棘上韧带、棘间韧带、黄韧带、横突间韧带、前纵韧带、后纵韧带**等。

1. 棘上韧带

(1) **棘上韧带的位置、起止**：其位于腰、背正中部的皮下。其为一条细长的由致密纤维结缔组织所构成的韧带。

其起于 C_7 棘突顶部(向上延续为项韧带)，向下依次附着于各胸、腰椎棘突顶，直至骶骨正中嵴。

棘上韧带的纤维，可分为三层：深层纤维，附着于相邻两个棘突顶部之间；深层的纤维又与其腹侧的棘间韧带相互融合为一体；棘上韧带中层的纤维，可跨越 2~3 个棘突附着；浅层纤维，可跨越 3~4 个棘突附着。

(2) **棘上韧带的神经支配**：由两侧脊神经后内支支配。

(3) **棘上韧带的作用**：维持躯干的正常的直立体姿；防止躯干过屈。

(4) **棘上韧带损伤**：棘上韧带损伤临床上常与棘间韧带损伤合并存在。棘上韧带与棘间韧带同时慢性损伤时，可致其挛缩；在 X 线片上可见棘突间距改变，甚至还可见"吻突"；若为上述韧带完全断裂，则棘突间距离增宽，还可触及棘突间有凹陷现象。

2. 棘间韧带

(1) **棘间韧带的位置、起止**：其位于全脊柱后正中线、上下相邻的两个棘突之间。腰、背部的棘间韧带，位于棘上韧带的深面；而项部的棘间韧带则位于项韧带的深面。棘间韧带的深面为黄韧带。腰段的棘间韧带较厚、较宽，呈四边形。胸段的棘间韧带较窄而稍长。颈段的棘间韧带发育欠佳。

各棘间韧带，附于下位棘突上缘的后唇，止于上位棘突下缘的前唇。

(2) **棘间韧带的神经支配**：同棘上韧带，为双侧的脊神经后内支支配。

(3) **棘间韧带的作用**：同棘上韧带和项韧带。

(4) **棘间韧带的慢性劳损**，临床上不少见。用针刀松解术治疗，效果较满意。

(5) **棘间韧带病灶的针刀松解**：应针对下位棘突的顶上角进针。刀口线与人体纵轴平行；针体方向与人体矢状面平行，与人体冠状面的夹角为 45°~60°。当刀刃抵达棘突顶上角骨面后，将刀体向着人的足侧方向旋转，使刀体方向基本与棘突伸出方向平行；然后使刀刃沿棘突的上缘、一点一点地探进。在点刺、逐步缓慢探索着进针的过程中，当出现"针感"、或"手感"时，就在有"针感"或"手感"的层面行病灶松解；若在探进、点刺过程中无"针感"或"手感"，则进针的深度，对一般常人应控制在 1.0cm 左右(从棘突顶部算起)；对体质瘦小者，进针虽未达 1.0cm(从棘突顶算起)，但出现"落空感"，应立刻退针稍许，使刀刃再触及棘突上缘的骨面，就在此深度进行病灶的针刀松解。总之，**棘间韧带的针刀松解，应在黄韧带的浅面，即椎管外进行；不可在黄韧带的深面进行松解**，以确保患者的安全。(图 3-27)

棘间韧带针刀松解进针的深度，还可从侧位 X 线片上测量获得。

3. 黄韧带

位于上、下相邻的两个椎板之间；其为椎管后外侧壁的一部分；也是椎管内、外的分界线：其深面，为椎管内；其浅面，为椎管外。

黄韧带的深面，为椎管内硬脊膜外组织(脂肪、静脉丛等)；横韧带的浅面，为棘间韧带。黄韧带 1.0~3.0mm 厚，但腰椎的黄韧带厚度可达 4.0mm。

黄韧带肥厚、硬化、钙化，临床上不少见。但针刀松解黄韧带并非上策，很有可能造成"椎管内血肿"的危险！若患者的临床表现，确系黄韧带病变所致，手术切除病变的黄韧带，更为彻底、安全。

4. 横突间韧带

位于相邻的两横突之间；是椎前肌和椎后肌的分界线。因颈椎的横突短

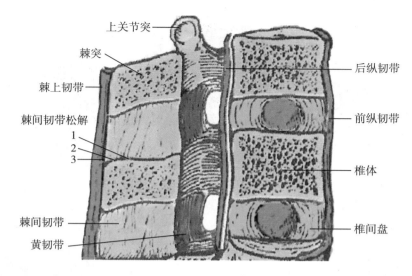

图 3-27 胸、腰椎之间韧带连接及棘间韧带的针刀松解,侧面观,矢状切面,彩描图

小,故颈椎的横突间韧带发育不良,甚至缺如。胸椎的横突间韧带,呈条索状。腰椎横突及横突间韧带发育较好,该韧带呈膜片状;故腰椎病变时,行腰椎的横突间韧带针刀松解具有实际意义;胸椎的横突韧带松解可考虑施行;而颈椎的横突间韧带,一般可不必进行松解。

5. **前纵韧带、后纵韧带** 见第二章。

(三)胸椎与肋骨间的连接

有肋椎关节、肋横关节,其构成见肋骨的解剖。

五、腰椎、骶骨、尾骨之间的连接

(一)腰椎、骶骨间的连接

1. **腰椎与骶骨之间的关节** 为**椎间盘、上下关节突关节**。

腰、骶间常有先天性变异,如骶椎隐裂、骶椎腰化、腰椎骶化、腰 5 横突肥大等。腰椎骶化时,第 5 腰椎与第 1 骶椎间则无椎间盘,也无上下关节突关节;而在骶椎腰化时,则第 1、2 骶骨之间出现椎间盘和上下关节突关节。腰 5 横突肥大,其与髂骨间可形成假关节。

腰、骶骨先天性变异,易诱发腰、骶部软组织慢性劳损,此为慢性下腰痛常见病因之一。

2. **腰椎、骶骨间的韧带** 与腰椎间的韧带基本相同,唯第 5 腰椎横突与骶骨翼之间的韧带(相当于横突间韧带)其向外扩展并附着于髂后上棘至髂后下棘处髂嵴的前后面,称为髂腰腹侧韧带和髂腰背侧韧带。此韧带向外就与腰部深筋膜中叶愈合。

髂腰韧带损伤或慢性劳损,也是下腰痛的常见病因之一。针刀松解此韧带,可收良效。

(二)骶骨、尾骨间的连接

1. **骶骨、尾骨间的关节** 骶骨共 5 个,相互间以骨性愈合为一个骶骨。尾骨也有 3~4 个,亦相互愈合为一体,成为一个尾骨。第 5 骶骨与第 1 尾骨之间借纤维软骨而连接,其周围附以致密结缔组织,但非骨性愈合。临床常见的尾骨骨折,即为骶、尾骨连接处。用针刀松解骶、尾骨间的连接处的软组织,可缓解或消除其疼痛症状。(图 3-28)

2. **骶骨、尾骨之间的韧带** 骶骨与尾骨之间,就针刀医学临床而言,无重要韧带;但骶骨与髂骨间的**骶髂韧带**,在针刀医学临床上具有更重要意义。(图 3-29~ 图 3-31)

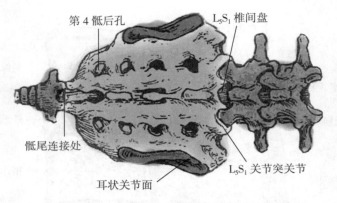

图 3-28　腰、骶、髂、尾骨间的关节连接，彩描图，背面观

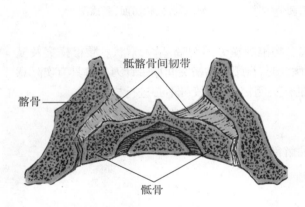

图 3-29　腰骶髂骨间的韧带连接，彩描图，上面观

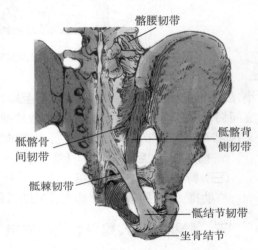

图 3-30　腰骶髂骨间的韧带连接，彩描图，后面观

骶髂韧带，有背侧、腹侧、骨间韧带三部分。

骶髂关节病变，临床常见。

骶髂韧带病变，行骶髂背侧韧带松解术，配合准确的手法，就有效。

六、椎管和椎间孔

各椎骨相互连接后，就形成了椎管和椎间孔。此二结构，具有十分重要的临床意义。

（一）椎管

1. 椎管的构成　颈、胸、腰段各节椎骨的**椎孔**依次叠加、借相关软组织将其连接而成为一个尾端封闭的、竹筒形的管状结构，叫**椎管**。其相关连接组织，主为椎间盘、后纵韧带、黄韧带等。

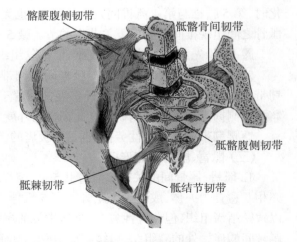

图 3-31　腰骶髂骨间的韧带连接，前面观

胸、腰、骶段各节椎骨的**椎孔**,均由其椎体后缘、左右椎弓、椎弓板(含其上下关节突)所围成。全脊柱的每个椎骨都有一个椎孔。每一个椎孔的构成大致相同。颈椎各椎孔的构成,见第二章。

2. **椎管的大小** 胸腰骶段椎管的大小,亦与脊柱的发育、节段、脊柱活动、病变等因素有关。

椎管的大小的测量,具有重要临床意义。

椎管测量的方法,与颈椎管相同,也是在 X 线片、CT 片、MRI 片上测量,具体方式有三:(1)椎管的前后径;(2)椎管矢状中径与椎体矢状中径的比值;(3)椎管面积与椎体面积的比值。

腰椎管前后径 >17mm 者,为发育正常;17mm~15mm 者,为**相对性**腰椎管狭窄;<15mm者,为腰椎管绝对狭窄。

椎管的横切面积与同一平面的椎体横切面积的比值,其临界值为 1/1.45,约为 0.61;若比值小于 0.6,即为腰椎管狭窄。

胸椎管的大小的测量:在 X 线片上,测量椎体后下角至下位椎体上关节突前缘的距离来评估:>10mm,为正常;<10mm,为胸椎管狭窄。

但胸椎的骨性标志难定准,投照位置难做到绝对标准;故测量值往往不准确,因此,用 X 线片上的形象改变来评估椎管的大小,更具价值。对颈、腰椎管宽窄的评估,亦可如此考虑。

3. **椎管狭窄症** 临床上有**颈椎管狭窄症、胸椎管狭窄症、腰椎管狭窄症**。

椎管狭窄症的病因,除椎管发育性狭窄外,还与下列许多因素有关:①**椎体移位**,就会引起椎管变形、变窄;②**椎体骨质增生**:椎体后缘的骨质增生、上下关节突等处的骨质增生,也会导致椎管狭窄;③**椎管内韧带病变**:后纵韧带或黄韧带的增生、肥厚、硬化、钙化,也可致椎管狭窄;④**椎间盘退变**,致椎间盘髓核膨出、突出、脱出,更可致椎管狭窄。

腰椎管狭窄,最常见;其中,更应关注**腰椎侧隐窝狭窄**的临床诊断和治疗。

4. **椎管内容物** 包括脊髓、脊髓被膜、脊神经根等结构(将另述)。

(二)椎间孔

1. **椎间孔的构成** 胸腰椎间孔的组成,与颈椎间孔同,均是由上一个椎体椎弓根的下切迹和下一个椎体椎弓根的上切迹所构成。(图 3-32)

2. **椎间孔的各壁** 胸、腰椎椎间孔的前、后、内、外、上、下六壁,除其前壁无钩突和钩椎关节外,余均同颈椎的椎间孔。

3. **椎间孔的形状、方向、大小、内容物、病理变化** 基本与颈椎同。详见第二章,第二节,颈椎椎间孔。

4. **椎间孔外口的结构** 在针刀医学的临床实践中,有时需行**腰椎间孔外口针刀松解术**,故特将腰椎间孔外口的结构介绍如下:

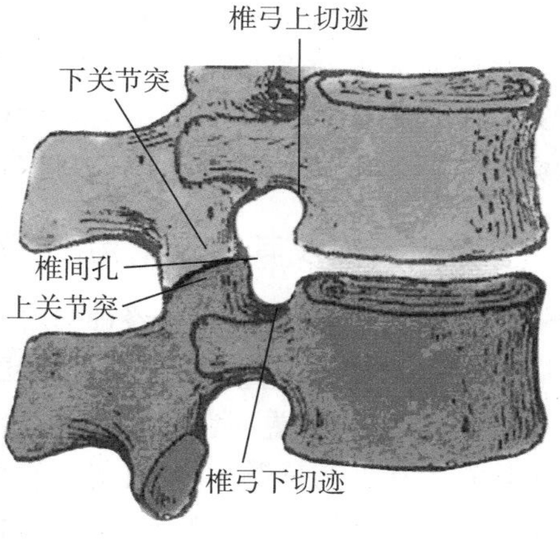

(1)**腰椎间孔外口处,神经、血管的排列顺序**:脊神经根、窦椎神经、椎间动脉和静脉,均经椎间孔的上 1/3 部分进、出椎管。在椎间孔外口处,血管、神经的排列顺序为:血管居上前方,神经居下后方。

(2)**椎间孔外口处脊神经的分支及其行程**:脊神经根出椎间孔外口后即叫"**脊神经**"。

图 3-32 椎间孔的构成,彩描图,侧面观

脊神经在椎间孔外口处的分支:有**脊神经返支**、**脊神经后支**、**前支**。返支与后支的解剖,详见本章,第二节。胸脊神经前支,组成 T_1~T_{12} 肋间神经,分布、支配胸腹壁的肌肉与皮肤。腰脊神经前支,组成腰丛。骶脊神经前支组成骶丛。腰骶丛的主要分支,为股神经、坐骨神经等。其分布、支配区域为下肢及臀、盆部。

(3)**"脊神经根袖悬韧带"**:脊神经根出椎间孔时,也将硬脊膜、蛛网膜一并带出,而在椎间孔外口处形成**神经根袖**(袖内亦含脑脊液)。神经根袖的周围有纤维结缔组织将其固定在椎间孔外口的周围。上述的纤维结缔组织,就叫**"脊神经根袖悬韧带"**。

脊神经根袖悬韧带的上、下端,分别附着于上、下横突的根部的上、下缘;此韧带的外缘,与横突间韧带愈合;其内缘,附着于椎间孔外口的周围。

脊神经根袖悬韧带,对脊神经根起着保护和固定的作用。然而当腰椎间盘突出,脊神经根受挤压时,位于硬脊膜外腔段的脊神经根,就因此而缺少避让和逃逸的有效空间,引起根性神经痛的表现;其时,就需行椎间孔外口针刀松解术,使脊神经根能稍活动,以避开突出的髓核对其挤压而缓解临床症状。

5. 腰椎间孔外口针刀松解术的原则

(1)**所需要松解的组织**:为脊神经根悬韧带及横突间韧带。

(2)**手术操作要点**:患者应取俯卧位。定点于横突根部。刀口线与人体纵轴平行、垂直进针。首先应找到横突根部,再从横突根部的上缘、深进 0.3~0.5cm,刀锋向人体头侧方向行走,沿上下关节突、椎板的外缘纵切 3~4 刀(使刀口线的行走轨迹:从人体的足侧→人体头侧方向,即与人体矢状面平行方向),以松解脊神经根悬韧带在椎间孔外口后缘的附着处。继之,将刀锋退回到横突根部的上缘,再将刀口线沿横突根部上缘、向横突尖方向行走,切 3~4刀(即刀口线的行走轨迹:从横突根部→横突尖部方向行走;与人体的横断面平行),以松解悬韧带和横突间韧带在横突上缘的附着点。总之,上述两条刀口线的轨迹,最终呈"L"形。

针刀操作时,当针锋触及神经纤维时,患者会觉有"放电感",应立即将刀刃稍离开。若患者诉明显疼痛,也应调整刀刃,以免损伤神经和血管。

若从横突根部的下缘深入横突间,沿上下关节突的外缘和横突的下缘切割、松解,使刀口线的行走轨迹呈倒"L"形操作方式,则损伤椎间孔外口处的椎间血管、神经的可能性要大。而椎间血管损伤后,血管可能回缩进椎管内,形成椎管内血肿。后果严重。故不应从横突根部的下缘深入横突间行针刀操作。因为此种操作方式是欠安全的。

七、脊髓及其附属结构、"脊髓终丝栓系综合征"

脊髓的附属结构,是指脊神经根、脊髓被膜和终丝等结构。

(一)脊髓的位置、形状、外部结构(图3-33)

1. **脊髓的位置** 脊髓和其各被膜均位于椎管内。其属于低级中枢神经。脊髓的上端在枕骨大孔处与延髓相延续;成人脊髓的末端平第 1 腰椎的下缘或第 2 腰椎的上缘水平;新生儿脊髓的下端达第 3 腰椎下缘平面。

脊髓外表面,有软脊膜、蛛网膜、蛛网膜下腔、硬脊膜、硬脊膜外腔保护着脊髓。

2. **脊髓的外形及外表结构** 脊髓的外形呈前后略偏的圆柱状;但全长粗、细不等,有两个梭形膨大:①**颈膨大**,位于脊柱第 4 颈椎 ~ 第 7 颈椎段。由颈脊髓的第 5 节 ~ 第 8 节组成。为组成臂丛、管理上肢运动和感觉的 C_5~C_8 躯体神经的低级中枢神经元所在部位。②**腰膨大**,位于脊柱第 10 胸椎 ~ 第 1 腰椎段。由脊髓 L_1~S_3 节所构成。是管理下肢运动和感觉的腰、

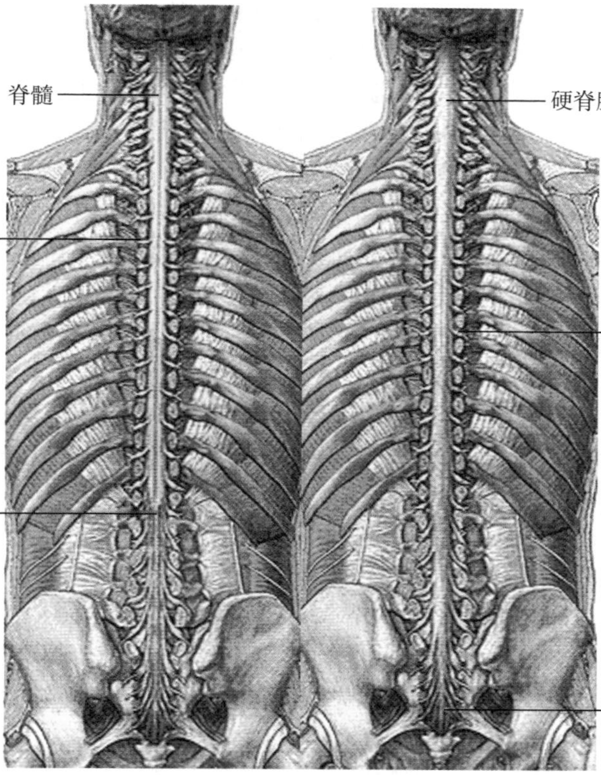

图 3-33　脊髓(左图),硬脊膜囊(右图)

骶脊神经的低级中枢神经元所在部位。

脊髓的表面有 **6 条纵沟或裂**:前正中线处有前正中沟,较深,脊髓前正中动、静脉位于此沟内。前正中沟的两侧有左、右前外侧沟,为脊神经前根离开脊髓的部位。脊髓后正中线处为后正中裂,不太深,脊髓后动、静脉位于此。后正中裂的两侧有左、右后外侧沟,此乃脊神经后根进入脊髓的部位。

3. **圆锥、终丝,"脊髓栓系综合征"**　脊髓腰膨大以下逐渐变细,最终呈圆锥状,叫**脊髓圆锥**。脊髓圆锥,约平第 1 腰椎的下缘或第 2 腰椎的上缘平面。由于成年人自第 2 腰椎上缘以下就无脊髓存在,因此,临床上常选择 $L_4 \sim L_5$、$L_5 \sim S_1$、$L_3 \sim L_4$ 棘突间,作为腰椎穿刺的进针点。

软脊膜从脊髓圆锥,向下延伸成一根细丝,叫**终丝**。在第 2 骶椎平面处,终丝穿出硬脊膜囊时,将硬脊膜一并带出,共同止于尾骨背面。故终丝不是神经组织,而是脊髓被膜组成。

临床可见有些人的终丝及脊髓延长与脊柱的生长不相适应:脊柱生长快,脊髓及终丝延长慢,造成终丝对脊髓向下的牵拉性损伤,出现排尿障碍、腰骶部不适等表现,即谓**"脊髓栓系综合征"**。详见后述。

(二)脊髓的被膜

脊髓外有三层被膜;自外至内,依次为**硬脊膜、蛛网膜、软脊膜**。

1. **硬脊膜及硬脊膜外腔**　硬脊膜,由致密结缔组织构成,厚而坚韧;衬覆于全部椎管的内壁。硬脊膜的上端,附着于枕骨大孔周围,与硬脑膜相互延续;故其上端是开放的。硬脊膜下端,为盲端,平第 2 骶椎平面。因而,硬脊膜在椎管内构成了一条长管形的盲囊,故临床医师将其叫"硬脊膜囊"。脊髓及脊髓的另两层被膜位于硬脊膜囊内;但第 1 腰椎下缘或第 2 腰椎上缘以下的硬脊膜囊内,只有腰、骶脊神经根形成的马尾和软脊膜形成的终丝存在。

每对脊神经根,穿出硬脊膜囊时,也将硬脊膜一并带出,共同穿过椎间孔,继而成为包裹神经根的神经外膜(临床称**"神经根袖"**)。在椎间孔外口处,神经根袖与**神经根袖悬韧带**紧密相连。正常时,神经根袖悬韧带,有保护、固定神经根袖的作用。但在神经根受到突出的椎间盘等病理因素挤压时,神经根也因此而缺少避让、逃逸的空间而受到损伤,出现临床症状;故用针刀松解椎间孔外口的神经根袖悬韧带,有可能缓解、解除神经根受挤压的状况。

硬脊膜外腔,即为硬脊膜外表面和椎管内壁之间的腔隙。**硬脊膜外腔**,就位于黄韧带的深面。

硬脊膜外腔内,有脂肪组织、椎内静脉丛、淋巴管、窦椎神经、神经根和其伴行的血管。

若针刀刺破黄韧带,刀锋在硬脊膜外腔中运动,难免不刺破椎内静脉丛,引起椎管内血肿的严重并发症。故所谓"黄韧带松解术",是一高危手术!

2. **蛛网膜及蛛网膜下腔**　蛛网膜,是一层半透明的薄膜;紧贴附于硬脊膜的内表面。其上端开放,与脑蛛网膜相互延续;下部也为盲端,平第 2 骶骨平面。

蛛网膜下腔,为蛛网膜与软脊膜之间的腔隙;此腔隙内充满脑脊液。

脊神经根在穿出硬脊膜囊形成神经根袖时,也将蛛网膜一并带出;故神经根袖内亦存在蛛网膜下腔和脑脊液,而且神经根袖内的脑脊液是与蛛网下腔内的脑脊液是相通的。

3. **软脊膜及"脊髓栓系综合征"**　软脊膜,菲薄,紧贴脊髓的表面,并随脊髓表面的沟、裂,伸入至脊髓内。在脊髓两侧、前根和后根之间的软脊膜,明显增厚,组成**齿状韧带**。齿状韧带,通过蛛网膜连接到硬脊膜上;脊髓借此韧带将其悬吊、固定于硬脊膜囊内。

脊髓末端的软脊膜,集束形成一条丝状结构,叫**终丝**。**终丝**,在穿出硬脊膜囊的末端时,并携带硬脊膜,一起向下行,共同附着于尾骨的背面。

"脊髓终丝栓系综合征":人的脊柱生长速度,等于脊髓和终丝生长速度之和。若脊髓和终丝生长速度之和小于脊柱的生长速度,则会造成终丝对脊髓的牵拉,引起脊髓牵拉性损害,出现排尿障碍、性功能障碍、下肢运动功能障碍等表现,临床称**"脊髓终丝栓系综合征"**。此症,早期发现,早期外科手术,将终丝切断,解除对脊髓的牵拉性损伤,脊髓可获得正常发育,疗效满意。

是否可用针刀疗法,在尾骨的背面,在终丝的附着处,行针刀松解术,切断部分终丝,能否有效治疗此病,望针刀医学的同仁们,今后临床工作中能关注此问题。

(三) 脊神经根

1. **脊神经根的对数**　共 31 对,即颈脊髓段 8 对;胸段 12 对;腰段 5 对;骶段 5 对;尾段 1 对。

2. **脊神经根的行程、分段**

(1) **脊神经根的行程**:脊神经前、后根从脊髓的前、后角离开脊髓;继之其在蛛网膜下腔内横行或斜下行;穿过硬脊膜,进入硬脊膜外腔;继而共同进入椎间孔内;并汇合为一,而从椎间孔外口出椎管,就叫脊神经。

脊神经的前、后根,在离开脊髓时,也将软脊膜一并带出而形成脊神经根的内膜。当脊神经前、后根穿越蛛网膜、硬脊膜时,又将此二膜也一并带出,而成为脊神经根的束膜和外膜,并共同在硬脊膜外腔内横行或斜下行,进入椎间孔内口,再经椎间孔外口出椎管。

（2）**脊神经根的分段**：①**蛛网膜下腔段**：指行走在蛛网膜下腔部分的脊神经根。②**硬脊膜外腔段**：即行走于硬脊膜外腔部分的脊神经根。③**骨性段**：乃行走于椎间孔内、外口之间的部分脊神经根。蛛网膜下腔段和硬脊膜外腔段，统称为**软组织段**；以于**骨性段**相对应。硬脊膜外腔段，也叫**侧隐窝段**。腰椎的侧隐窝段较长，亦具重要临床意义。

3. **脊神经根与椎间孔的对应关系**　人类的脊柱和脊髓结构呈明显节段性。人胚胎时期同序数的脊柱节和脊髓节相等、相对应。同序的椎间孔和脊神经根，也相互对应，基本上处于相同平面。上述的对应关系，终身不变。在人胚胎时期的脊柱和脊髓基本等长，故同序的神经根和椎间孔基本处同一水平。但随着人体发育，因脊柱的生长速度快，脊髓生长速度慢，因而同序数的脊柱节与脊髓节、神经根与椎间孔的水平相对关系就发生变化。成年人，上颈段（C_1~C_4）的神经根和同序数的椎间孔，基本上还是处于同一水平面；而在下颈段、胸、腰、骶段脊神经根必须斜向外下行走一段距离后，才能到达同序列的椎间孔出椎管。越靠下部的神经根，向外下行走的距离越长。例如，下腰段和骶段脊神经根，要在蛛网膜下腔和硬脊膜外腔内向下行走较长距离后才能到达相应的椎间孔之上半口出椎管。如第 5 腰脊神经根，约与第 12 胸椎体水平，离开脊髓，首先以游离状的马尾在蛛网膜下腔内向下行，至第 4 腰椎体平面处出硬脊膜囊，在硬脊膜外腔内继续下行，经过 L_4~L_5 椎间盘，到第 5 腰椎体下半部，才能从 L_5~S_1 椎间孔的上半口出椎管。因其在出硬脊膜囊处，是被固定的；从 L_5~S_1 椎间孔出椎管处也是被固定的，故脊神经根在硬脊膜外腔段内是较固定、被绷紧的；故当 L_4~L_5 椎间盘突出时，刺激、挤压 L_5 脊神经根时，L_5 脊神经根，就无避让、躲避的空间而生硬被挤压，损伤脊神经根，出现临床症状。

上颈椎间盘突出，可压迫同序列的脊神经根。但下颈段、胸、腰段椎间盘突出只能压迫下节神经根。

（四）脊柱节与脊髓节的对应关系（表3-1）

表 3-1　脊柱节与脊髓节对应关系表

脊髓节	椎体	推算、举例
脊髓上颈段（C_1~C_4）	与同序的椎体、棘突同高	如第 2 颈脊髓，与第 2 颈椎体和棘突相对应
颈髓下段（C_5~C_8）	较同序椎骨高 1 个椎体	如第 5 颈脊髓，平对第 4 颈椎体和棘突
上胸髓段（T_1~T_4）	较同序椎骨高 1 个椎体	如第 3 胸脊髓，平对第 2 胸椎体和棘突
中胸髓段（T_5~T_8）	较同序椎骨高 2 个椎体	如第 6 胸脊髓，平对第 4 胸椎体、第 3 胸椎棘突顶
下胸脊髓段（T_9~T_{12}）	较同序椎骨高 3 个椎体	如第 11 胸脊髓，平对第 8 胸椎体、第 7 胸椎棘突顶
腰脊髓段（L_1~L_5）	平对第 10~12 胸椎体	
骶、尾脊髓（S_1~S_5、C_1）	平对第 12 胸椎 ~ 第 1 腰椎	

（五）脊髓的内部结构（图3-34）

脊髓内部，是由**灰质**（神经细胞核聚集处）、**白质**（神经传导纤维组成）两种主要结构构成。

1. **脊髓灰质**　在脊髓的横切面上，灰质呈蝴蝶状。"蝴蝶"的两侧翅膀，左右对称。"蝴蝶"的前、后翅膀，相当于脊髓的前角与后角；胸、腰段脊髓还有侧角。

（1）**脊髓前角**：为向前突出的灰质部分；相当于蝴蝶的尾侧翅膀，较大。

脊髓前角，是第 1 级运动神经元的纤维终止处；为第 2 级运动神经细胞体的聚集处；也是第 1、2 级运动神经元的交换处；由前角内第 2 级运动神经元发出的神经纤维，组成脊神经前根，离开脊髓。

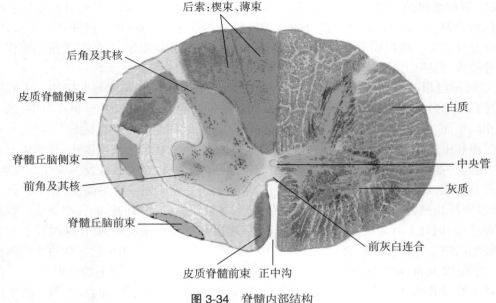

图 3-34　脊髓内部结构

脊髓前角中,至少含有三种运动神经元,故脊神经前根中亦含有三种神经元纤维:①**α-运动神经元**;②**γ-运动神经元**;③**抑制性中间神经元纤维**。运动神经元纤维,支配、营养骨骼肌。若前角的运动神经元受损,其所支配的骨骼肌就会出现瘫痪和营养性萎缩。

(2) **脊髓后角**:为向后突出的灰质部分;相当于蝴蝶的头侧翅膀,较小。

脊髓后角,为痛觉和温度觉第二级感觉神经细胞体的聚集部位;也是脊神经后根进入脊髓的部位;是第一和第二级痛、温觉感觉神经细胞交换神经元的地方。

在后角的尖部、根部的外侧等部位,还有一些呈半透明状的胶状质、感觉核、网状结构;这些网状结构,在脊髓内部的广泛联络上有重要作用,如脊髓反射弧的构成、痛觉冲动传导的抑制等,就与这些结构有关。

(3) **脊髓侧角**:脊髓侧角,只存在于脊髓的胸、腰段(即 T_1~L_3 或 C_8~L_2 之间)和骶段(S_1~S_4);脊髓的颈段无侧角。

脊髓侧角,位于脊髓的前角和后角之间;为向侧方突出的灰质。脊髓侧角,是内脏神经细胞体的聚集处。

胸、腰段的侧角,是交感神经的低级中枢,乃交感神经细胞体的聚集部位;也是交感神经节前纤维的起点。

脊髓骶段(S_2~S_4)的侧角,是副交感神经的低级中枢,为副交感神经细胞体的聚集处;也是副交感神经节前纤维的起点。

由侧角发出的交感神经纤维或副交感神经纤维(均属内脏神经纤维)均经过相应的前角,随脊神经前根离开脊髓。

当侧角病变时,可出现内脏神经功能障碍,既往称"自主神经功能障碍":其临床表现非常复杂。如霍纳征、血管运动障碍、排汗功能障碍、直肠、膀胱功能障碍、性功能障碍以及神经、精神方面的症状等。

(4) **灰白连合**:位于脊髓的中央,是两侧灰质、白质的连接结构。在灰白质连合的正中心,有**脊髓**中央管,随着胚胎的发育,出生以后,正常人,此中央管已闭合;若脊髓中央再出现此管,即可诊断为"**脊髓空洞症**"。"脊髓空洞症"的病因至今不明;目前尚无理想的治疗方法。中央管前方的灰白质连合,叫前灰白连合;中央管后方的灰白质连合,叫后灰白连合。

脊髓各节的前角、后角、侧角相互延续,即形成脊髓灰质前柱、脊髓灰质后柱、脊髓灰质侧柱。脊髓灰质前柱、脊髓灰质后柱贯穿脊髓的全长;脊髓灰质侧柱,仅存在于胸、腰、骶段。

2. **白质** 脊髓的白质,均位于脊髓的周边部位,即处脊髓灰质的周围部分。

白质,主由上行性、下行性神经传导纤维束和纵横交错行走的神经网结构,等三部分纤维所构成。

上行性的传导纤维束,为感觉传导纤维,如脊髓丘脑束。下行性的传导纤维束,为运动性传导纤维,如皮质脊髓束。

网状结构,为纵横交错行走的纤维,但主要是横向行走的纤维。脊髓网状结构,是脊髓内部各节段之间、各结构之间(如前后角之间、各纤维束之间、脊髓两侧之间等)、脊髓与脑之间相互联络的纤维。脊髓网状结构,对于维持正常的运动、感觉、神经反射功能,具有重要作用。

脊髓与脑之间的联络纤维,为长传导纤维;常位于白质的较表层。

脊髓内部各结构、各节段间的联络纤维,为短传导纤维;常位于白质的较深层。

就纤维传导的方向而言,主为向上或向下行的传导方向;但也有些平面间的横向传导纤维,如构成反射弧的传导纤维等。

脊髓的白质结构,左右对称。左、右各边的白质,依前、后根为界分为三索:前根与前正中沟之间的白质叫**前侧索**;后根与后正中沟之间的白质叫**后侧索**;前、后根之间的白质,叫**侧索**。

(1) **皮质脊髓束(锥体束):** 是由 100 万余根下行的运动传导纤维所组成的传导束。

皮质脊髓束,包括**皮质脊髓侧束**和**皮质脊髓前束**;分别位于脊髓的**侧索**和**前索**。

皮质脊髓前束和侧束,均由大脑额叶中央前回皮层的高级中枢运动神经细胞(第 1 级运动神经细胞,主为锥体细胞)发出的纤维所组成。

此二束纤维,从大脑皮质中的高级运动中枢(中央前回)发出后,一直下行,经运动放射、内囊、中脑、脑桥至延髓的**锥体交叉**:约 2/3 的纤维交叉至对侧,组成对侧的**皮质脊髓侧束**,其位于**侧索**,居脊髓小脑束之内侧、脊髓丘脑侧束之后侧,继续下行至脊髓;约 1/3 的纤维不交叉,组成同侧的**皮质脊髓前束**,其居于同侧的脊髓前索,在脊髓内继续下行。

皮质脊髓束,在脑内下行过程中,当到达脑干各运动核平面时:如中脑的动眼神经核等脑桥的面神经核等,就依次分出部分纤维到达同侧和对侧的各脑神经运动核,以管理相应的脑神经运动核;从各脑神经运动核,再发出第 2 级运动神经纤维,到达各自的靶器官并管理之。故脑神经运动核,都是由两侧大脑共同支配;因而一侧中央前回病变,不会引起对侧的面神经和动眼神经全瘫。(图 3-35)

皮质脊髓侧束和皮质脊髓前束,在脊髓内下行时,也逐步分出部分纤维,到同侧前角的运动核,以管理同侧的运动神经核;再由前角的运动神经核(第 2 级运动神经细胞,低级运动中枢)发出纤维,到达各自的靶器官,并支配之。因此,脊髓的前角运动神经细胞,绝大部分受对侧大脑支配;极少部分为同侧大脑支配。

针刀治疗: 一侧脑部病变,引起对侧肢体瘫痪。若早期在患肢体对侧的头部和患肢施针刀治疗,配合功能训练、多可逐渐恢复部分功能。

(2) **其他下行性传导束:** 有**红核脊髓束**、**前庭脊髓束**、**顶盖脊髓束**等。这些下行性传导束,均属**锥体外系**；是大脑、间脑、脑干、小脑之间以及各脑与脊髓之间的相互联络的纤维。这些传导束，与运动的协调、平衡、反射(听觉反射、视觉反射等)有关。

故锥体外系传导束的损害，将出现运动协调或平衡、各种反射功能方面的功能障碍。

(3) **脊髓丘脑束**：为上行性感觉传导径路；包括脊髓丘脑侧束和脊髓丘脑前束。

1) **脊髓丘脑侧束**：为躯干、四肢的皮肤、黏膜之**痛、温觉**传导束，其位于侧索。此束的第 1 级神经元，位于后根神经节内；其周围支，组成脊神经，传导皮肤、黏膜的痛、温觉；其中枢支，随脊神经后根外侧部进入脊髓，先在脊髓的后外侧束上行 1~3 个脊髓节段，再转入脊髓后角，交换神经元(第 2 级神经元)，发出纤维经前白连合**交叉**到对侧的侧索，组成对侧**脊髓丘脑侧束**；少部分纤维不交叉，加入同侧的脊髓丘脑侧束。

脊髓丘脑侧束，位于脊髓小脑束的内侧；其在脊髓内上行，经脑干，终止于丘脑的腹后外侧核；再换神经元(第 3 级神经元)，发出纤维，终止于大脑的中央后回(感觉中枢)的上部。

脊髓丘脑侧束的纤维，在脊髓内的排列顺序：来自躯体上部的纤维居内，来自下部的纤维居外；即由里及表，依次排列着来自颈、上肢、胸、腰、骶、下肢的痛温觉纤维。前部的纤维传导痛觉；后部的纤维传导温觉。

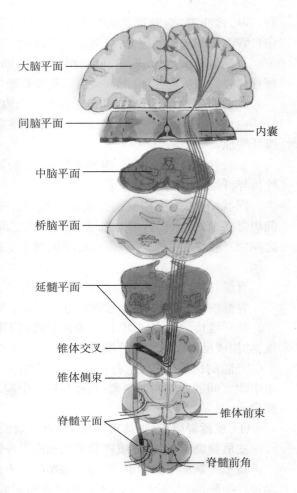

图 3-35 皮质脊髓束(锥体束，运动传导径路)，彩绘立体图

大脑平面
间脑平面
内囊
中脑平面
桥脑平面
延髓平面
锥体交叉
锥体侧束
脊髓平面
锥体前束
脊髓前角

2) **脊髓丘脑前束**：为躯干、四肢的**粗浅触觉**和**压觉**的传导束。其位于脊髓前索。

脊髓丘脑前束的第 1 级神经元周围支的行程、分布区，同脊髓丘脑侧束；其中枢支，随后根内侧部的粗纤维进入脊髓后，先在后索上行 1~3 脊髓节，其终支或侧支，在不同节段与后角的感觉核交换神经元；再由后角内的第 2 级神经元发出的纤维，经前白连合，**交叉**至对侧前索，组成对侧脊髓丘脑前束；小部分纤维不交叉，加入同侧脊髓丘脑前束。

脊髓丘脑前束，在脊髓的前索内上行，也止于丘脑，换神经元，由第 3 级神经元发出的纤维，最终也止于大脑顶叶的中央后回(高级感觉中枢)。

脊髓丘脑前束的纤维，在脊髓内的排列次序与脊髓丘脑侧束同。

针刀医学临床应用：脊髓丘脑前、侧束，均在脊髓内交叉，故脊髓损害，会出现对侧痛温觉及浅感觉障碍。但感觉障碍平面，比实际病变平面低 1~3 脊髓节段。还可根据脊髓丘脑束内纤维的排列规律，诊断是脊髓内病变还是位于脊髓外椎管内。如感觉障碍，自下向上扩展，说明病变位于脊髓外。如感觉障碍自上向下发展，说明病变位于脊髓内部，因为其首先损害的为脊髓内部的纤维。随着病变的发展，才会逐渐损害脊髓较外侧的纤维。因此，临床表现为自上向下发展的感觉障碍。

若行针刀治疗：应于患肢和患肢对侧的脊柱部位施针刀，效果将更好。

（4）**三叉丘系**，为头面部痛、温、浅触觉的上行性传导束。（图 3-36）

管理头、面部、脑膜的痛温觉、触觉之三叉神经纤维，经三叉神经半月节（第 1 级感觉神经元所在处），从脑桥延髓沟处进入脑部，至三叉神经感觉主核和脊束核，交换神经元；即再由感觉主核和脊束核（第 2 级感觉神经元所在地）发出纤维，交叉至对侧，组成三叉丘系上行，纤维止于丘脑的腹后外侧核（第 3 级感觉神经元）换神经元，再由第 3 级感觉神经元发出纤维，最后也终止于大脑中央后回的稍下部。

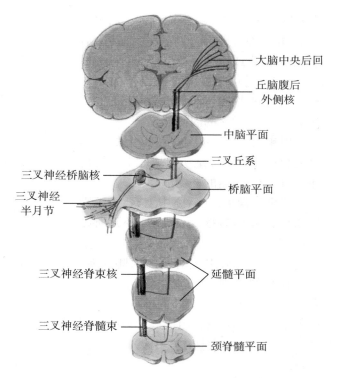

图 3-36　三叉丘脑系（传导头面部痛、温觉与粗浅触觉的径路），彩绘立体图

针刀的临床应用：因为三叉神经各支所支配的部位不同，所以三叉神经各支病变时，头面部疼痛的区域，就不相同。基本以眼裂、口裂为界：三叉神经第 1 支病变，表现为同侧眼裂以上部位（主为前额部）疼痛。针刀松解眶上裂之眶上神经或松解滑车上神经，可能收效。

三叉神经第 2 支病变，为同侧眼裂与口裂之间（主为上颌部）的部位疼痛。针刀松解眶下孔之眶下神经，多能收效。三叉神经第 3 支病变，为同侧口裂下部位（主为下颌部）的疼痛。针刀松解颏孔的下颌神经分支，也可能收效。三叉神经半月节阻滞术，对三叉神经各支病变，均有效。

三叉神经在脑部的感觉核，就有三个：**三叉神经中脑核**，位于中脑导水管周围；其接受、传导头面的本体感觉。其病变时，出现头面部的本体感觉障碍。临床单纯其受累，罕见，多为中脑导水管周围病变，其一并受累。**三叉神经主核**，位于脑桥中部；其接受、传导头面部的痛温觉、触觉的神经冲动。**三叉神经脊束核**，主要接受痛温觉的冲动。此核很长，自脑桥至第 4 颈脊髓；故此核又分为三段：**首侧核、中极核**，接受、传导痛温觉及口、眼、鼻黏膜的触觉冲动；尾侧核，只接受、传导头面的痛温觉冲动。第 2 颈脊髓以上的尾侧核，接受、传导三叉神经第 1 支的冲动；第 2~4 颈脊髓节，接受、传导三叉神经第 2 支、第 3 支的神经冲动。（图 3-37）

（5）**后侧索**：即楔束和薄束，是传递机体**本体感觉**、**精细感觉**冲动的**上行性径路**。其位于后侧索。

楔束和薄束的第 1 级神经元，也位于脊神经后根的神经节内；其周围支组成脊神经，分布、管理躯干、四肢的肌肉、肌腱、关节之本体感觉（位置觉、震颤觉等）和精细感觉（如质量感、

重量感等);其中枢支,组成脊神经后根内侧部(粗纤维),进入脊髓后角,继转入后索,组成薄束或楔束上行。(图3-38)

薄束,是由第4胸脊髓以下的本体感觉和精细感觉纤维所组成的上行性传导束;其位于后索的内侧部。

楔束,是由第4胸脊髓以上的本体感觉和精细感觉纤维所组成的上行性传导束;其位于后索的外侧部。

薄束和楔束,在后索中上升,至**延髓**的**薄束核或楔束核**(第2级神经元所在处),交换神经元,发出纤维,交叉(延髓感觉交叉)至对侧,组成对侧的**内侧丘系**。内侧丘系的纤维,从延髓上升,经脑桥,中脑,止于丘脑的腹后外侧核(第3级神经元),再交换神经元,组成放射冠的一部分,上行,终止于大脑皮质中央后回的高级感觉中枢。

针刀医学的临床应用:楔束、薄束损害时,出现本体感觉、精细感觉障碍;如闭眼时,患侧手触摸物件不能识别其质地、重量等;闭眼时,不能平衡,站立不稳等。

楔束、薄束,在延髓交叉。故脊髓后索损害时,会出现同侧本体感觉、精细感觉障碍。

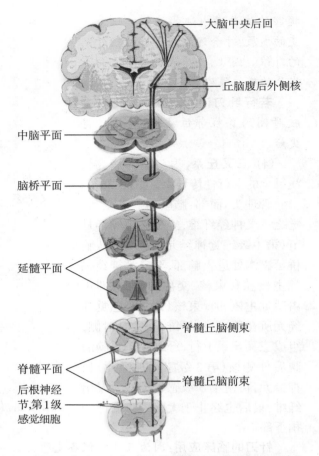

图3-37 脊髓丘脑束:脊丘前束、脊丘侧束,痛温觉及浅触觉传导束,彩绘立体图

延髓以上的脑损害时,会出现对侧本体感觉及精细障碍。

由于痛温觉传导径路与本体感觉及精细感觉的传导径路不同,故一侧脊髓损害时,可能会出现**感觉分离现象**:即对侧痛温觉障碍,同侧精细感觉和本体感觉障碍。若欲用针刀进行治疗,除行感觉障碍区域进行针刀治疗外,还应注重在痛温觉障碍对侧的脊柱部位进行针刀治疗。

又由于上行性的痛温觉纤维在脊髓交叉,下行性的皮质脊髓束在延髓交叉,因而一侧脊髓损害时,会出现**感觉和运动分离现象**:同侧运动障碍,对侧痛温觉障碍;临床称"**脊髓半损伤综合征**",或谓"**布朗综合征**"。若想用针刀治疗,同样,除行运动障碍肢体和感觉障碍部位针刀治疗外,还应注重肢体运动障碍侧的脊柱针刀治疗。

此外,临床针刀医学工作者,还应重视一些**疼痛**的病理生理现象。

疼痛,本是机体的痛觉感受器,在受到伤害性刺激后,所产生的一种**保护性的生理反应**;是机体受到伤害性刺激的一种警号;是**本能的**,**反射性的**;是受大脑及各级神经影响的生理病理活动;因此,疼痛,又是一种病理现象;是对机体的一种伤害性刺激;是需要医疗予以干预的一种临床症状。

机体内外的任何刺激,均可成为疼痛刺激。如温度:接近体表的温度(35~37℃),对人体

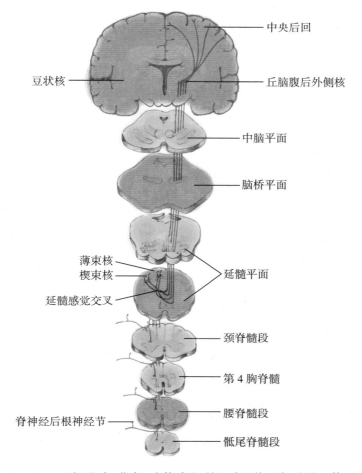

中央后回

豆状核

丘脑腹后外侧核

中脑平面

脑桥平面

薄束核
楔束核

延髓平面

延髓感觉交叉

颈脊髓段

第 4 胸脊髓

脊神经后根神经节

腰脊髓段

骶尾脊髓段

图 3-38　后索（楔束、薄束），本体感觉、精细感觉传导束，彩绘立体图

为温暖的、良性刺激；而50℃以上或冰点以下的温度，就可变为病理性的疼痛的刺激。又如压力：轻柔的抚摸和按压，如医疗按摩，可起治疗作用；但不当的重压，不仅可致痛，亦为一种疼痛性的病理刺激。临床针刀操作，既可治病，也可致病。快速进皮、在组织内找寻病变时轻柔、缓慢地运刀，对病灶进行适度的松解，能收良好的针刀治疗作用。若不当的、过度的针刀运作，也是一种病理性刺激；尤其损伤重要正常组织器官时，更是明显的致病性针刀操作。

再者，机体各组织，对疼痛刺激的敏感度各不相同：一般而言，皮肤、黏膜、骨膜，对疼痛刺激最敏感。其余组织对刺激的敏感，从高到低，依次为韧带→关节囊→肌腱→肌肉；即肌肉对疼痛刺激最不敏感。内脏，对痛刺激也不敏感。但也并非绝对。肌肉、内脏，各有其最敏感的痛刺激。肌肉，包括骨骼肌和平滑肌，对缺血、缺氧、酸性代谢产物的刺激很敏感；其对上述刺激物刺激时，会产生剧烈疼痛。空腔脏器，如消化、泌尿器官，对牵拉性刺激、张力性刺激很敏感；在上述刺激作用下，其会出现剧烈的、痉挛性绞痛。

痛温觉传导径路上的任何不良刺激，均可引起疼痛。因此，针刀医学临床工作者，必须会鉴别临床各种疼痛的不同性质和表现：如**浅痛、深痛、内脏痛、快痛、慢痛、放射痛、牵涉痛等**的性质和表现；更须会判断疼痛来自整个疼痛传导径路上的何处：来自神经干，还是来自神经丛、神经根、疼痛传导道的脊髓段、脑部的疼痛传导路？唯有对疼痛的表现、性质、来源做出明确诊断后,针刀治疗,才会有针对性,疗效才会更佳。

(六) 脊髓的血液循环(图 3-39)

1. **脊髓动脉**　其来源是多方面的。主要来自椎动脉;此外,颈深动脉、肋间动脉、腰动脉、髂腰动脉、骶外侧动脉,均有分支供应脊髓的血运。

(1) **脊髓前正中动脉**:从两侧椎动脉的颅内段发出;均向内下行,在延髓下部的腹侧面合并(有些下行至上胸髓段才合并)为一条脊髓前正中动脉,沿脊髓的前正中沟下行于脊髓的全长。由于脊髓前正中动脉来自双侧椎动脉分支合成,故其起始部已形成一个"脊髓前动脉环"结构。此动脉环结构,与颅底动脉环类似,对脊髓的血供具有重要意义。

脊髓前正中动脉,在沿脊髓的前正中沟下行过程中,不断发出分支,直接伸入脊髓内,以供应脊髓前部两侧的灰质及部分白质的血液循环;脊髓前正中动脉的另一些分支,在脊髓表面上升或下降,且与相邻的升、降支在脊髓前外侧沟附近吻合,组成冠状动脉,以供应脊髓周边部位的血运。

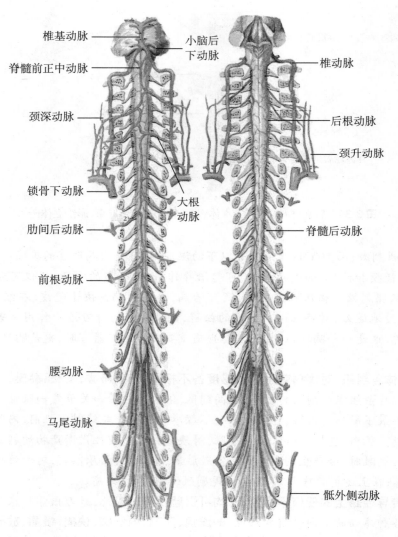

图 3-39　脊髓的供血动脉:左,前面观;右,后面观

（2）**脊髓后动脉**：左右各一支，均来源于椎动脉的颅内段。其发出后，均向后下行，经枕骨大孔入椎管，沿脊髓后外侧沟下行。其在下行过程中，不断发出分支或直接进入脊髓实质内，以供应脊髓后索的血运或与相邻支（脊髓前正中动脉分支或根动脉分支）在脊髓表面相互吻合，形成脊髓冠状动脉。

（3）**根动脉**：来源于椎动脉的颅外段、颈深动脉、颈升动脉、肋间后动脉、腰动脉、髂腰动脉、骶外侧动脉等。

根动脉，均经椎间孔进入椎管，穿过硬脊膜后分成前根动脉、后根动脉。前、后根动脉随脊神经前、后根到达脊髓被膜、脊髓表面，并与脊髓前、后动脉分支相互吻合，形成脊髓冠状动脉，供应脊髓的血运。

根动脉的数量：胚胎期，每一脊神经根均伴行有相应的根动脉。人出生后，有些根动脉只到达脊神经根，能到达脊髓的根动脉为 10~27 支；其参与脊髓冠状动脉的形成。但有的人的根动脉发达：能到达颈髓的根动脉，可多达 11 支；能到胸髓者，可多达 14 支；能到腰骶髓的，可多达 6 支。

根动脉的口径：其口径较小者多；口径较大者（叫大根动脉），不过 1~3 支。

若仅 1 支大根动脉，多位于腰髓段；有 2 支大根动脉者，各位于颈髓、腰髓段。

据临床及解剖观察：大根动脉，多位于 C_6、T_9、L_2 附近；故 T_4、L_1 脊髓段是供血较差节段。

2. **脊髓静脉** 脊髓静脉较动脉多、口径大、多集中在脊髓表面及硬脊膜外腔，尤其是硬脊膜外腔的后表面更丰富。（图 3-40）

脊髓静脉，共分为 3 个系统：**脊髓前静脉系统、脊髓后静脉系统、根静脉系统**。

（1）**脊髓前静脉系统**：指位于脊髓前部及前外侧的静脉。共有三条主干：**脊髓前静脉、脊髓左、右前外侧静脉**。

1）**脊髓前静脉**，与同名动脉伴行于脊髓前正中沟内。主要收集脊髓前角内侧部和前索

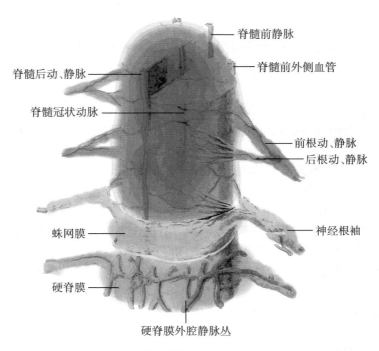

图 3-40 脊髓的静脉系统，彩描立体图

内侧的静脉血。

2) **脊髓左、右前外侧静脉**,分别位于脊髓的左、右的前外侧。其收集脊髓前角外侧部、前索和侧索外侧部、侧角的静脉血。因为上述部位的无数小静脉,穿出脊髓表面后,在脊髓前外侧沟附近,相互纵向吻合成脊髓前外侧静脉,且又相互横向吻合,构成脊髓冠状静脉。

脊髓前静脉、脊髓左右前外侧静脉,三者之间亦相互吻合,并与脊髓后静脉系统、根静脉系统、脊柱静脉系统亦相互沟通。

(2) **脊髓后静脉系统**:指位于脊髓后表面的静脉丛。非常丰富,密集,相互吻合成丛,尤其以腰髓段的后表面更为明显。其主干也有三条,即**脊髓后静脉、左右脊髓后外侧静脉**。

1) **脊髓后静脉**,沿后正中沟行走。

2) **两侧脊髓后外静脉**,与脊髓后动脉伴行。

脊髓后静脉系统,收集脊髓后部的静脉血,包括后角、后索、近后角处侧索的静脉血。

(3) **根静脉系统**:根静脉的数目、走行、吻合情况,基本与根动脉相似。也有几支口径较大的大根静脉,常存在于脊髓的腰段。主要分布于硬脊膜外腔,形成硬脊膜外腔静脉丛。

根静脉系的前根静脉和后根静脉,一方面与脊髓前、后静脉系统相互吻合,另一方面又随脊神经根出硬脊膜囊,并在椎间孔附近与椎管内静脉丛共同汇合成椎间静脉。而椎间静脉,经椎间孔出椎管后,与椎管外的脊柱静脉丛是相互沟通的。

八、内脏神经周围部

内脏神经,又叫自主神经、自律神经、不随意神经,即不受意志控制的神经。

内脏神经,也分**中枢部**和**周围部**两大部分。因其中枢部分,针刀不可及,故主要介绍其周围部。

内脏神经周围部,其与脊柱、脊髓的解剖紧密相关;与脊柱相关性疾病、与针刀医学临床关系非常密切;然而临床医师们一般不太重视、也不太熟悉内脏神经的解剖,故从临床应用角度出发,在此给予较详细介绍。

内脏神经周围部,包括交感神经周围部和副交感神经周围部。二者常同时支配同一器官。其功能相互协作、相互拮抗,以维持各器官处于正常的生理平衡状态。

(一) 交感神经周围部

其低级中枢,位于 $T_1 \sim L_3$ 脊髓段的侧角内。

1. 交感神经周围部的组成　　交感神经周围部,主由**交感神经节、交感神经干(合称交感神经链)**等结构组成。

(1) **交感神经节**:有椎旁交感神经节和**椎前交感神经节**。前者位于脊柱前方的两侧,即横突根部的前表面;后者位于脊柱的前方。(图 3-41)

交感神经节,是交感神经周围部第 2 级**交感神经元**所在部位;也是节前和节后纤维交换神经元或节前纤维的经过之处。交感神经周围部有两个**交感神经元**:第 1 级交感神经元(称**节前交感神经元**),其位于脊髓胸段及腰段的侧角($T_1 \sim L_3$)内;其发出的纤维叫**节前纤维**。第 2 级神经元(称节后交感经元),其位于交感神经节内(椎旁节、椎前节),其发出的纤维叫**节后纤维**。

(2) **交感神经干**:是上下相邻的两椎旁交感神经节之间的交感神经纤维;其内含有节前纤维和节后纤维。

2. **交感神经周围部的行程**　节前神经元(第 1 级交感神经元)发出的节前纤维,随脊神经前根出椎管,经**白交通支**,进入**椎旁交感神经节**,与椎旁神经节内的第2级神经元相突触,并交换神经元,发出节后纤维,经**灰交通支**,加入各脊神经,并随脊神经行走、成丛或不成丛、分支、分布于各靶器官,如皮肤的汗腺、立毛肌、皮下及骨骼肌内的血管等。有些节前纤维,仅经过**椎旁交感神经节**,先在交感神经链内上行或下行,然后进入相应的椎前交感神经节,或进入**椎前交感神经节**,与椎旁或椎前节内的节后神经元相突触,交换神经元,发出节后纤维,再随内脏神经行走、成丛、分支、分布,并管理胸腔、腹腔、盆腔的内脏器官及血管等靶器官。

　　概而言之,**节前、节后纤维的具体去向如下**:

　　节前纤维的具体去向有二:①节前纤维,进入**椎旁神经节**,即在椎旁节内交换神经元,再发出节后纤维;或为节前纤维仅穿过椎旁节,沿**交感链上行或下行**一段距离后,抵达其上方或下方的椎旁神经节,再交换神经元。

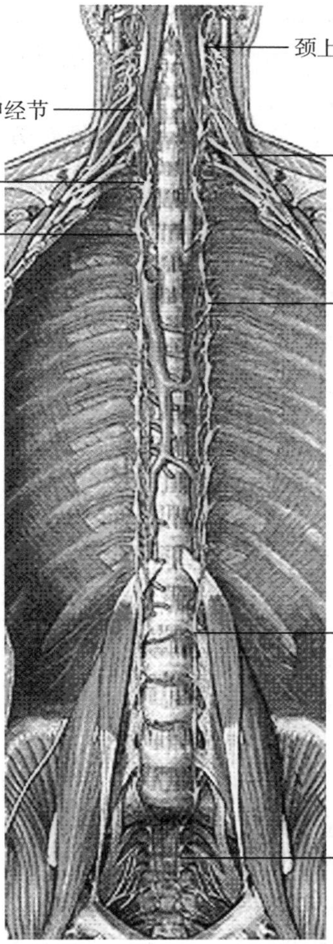

图 3-41　椎旁交感神经节,前面观

　　一般而言,来自**脊髓上胸段**($T_1 \sim T_5$)的节前纤维,在交感链内上升,至颈部椎旁神经节(颈下神经节或颈中神经节、颈上神经节)交换神经元;来自**中胸段**($T_6 \sim T_{10}$)的节前纤维,在交感链内上升或下降,至胸部椎旁神经节交换神经元;来自**下胸和腰段**($T_{11} \sim L_3$)的节前纤维,在交感链内下降,至腰骶部椎旁神经节交换神经元;②节前纤维,仅穿过**椎旁交感节**,再进入**椎前交感神经节**,在椎前节内交换神经元,再发出节后纤维。

　　因此,节前交感神经元虽只从脊髓的胸、腰段发出节前纤维,但因节前纤维可在交感神经链内上行或下行,故交感神经节、交感神经链却存在于脊柱的全长之左、右两侧。

　　节后纤维的具体动向为三:①节后纤维经灰交通支,返回至 31 对脊神经内,再随脊神经分支、分布于头、颈、躯干、四肢皮肤的汗腺、立毛肌、浅血管及黏膜等组织器官;②**攀附于动脉壁**,并在动脉壁的外膜上形成神经丛;且随动脉分支、分布到其所供应组织、器官;③**节后纤维的分支**直接分布到所支配的组织、器官。

　　3. **交感神经节**　是交感神经周围部与临床关系最密切的结构,应予以重点介绍。其有**椎旁神经节和椎前神经节**两种。

　　(1) **椎旁神经节**:位于脊柱的前外侧、横突根部的前表面。每侧为 19~24 个,计:颈部

3~4个,胸部 10~12 个,腰部 4 个,骶部 2~3 个,尾部两侧合成为 1 个,叫奇神经节。每侧上下相邻的两神经节之间由**交感神经干**相互连接,而成为串珠状的**交感神经链**。故人体共有两条**交感神经链**,左右各一,分别纵列于全脊柱的左右两侧、横突根的前面。左右交感链也有交通支相互连接。一般将**交感神经椎旁节**,分为颈部、胸部、腰部、骶部交感神经椎旁节 4 部分。

椎旁神经节与脊柱相关性疾病及针刀医学关系最密切,应重点掌握。

1) 颈部椎旁神经节:有颈上神经节、颈中神经节、颈下神经节(星状神经节)。详见第二章,第四节。

2) 胸部椎旁神经节:位于胸椎前的两侧、肋骨头的前方;每侧 10~12 个交感神经节。

胸部交感神经椎旁节发出纤维的分布状况如下:①第 1~12 胸椎旁神经节发出的部分节后纤维,经灰交通支返回 12 对胸脊神经,再随胸脊神经分支,分布于人体躯干前、后壁,管理该处皮肤的汗腺、立毛肌及皮下和体壁的血管等器官;②第 1~5 胸部椎旁交感神经节发出的另一部分节后纤维,参与由迷走神经等组成的**主动脉丛、心丛、食管丛、肺丛**,并与迷走神经(副交感神经)协同、拮抗,共同管理上述脏器的功能;③仅经过第 6~9 胸椎旁交感节的节前纤维,组成**内脏大神经**,其沿椎体前方斜向内下行,穿过膈肌脚,止于**腹腔神经节**(属椎前神经节),换神经元,发出节后纤维,管理腹腔神经节所管理的器官,见下述;④仅经过第 10~12 胸椎旁交感节的节前纤维,组成**内脏小神经**,也在椎体前方下行,穿过膈肌脚,止于腹主动脉旁的**肾神经节**(椎前神经节),换神经元,再发出节后纤维,管理其所管理的器官,见下述。

3) **腰部椎旁神经节**:位于腰椎的前外侧与腰大肌内侧缘之间;每侧约有 4 个腰椎旁交感神经节。

腰部椎旁交感神经节分出纤维的去向如下:①第 1~4 腰椎旁交感神经节发出的节后纤维,经灰交通支,返回第 1~5 腰脊神经,并随 L_1~L_5 脊神经分支、分布,对所支配的组织器官行使交感神经的功能。②仅经过腰椎交感神经节的节前纤维,组成腰内脏神经,止于**肠系膜下神经节**(属椎前神经节),交换神经元,发出节后纤维,分布于降结肠及盆腔脏器;部分节后纤维还伴随血管分布并管理下肢的组织器官。

4) **骶部(又名盆部)椎旁神经节**:位于骶骨前、骶前孔的内侧;有 2~3 对骶交感神经椎旁节,1 个奇神经节。盆神经节的纤维去向如下:①节后纤维经灰交通支,返回骶、尾脊神经,并随骶、尾脊神经行走、分支、分布,行使其交感神经功能;②另一部分纤维,加入盆腔神经节(椎前交感神经节),换神经元,与盆腔的副交感神经协同、拮抗,共同管理盆腔脏器的功能。

(2) **椎前神经节**:有腹腔神经节、肠系膜上神经节、肠系膜下神经节等。

椎前神经节,其中最大、最恒定、最重要的为**腹腔神经节**。

腹腔神经节,又名腹腔神经丛、太阳神经丛,其位于脊柱前、腹腔动脉和肠系膜动脉根部的周围。**腹腔神经节**,接受内脏大神经(由 T_6~T_9 或 T_5~T_{10} 侧角的交感神经纤维组成)的节前纤维。

腹腔神经节,向周围突出,组成许多成对的、不成对的**副神经节**。成对的副神经节有:**膈丛、肾上腺丛、肾丛、精索丛**。不成对的有:**胃丛、肝丛、脾丛、肠系膜上丛、肠系膜下丛**。

从腹腔神经节发出的绝大部分为节后纤维,少数为节前纤维;少数节前纤维进入副丛,在副丛内交换神经元,再发出节后纤维。

所有的交感神经节后纤维,其分布、支配的靶器官,与神经丛同名。如膈丛,管理膈肌的运动。肾丛,管理肾及输尿管。唯分布至肾上腺的节前纤维,直抵肾上腺髓质,与髓质内的神经节细胞发生突触,管理肾上腺的分泌功能。精索丛,沿精索内动脉,分布到生殖器,管理生殖功能。胃丛,分布、管理胃的运动和分泌。肝丛,管理肝胆。肠系膜上丛,分布、管理胰、十二指肠、回肠、盲肠、升结肠、横结肠右半。肠系膜下丛，分布、管理横结肠右半、降结肠、乙状结肠、直肠上段。

从腹腔神经节或副节发出的节后纤维，多与迷走神经纤维同行，共同管理腹腔各脏器的功能。

针刀医学的临床应用：交感神经的行程、分布区，看似杂乱，但其仍具有一定节段性和规律性：

来自脊髓上胸段（$T_1 \sim T_5$）的交感神经节前纤维，支配头、颈、胸背上部和上肢的血管、汗腺、立毛肌以及头、颈、胸腔脏器。

来自脊髓中、下胸段（$T_6 \sim T_{12}$）的交感神经节前纤维，支配胸背、腹部的血管、汗腺、立毛肌和腹腔内的肝、胆、脾、胰、肾、肾上腺、输尿管及降结肠以上消化道。

来自脊髓腰段（$L_1 \sim L_3$）的交感神经节前纤维，支配下肢的血管、汗腺、立毛肌及降结肠及其以下消化道和盆腔内的其他脏器。

掌握交感神经分布的节段性规律，对于脊柱相关疾病的正确诊断、治疗，具有重要意义。如头、颈、上肢、胸背的上部的病征以及颅内、颈内、胸腔内组织、器官的病征，可通过对颈椎、上胸椎软组织的针刀松解和手法调整其关节，就可能收良效。（图3-42）

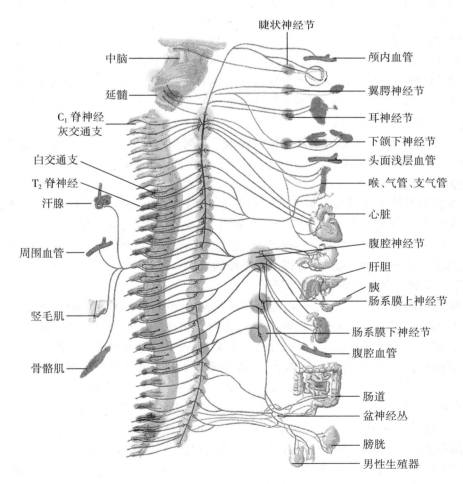

图3-42　内脏运动神经，彩绘概图：红线，示交感神经；蓝线，示副交感神经

（二）副交感神经

副交感神经周围部分包括两部分：脑部的副交感神经和脊髓骶部的副交感神经。

1. **副交感神经周围部的组成**　副交感神经周围部，也由**两级神经元及其发出的纤维所组成**，即由节前神经元（细胞）及其发出的**节前纤维**和节后神经元（细胞）及其发出的**节后纤维所组成**。

2. **副交感神经周围部的基本行程**　由脑干或脊髓骶 2~4 节的副交感神经节前神经元所发出的节前纤维，随脑神经或骶部副交感神经行走，进入副交感神经节（**器官旁神经节**、**器官壁内神经节**），与节内的节后神经元相突触，交换神经元，再发出节后纤维，分支、成**丛**、分布到靶器官，并管理之。

3. **脑部副交感神经元**　脑部的副交感神经元，位于脑干各节（中脑、脑桥、延髓），其发出的节前纤维，分别随动眼神经（Ⅲ）、面神经（Ⅶ）、舌咽神经（Ⅸ）、迷走神经（Ⅹ）行走、分布。具体如下：

（1）**动眼神经缩瞳核、睫状核**：位于**中脑动眼神经核的小细胞部（缩瞳核、睫状核）**，其发出副交感神经的节前纤维，随**动眼神经**（第Ⅲ对脑神经）行走，至眼眶内的**睫状神经节**，交换神经元，发出节后纤维，分布于瞳孔括约肌、睫状肌，起调节**睫状体和缩瞳肌**的作用。

（2）**面神经上涎核**：由脑桥上涎核发出的副交感节前纤维，随**面神经**（第Ⅶ对脑神经）行走，一部分节前纤维加入岩大神经，进入翼腭窝内翼腭神经节，交换神经元，发出节后纤维，分布、并管理泪腺和口腔、鼻腔的黏膜腺；另一部分节前纤维加入鼓索神经，再转入舌神经，至下颌下神经节，交换神经元，发出节后纤维，分布并管理下颌下腺、舌下腺的分泌功能。

（3）**舌咽神经下涎核**：由延髓的下涎核发出的副交感神经节前纤维，随**舌咽神经**行走，转经鼓室神经、岩小神经，至卵圆孔下方的耳神经节，交换神经元，发出节后纤维随耳颞神经行走，分布、管理腮腺的分泌功能。

（4）**迷走神经背核**：由延髓的**迷走神经背核**发出副交感神经节前纤维，随**迷走神经**行走，至胸、腹腔脏器附近或器官壁内的副交感神经节交换神经元，发出节后纤维，分支、成丛，分布、管理胸腔、腹腔脏器的功能活动。

4. **脊髓骶段的副交感神经核**　骶部副交感神经核，位于脊髓骶 2~4 节的侧角内。其发出的节前纤维，随骶脊神经前根从骶前孔出骶管，组成**盆内神经**，加入**盆丛**，并随盆丛分布于盆内脏器附近或器官壁内的副交感神经节，交换神经元，其节后纤维分布、支配**降结肠、乙状结肠、直肠及盆腔内其他脏器**，并管理上述脏器的功能。

（三）交感神经和副交感神经的异同

1. **同属内脏运动神经，但其分布范围有所不同**　交感神经分布范围广，全身上下、自头顶至足底、从内脏至体表，所有各组织器官内均有交感神经分布；而副交感神经分布不如交感神经分布广；一般认为，大部分血管、汗腺、立毛肌、肾上腺髓质无副交感神经分布。

2. **交感和副交感神经同丛、同器官，但作用不同**　即二者的节后纤维，多参与同一内脏神经丛的组成，如心丛、肺**丛**、腹腔内的肝**丛**、胃**丛**、脾**丛**、肾**丛**、肠系膜上**丛**、腹主动脉丛、盆腔内的直肠**丛**、膀胱**丛**、前列腺或子宫阴道**丛**等均有二者的节后纤维；再从上述神经丛分支，支配内脏。即大部分内脏，是同时接受交感神经和副交感神经的双重支配；但二者对**同一内脏的作用不同**：总的看，交感神经兴奋时，机体代谢加快、耗能增加、功能增强，机体处于兴奋状态；此时血管收缩，心跳加速、加强，血压升高，支气管扩张、瞳孔扩大、消化功能抑制等。副交感神经兴奋时，机体代谢减慢、功能减弱，机体处安静或睡眠状态；此时血管扩张，心跳变慢、变弱,支气管收缩,瞳孔缩小,消化活动增强,合成代谢增强以恢复体力,储存能量等。

3. **二者均有节前和节后纤维,但节前和节后纤维数量的比例不同、长度不同**　一个节前交感神经元的轴突可与多个节后交感神经元形成突触;而一个节前副交感神经元的轴突只与较少的几个节后副交感神经元形成突触。即一个节前交感神经元,可支配许多个节后交感神经元;一个节前副交感神经元,只支配少许几个节后副交感神经元。因此,一个节前交感神经元的作用范围,远比一个节前副交感神经元的作用范围广。

一般而言,交感神经的节前纤维短,节后纤维长。副交感神经的节前纤维长,节后纤维短。

4. **二者均有周围神经节,但神经节所在部位不同**　交感神经有**椎旁神经节**和**椎前神经节**,其分别位于脊柱旁和脊柱前;而副交感神经有**器官旁神经节**和**器官壁内神经节**,其分别位于所支配器官的**附近**和所支配器官的**壁内**。

5. **二者均有低级中枢,但低级中枢的所在部位不同**:交感神经的低级中枢位于**脊髓的T_1~L_3段的侧角内**,而副交感神经的低级中枢位于**脑干(中脑、脑桥、延髓)和脊髓S_2~S_4节的侧角内**。(表3-2)

表3-2　副交感神经低级中枢(节前副交感神经细胞)的所在位置及功能表

副交感神经名称	副交感神经核名称	副交感神经核的位置	支配的靶器官、功能
动眼神经	动眼神经副核(缩瞳核)	上丘平面	支配瞳孔括约肌、睫状肌。使瞳孔缩小、调节晶状体的屈度
面神经	上涎核	脑桥下部	支配泪腺、舌下腺、下颌下腺、鼻和腭黏膜腺;司其分泌
面神经	孤束核上段(味觉核)	第4脑室底部	管理舌前2/3味觉
舌咽神经	下涎核	延髓上部	支配腮腺。司腮腺分泌
舌咽神经	孤束核中段	延髓	管理舌后1/3味觉及黏膜的一般感觉
迷走神经	孤束核下段	延髓下部	管理内脏感觉
迷走神经	迷走神经背核	延髓中下部	支配颈、胸、腹腔大部分脏器;与交感神经配合,管理上述脏器的功能
盆内神经	脊髓骶段的副交感神经核	第2~4骶脊髓的侧角	支配盆腔脏器

(四) 内脏运动神经与躯体运动神经在形态、功能方面的差异

1. **发出部位的差异**　躯体运动神经,从全脊髓的各节的前角发出;交感神经,仅从T_1~L_3脊髓段的侧角发出;副交感神经,只从脑干和S_2~S_4脊髓段发出。

2. **神经元的数目不同**　躯体运动神经周围部仅有1个神经元。其位于脊髓前角;此运动神经元发出的纤维,直达其所支配的靶器官。内脏神经周围部,有2个神经元:第1级神经元叫节前神经元;其位于脊髓侧角内,其发出的纤维叫**节前纤维**。第2级神经元叫节后神经元,位于内脏神经节(交感神经节或副交感神经节)内;其发出的第2级纤维(叫节后纤维)才能到达所支配的靶器官。即内脏运动神经,必经节前纤维和节后纤维才能到达靶器官。而且1条节前纤维常与多个节后神经元相突触。故1条节前内脏神经纤维所支配范围、远远大于躯体神经所支配的范围,尤以交感神经更甚。

3. **纤维的种类不同**　躯体运动神经为有髓鞘纤维,较粗,传导速度快;内脏运动神经为

薄髓鞘（节前纤维）和无髓鞘（节后纤维）纤维，较细，传导速度慢。

4. **神经的行程、分布形式不同**　躯体神经，以神经干的形式直接分布到靶器官；而内脏神经必经节前纤维、节后纤维，到达血管壁或脏器壁的周围，并形成神经丛，再由神经丛分支，分布到内脏、腺体、血管等靶器官。

5. **支配对象不同**　躯体运动神经支配骨骼肌。内脏运动神经支配内脏及血管的平滑肌、腺体；而且同一器官，常接受交感神经和副交感神经纤维的双重支配。

6. **受意识控制的程度不同**　躯体运动神经，受人的意识控制；内脏神经，不受人的意识所控制。（表3-3）

表3-3　交感神经和副交感神经对同一器官的不同作用

器官名称	交感神经节段	交感神经的功能	副交感神经及核的位置	副交感神经的功能
瞳孔平滑肌	T_1~T_2节，颈上神经节，颈内动脉丛→海绵窦丛	扩瞳	动眼神经，中脑的Edinger-Westphal（EW核，缩瞳核）	缩瞳
泪腺	T_1~T_2节，颈上神经节，经颈内动脉丛→岩深神经等	不明	面神经→岩大神经，脑桥泌涎核（上涎核）	泪腺分泌增加
腮腺	T_1~T_2节，颈上节，颈外动脉丛→颞浅动脉丛	腺血管收缩、唾液浓稠，量少	舌咽神经等，延髓泌涎核（下涎核）	唾液稀薄、量多
颌下腺、舌下腺	T_1~T_2节，颈上节，颈外动脉丛→面动脉丛	同上	面神经→鼓索神经等，脑桥上泌涎核	同上
食管	T_1~T_5节，颈交感神经链，食管丛	抑制食管蠕动	迷走神经→食管壁内神经节，迷走神经背核	促进食管运动和分泌
心	T_1~T_5节，颈上、中、下神经节，心上、中、下神经	心跳快而强，冠状动脉扩张	迷走神经心支→心丛	心跳慢而弱，冠脉收缩
支气管、肺	T_2~T_6节，胸2~6交感神经节，气管丛、肺丛	支气管扩张、呼吸加快、加深	迷走神经→肺内神经节，迷走神经背核	收缩支气管、腺体分泌增加
胃、肠	T_6~L_2节，腹腔神经节，肠系膜上、下神经节	胃肠蠕动减弱、其血管收缩	迷走神经、盆内神经（迷走神经背核，骶脊髓第2~4节）	胃肠蠕动增强、分泌增加
肾	T_6~T_{12}节，内脏大、小神经→腹腔及肾神经节→肾丛	抑制泌尿	迷走神经→腹腔神经丛→肾内神经节→肾，迷走神经背核	促进泌尿
膀胱	L_1~L_2节，腹主动脉丛→膀胱丛神经节	逼尿肌松弛，括约肌收缩、储尿	S_2~S_4节，盆内神经→膀胱壁内神经节	逼尿肌收缩、括约肌松弛，排尿
全身皮肤血管、汗腺、立毛肌	T_1~L_3节，胸腰椎旁交感神经节→灰交通支→全身脊神经	皮肤血管收缩、泌汗、立毛肌收缩	脊神经	皮肤血管扩张、抑制泌汗

（五）内脏感觉神经

1. **内脏感觉**　由交感神经或副交感神经传导。

内脏感觉纤维，分别随副交感神经（中间神经、舌咽神经、迷走神经、盆内神经等）和交感神经行走、分布。

一般认为：头部、颈项部、胸腔、腹腔内脏器的膨胀感以及腹腔内脏器的饥饿感等感觉冲动,经由舌咽神经和迷走神经传导,进入脑干的孤束核。舌前 2/3 的味觉,经中间神经,亦传入脑干的孤束核。盆腔内脏器的膨胀感等,由盆内神经(副交感神经)传导,进入脊髓的 S_2~S_4 节的后角的灰质。

上述内脏的痛觉冲动,主由交感神经传导。此痛觉冲动,进入脊髓 T_1~L_3 节的后角的灰质。

因此,**内脏痛**,可行**交感神经阻滞术**或**交感神经切断术**予以治疗。因为内脏痛,主由交感神经传导,而交感神经对内脏反射的调节作用不明显,故交感神经被阻断或被切断后对内脏功能活动的影响不大。

2. 内脏感觉的特点　对一般性刺激,反应迟钝;对适宜刺激,反应敏感;痛阈高;定位不准;可引起牵涉性疼痛。

内脏感觉纤维,一般较细。

一个脏器的感觉纤维,常分散伴随多条神经,传入多节低级中枢;如心脏的痛觉冲动,可伴随心上、心中、心下神经(交感神经)进入 T_1~T_5 脊髓节段的侧角。

一条神经内脏感觉神经,又包含来自多个脏器的感觉纤维:如迷走神经内,包含来自颈部、胸腔、腹腔所有脏器的内脏感觉纤维。因此,内脏感受器,对一般性刺激,反应迟钝、不敏感、定位也不准,冲动传导速度慢。例如,尽管内脏感觉的冲动,经常不断地上传至大脑,但在正常情况下,一般性刺激,不会在大脑中产生感知现象;故人们平时,就不会感觉到自己的"心在跳",肺和血管在不停地"收缩和扩张",胃肠在"蠕动"等活动。

但当内脏受到较强的一般性刺激或受到适宜的刺激时,就会产生感觉,甚至产生痛觉。但内脏的痛阈高,定位不准,还可引起牵涉性疼痛。例如,当接近体温的温度饮食进入消化道时,其为一般性刺激,无不适感觉。当温度很高的饮食或温度极低的饮食(此为较强的一般性较强刺激)进入消化道时,食管、胃就会产生"灼热"或"冰凉"感,甚至还可能产生疼痛感觉。

牵拉、膨胀性刺激,对空腔脏器(胃、肠、胆、输尿管、膀胱等)是敏感刺激。如胃肠道手术时,切割胃肠,不引起明显疼痛;但牵拉胃肠时,可引起强烈的恶心、呕吐反应。胃肠道梗阻、输尿梗阻,常会引起胃肠道或尿路的痉挛性绞痛,如肠梗阻、胆结石、尿路结石时,可产生上述器官的剧烈痉挛性绞痛。

骨骼肌、心肌、平滑肌,对缺血、缺氧、代谢性酸性产物堆积的化学性刺激,很敏感。故当冠状动脉病变,心肌缺血,会产生心绞痛;下肢动脉炎,肢端缺血,可引起足趾剧烈疼痛;一切骨骼肌缺血性坏死,均会引起剧痛。

(六) 神经反射弧

由感觉神经→感觉中枢→运动中枢→运动神经所组成的神经冲动传导径路,叫神经反射弧。

反射弧,有躯体反射弧、内脏反射弧两类。

1. **躯体反射弧**　包括**躯体→躯体反射弧**、**躯体→内脏反射弧**

(1) **躯体→躯体反射**:临床医师们非常熟悉,即躯体感觉神经受到刺激,产生感觉性神经冲动,由感觉神经,传至脊髓低级感觉中枢,其直接(或间接)与同侧(或对侧)的脊髓前角内低级运动中枢神经元相突触→致脊髓低级运动中枢兴奋,发出运动性神经冲动,经运动神经,将运动性神经冲动传导至躯体运动性靶器官,引起躯体运动反应。如查体时,膝反射、跟腱反射、肱二头肌腱反射、肱三头肌腱反射,均为**躯体→躯体反射**的实例。人脸被蚊子叮咬时,就会立即用手去拍打,这是有高级神经中枢参与的躯体→躯体反射。人的一切意识活动,都是由高级神经中枢参与的躯体→躯体反射。

(2) **躯体→内脏反射**:有些临床医师们可能不太熟悉,甚至还不认可。

躯体→内脏反射,为躯体感觉神经受到刺激,产生感觉性神经冲动,传递至脊髓后角;后角感觉神经元,可直接(或间接)与同侧(或对侧)侧角内的内脏运动神经元(交感或副交感神经元)相突触,发出内脏运动冲动,引起内脏的运动反应,这即为**躯体→内脏反射**。

其实,**躯体→内脏反射**,是一种**最原始、最基础**的反射;广泛存在,不可否认。

性反应,就是一种躯体→内脏反射的实例。情侣之间的相互触摸、肌肤的接触,男性生殖器就自动充血、勃起;女性生殖器就自动分泌黏液、乳房勃起等。这就是一种低级的躯体→内脏反射;也是动物的一种最原始、最基础、低级的生理反射。当然,人类的性活动,更是一种非常复杂的活动。在文明社会,人类的性活动,更受大脑高级神经支配。当有低级性反应出现,人类会考虑是否符合法理、伦理规定,环境条件是否适宜等,只能一切条件许可时,才会有人类性活动;否则,就不会有性活动。但躯体→内脏反射,是人类、生物繁衍的最原始、最重要的低级反射,这是不可否认的。

针刀疗法、治脊疗法、针灸疗法的解剖基础,就是躯体→内脏反射。上述疗法,确能影响内脏功能活动,调节内脏活动,能治疗许多内科疾病,这是不可否认的事实。其解剖基础,也就是躯体→内脏反射。

针刀疗法、治脊疗法、针灸疗法,其治疗内科疾病的原理,一为手法整复脊柱,直接刺激交感或副交感神经,以调节内脏功能;其二,针灸、针刀、手法对体表的作用,可刺激躯体感觉神经,引起内脏运动神经兴奋,以调节内脏的功能。如针刺机体,机体内就可产生内啡肽类物质;针刺,还有改善微循环的作用;按摩,可以放松肌肉等,均是躯体→内脏反射的实例。

利用躯体→内脏反射的原理,已有西医学者创制一些新的手术方法。我们针刀医学工作者,用针刀或其他疗法,刺激体壁的各软组织及病灶或(和)调整脊柱,不仅可治疗软组织的慢性损伤、矫正脊柱关节的错位外,还可以调节内脏的功能;尤其是用针刀松解脊柱周围的软组织病灶,再调整脊柱位置,对内脏功能的调节作用就更佳;这就是针刀治疗内科病以及脊柱相关性疾病诊疗的重要理论根据。

2. **内脏反射弧**　包括**内脏→内脏反射弧**、**内脏→躯体反射弧**。

(1) **内脏→内脏反射**:临床医师们也较熟悉。如心律的自动调节、血压的自动调节、呼吸的自动调节、pH 值的恒定、内环境的恒定、一切正常生命活动的维持,均需靠内脏→内脏反射。

如由于某种原因,引起人体血液酸化,颈动脉窦内的化学感受器,就会感知 pH 值升高,这种内脏感觉冲动,由内脏感觉神经传入,进入脊髓后角灰质的低级感觉中枢内(或进入脑干孤束核内),其中大部分内脏感觉冲动,可沿上行性感觉传导束上传至丘脑,最终传至于大脑的高级感觉中枢;经大脑高级感觉中枢的综合分析后,大脑会发出相应的指令,再通过内脏运动神经(主为副交感神经)及相应的躯体神经,使呼吸加深、加快,加速排出过多的 CO_2,血液酸化缓解,pH 值恢复正常。这就是一种**内脏→内脏反射**。再如食物进入胃肠内,胃肠道内的感觉神经受刺激,会反射性地引起胃蠕动加强、胆汁分泌加强、胰液分泌加强等活动以消化食物。

大脑,也可通过神经 - 体液径路,调节内脏器官的活动。

总之,人体内环境的恒定、机体的正常生命活动的维持,均靠内脏→内脏反射自动完成;人体对外环境的适应,就靠躯体→内脏反射。人体内外环境的平衡,全靠各种神经反射。

（2）**内脏→躯体反射**:也很普遍,如大便、小便,就是。

膀胱充盈了、直肠充盈了,膀胱或直肠的内脏感觉神经受刺激,人们就有如厕的感觉,如环境许可,就可进行排小便或排大便的活动。事实上,排大小便的活动,也是由大脑高级感觉中枢神经参与的反射活动。

不需大脑参与的低级的**内脏→躯体反射**也很常见。因为内脏感觉神经受到刺激,产生神经冲动,经内脏神经,传入到脊髓后角,这些感觉性冲动,可以直接或经脊髓中间神经元间接地与同侧或对侧**前角灰质内的躯体运动神经元相突触**,而完成低级内脏→躯体反射。对此类反射亦都熟知。如人体的平衡反应、协调反应。

第四节　躯干后部的肌肉

躯干后部的肌肉,是指脊柱后侧的肌肉和侧腹壁肌肉的后部分等两部分肌肉。

脊柱后侧的肌肉,包括以骶脊肌为主的**脊柱后侧肌群**和**外侧肌群**,俗称腰背肌群。

脊柱后侧肌群,与针刀临床医学关系最密切;而且后侧肌群也最多、最丰富,故应重点介绍。

脊柱后侧肌群,由浅入深,可分为四层:**第一层**,为斜方肌、背阔肌和腹外斜肌的后部分;**第二层**,为夹肌、肩胛提肌、菱形肌、上后锯肌、下后锯肌和腹内斜肌后部分等;**第三层**,为竖脊肌和腹横肌后部分;**第四层**,为枕下肌、横突间肌、横突棘肌等。（图3-43）

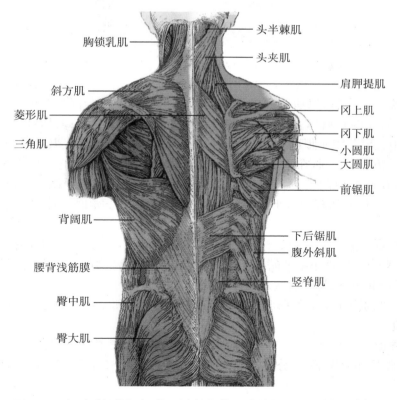

图 3-43　躯干后部的肌肉:第 1 层(左)、第 2 层(右),后面观,彩绘示意图

一、第一层肌肉

第一层肌肉,包括斜方肌、背阔肌、腹外斜肌后部分等。

(一) 斜方肌

见第二章,第三节,项部肌肉。

(二) 背阔肌

1. **位置** 背阔肌,主位于腰部及下背部皮下的浅筋膜层内。(图 3-44)

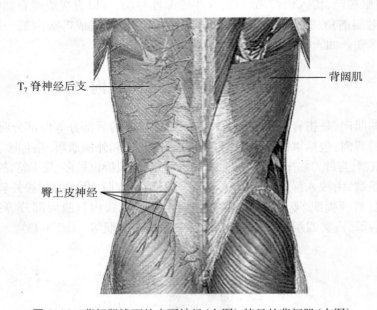

T$_7$脊神经后支 —————————— 背阔肌

臀上皮神经 —————

图 3-44 背阔肌浅面的皮下神经(左图)、特显的背阔肌(右图)

2. **起止点** 背阔肌,以肌腱膜的形式起于 T$_7$~T$_{12}$胸椎及全部腰椎的棘突顶部、骶骨正中嵴、髂嵴后段的外唇以及第 10 肋的外侧面与第 11、12 肋尖;其肌纤维向外上行,于背外侧壁集中,绕过大圆肌下缘,止于肱骨小结节间嵴的近侧段。其附着点位于大圆肌附着点稍前上方。此二肌在附着处有时融合。胸大肌附着在肱骨大结节嵴;故胸大肌附着部,覆盖在此二肌附着部前外部。此肌外侧部较垂直的肌纤维与大圆肌纤维组成腋窝的后皱襞。其上部较为水平的肌纤维,在行经肩胛骨下角时,可附着于肩胛骨下角。(图 3-45)

3. **体表投影** 人体直立,双臂自然下垂。双侧肩胛下角连线与人体正中线的交点为 1 点(相当于 T$_7$棘突)、肱骨小结节嵴的上段为 1 点(左、右上臂均可)、骶、尾骨交界处为 1 点,此三点围成的三角形区,即为背阔肌的体表投影。

4. **层次** 此肌浅在,就位于下背部及腰部皮下层的深面。针刀进皮肤、皮下,就达背阔肌筋膜与此肌。

5. **神经支配** 由胸背神经(为臂丛后束发出,含 C$_6$~C$_8$)支配。此神经,从臂丛的锁骨下部分出,沿肩胛骨外侧缘下降,分支支配该肌。乳腺癌根治术,有可能损伤支配此肌的胸背神经。

6. **功能** 使肩关节内收、内旋、后伸;是肩关节外展、外旋的拮抗肌。

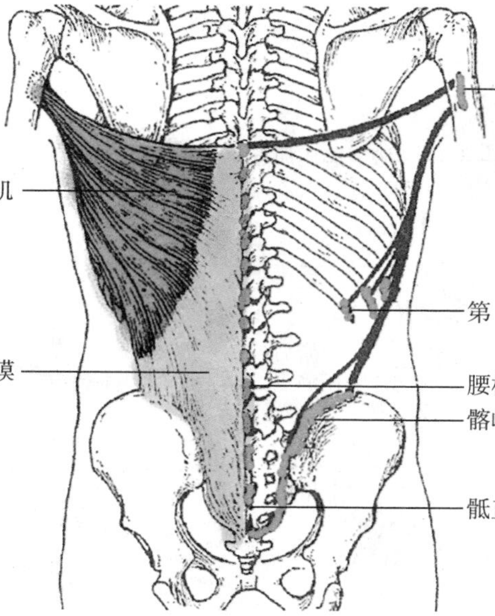

图 3-45 背阔肌(左)及其起止点(右),彩绘示意图

肩周炎,肩外展不能,此肌止点的慢性损伤,有可能为原因之一。上肢后摸背时,上臂痛,致后摸背受限、甚至不能,此肌的慢性损伤,亦可能是原因之一。肩周炎时,应注意检查此肌是否存在慢性病灶,尤其是其止点的病灶。

肩周炎,是针刀疗法的适应证。有些病例,只松解肩袖,疗效欠佳;此时应注意检查是否合并背阔肌损伤。

7. 病变 背阔肌位置表浅、薄、面积宽广,故易损伤。颈椎病、肩周炎,均可合并背阔肌损伤。

背阔肌损害时,出现下背部、腰肋部等处的疼痛。国外有文献报道,背阔肌损伤时,可出现上肢尺侧的放射痛,直至尺侧的两个半指痛。望针刀医学的同仁们今后在临床中注意观察此情况。

背阔肌损伤,可于腋后皱襞、腰肋部、肱骨小结节嵴、第 11、12 肋尖、髂嵴后段之外唇等处,均可发现压痛点或阳性反应物等体征。上肢后摸背动作,需此肌收缩,才能使上臂后伸、内旋。故此肌有病损时,上述动作受限或不能(如肩周炎时)。(图 3-46~图 3-48)

8. 针刀治疗 背阔肌的内侧为腱膜,此腱膜的附着部与腰背筋膜的浅层、棘上韧带愈合在一起,并共同附着于从 T_7~L_5 棘突的顶部及骶正中嵴、髂嵴后段的外唇、第 11 与

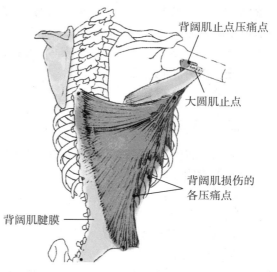

图 3-46 背阔肌损伤时的各压痛点(蓝点),彩绘示意图

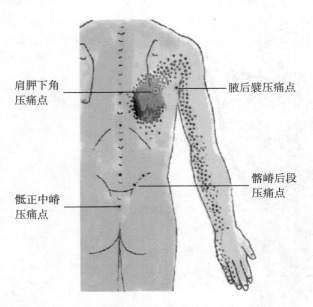

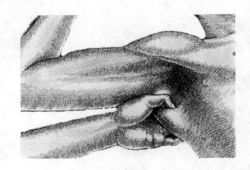

图 3-47 背阔肌损伤时的表现:疼痛部位(红色区)及压痛点(蓝点),彩绘示意图

图 3-48 背阔肌损伤时,腋后皱襞病灶与压痛点的找寻与固定方法,彩绘图

12 肋骨尖等处。棘突的起点病灶松解,应针对棘突顶进针刀,将刀锋移至棘突顶部的侧面,沿棘突顶的侧面切割(对背阔肌腱膜的纤维为横切)即可。髂嵴后段外唇的起点病灶的松解,应在髂嵴后段的外唇进行松解方可。此肌的止点,为肱骨小结节嵴的近段。应先找到肱骨的肌间沟,顺沟再找到肱骨小结节嵴、在靠近小结节处进行松解。进针刀时,刀口线应与上臂的纵轴平行,快速进皮后,缓慢进针,到达小结节嵴(或使刀口线与胸大肌肌纤维方向平行进针,抵达肱骨小结节嵴,再调转刀口线 90°,就可免损伤胸大肌肌腱纤维),刀口线的切割轨迹,应与小结节嵴行走方向平行,即横行切割背阔肌止点病灶 3 刀,即可。腋后皱襞附近的肌腹病灶的松解,可用拇食指捏住病灶,再行针刀操作,较为方便。具体作法:嘱患者仰卧(俯卧亦可),上肢外展 90°。术者用左拇、食指捏住患者腋后皱襞(其内含背阔肌和大圆肌纤维。背侧为背阔肌纤维;腹侧为大圆肌纤维、紧近腋窝者为小圆肌纤维),拇指与中食指来回搓动,就可寻找到肌腹中的结节、条索、痛点等病灶,再行松解。

(三)腹外斜肌后部

见第五章第三节。

二、第二层肌肉

第二层肌肉,包括夹肌、肩胛提肌、菱形肌、上后锯肌、下后锯肌、腹内斜肌后部分等。

(一)夹肌

见第二章,第二节。

(二)肩胛提肌

见第二章,第二节。

(三)菱形肌

1. **位置** 大、小菱形肌,主位于肩胛间区,处于斜方肌的深面;虽然小菱形肌的起点位于项部,但其肌腹,主要位于上背部,故仍将其放在此章叙述。(图 3-49)

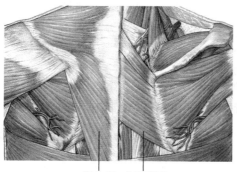

斜方肌 大菱形肌

图 3-49 特显的斜方肌(左)、特显的大菱形肌(右)

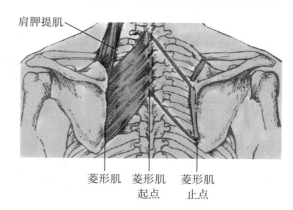

肩胛提肌

菱形肌 菱形肌 菱形肌
　　　　起点　　止点

图 3-50 菱形肌(左)及其起止点(右),彩绘示意图

2. 起止点 一般认为小菱形肌起于 C_6(或 C_7)~T_1 棘突的顶部;大菱形肌起于 T_1~T_5 棘突的顶部。小菱形肌止于肩胛骨脊柱缘之肩胛冈内端及其稍下方;大菱形肌止于肩胛骨脊柱缘之肩胛冈内端以下部分。(图 3-50)

3. 投影 C_6 或 C_7 棘突顶、T_5 棘突顶、肩胛冈内端、肩胛骨下角 4 点所围成的区域,即为菱形肌的体表投影。其中 C_6 棘突顶部、肩胛冈内端、肩胛冈内端的稍下方、T_1 棘突顶部 4 点所围成的区域,即为小菱形肌的体表投影。(图 3-51)

4. 层次 较表浅;其表面仅皮肤、皮下组织、斜方肌三层组织。

5. 神经支配 主由来自臂丛的肩胛背神经所支配。有文献记载,T_2~T_5 脊神经也参与支配。故颈椎病、胸椎病变,均可累及菱形肌。

6. 功能 肌肉起端固定,肌肉收缩时,使肩胛骨上提并向脊柱靠拢,而其下角向内旋转。此时,斜方肌下部纤维、前锯肌、肩胛下肌为其拮抗肌。两止端固定,两侧同时收缩,能使颈、胸段脊柱伸直。

7. 病变 菱形肌损伤,临床不少见。各型颈椎病,常伴菱形肌的慢性损伤(因为此肌由来自臂丛的肩胛背神经支配)。

菱形肌的慢性损伤,可出现肩胛间区的疼痛;肩胛冈内侧端及肩胛脊柱缘下段的压痛;C_7~T_5 棘突,也可有压痛。(图 3-52)

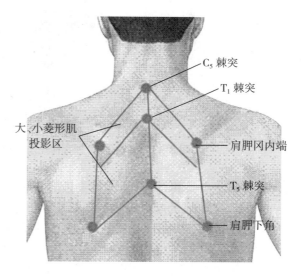

C_5 棘突

T_1 棘突

大、小菱形肌
投影区

肩胛冈内端

T_5 棘突

肩胛下角

图 3-51 菱形肌的体表投影

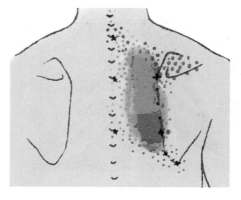

图 3-52 菱形肌病损时的表现:疼痛区(红色区)和压痛点(蓝色区)

8. **针刀治疗**　针刀松解菱形肌的止点病灶,首先应摸清肩胛冈内侧端和肩胛脊柱缘下段;然后针对上述部位进针。当刀锋抵达冈下窝骨面后,将刀锋一点一点地移到肩胛骨脊柱缘(落空感);刀锋紧贴脊柱缘进行松解。此处松解,术者手感明显,故可变"盲视操作"为"可视操作"。使手术安全而又精确。

(四)上后锯肌

1. **上后锯肌的位置**　其位于上背部;居肩胛间区的菱形肌和肩胛下肌的深面。(图 3-53)

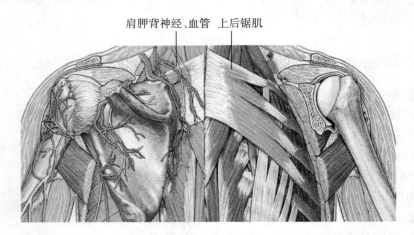

肩胛背神经、血管　上后锯肌

图 3-53　肩胛骨、肩胛背神经及血管等(左)及特显的上后锯肌(右图)

2. **起止点**　其起于 C_6~T_2 棘突顶部及此处的项韧带和棘上韧带。上后锯肌的起点腱膜与斜方肌、菱形肌的起点腱膜三者相互愈合为一,共同附着于相应棘突顶部;而且,上述 3 肌的起点腱膜又与项韧带或棘上韧带相互愈合为一整体。上后锯肌的止点,为第 2~5 肋骨角的背外侧面,即腋中线附近。(图 3-54)

3. **投影**　下述 4 点所围成的菱形区,即为上后锯肌的体表投影:C_6 棘突、T_2 棘突、第 2 肋骨角背外侧面、第 5 肋骨角背外侧面之 4 点。(图 3-55)

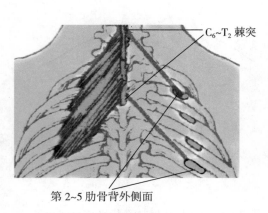

C_6~T_2 棘突

第 2~5 肋骨背外侧面

图 3-54　上后锯肌(左)及其起止点(右),示意图

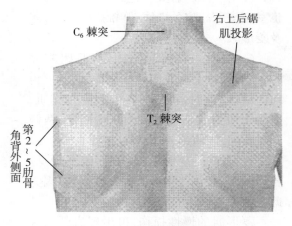

C_6 棘突

右上后锯肌投影

T_2 棘突

第 2~5 肋骨角背外侧面

图 3-55　上后锯肌的体表投影

4. **层次**　上后锯肌的不同部分所处层次不一:上后锯肌的肩胛间区部分,其所处层次较表浅:其表面仅有皮肤、皮下组织及斜方肌、菱形肌等组织。上后锯肌位于肩胛下肌深面部分,其所处层次较深,其表面除肩胛骨浅面的各层组织外还有肩胛骨、肩胛下肌等组织;此肌的这部分,针刀难以抵达。在肩胛骨的内上缘处,此肌的表面有肩背神经和同名的动、静脉越过。

5. **神经支配**　由第2~5肋间神经支配。

6. **功能**　上提肋骨以扩胸,助吸气。

7. **病变**　单纯上后锯肌或下后锯肌损伤,针刀医学创始人朱汉章教授从未提及。但Simons和Travell医师在其《肌筋膜疼痛与机能障碍激痛点手册》一书中详细提到上后锯肌损伤及下后锯肌损伤的临床表现。上后锯肌损伤,常诉肩胛骨上部深层处的疼痛;疼痛重时,还可能涉及肩后、肱三头肌上部、肘、前臂及掌、指的尺侧缘;肩胛骨强力外展活动时疼痛加重;肩胛骨上部深压痛及第7颈椎棘突压痛。上后锯肌损伤应与肩胛下肌损伤相鉴别:二者均有平卧疼痛加重的特点;但上后锯肌损伤常伴有咳嗽时疼痛加重的特点,而肩胛下肌损伤无咳嗽时疼痛加重现象。(图3-56)

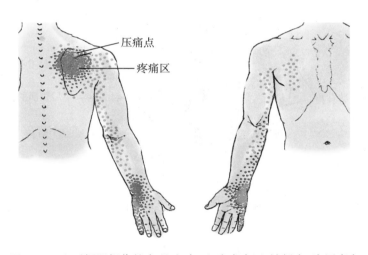

图 3-56　上后锯肌损伤的表现:红色区,为疼痛区;淡绿点,为压痛点

8. **针刀治疗**　针刀对着第7颈椎(或第6颈椎)至第2胸椎棘突顶部压痛点进针,达棘突顶部的骨面,再将刀锋移到棘突的侧面,沿棘突侧面切割3刀,就可松解上后锯肌起点病灶。其止点病灶位于肩胛骨的深面,针刀难及。可行局部麻醉药浸润治疗。

(五)下后锯肌

1. **位置**　下后锯肌,为位于腰、背交界处、背阔肌深面的一块较浅层的锯齿状肌肉。(图3-57)

2. **起止点**　下后锯肌,起于T_{11}(或T_{12})~L_2棘突顶部。其起点处的肌腱膜与背阔肌的起点肌腱膜及腰背筋膜相互愈合为一层筋膜,并共同附着于棘突顶部,而且又与棘上韧带的纤维相互愈合。腱膜向外上,移行成4条肌束,分别止于第9、10、11、12肋骨角的背外侧面;其止点为腰背部的侧

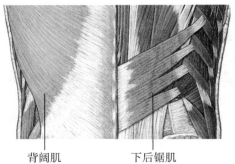

背阔肌　　　下后锯肌

图 3-57　背阔肌(左)及去除背阔肌后的特显的下后锯肌(右)

壁。(图 3-58)

3. **体表投影**　下列 4 点所围成的区域,即为此肌的体表投影:T_{12} 棘突、L_2 棘突、第 9 肋骨角的背外侧面、第 12 肋骨近尖部。(图 3-59)

4. **层次**　下后锯肌的位置浅在,其表面仅有皮肤、皮下组织、背阔肌及其筋膜;而其起点处的背阔肌肌腱膜与下后锯肌腱膜相互愈合为一,并共同附着于棘突顶部。

5. **神经支配**　由第 9~12 肋间神经支配。

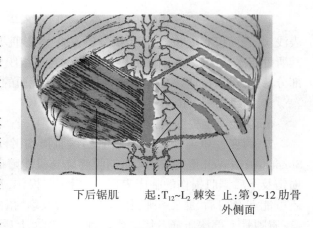

下后锯肌　　起:T_{12}~L_2 棘突　止:第 9~12 肋骨外侧面

图 3-58　下后锯肌(左)及其起止点(右),示意图

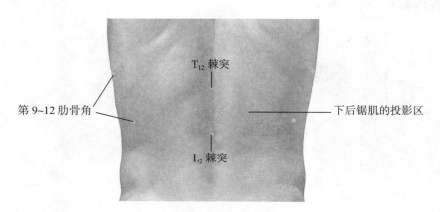

T_{12} 棘突

第 9~12 肋骨角

下后锯肌的投影区

L_2 棘突

图 3-59　下后锯肌的体表投影

6. **功能**　一侧收缩,使躯干向同侧弯曲并旋转;两侧同时收缩,躯干后伸;另外,还有降下位肋骨,缩小胸廓,以助呼气之作用。

7. **病变**　下后锯肌损伤时常诉腰背部外侧疼痛、压痛及第 T_{12}~L_2 椎棘突处压痛。(图 3-60)

8. **针刀治疗**　下后锯肌损伤时,其起、止点均可行针刀松解。唯行第 10 肋骨角附近的压痛点松解时,定应摸清肋骨面的病灶点,并将病灶点推到肋骨的表面,予以压住,再针对肋骨外表面进针刀,然后行病灶松解。在

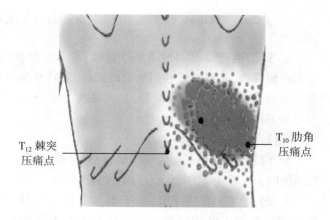

T_{12} 棘突压痛点

T_{10} 肋角压痛点

图 3-60　下后锯肌损伤的表现:红色为疼痛区;蓝点为压痛点

行病灶松解时,刀刃不要离开肋骨骨面,以防刀刃进入肋骨之间,深入胸腔,造成气胸或损伤肌间的血管神经。

（六）腹内斜肌后部

见第五章第三节。

三、第三层肌肉

第三层肌肉,包括腰背段**竖脊肌**、腹横肌的后部肌束。

竖脊肌,是脊柱后部最长、最丰厚、最强壮的肌肉群。

竖脊肌,其分 3 列,纵行分布于脊柱后面、横突与棘突所形成的沟槽内。此 3 列肌肉,在脊柱后侧的排列方式,由外而内,依次为**髂肋肌**、**最长肌**、**棘肌** 3 列。(图 3-61)

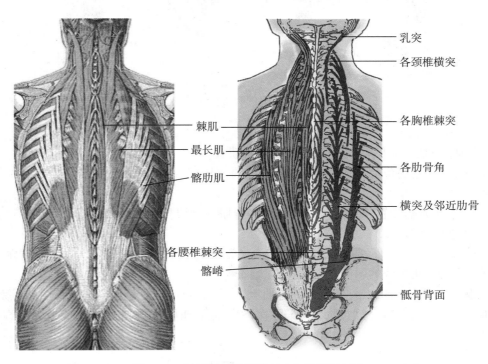

图 3-61　竖脊肌(左)及其起止点示意图(右)

髂肋肌:为最外侧列肌肉群。

最长肌:为中列肌肉群。

棘肌:为最内侧列肌肉群;其紧贴棘突的外侧面。

（一）髂肋肌

1. **位置**　髂肋肌,为竖脊肌的最外侧列肌群。此肌,又分为下列三部分,自内上而外下:逐次排列着**颈髂肋肌**、**胸髂肋肌**、**腰髂肋肌**。(图 3-62)

2. **起止点**　竖脊肌的 3 列肌束,共有一片总肌腱作为起点。此总肌腱与腰背筋膜相互愈合为一,共同起于腰椎棘突、骶骨背面及髂嵴后段;即此**总肌腱,就是竖脊肌 3 列肌群的共同起点。**

髂肋肌的肌束,从总肌腱向上行:腰髂肋肌越过腰部,向外上,逐次止于第 9、8、7 肋骨角;胸髂肋肌,越过腰及下背部,逐次止于第 6、5、4、3、2 肋骨角;颈髂肋肌,越过上背部,逐次止于第 7、6、5、4 颈椎的横突。

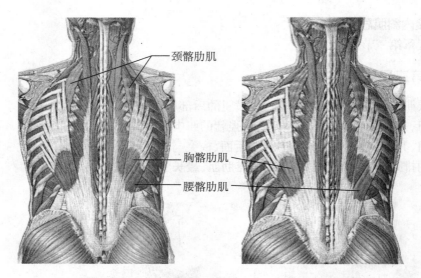

图 3-62　髂肋肌及分别特显的颈髂肋肌、胸髂肋肌、腰髂肋肌

（二）胸最长肌

最长肌，包括头最长肌和胸最长肌，两部分肌束。

头最长肌，主要位于项部，已在项部肌肉解剖中介绍（见第二章）。此处仅介绍胸最长肌。

1. 胸最长肌的位置、毗邻　最长肌，为竖脊肌三列肌群中的中列肌群。其内侧缘紧贴棘肌，外侧为髂肋肌。

胸最长肌，位于腰、背部脊柱的两旁。为竖脊肌最丰厚、最强壮的部分。其明显隆起于腰及下背部脊柱正中线的两侧。

2. 胸最长肌的起止点　竖脊肌的总肌腱，亦为胸最长肌的起点。胸最长肌的肌束，从竖脊肌的总肌腱向上行，像羽翎状伸开，逐次终止、附着于腰椎、胸椎的各横突及邻近胸椎横突的第 1~12 肋骨之骨面。（图 3-63）

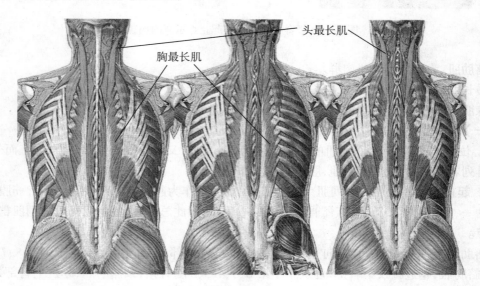

图 3-63　最长肌（左）、特显的胸最长肌（中）、特显的头最长肌（右）

（三）棘肌

棘肌包括头半棘肌、颈半棘肌、胸半棘肌三部分肌束。

1. 棘肌的位置　棘肌,为竖脊肌三列肌群中的最内侧列,其内缘紧贴脊柱的各棘突的外侧面。(图 3-64)

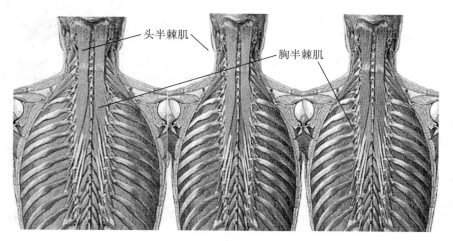

图 3-64　头半棘肌、胸半棘肌(左)、特显的头半棘肌(中)、特显的胸半棘肌(右)

头半棘肌和颈半棘肌,主位于项部。二者紧贴于颈椎各棘突的两旁。颈半棘肌,位于头半棘肌的深面。头半棘肌和颈半棘肌的解剖,详见第二章。(图 3-65)

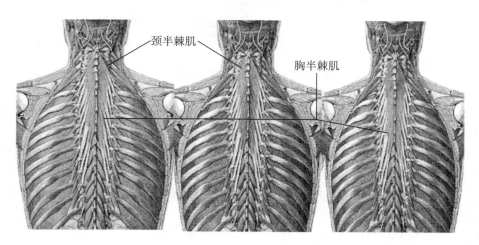

图 3-65　头半棘肌去除后(左)、特显的颈半棘肌(中)、特显的胸半棘肌(右)

胸半棘肌,主位于背部,其内缘紧贴在胸椎各棘突的外侧面;其外缘为胸髂肋肌及腰髂肋肌的内缘。

2. 胸棘肌的起止点　胸半棘肌的肌束,部分起于竖脊肌的总腱,其在向上行走的过程中,还逐次起于胸椎的各横突。但胸半棘肌,主要起于各胸椎的横突,分别跨越 2~4 个椎节,逐次止于上位胸椎骨的各棘突的外侧面。(图 3-66)

(四) 竖脊肌的体表投影

人体处于站直,再弯腰处前屈姿势时,其明显隆起于脊柱两旁的肌群;其外侧缘,名"骶棘肌外缘",明显可见,也可清楚触及;整个竖脊肌的内侧缘,为各棘突顶部的连线;上缘达乳突和枕外粗隆;下缘为骶尾交界处。上述各边线,清楚可见,亦可触及,为其体表定位。(图3-67)

(五) 竖脊肌的神经支配

均由脊神经后支支配。一般而言,颈项段的竖脊肌,由颈脊神经后支支配。胸段的竖脊肌,由胸脊神经后支支配。腰段竖脊肌,由腰脊神经后支支配。骶脊神经后支,管理骶后部各组织以及臀部一部分肌肉的运动和相应区域皮肤的感觉。

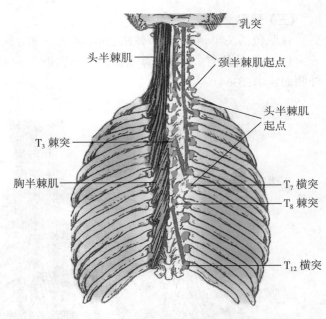

图3-66 头、胸半棘肌(左);头、颈、胸半棘肌的起止点,彩绘示意图

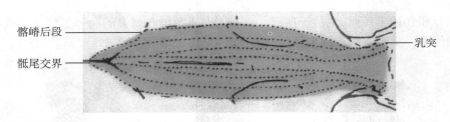

图3-67 双侧竖脊肌的体表投影图

脊神经后内支,主要支配竖脊肌的运动和相应区域皮肤的感觉;后外支主要支配躯干后部靠外侧部分的肌肉运动和相应区域皮肤的感觉。

腰脊神经后外支,最终组成臀上皮神经,管理臀部皮肤的感觉,具有重要的临床意义。

(六) 竖脊肌的功能

若骨盆固定,双侧竖脊肌同时收缩,则脊柱后伸、头后仰;一侧收缩,则脊柱向同侧弯曲。若脊柱固定,则骨盆前倾。

(七) 竖脊肌的病变及"腰肌筋膜间室综合征"("腰肌劳损")

竖脊肌慢性劳损,临床最常见的为腰段竖脊肌劳损,既往简称**"腰肌劳损"**,近称**"腰肌筋膜间室综合征"**。**腰骶段竖脊肌易劳损的原因**,与其所在部位、结构特点有关。脊柱活动的枢纽有三:颈胸交界处、胸腰交界处、腰骶交界处。竖脊肌腰段,跨过下两个枢纽;其活动频繁,负荷量大,易劳损。腰背肌筋膜的后叶与中叶,由背阔肌的肌腱膜、腹外斜肌腱膜、腹内斜肌腱膜所构成,上述肌肉的生理、病理活动,均会影响腰肌筋膜间室。

1. 腰肌筋膜间室的形成 "腰肌筋膜间室",事实上就是一个**骨性纤维管**。(图3-68)

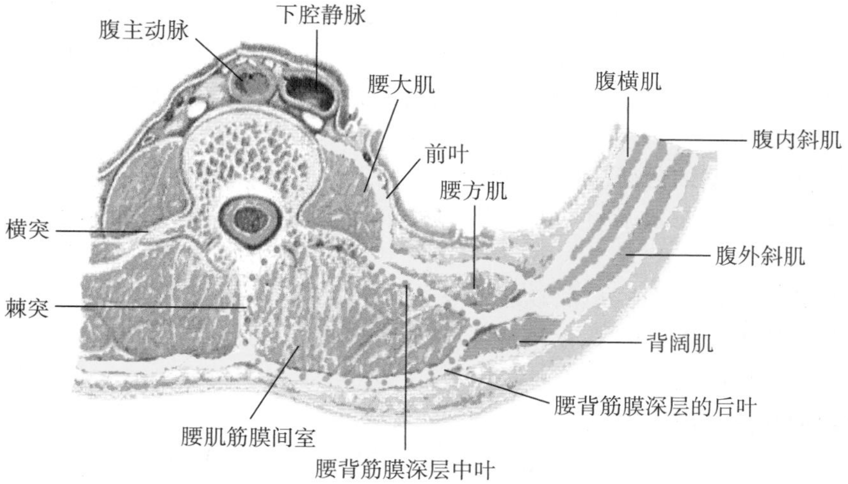

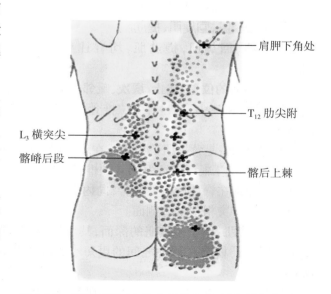

图 3-68 腰背肌筋膜间室

其骨性结构,包括腰椎的各椎弓、椎板、上下关节突、棘突、横突等结构;其纤维结构,包括附着在棘突、椎板、上下关节突、横突上的棘上韧带、棘间韧带、黄韧带、横突间韧带以及腰背筋膜深层的后叶与中叶等筋膜组织。

2. 腰肌筋膜间室的内容物 竖脊肌的腰段,就位于此间室内。

3. 腰肌筋膜间室病变的临床表现 当组成"间室"的骨性组织(如上下关节突等)出现病理改变时(如骨质增生、关节错位等)或者其筋膜组织出现病理变化时(如腰背筋膜劳损,致筋膜痉挛、挛缩、瘢痕、粘连等),均可造成"间室"的变形、容积变小,"间室"内的静态压力增高,引起"间室"内的竖脊肌等组织受挤压,出现竖脊肌的慢性损伤,即谓**"腰肌筋膜间室综合征"**。(图 3-69)

腰肌筋膜间室综合征,常表现为双侧。

由于竖脊肌的三纵列肌束紧邻,而且覆盖其表面的腰背筋膜与项筋膜、股臀部筋膜相互延续,故竖肌损伤所引起的疼痛,其范围可涉及很广,相互影响,难于区分各自损伤。

无论是髂肋肌损伤还是最长肌的慢性损伤或棘肌损伤,均可引起腰部、背部、骶臀部疼痛,甚至还可引起股后部疼痛;伴不能久坐、久立;劳累加重;弯腰加重。曾有文献报道,胸髂肋肌上段病灶,其主要疼痛区,位于肩胛下角附近,可扩散到前胸;若为左侧病变,还可误诊为心肌缺血。胸髂肋肌下段损伤,其疼痛范围可达下腹部;若为右侧病变,可误诊为慢性阑尾炎。

图 3-69 腰肌筋膜间室综合征的表现:腰背疼痛(红色区)及腰与髂嵴后压痛(蓝＋)

查体时,可见腰部活动受限;"腰肌"板直;多处压痛:腰椎各棘突、横突、髂嵴后段、骶骨背面;甚至有下胸椎和棘突、棘突间、横突、T_{11}肋骨、T_{12}肋骨、肩胛下角等处压痛。一般而言,最长肌的病灶点,主位于横突尖附近;腰髂肋损伤的病灶离中线稍远,可达肋骨角。

影像学检查,可见脊柱退行性变、脊柱失稳、骨质疏松等表现。

4. "腰肌筋膜间室综合征"的针刀治疗

(1) 广泛松解腰背筋膜后叶,以降低肌筋膜间室内的静态压力、缓解对竖脊肌的挤压作用;

(2) 松解竖脊肌的起止点病灶,以缓解竖脊肌的痉挛、挛缩;

(3) 松解竖脊肌肌腹处病灶,以松解其间的粘连等;

(4) 手法矫正脊柱的微形错位。

(八) 腹横肌后部分的肌束

腹横肌的后部分肌束,位于下背部及腰部,其解剖结构将于第五章中介绍。

四、第四层肌肉——腰背部最深层的短肌

腰背部的第四层肌肉,有**枕下肌、横突间肌、横突棘肌等。**

(一) 枕下肌

枕下肌,位于枕下部,详见第二章,项部肌肉。

(二) 横突间肌,横突棘肌

均为脊柱后侧最深层的短小肌肉,又称背短肌。

1. 横突间肌　为起、止于相邻横突之间的短、薄的小肌肉。腰椎的横突间肌,较发达。胸椎的横突间肌,发育欠佳。颈椎的横突间肌,几乎缺如。

2. 横突棘肌　为起、止于横突和棘突之间的短小肌肉,包括**多裂肌、回旋肌**等。此外,尚有**提肋肌**等,亦为背短肌之一。

提肋肌,与临床关系不太密切,其解剖略提。

多裂肌、回旋肌,与临床关系较密切,予以简介。

(三) 多裂肌、回旋肌、提肋肌

多裂肌、回旋肌,提肋肌,均脊柱后部最深层的短、小的肌肉,故统称为**背短肌。**
(图 3-70)

1. 背短肌的位置、起止、层次、毗邻等简述如下:

多裂肌、回旋肌,均起自下位椎骨的横突,止于上位椎骨的棘突;呈"八"字形排列于脊柱两侧。

(1) **多裂肌**:是背短肌群中最浅在者;故其肌束较其他短肌稍长。

多裂肌,起于骶骨背面及第4颈椎以下椎骨(C_4~L_5)的各横突与相应的关节突的背面。

其肌纤维在脊柱后侧的两旁,向内上行,跨过2~3个椎节,依次止于第2颈椎以下椎骨(C_2~L_5)的各棘突根部的外侧面。

(2) **回旋肌**:位于多裂肌的深面,其肌束较多裂肌稍短;仅存在于脊柱的胸腰段。是连接相邻椎骨的横突和棘突之间的更短小肌肉。其起于下位椎骨的横突,止于上位椎骨的棘突。

有人将回旋肌,再细分为回旋长肌和回旋短肌两群。回旋长肌的肌束,比回旋短肌的肌束稍长。

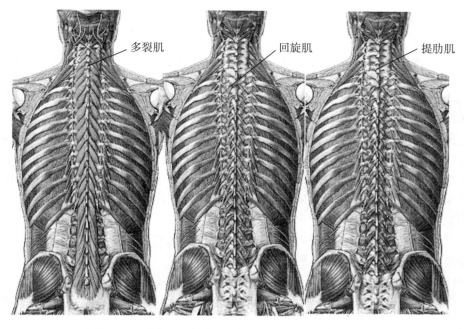

图 3-70　背短肌:多裂肌(左),回旋肌(中),提肋肌(右)

1) **回旋长肌的起止点**:其起于下位横突背面的外段;止点位于上位棘突根部上外侧面。

2) **回旋短肌的起止点**:其横突和棘突的附着点正与回旋长肌相反:即起于下位横突背面的内段;止于上位棘突的下外侧面。

回旋肌,从枢椎开始才有,依次向下至第 1 骶椎。也有人认为:回旋肌从第 1 胸椎开始才出现,而颈椎段无回旋肌,其功能由多裂肌、颈半棘肌代替。(图 3-71)

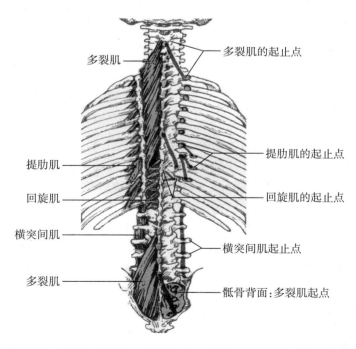

图 3-71　多裂肌、回旋肌、提肋肌、横突间肌及其起止点,彩绘示意图

（3）**提肋肌**：顾名思义，位于胸椎的横突与肋骨头颈之间。故此肌仅存在于脊柱的胸段（T_1~T_{12}）肋横关节的背面。

其起于上位或上二位椎骨肋横关节的背面，止于下位或下二位肋骨颈附近。

2. **背短肌的神经支配**　均由脊神经的后内支支配。

3. **背短肌的功能**　多裂肌、回旋肌的主要功能，为脊柱间细微活动的调整，而非整体运动脊柱的主动肌肉。

（1）**多裂肌的主要功能**：为稳定脊柱，而非转动脊柱的主要肌肉。但一侧多裂肌收缩时，仍可使脊柱向同侧稍弯曲；双侧收缩时使脊柱稍后伸。

（2）**回旋肌的主要功能**：又名"动态性韧带"，即在脊柱不活动时（如人在坐位时或站着不动时），对维持脊柱的稳定，起重要作用的肌肉。但对脊柱旋转作用，不明显。

（附注：腹肌，是转动、屈曲脊柱的主要动力肌肉；竖脊肌，是伸脊柱的主要动力肌肉；腰方肌，是腰部脊柱侧弯的主要动力肌。肋间肌，是胸部脊柱旋转的主要动力肌肉。）

（3）**提肋肌的主要功能**：助提肋、扩胸廓，助吸气。

4. **背短肌病变**　多裂肌、回旋肌病损时，患者的主诉，仍为脊柱的腰段或背段某一小区域的疼痛。其特点有三：（图 3-72）

（1）**疼痛的部位深在**：由于患者感觉疼痛深在，所以有些患者甚至会诉，是某部位的"脊柱骨痛"。

（2）**另一特点**：是疼痛区域的范围较局限。虽然有时疼痛区范围可能放散，甚至可牵涉至胸部或腹部、股后部疼痛，但主要病灶之深部压痛点仍是主要的。

（3）**第 3 个特点**：是病灶常引起脊柱活动受限。然而脊柱前屈、后伸活动时，疼痛又无明显变化。

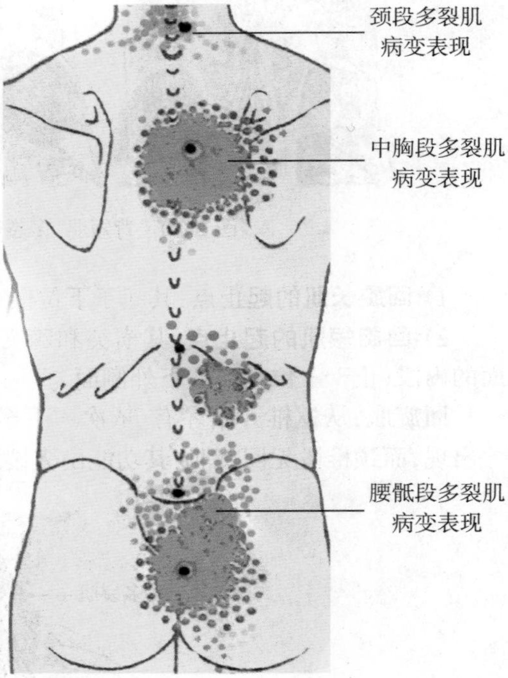

颈段多裂肌损伤，可引起项部、上背部、肩胛区域的深层的疼痛。查体，可于中段颈椎节旁或 C_7 椎棘突旁触及深在的压痛点。

颈段多裂肌病变表现

中胸段多裂肌病变表现

腰骶段多裂肌病变表现

图 3-72　多裂肌病变的表现：红色区，示疼痛区；蓝点，示压痛点，彩绘示意图

胸段多裂肌病变（中胸段多裂肌病变），患者常诉脊柱胸段某一较局部区域的深层疼痛。查体时可于该处触及深层的压痛点。

腰段或上骶段多裂肌病变除诉局部疼痛外，有时还可于相对应区出现牵涉性疼痛。如上腰段多裂肌病变，可引起同侧上腹痛。上骶段多裂肌病变，可引起同侧下腹痛。

下骶段多裂肌病变，患者常诉骶部疼痛，于局部亦可发现压痛点。

5. **针刀治疗**　多裂肌、回旋肌病灶，因病灶位置深在，手法、按摩难能到位；唯有针刀治疗能抵达病灶部位，予以精确松解，效果较明显。

用针刀松解背短肌病灶，应使刀刃到达棘突根部及横突之背面。注意：刀刃勿进入椎管内；勿伤及横突根部下缘之椎间孔内组织。

第五节　躯干后部深层的血管和神经

躯干后部深层的重要血管,有肩胛背动脉、肋间动脉、椎间孔附近的根动脉及其同名静脉等。

腰背部深层的重要神经,有脊髓、脊神经及脊神经前支与后支、交感神经、副交感神经、副神经、肩胛背神经、肩胛上神经、胸背神经等。

上述血管、神经,其中大部分均在相关章节已描述,本章只需描述肩胛背动脉、肩胛背神经、肩胛上神经、胸背神经的解剖。

一、肩胛背动脉和肩胛背神经

肩胛背动脉,由锁骨下动脉或甲状颈干发出。其向外后穿过或越过臂丛,经中斜角肌前至肩胛提肌的深面,与同名神经(肩胛背神经,来自臂丛的锁骨上部)、静脉伴行,向内下行,绕肩胛骨内上角而过,至菱形肌和上后锯肌之间、沿肩胛骨内侧缘下行,分布于背部的肌肉及肩胛带肌,供应上述组织的血运。

由于肩胛背动静脉和肩胛背神经,绕肩胛骨内上角、沿肩胛骨内侧缘附近行走,故在行肩胛内上角及肩胛脊柱缘病灶(如肩胛提肌病灶、菱形肌病灶)的针刀松解时,应注意此动脉和神经的存在,以防其损伤。(图 3-73)

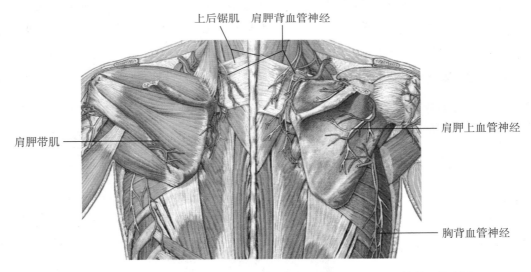

图 3-73　肩胛背神经等(左),肩胛带肌等去除后,显示的肩胛背血管神经等(右)

二、肩胛上神经、肩胛上神经卡压综合征

肩胛上神经,来自臂丛上干(含 $C_5 \sim C_6$),其向后下行,穿过肩胛上切迹的骨纤维管,至冈上窝,向外下绕过肩胛冈外侧端,转至冈下窝。其沿途分支,支配冈上肌、冈下肌等。此神经,行经冈上窝时,分支,除支配冈上肌外,还支配肩关节囊及韧带。(图 3-74)

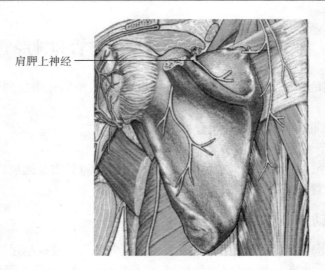

肩胛上神经

图 3-74　肩胛上神经(伴行的同名动静脉已切除)

　　肩胛上神经和同名动脉伴行。肩胛上神经从肩胛上切迹的骨纤维管内穿过,而动脉却从骨纤维管的横韧带上方越过。

　　由于肩胛上神经在行程中,须经过一处骨纤维管结构,故易在此处受损伤,出现相关症状和体征,临床称之为"**肩胛上神经卡压综合征**"。

　　"**肩胛上神经卡压综合征**"的治疗:国外需在全麻下行外科手术,切断肩胛上切迹处的肩胛横韧带予以治疗。针刀医学工作者,用针刀松解横架在肩胛上切迹的肩胛横韧带,就能有效治疗此综合征;损伤小,痛苦少,省时,省钱,恢复快而好。

三、胸背神经、胸背动脉

　　胸背神经、胸背动脉。(图 3-75)

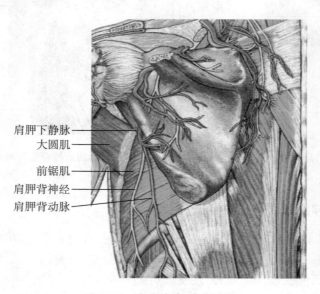

肩胛下静脉
大圆肌

前锯肌
肩胛背神经
肩胛背动脉

图 3-75　胸背动脉、胸背神经

（一）胸背神经

胸背神经,来自臂丛后束,与同名动脉伴行,在小圆肌起点的稍下方、沿肩胛骨外侧缘向下行,分支管理背阔肌及前锯肌等。

在针刀临床手术中,常需行小圆肌起点病灶的针刀松解术,若在肩胛外侧缘中点以下进针、操作,有可能损伤胸背神经。

胸背神经,与外科手术关系密切。如乳腺癌根治术,做乳腺外侧的剥离、切除时,不能越过前锯肌的前缘附着点,否则,就可能损伤胸背神经。

（二）胸背动脉

胸背动脉,在肩胛骨外侧缘的中段从肩胛下动脉分出。其在大圆肌的深面、前锯肌的浅面、沿肩胛骨外侧缘下行,分支供应背阔肌、前锯肌等组织。

第四章

上肢的解剖

第一节　上肢的境界、分部、体表标志

一、上肢的境界

上肢与胸部、背部、颈项部相连。（图4-1）

从肩峰→三角肌上端的前缘→腋前皱襞下缘→腋窝顶的中点连成一线；以此线与胸部分界：连线的前内侧，为胸部；线的外侧，为上肢。

从肩峰→三角肌上端的后缘→腋后皱襞下缘→腋窝顶的中点连成一线；以此线与背部分界：连线的后内侧部分，为背部；连线的外侧，为上肢。

肩峰，是颈项部与上肢的分界点：肩峰的内侧，为颈项部；肩峰的外侧，为上肢。

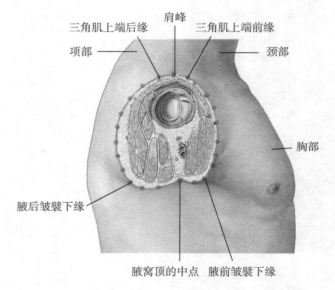

图4-1　上肢的境界

二、上肢的分部

上肢，可分为肩部、上臂、肘部、前臂、腕部、手部。

肩部，为肩关节与腋窝所在区域。

肘部，指肘关节所在部位。

腕部，指腕关节所在部位。

手部，指腕关节远端的部分，即掌、指部分。

上臂，指肩、肘关节之间的部分。

前臂，乃肘、腕关节之间的部分。

三、上肢的主要体表标志

（一）上肢主要骨性标志（图4-2）

1. **肩胛带骨的骨性标志**　肩峰，肩胛冈，肩胛骨的内、外缘，肩胛骨内上角及下角，喙突；

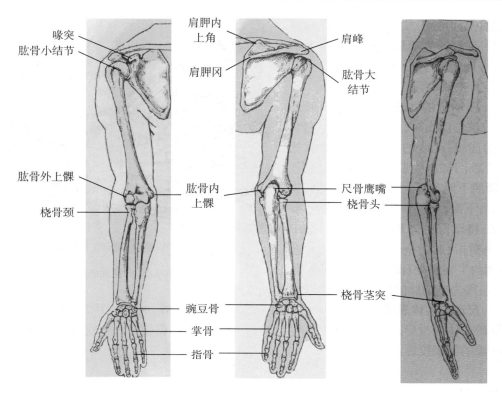

图 4-2　上肢主要骨性标志:前面观(左);后面观(中);外侧面观(右)

2. **上臂的骨性标志**　肱骨大结节,肱骨小结节,肱骨的内上髁、外上髁;

3. **前臂的骨性标志**　尺骨的鹰嘴及茎突,桡骨小头,桡骨茎突;

4. **腕掌的骨性标志**　豌豆骨,各指骨等。

上述骨标,是上肢主要血管、神经、肌肉的体表定位的依据。

上述某些骨标之间还有一些恒定关系,具有重要临床意义。如肩峰、肱骨大结节、喙突,三者之间成等腰三角形;若肩关节脱臼,三者之间就不成等腰三角形。尺骨的鹰嘴、肱骨的内上髁、肱骨外上髁 3 点,当肘关节伸直时,三者成一直线;当屈肘时,三者成一等腰三角形;当肘关节骨折,上述关系就会发生变化。

(二) 上肢主要肌性标志

1. **肩部的主要肌性标志**　为三角肌;

2. **上臂的主要肌性标志**　为肱二头肌、肱三头肌;

3. **腕掌面的主要肌腱性标志**　有掌长肌腱、桡侧腕屈肌腱、尺侧腕屈肌腱,腕横韧带;(图 4-3)

4. **腕背侧的主要肌腱性标志**　有拇短伸肌腱、拇长伸肌腱、拇长展肌腱、各指

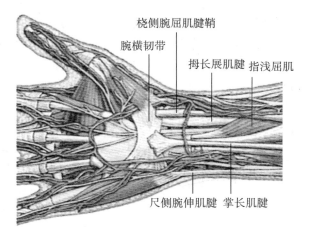

图 4-3　腕掌部,掌侧面的标志性肌腱

伸肌腱;(图 4-4)

5. **手掌的主要肌性标志** 有大鱼际肌、小鱼际肌等。

（三）主要动脉的体表投影

1. **腋动脉的体表投影** 当上肢外展 90°，掌心向上时，由锁骨中点至肘窝中点的连线，此线的上 1/3 为腋动脉的体表投影，下 2/3 为肱动脉的体表投影。以大圆肌下缘为界：大圆肌下缘以上，为腋动脉；下缘以下，为肱动脉。（图 4-5）

2. **桡动脉的体表投影** 由肘窝中心下一横指（约为桡骨颈处），至桡骨茎突内侧约半横指处（此处可感知其跳动）的连线，即为桡动脉的体表投影。

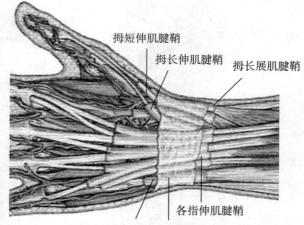

图 4-4 腕掌部，背侧面的标志性肌腱

3. **尺动脉的体表投影** 自肱骨内上髁至豌豆骨作一连线，此线的下 2/3 段，即为尺动脉下 2/3 段的体表投影。再从前述 2/3 的上端与肘窝中心下一横指处连一线，此线即为尺动脉上 1/3 段的体表投影。

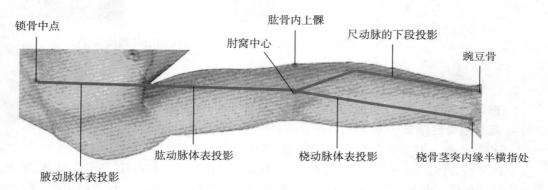

图 4-5 上肢重要动脉的体表投影，示意图

（四）主要神经的体表投影（图 4-6）

1. **桡神经的体表投影** 由三角肌后缘中、下 1/3 的交点起，向后下行，至三角肌止点的后缘，经肱桡肌与肱肌之间直下行，至肱骨外上髁的前面；上述径途，即为桡神经的体表投影。

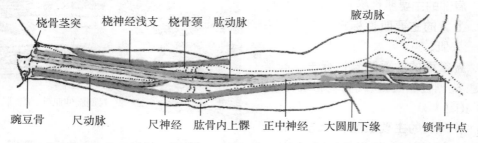

图 4-6 上肢正中神经、尺神经、桡神经浅支及主要动脉的体表投影示意图

2. **正中神经的体表投影**　在上臂,其与肱动脉伴行;在前臂,为肱骨内上髁与肱二头肌腱连线的中点至腕远端横纹中点稍外侧的连线。

3. **尺神经的体表投影**　在上臂的上半段,其在肱动脉的稍内侧与其同行;在上臂的下半段,尺神经再稍偏内(即更远离肱动脉)下行,至肱骨内上髁的后方;在前臂:尺神经的体表投影线,为肱骨内上髁至豌豆骨外侧缘的连线。

第二节　上肢的组织结构、层次

上肢呈圆柱状。骨骼,为上肢的支架。关节,为上肢的活动枢纽。肌肉,为上肢活动的动力。上肢的肌肉,按上肢骨骼等为界,基本分为前、后两群。

被覆在各肌肉表面的肌筋膜(深筋膜),伸入肌肉之间,并附着于骨骼的表面,并将肌肉分隔、分层,且构成了多个骨肌筋膜鞘室。各肌肉、血管神经,均位于各个骨肌筋膜鞘室内。

上肢的组织结构、层次,由浅入深,至骨面,共分为**皮肤层、皮下浅筋膜层、深筋膜层、肌肉层、骨骼五层组织。**

一、皮肤

上肢皮肤,其厚薄、移动性,各部位不一。一般来说,屈侧面的皮肤(手掌例外)较薄、而移动性较大,尤其关节屈侧的皮肤更为明显。背侧面的皮肤较厚,移动性较差。

手掌、指掌面的皮肤,有三个特点:①角化层很厚,致密、肥厚、坚实;②掌纹、指纹处的皮肤直接与深筋膜连接,致其移动性很小;③无汗毛、无皮脂腺,但汗腺丰富;故手掌面、指掌面极适宜握持、劳动、耐磨。在指腹处,末梢神经丰富,故其感觉敏锐。

二、皮下层(皮下浅筋膜层)

皮下层,又称皮下浅筋膜层。上肢皮下浅筋膜,各部略有不同。

(一)肩部皮下层

肩部皮下浅筋膜层,其内含脂肪组织较少,而结缔组织致密,故其皮肤的移动性很小。

皮神经:由腋神经分出的上臂外侧皮神经,从三角肌后缘穿出深筋膜至皮下,分布于肩部的皮肤。

皮下血管:肩部皮下浅筋膜层中的血管,详见本章第五节,上肢的血管神经。

(二)上臂、前臂的皮下层

上臂、前臂的皮下层浅筋膜层,都由疏松结缔组织组成。这些部位的皮下层,除含有相当量的脂肪组织外,还有丰富的浅静脉、皮神经、浅淋巴管系统等组织结构。

1. **上臂、前臂皮下层中的重要皮下浅静脉**　皮下浅静脉,多位于上肢腹面的皮下浅筋膜层中。其中最重要的浅静脉,为下列三条:(图 4-7,图 4-8)

(1)**头静脉**:起自手背的静脉网的桡侧,沿前臂的桡侧向上行,经过肘窝前侧,继之,沿肱二头肌外缘继续向上行,经过三角肌与胸大肌之间的肌间沟,穿过胸锁筋膜,汇入腋静脉或汇入锁骨下静脉。

(2)**贵要静脉**:起自手背静脉丛的尺侧,逐渐转至前臂的前内侧,沿肘窝的内缘、肱二头肌内侧缘上行,至上臂上段的内侧,穿过深筋膜,延续为肱静脉,或随肱静脉上行,汇入腋静脉。

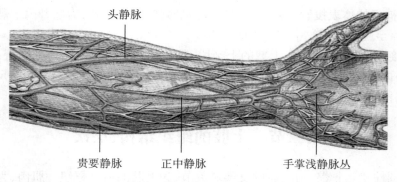

图 4-7　前臂前侧浅静脉，前面观

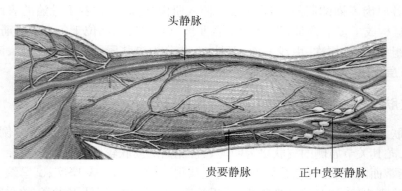

图 4-8　上臂前侧浅静脉，前面观

（3）**正中静脉**：起自手掌面的静脉丛，汇集成前臂正中静脉，上行至肘窝，分叉，分别注入头静脉和贵要静脉，因而称其为贵要正中静脉、头正中静脉。

肘窝部的贵要正中静脉和头正中静脉，是静脉穿刺最常用于抽取静脉血的部位。

2.　**上臂、前臂皮下层中较重要的皮神经**　上肢皮下层中的皮神经非常丰富，其中手掌部皮下层中的一些神经还含有运动纤维；若不慎损伤，可引起手指的运动障碍，故在手掌部行针刀手术时必须熟知其解剖。（图 4-9）

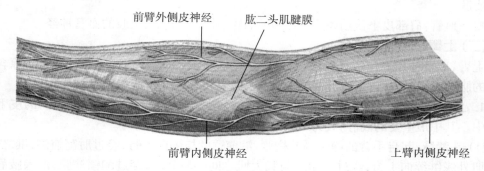

图 4-9　上肢前侧皮下层中的皮神经

（1）**上臂内侧皮神经**：由臂丛内侧束发出；约在上臂中段的内侧，穿深筋膜浅出，分布于上臂内侧下半部的皮肤。

（2）**前臂内侧皮神经**：亦发自臂丛的内侧束；在上臂内侧的稍下方，穿深筋膜浅出，下行至前臂内侧,分布于前臂内侧的前、后面的皮肤。

（3）**前臂外侧皮神经**：为肌皮神经的终支；约在肘部、肱二头止点肌腱的外侧,穿深筋膜浅出,与头静脉伴行至前臂,分布于前臂外侧的前、后面的皮肤。(图 4-10)

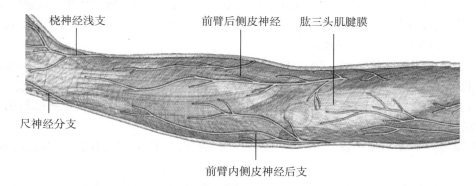

图 4-10 上肢背侧皮下层中的皮神经

（4）**桡神经浅支**：桡神经,在肱骨外上髁的前面分为深、浅两支。

桡神经浅支,为皮支。桡神经浅支,从肱骨外上髁的前面、沿桡动脉的外侧下行,在肘部,其位于肱肌的外侧（肱肌的前内侧为前臂外侧皮神经）,约于前臂中、下 1/3 处（桡骨茎突上约5cm）,其转向背面,穿深筋膜浅出,继续下行,在腕部桡侧,经舟状骨、大多角骨浅面至手背,分布于手掌背面桡侧半的皮肤及桡侧两个半手指（即拇指、食指、中指的桡侧半）近节背侧的皮肤。

在桡骨茎突缩窄性腱鞘炎行针刀松解术时,应注意勿伤及此神经。

（三）指、掌部的皮下浅筋膜层

指、掌部皮下层与上臂、前臂皮下层稍有不同。

手掌大、小鱼际处的皮下浅筋膜,其组织较疏松。

指掌中部的皮下浅筋膜,为致密结缔组织所组成；而且还有许多纵行的纤维隔,将皮肤和掌腱膜、深筋膜紧密相连；故此部的皮肤不易滑动,有利于握持。纵行的纤维隔,也将浅筋膜中脂肪组织分成许多小格,皮下浅血管、淋巴、皮神经,就穿行其间。

由于指掌部皮下层中有纵行纤维隔的存在,当掌中部及指掌面的皮下浅筋膜层有病变时,其张力大,疼痛明显。若用针刀松解此处皮下层的病灶,平行进针,切断一些纵行的纤维隔,就能较好地松解这些部位皮肤与深筋膜之间粘连；止痛效果才能更好。

指腹侧面的指横纹处,其皮下浅筋膜层缺乏；此处皮肤与深部的屈指肌腱直接相连。

在各指的末端,皮肤与远节指骨骨膜之间有一密封状的组织间隙,称为指髓间隙；其内血管神经末梢丰富；还有纵行纤维隔,将脂肪组织分隔成许多脂肪小叶。指髓间隙一旦病变,疼痛更明显。

掌部、指部皮下浅筋膜层中的神经,称为手神经。有些手神经,内含运动和感觉纤维。在此部行针刀手术时,这些手神经不能随意损害。

三、上肢深筋膜层

上肢深筋膜,又称上肢固有筋膜。

上肢深筋膜,按其所在部位,可将上肢深筋膜层分为**肩部深筋膜、上臂深筋膜、肘部深筋膜、前臂深筋膜、腕部深筋膜、掌部深筋膜、指部深筋膜七部分**进行描述。

　　各部上肢深筋膜层,均分为**深筋膜浅层**和**深筋膜深层**两层。

　　上肢深筋膜浅层,是指包裹在上肢各肌肉表面的一层筋膜。

　　上肢深筋膜深层,是指深筋膜伸向上肢各肌肉、血管神经束之间的筋膜。此部分深筋膜,其分隔并包裹各肌肉或血管及神经干,从而形成各肌肉之间的**肌间隔**或**骨间膜**及各**血管神经束**。

　　由于深筋膜深层,伸入各肌肉等组织之间,最终附着于肱骨、尺骨、桡骨的内、外侧面;从而在上肢构成**四个重要的骨筋膜鞘室**,即:

　　(1)**上臂前侧骨筋膜鞘室**,其由**上臂内、外肌间隔及肱骨的前表面与深筋膜**所构成;内容**上臂屈肌群**;

　　(2)**上臂后侧骨筋膜鞘室**,其由**上臂内、外侧肌间隔及肱骨的后表面与深筋膜**所围成,内容上臂后侧肌群;

　　(3)**前臂前侧骨筋膜鞘室**,其由**深筋膜与尺骨、骨间膜、桡骨的前表面**所构成,内容**前臂屈肌群**;

　　(4)**前臂后侧骨筋膜鞘室**,其由**深筋膜与尺骨、骨间膜、桡骨的后表面**所围成,内容**前臂后侧伸肌群**。

　　上肢的各肌肉、血管神经干,分别位于上述的四个骨筋膜鞘室内。

　　骨筋膜鞘室,其实质,为骨纤维管。急、慢性骨筋膜鞘综合征,临床常见。

　　骨筋膜鞘室综合征的病因:构成骨筋膜鞘室的骨结构,出现**骨增生、关节错位**等或组成骨筋膜鞘室的筋膜慢性损伤,致其**痉挛、挛缩、瘢痕、粘连等**或骨筋膜鞘室的**内容物病变**,均会引起骨筋膜鞘室的内容物受刺激或压迫,就会导致临床上的各**骨筋膜间室综合征**。慢性**骨筋膜间室综合征**,用针刀松解肌筋膜等软组织,配合手法治疗,效果良好。

(一)肩部的深筋膜与肩袖

　　肩部深筋膜,为背部肩胛区的深筋膜和胸部深筋膜向肩部、上肢的延续而成。

(二)肩部深筋膜浅层

　　肩部深筋膜,亦分为深、浅两层。肩部深筋膜浅层,位于三角肌的表面,并构成三角肌的肌筋膜;但此层筋膜欠发达,较菲薄。

(三)肩部深筋膜深层与肩袖

　　肩部深筋膜深层,位于三角肌的深面,并与肩胛下肌肌腱、冈上肌肌腱、冈下肌肌腱、小圆肌肌腱(其分别止于肱骨小结节和肱骨大结节的上小面、中小面、下小面)相互交织、融合成为一片腱膜状结构,统称为**肩袖**(图4-11),又名**肩关节肌腱袖**或**旋转袖**。肩袖,也与其深面的关节囊纤维层又相互交织为一体。起着保护、加强、稳定肩关节和保护**血管神经**的作用。

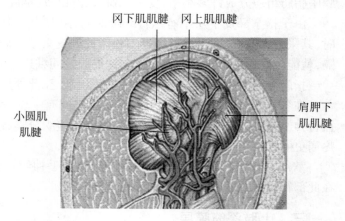

　　图4-11　肩袖,在肱骨大、小结节上的附着点,外侧面观

　　既往临床医师们将肩胛下肌、冈上肌、冈下肌、小圆肌的四条肌腱在肱骨小结节、肱骨大结节的上小面、中小面、下小面上的四个附着点,比拟为时钟表盘面上半圆的Ⅲ、Ⅸ、Ⅹ、Ⅻ点的位置:

肩胛下肌附着处的肱骨小结节,相当于时钟Ⅲ点处附近;冈上肌附着处的肱骨大结节上小面,相当于时钟Ⅻ点附近;冈下肌附着处的肱骨大结节下中面,相当于时钟Ⅹ点附近;小圆肌附着处的肱骨大结节下小面,相当于时钟Ⅸ点附近。

构成肩袖的各肌腱,在肱骨大、小结节处的附着点的位置,比拟为时钟各点的位置,虽不很精确,但便于记忆,还有可取之处。

(四) 腋部的深筋膜及相关结构

腋部,是指肩关节下方、胸背部的侧壁和上臂上端之间的连接区域。

上肢外展时,在肩关节下方,呈现出一个向上凹陷的、窟窿状皮肤软组织窝;此皮肤软组织窝,俗名"腋窝"。腋窝的深部组织,叫**腋腔**。(图 4-12)

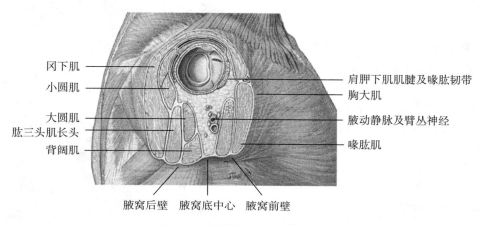

图 4-12　腋窝的结构,外侧面观

1. **腋腔的构成**　由顶、底、四壁构成。

腋窝顶、底、四壁的结构如下:

(1) **腋腔顶**:为腋窝的上口。

腋窝顶,由锁骨中段、第 1 肋、肩胛骨上缘所围成。

腋窝顶,其开口向上内,通向颈根部。

腋窝顶,是颈和上肢之间的重要神经(臂丛等)及胸部和上肢之间重要血管(锁骨下动静脉、腋动静脉)的通道。

(2) **腋腔底**:由皮肤、皮下浅筋膜、腋部深筋膜所构成。皮肤较薄,成人长有腋毛,内富含大量皮脂腺、汗腺;少数人有大汗腺,其分泌的汗液具有异味,称"腋臭"。用针刀破坏皮内的大汗腺,就可治疗"腋臭"。

腋腔的四壁:前、后、内、外壁。

(3) **前壁**:是由前胸外侧壁向上臂近端延伸的皮肤、皮下层及其深筋膜所包裹着的胸大肌、胸小肌、锁骨下肌的外侧部及胸锁筋膜外侧部所组成。

胸锁筋膜,呈三角形,是张布于锁骨下肌和胸小肌之间的深筋膜;肩和胸之间的血管、胸壁内外侧之间的神经、头静脉等血管神经,均穿过此筋膜。

(4) **内壁**:为上胸部侧壁的皮肤、皮下层、深筋膜及部分前锯肌、第 1~4 肋骨外侧面和其肋间软组织等组织结构所组成。

(5) **外壁**:为上臂近端的皮肤、皮下组织、深筋膜以及喙肱肌、肱二头肌短头、肱骨结节间沟等组织结构构成。

（6）**后壁**：由上背外侧部伸向上臂近端的皮肤、皮下组织以及由深筋膜所包裹着的背阔肌、大圆肌、小圆肌、肩胛下肌、肩胛骨的外侧部等组织结构所组成。此壁有由各肌构成的"三边孔"、"四边孔"。（图4-13）

"三边孔"：位于腋后皱襞的内下部；其上界，为小圆肌和肩胛下肌的外下缘；下界，为背阔肌和大圆肌的内上缘；外界，为肱三头肌长头的内侧缘。旋肩胛血管穿过此孔至肩胛区。

"三边孔综合征"，临床不少见。针刀松解构成三边孔各肌的病灶，能有效治疗此综合征。

四边孔：位于腋后皱襞的内上部。上界：小圆肌及肩胛下肌；下界：大圆肌和背阔肌的内上缘；内界，为肱三头肌长头的外侧缘；外界为肱骨的外科颈。腋神经和旋肱后动脉等穿过四边孔。

"四边孔综合征"，临床不少见。用针刀松解构成此综合征各肌的病灶，治疗此症，效果良好。

2. **腋腔内容物** 腋血管神经鞘、腋淋巴。

腋鞘内，为腋动脉、腋静脉、臂丛神经。（图4-14）

（五）上臂部深筋膜

上臂前、后侧的深筋膜，为肩部、腋部深筋膜向上臂的延续而成。上臂前、后侧深筋膜也分深、浅两层。上臂部深筋膜浅层，覆盖在上臂各肌肉的表面。上臂部深筋膜深层，伸入至上臂各肌肉、组织之间，叫**肌间隔**；由肌间隔等组成骨筋膜鞘室。（图4-15，图4-16）

1. **上臂肌间隔** 乃从深筋膜发出、伸入至上臂各肌肉之间并附着于肱骨的内、外侧面的深筋膜，分别叫**上臂内侧肌间隔**、**上臂外侧肌间隔**。

2. **上臂骨筋膜鞘室** 有上臂前骨筋膜鞘室，上臂后骨筋膜鞘室。

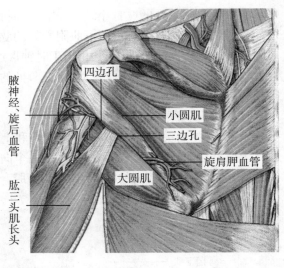

图4-13 腋后皱襞上的三边孔、四边孔，后面观

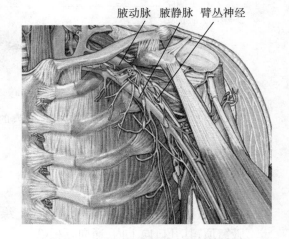

图4-14 腋血管神经鞘内的血管神经

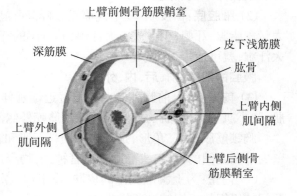

图4-15 上臂内、外侧肌间隔与前、后骨筋膜鞘室，彩绘示意图

（1）**上臂前骨筋膜鞘室**：是由上臂前侧的深筋膜、上臂内侧肌间隔、肱骨的前表面、上臂外侧肌间隔所围成的骨纤维性结构。其内容上臂前侧肌群、上臂前侧的血管神经束。

上臂前侧肌群，包括肱二头肌、喙肱肌、肱肌三块；详见本章，上肢肌肉解剖。

上臂前侧血管神经束，包括肱动脉、肱静脉、正中神经、尺神经、肌皮神经。详见本章，上肢的血管神经。

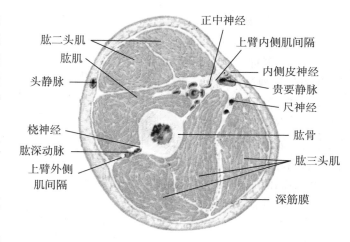

图 4-16　上臂中段横断面，示肌间隔及骨筋膜鞘室

（2）**上臂后骨筋膜鞘室**：是由上臂后侧的深筋膜、上臂内侧肌间隔、肱骨的后表面、上臂外侧肌间隔所围成的骨纤维性结构。其内容上臂后侧肌群和上臂后侧的血管神经束。

上臂后侧肌群，主为肱三头肌，见本章第四节，上肢肌肉解剖。

上臂后侧血管神经束：主为桡血管神经束。详见本章第五节，上肢的血管神经。

（六）肘部深筋膜

肘部前后深筋膜，为上臂前、后深筋膜向肘部延伸而成。

肘部前外侧的深筋膜与肱二头肌的肌腱膜，相互愈合为一体；此处可触及动脉跳动（肱动脉或其分出的桡动脉、尺动脉）。肱动脉的桡侧，为桡神经；动脉的尺侧，为正中神经。

肘后侧的深筋膜，与肱三头肌的肌腱膜相互愈合为一体，并共同附着于尺骨鹰嘴。其与尺骨鹰嘴之间有 1 个滑液囊。此滑囊炎，常见于文秘工作者。

（七）前臂深筋膜

前臂前、后侧深筋膜，为肘部前、后侧深筋膜向远端延续而成。前臂前后侧深筋膜，也分深、浅两层。前臂深筋膜浅层，覆盖在前臂前侧肌群、后侧肌群的表面；其近端与肘部深筋膜浅层相互延续；其远端与腕部的深筋膜浅层相延续。

前臂深筋膜深层，位于前臂深筋膜浅层的深面；由其发出并伸入前臂各肌肉、组织之间，其深部附着于尺骨内侧骨面或桡骨的外侧骨面；分别叫**前臂内侧肌间隔**、**前臂外侧肌间隔**；附着于肱骨内侧面与尺骨外侧面的深筋膜，叫**骨间膜**。

由前臂内外侧肌间隔、桡骨与桡尺骨之间的骨间膜、桡骨、尺骨以及前臂的前后侧深筋膜，共同围成了**前臂前骨筋膜鞘室、前臂后骨肌筋膜鞘室**。

1. **前臂前骨筋膜鞘室**　由前臂前侧的深筋膜、前臂内侧肌间隔、尺骨的前表面、骨间膜前表面、桡骨的前表面、前臂外侧肌间隔所围成。此骨筋膜鞘室，内容前臂前侧肌群和血管神经束。（图 4-17）

前臂前侧肌群，共 9 块肌肉，分 4 层排列：

第一层，从桡侧至尺侧，依次为肱桡肌、旋前圆肌、桡侧腕屈肌、掌长肌、尺侧腕屈肌；

第二层，为指浅屈肌，处于前臂的中部；

第三层，依次为拇长屈肌、指深屈肌；

第四层，为旋前方肌。详见本章，上肢肌肉解剖。

血管神经束：包括桡血管神经束、正中血管神经束、骨间血管神经束、尺血管神经束。详见本章，上肢的血管神经。

2. **前臂后骨筋膜鞘室**　由前臂后侧的深筋膜、前臂内侧肌间隔、尺骨的后表面、骨间膜后表面、桡骨的后表面、前臂外侧肌间隔所围成。**内容前臂后侧肌群和血管神经束**。

（1）**前臂后侧肌群**：分深、浅两层，各层 5 块。

浅层，自桡侧向尺侧，依次为：桡侧腕长伸肌、桡侧腕短伸肌、指伸肌、小指伸肌、尺侧桡伸肌。

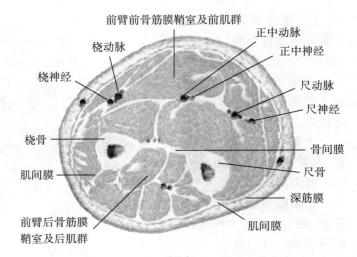

图 4-17　前臂中段横断面，示其骨筋膜鞘室

深层，自桡侧至尺侧，依次为旋后肌（处于外上方）、拇长展肌、拇短伸肌、拇长伸肌、食指伸肌。详见本章，肌肉解剖。

（2）**前臂后侧血管神经束**：包括桡神经深支（骨间后神经）、骨间后动脉等。详见本章，上肢的血管神经。

（八）腕部深筋膜

腕部深筋膜，为前臂深筋膜向远端延续而成：包括**腕掌侧深筋膜**、**腕背侧深筋膜**。

1. **腕掌侧韧带**　属腕部深筋膜浅层。其为前臂前侧深筋膜浅层向腕部延续并在腕部附近增厚，形成**腕掌侧韧带**。

腕掌侧韧带，位于腕横韧带的近端。腕掌侧韧带的前、后缘，约与腕远侧横纹、近侧横纹平齐。腕掌侧韧带，对前臂屈肌腱具有固定、支持与保护的作用。（图 4-18）

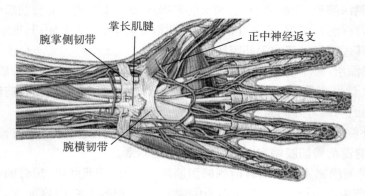

图 4-18　腕掌侧韧带、腕横韧带

2. **腕横韧带**　又名**腕支持韧带**。其为前臂前侧深筋膜深层向腕部延伸、增厚而成。腕横韧带的近端与前臂深筋膜深层相互延续；其远端延续为掌腱膜。腕横韧带，由坚韧的结缔组织构成，其坚韧，而又强壮。腕横韧带，位于腕掌侧韧带远侧的深面；亦为前臂屈肌的支持韧带。

腕横韧带的附着点：其尺侧端附着于豆状骨和钩骨；其桡侧端附着于舟状骨和大多角骨。（图 4-19）

3. 腕管、腕管的内容物及腕管综合征

（1）**腕管的构成**：腕管，由腕横韧带和八个腕骨的掌面所形成的弧形凹骨面所构成；因此，腕管，事实上，就是一条骨纤维管结构。腕管的长、宽，各约2.5cm。构成腕管的腕横韧带，其平均厚度为2.5~3.6mm。（图4-20）

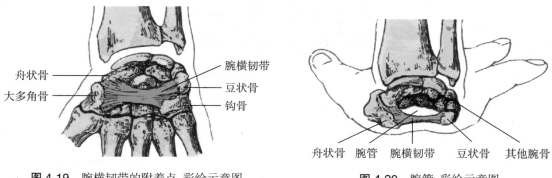

图4-19　腕横韧带的附着点，彩绘示意图

图4-20　腕管，彩绘示意图

（2）**腕管内容物**：腕管内，有正中神经和9条屈肌腱及其腱鞘，从前臂下行，穿过腕管，至手掌部。（图4-21~ 图4-23）

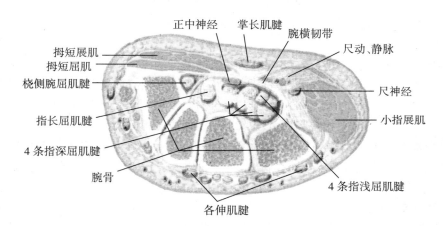

图4-21　腕管，横断面

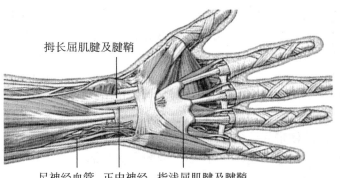

图4-22　腕管内容物：指浅屈肌腱（4条）及其腱鞘、拇长屈肌腱及腱鞘（1条）、正中神经

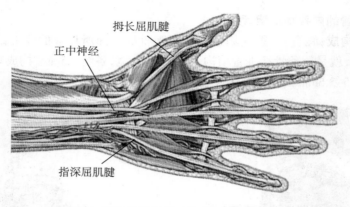

图 4-23　腕管内容物：腕横韧带及指浅肌腱去除后，所示的 4 条指深屈肌腱及正中神经等

9 条屈肌腱及其腱鞘，包括指深屈肌腱及其腱鞘 4 条，指浅屈肌腱及其腱鞘 4 条，拇长屈肌腱及其腱鞘 1 条。

4 条指浅屈肌腱和 4 条指深屈肌腱为**屈肌总腱鞘**（又名**尺侧囊**）所包裹。

拇长屈肌腱为**拇长屈肌腱鞘**（又名**桡侧囊**）所包裹。

屈肌总腱鞘和拇长屈肌腱鞘，均超过腕横韧带远、近端约 2.5cm。

屈肌总腱鞘的远端与小指的指滑膜鞘相通；拇长屈肌腱鞘与拇指的指滑膜鞘相通，直达拇指末节。

（3）**腕管综合征**：正中神经，在腕管内紧贴腕横韧带的深面，走向掌指部位。

若腕横韧带病变（如腕横韧带慢性劳损等），或腕骨病变（如腕骨骨折、腕关节错位等），或腕管内容物体积增加（如局部炎症水肿、腕管内占位性病变等），均会造成经过腕管的正中神经等组织受挤压，而出现相关临床表现，临床上即称之**腕管综合征**。

腕管的体表定位：以豆状骨、舟状骨，各为 1 点；在上述 2 点的远端各 2.0~2.5cm 处，再定 2 点：其分别为钩骨、大多角骨所在位置；体表可触及。上述 4 点所围成的区域，即为腕横韧带的体表投影。

豆状骨的位置：在掌根部的尺侧缘、腕部远侧横纹尺侧端的稍前方，就可触及豆状骨。

舟状骨的位置：在腕远侧横纹中点的稍前外侧（桡侧）处，即掌根部第 1 掌骨基底的近侧端，就可触及舟状骨。

腕管综合征的针刀治疗：用针刀松解腕横韧带，效果良好。应从豆状骨和钩骨的外侧缘及舟状骨和大多角骨的内侧缘进针；刀口线与肢体纵轴平行进针，在横切腕横韧带两端的附着点各切 3 刀即可。

4. **腕部尺侧管**　位于腕部掌面的尺侧部分；为腕掌侧韧带尺侧的远侧与腕横韧带尺侧的近端之间隙所构成。尺神经及尺动脉、尺静脉，穿过此管。（图 4-24）

尺神经损伤：腕部尺侧管，位置表浅，故此处的尺神经位置亦表浅；加之尺神经是从腕掌韧带和腕横韧带之间的**韧带间隙**中穿过，故此处的尺神经，易受损伤。

5. **腕部桡侧管**　位于腕部掌面的桡侧。因腕横韧带的桡侧端分为两层，其分别附着于舟状骨和大多角骨。此两层筋膜之间的间隙，即名腕部桡侧管。（图 4-25）

腕部桡侧管内，有桡侧腕屈肌腱及其腱鞘穿过。此处可引起桡侧腕屈肌腱的腱鞘炎；桡侧腕屈肌腱的后外侧，为桡骨茎突缩窄性腱鞘炎的病变部位，临床上应注意二者的鉴别和有

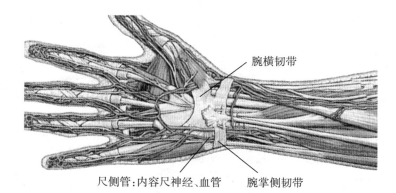

图 4-24　腕部尺侧管及其内容,前面观

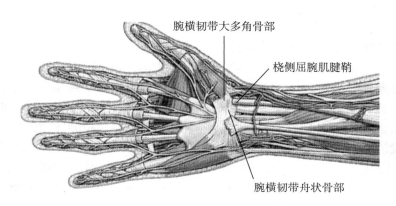

图 4-25　腕部桡侧管及其内容

针对性进行针刀治疗,才可能收良效。

6. 腕背侧韧带　为前臂背侧的深筋膜向腕部延伸而成;又名腕部伸肌支持韧带。(图 4-26)

腕背侧韧带,其尺侧端附着于尺骨茎突和三角骨;桡侧端附着于桡骨远端的外侧缘。

腕背侧韧带,向深部伸出 **5 条纤维隔**,分别附着于桡、尺骨的背面,从而在前臂下端、腕

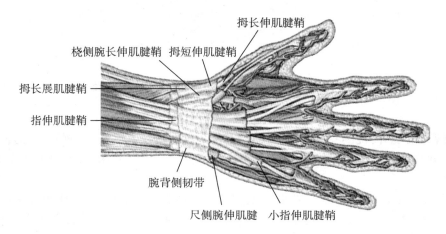

图 4-26　腕背侧韧带及其深面的 6 条伸肌腱鞘(其含 9 条伸肌腱)

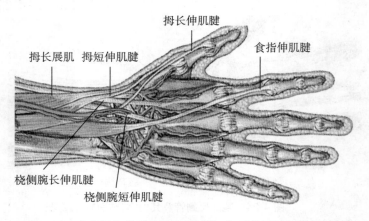

图 4-27 腕背侧韧带及伸肌腱等去除后,示桡侧腕短伸肌腱等

背部形成**6 条腱鞘**。有 **9 条伸肌肌腱**分别穿过前述的 6 条腱鞘。(图 4-27)

腕背侧韧带,对前臂伸肌腱具有固定、支持和保护的作用。

腕背部 **6 条伸肌腱鞘**(含 9 条肌腱)的排列顺序,由桡侧向尺侧,依次为:①含拇长展肌腱和拇短伸肌腱的**腱鞘**;②含桡侧腕长肌腱、桡侧腕短伸肌腱的**腱鞘**;③拇长伸肌腱及其**腱鞘**;④含指伸肌腱和食指伸肌腱的**腱鞘**;⑤小指伸肌腱及其**腱鞘**;⑥尺侧腕伸肌腱及其**腱鞘**。

指伸肌腱的腱鞘囊肿、指伸肌腱腱鞘炎:临床常见。针刀治疗,可收良效。

7.**"鼻烟窝"**将腕关节伸直、稍向桡侧偏,当拇指尽力背伸时,在腕背部桡侧、第 1 掌骨基底与桡骨茎突之间,就会呈现一个三角的皮肤凹陷;此皮肤凹陷,俗名**"鼻烟窝"**,又叫**"鼻烟壶"**。(图 4-28)

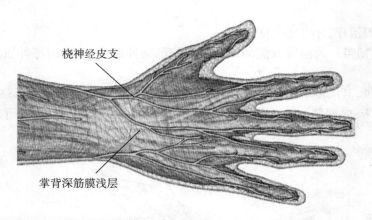

图 4-28 指、掌背面的深筋膜浅层,示鼻烟壶深面的桡神经皮支,
腕掌背面观

"鼻烟壶"的境界:桡侧界,为拇长展肌腱和拇短伸肌腱及其腱鞘;尺侧界,为拇长伸肌腱及其腱鞘;近侧界(即此三角形的底边界),为桡骨茎突。鼻烟窝的深面,为桡神经皮支;再深面,为舟状骨和大多角骨。

桡骨茎突缩窄性腱鞘炎,即为拇长展肌腱和拇短伸肌腱的腱鞘炎,临床十分常见。此为针刀治疗的适应证。针刀手术操作时,就在**"鼻烟窝"**的外界处进行。故应注意,勿损伤经过鼻烟窝底部的桡神经皮支。

（九）指、掌部腹侧面的深筋膜

指、掌部腹侧面的深筋膜,亦分深、浅两层。(图 4-29)

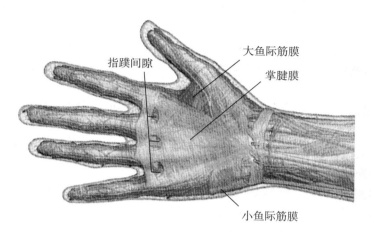

图 4-29 掌、指腹侧面的深筋膜浅层:掌腱膜、大鱼际筋膜、小鱼际
筋膜,手掌前面观

掌部深筋膜浅层,是指覆盖在大小鱼际、指浅屈肌腱表面的深筋膜。其为一层致密结缔
组织膜。根据其所覆盖的部位,分别称为**大鱼际筋膜、掌腱膜、小鱼际筋膜三部分**。

掌部深筋膜深层,指覆盖在骨间掌侧肌、掌骨、拇收肌掌面的一层筋膜。

掌部深筋膜深层,根据其所在部位,分为两部分:**骨间掌侧筋膜**,指覆盖在骨间掌侧肌、
掌骨的掌面之筋膜;**拇收肌筋膜**,指覆盖在拇收肌表面之筋膜。

1. **掌腱膜** 为掌部深筋膜浅层。其由腕部深筋膜浅层和掌长肌肌腱向手掌部延续而
成。(图 4-30)

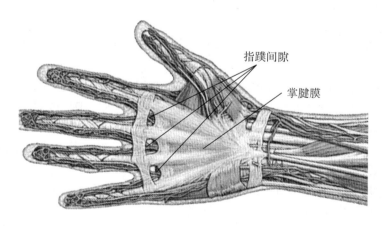

图 4-30 掌腱膜

掌长肌肌腱,越过腕横韧带后呈扇形分开,紧密附着并汇入掌部深筋膜浅层;使该处筋
膜特别发达、坚韧,从而形成一层富有光泽、腱膜状、致密纤维结缔组织膜,即名为**掌腱膜**。

掌腱膜,呈三角形。其近端窄尖,与腕横韧带及掌长肌肌腱相互延续;其远端宽阔,分散
成 4 束,分别与第 2~5 指的屈肌腱纤维鞘相互延续。

掌腱膜,是由纵行和横行的纤维组织交织而成;纵行纤维居浅面,横行纤维居深面。

在掌骨头处的掌腱膜,其横向行走的纤维与纵向行走的 4 束纤维之间形成 3 个纤维间隙,称**指蹼间隙**。此间隙是掌部的背腹侧间、手掌与手指间的通道;其内容大量脂肪、指神经、血管、蚓状肌等组织。

掌腱膜,除向远端及两侧延伸外,还向深部发出 2 条肌间隔:即**掌外侧肌间隔、掌内侧肌间隔**。**掌外侧肌间隔**:从掌腱膜的外侧缘发出,经大鱼际肌和食指屈肌腱之间附着于第 1 掌骨的掌侧面。

掌内侧肌间隔:从掌腱膜的内侧缘发出,经小鱼际肌和小指屈肌腱之间附着于第 5 掌骨的掌侧面。

由掌部深筋膜、掌内侧肌间隔、掌外侧肌间隔、掌骨表面等结构,在手掌部形成了三个手**掌骨筋膜鞘室**:外侧鞘室、中间鞘室、内侧鞘室。

(1) **外侧鞘室**:又名**大鱼际鞘室**。其由大鱼际筋膜、掌外侧肌间隔、第 1 掌骨所围成。内容大鱼际肌(拇收肌除外)、拇长屈肌肌腱及其腱鞘以及至拇指的血管、神经。

(2) **中间鞘室**:由掌腱膜、掌内侧肌间隔、掌外侧肌间隔、骨间掌侧筋膜、拇收肌筋膜共同组成。其内容指深、浅屈肌肌腱及屈肌总腱鞘、蚓状肌、掌浅弓、指血管和神经。

在**中间鞘室**深面,其桡侧,还有**拇收肌鞘室**:其由拇收肌筋膜、骨间掌侧筋膜、第 1~3 掌骨所围成。内容拇收肌。

(3) **内侧鞘室**:又叫**小鱼际鞘室**。其由小鱼际筋膜、掌内侧肌间隔、第 5 掌骨所围成。内容小鱼际肌和至第 5 指的血管、神经。

2. **大鱼际筋膜** 亦为掌部深筋膜浅层。其位于掌部的桡侧,为腕部深筋膜浅层向远端延续及掌腱膜向桡侧扩展而成。大鱼际筋膜,向外后延续,成掌背侧深筋膜浅层。

3. **小鱼际筋膜** 属掌部深筋膜浅层。其位于掌部的尺侧,为腕部深筋膜浅层向远端延续及掌腱膜向尺侧扩展而成。其向后内侧延续而成为掌部背侧深筋膜浅层。

4. **骨间掌侧筋膜** 属掌部深筋膜深层。系腕部深筋膜深层向掌部延续而成。其位于指深屈肌腱的深面;为覆盖于骨间掌侧肌、掌骨表面的一层筋膜。

5. **拇收肌筋膜** 亦属掌部深筋膜深层,乃腕部深筋膜深层向掌部延续而成。为覆盖于拇收肌表面的一层筋膜。

6. **手指腹侧的深筋膜** 掌腱膜向各指腹侧延续,就成为手指腹侧的深筋膜。手指腹侧深筋膜,将各屈指肌腱(包括拇长屈肌腱、指浅屈肌腱、指深屈肌腱)包裹于其内而构成了各屈指肌腱的**腱鞘**。

指浅屈肌腱,在近节指骨处,其位于指深屈肌腱的浅面,继而其分成两束,分别附着于中节指骨的两侧缘。

指深屈肌腱,位于指浅屈肌腱的深面;在近节指骨的远端,其从指浅屈肌腱两束所形成的腱裂孔中浅出,走向远端,附着于远节指骨底部。

指浅屈肌,屈近节指间关节。指深屈肌,屈远节指间关节。指浅屈肌和指深屈肌,二者又相互协同,以增强屈指功能。

7. **指腱鞘** 为包裹在指深、浅屈肌腱外表面的一条鞘膜管状结构。其有内、外两层组织。(图 4-31)

外层,叫**腱纤维鞘层**。内层,叫**腱滑膜鞘层**。

(1) **腱纤维鞘**:为指腹侧深筋膜增厚而成。其附着于指骨及关节囊的两侧,从而与指骨的腹侧面组成 1 条骨纤维管。腱纤维鞘层,对屈肌腱起保护、支持、约束和滑车的作用。

（2）**腱滑膜鞘**：为一层滑膜组织。其包裹在指浅、深屈肌腱的表面,在指浅、深屈肌腱的深面附着于指骨,再反折,衬覆于腱纤维鞘的内表面。其包裹在屈肌腱表面者,称腱滑膜鞘**脏层**；衬覆于腱纤维鞘内表面者,称腱滑膜鞘**壁层**。脏层和壁层的远端封闭,近端封闭或与手掌部的肌腱鞘相交通。从而在

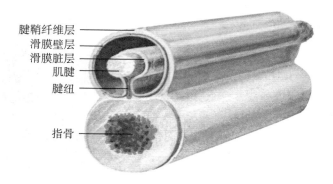

图 4-31　指腱鞘,示意图

屈肌腱的表面构成了双层（脏层、壁层）的、滑膜套管状结构。两层之间有少量滑液,便于肌腱在腱鞘内运动。从指骨表面移行到屈肌腱的滑膜,称**腱系膜**。供应肌腱、腱鞘的血管、神经,经**腱系膜**进出。由于肌腱不断地运动,大部分腱系膜消失,仅有血管进出者保留着,而名**腱纽**。

指腱鞘炎：由于肌腱在腱鞘中来回运动,相互摩擦,劳损,或因肌腱及腱鞘,因其位置表浅而易受损伤,即可造成腱鞘的急、慢性炎症,致腱鞘或肌腱肥厚,腱鞘狭窄,引起肌腱在腱鞘中的运动困难,或不能来回运动,局部疼痛等,临床称"腱鞘炎"。

用针刀松解肥厚的腱鞘,就可治疗此症。

（十）指、掌部背侧面的深筋膜

指、掌部背侧面的深筋膜,亦分为浅、深两层。（图 4-32）

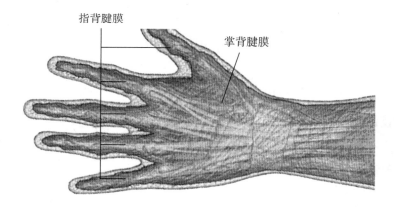

图 4-32　指背腱膜、掌背腱膜

掌背面深筋膜浅层,为腕背面伸肌支持韧带的直接延续而成。掌背面深筋膜浅层与各伸肌腱膜相互愈合,形成**掌背腱膜**。（图 4-33）

指背面深筋膜浅层,为掌背面深筋膜浅层向远端延续而成。指背深筋膜浅层与各指伸肌腱相互愈合,而成为**指背腱膜**。**指背腱膜**,指背侧腱膜不组成指伸肌腱的腱鞘,而分成三束：**中间束、内侧束、外侧束**。**中间束**,止于中节指骨底部；伸近侧指间关节。**内、外侧束**,在中节指骨的背面相互愈合,共同止于远节指骨底部；伸远侧指间关节。

指背腱膜,起保护、稳定、加强指伸肌腱的作用。若伸指肌腱断裂,各指呈屈曲状态。仅

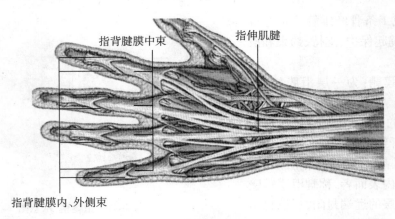

图 4-33　指背腱膜

指背腱膜中间束断裂,近节指间关节不能伸直。指背腱膜内、外侧束断裂,远节指间关节不能伸直。

掌背面深筋膜深层,位于第 2~4 掌骨及第 2~4 骨间背侧肌的浅面。

四、肌肉层

肌肉层,属上肢的第四层组织。

上肢肌肉丰富,复杂,与针刀医学关系密切,详见本章第四节,上肢肌肉解剖。

五、骨骼的解剖

上肢的骨骼,处于上肢的最中心,详见本章第三节,上肢骨骼与关节。

第三节　上肢骨骼与关节

上肢骨骼,包括上肢带骨、自由上肢骨两大部分。

一、上肢带骨

上肢带骨,含肩胛骨与锁骨。

(一)肩胛骨

肩胛骨的解剖,见第三章,第三节。

(二)锁骨(图 4-34,图 4-35)

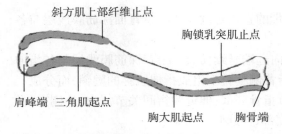

图 4-34　锁骨,彩描图,示其上表面的肌肉附着处

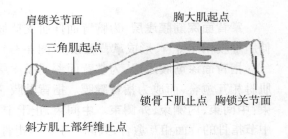

图 4-35　锁骨下表面的肌肉附着点,彩描图

二、上肢自由骨

上肢自由骨,包括上臂骨(肱骨)、前臂骨(桡骨、尺骨)、手骨(腕骨、掌骨、指骨)。

(一) 肱骨(图 4-36~ 图 4-38)

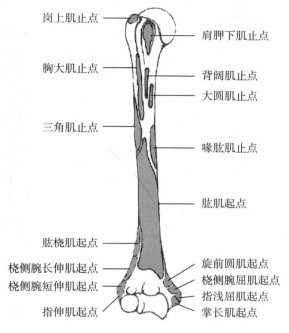

图 4-36　肱骨的肌肉附着点,彩描图,前面观

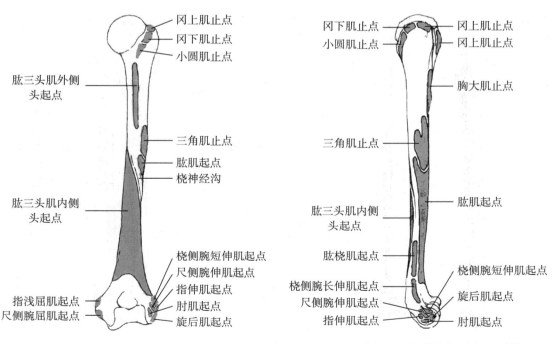

图 4-37　肱骨的肌肉附着点,彩描图,后面观　　**图 4-38　肱骨的肌肉附着点,彩描图,外侧**

（二）前臂骨

前臂骨，包括桡骨和尺骨。（图 4-39~ 图 4-42）

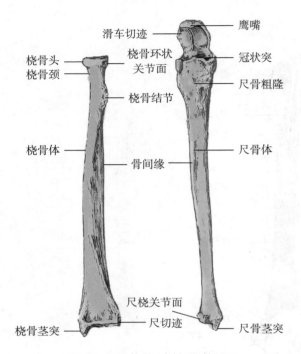

图 4-39　尺、桡骨，彩描图，前面观

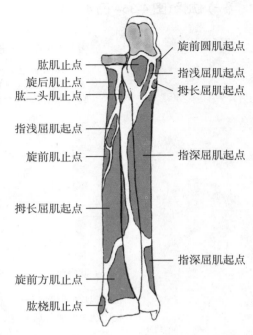

图 4-40　桡骨、尺骨的肌肉附着点，彩描图，前面观

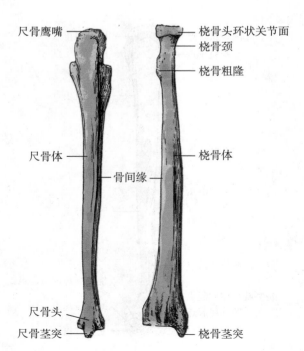

图 4-41　桡骨、尺骨，彩描图，后面观

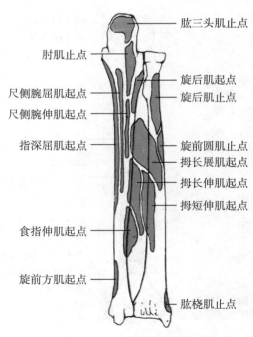

图 4-42　桡、尺骨的肌肉附着点，彩描图，后面观

（三）手骨

手骨,包括腕骨、掌骨、指骨三部分。(图 4-43,图 4-44)

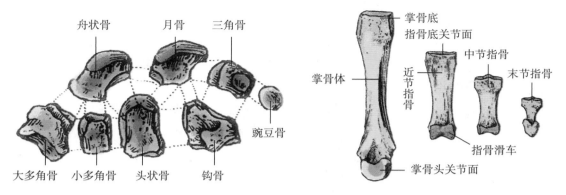

图 4-43　右腕骨及各骨之间的关节,彩描图,前面观

图 4-44　近节、中节、末节指骨,彩描图

1. **腕骨**　共 8 块,分为远、近两排。

近端排,从外而内,依次为舟状骨、月骨、三角骨、豌豆骨 4 块。远端排,从外而内,依次为大多角骨、小多角骨、头状骨、钩骨 4 块。近端 4 块腕骨中的舟骨、月骨与尺、桡骨的远端关节面构成腕关节的近侧关节。远端 4 块骨与 5 块掌骨的基底部关节面构成腕掌关节的关节,即腕关节的远侧关节。

各腕骨间相互也构成微动关节。

2. **掌骨**　掌骨共 5 个,即第 1、2、3、4、5 掌骨。(图 4-45)

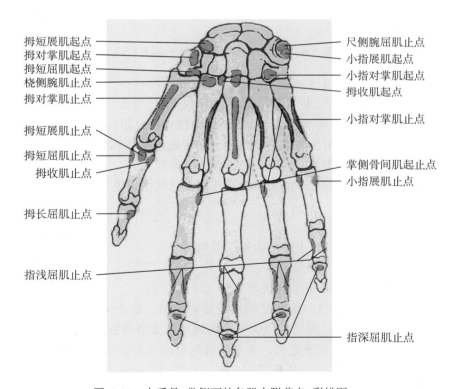

图 4-45　右手骨,掌侧面的各肌肉附着点,彩描图

每个掌骨,均由掌骨头、体、基底部三部分组成。掌骨头部、基底部均有关节面,掌骨头的关节面为半球状,为关节头。掌骨基底部的关节面,呈较平坦的凹面,为关节臼。掌骨头与指骨基底关节面组成掌指关节。5 块掌骨的基底部关节面,与远端 4 块腕骨的关节面,相互构成腕掌远侧关节。(图 4-46)

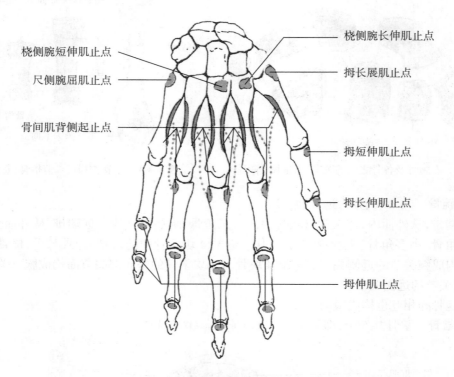

桡侧腕短伸肌止点

尺侧腕屈肌止点

骨间肌背侧起止点

桡侧腕长伸肌止点

拇长展肌止点

拇短伸肌止点

拇长伸肌止点

拇伸肌止点

图 4-46　右手骨背侧面的各肌肉附着点

3. **指骨**　包括第 1、2、3、4、5 指的指骨。

每个指骨,又分近节、中节、末节指骨(第 1 指骨,仅末节、近节);故每只手的指骨共 14 块。每节指骨,均由指骨头、体、基底部三部分构成。每节指骨头及指骨基底部都有关节面。

各指近节指骨基底部关节面与各掌骨头关节面组成指掌关节。各近节指骨头与中节指骨基底部关节面相互构成近侧指间关节。拇指仅一个指间关节。

中节指骨头与远节指骨基底部的关节面相互构成远侧指间关节。

三、上肢各关节

上肢关节,包括上肢带关节、上肢自由骨关节两部分。

(一)上肢带关节

上肢带关节,包括胸锁关节和肩锁关节。

1. **胸锁关节**　是连结上肢与躯干之间最重要的关节。是由锁骨胸骨端的关节头和胸骨锁切迹所构成的多轴关节。周围被以关节囊与韧带。关节囊强韧,囊内有纤维软骨形成**关节盘**,使关节头和关节窝之间更适合。关节的前后有胸锁前后韧带、锁骨间韧带等以加强关节。以此关节为支点,使锁骨的外侧端可向上、下、前、后运动,整个锁骨还可有轻微的旋转运动。(图 4-47)

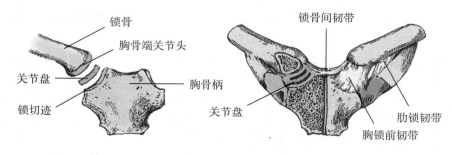

图 4-47 胸锁关节的构成,彩描图,前面观

2. 肩锁关节　由锁骨的肩峰端与肩胛冈外侧端之肩峰关节面所构成的平面关节。周围以**肩锁韧带**加强。关节的活动度很小。邻近有多条韧带(**肩喙韧带、斜方韧带、锥状韧带**;后二者合称**锁喙韧带**)以加强肩胛骨和锁骨之间的连接。其中肩喙韧带是肩关节上方的一条韧带。肩周炎时,上肢外展困难的原因之一是此韧带的慢性损伤。因此,肩周炎常需行此韧带的针刀松解术。此韧带,附着于肩峰和喙突的外上方。(图 4-48)

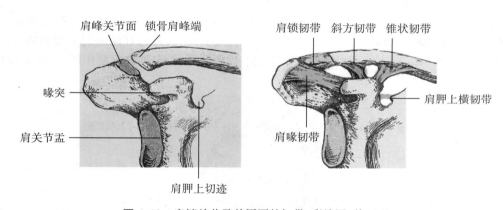

图 4-48 肩锁关节及其周围的韧带,彩绘图,前面观

(二)自由上肢骨关节
1. 肩关节(图 4-49)

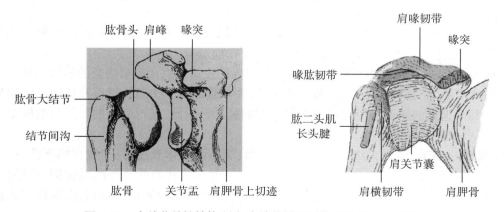

图 4-49 肩关节骨性结构(左),肩关节周围韧带(右),彩绘示意图

(1) **肩关节的组成**：由肱骨头和肩胛骨的关节盂所构成。属于球窝关节。关节盂周围有纤维软骨构成的**关节盂唇**附着，以加深关节窝。

肱骨头关节面积远比关节盂窝大。关节盂窝的面积，为关节头面积的 1/3~1/4；故肩关节活动范围很大。

(2) **肩关节囊**：肩关节周围的关节囊较薄弱，而且松弛；尤其是其下壁，又无坚强韧带及其他结构予以加强，更显薄弱，因此肱骨头常向下方脱位。

(3) **肩关节周围的韧带**：肩关节周围的韧带较少，多较薄弱。

1) **肩喙韧带**：为位于肩峰与喙突之间的一条韧带；为肩关节周围唯一较强的一条韧带；其正处于肩关节的上方，负荷较大，故肩关节基本不向上方脱位，但肩周炎时常累及此韧带。

2) **喙肱韧带**：为位于喙突与肱骨大结节之间的一条韧带。此韧带处于肩关节的前上方，并与该处关节囊相互交织，以加强此处的关节囊。肩周围炎时，亦常累及，使此韧带痉挛、挛缩，限制肩关节外旋。

3) **盂肱韧带**：为位于关节盂下方与肱骨小结节和解剖颈之间一条韧带。此韧带处于肩关节的下方，但较薄弱。

肩关节周围的韧带，对肩关节、关节囊有一定的保护、稳定和加强作用。

(4) **肩袖**：由肩胛下肌肌腱、冈上肌肌腱、冈下肌肌腱、小圆肌肌腱相互交织而成的一片腱膜状结构，叫**肩袖**。**肩袖**，覆盖在肩关节的前、后及上外方；并与其深面的关节囊之纤维层相互交织，融为一体，这对加强关节囊前、后及外上方强度、稳定具有重要作用。(图 4-50)

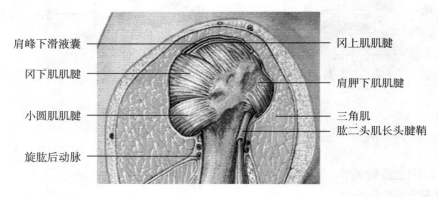

肩峰下滑液囊　　　　　　　　冈上肌肌腱
冈下肌肌腱　　　　　　　　　肩胛下肌肌腱
小圆肌肌腱　　　　　　　　　三角肌
　　　　　　　　　　　　　　肱二头肌长头腱鞘
旋肱后动脉

图 4-50　肩袖

肩胛下肌肌腱、冈上肌肌腱、冈下肌肌腱、小圆肌肌腱分别附着于肱骨小结节、肱骨大结节的上小面、肱骨大结节中小面及肱骨大结节的下小面。

肩周炎，主要是指肩袖的慢性炎症，这是针刀界的主流观点。但肩周炎的病因病理十分复杂。肩周炎必累及肩袖，此外，关节囊的滑膜、关节囊的肱二头肌长腱以及周围的其他韧带、滑囊，甚至远处的肌肉等可能均有不同程度的受累。因此，仅行肩袖的针刀松解以治疗肩周炎，难以获得满意疗效。

(5) **肱骨小结节、肱骨大结节上小面、中小面、下小面的体表投影**：上肢自然下垂，在肩峰下可清楚触及近似半球状的肱骨近侧端。若将近似半球状的肱骨近侧端比拟为时钟表盘的上半盘，则肩胛下肌腱、小圆肌肌腱、冈下肌肌腱、冈上肌肌腱的附着点，分别位于表盘 Ⅱ~Ⅲ、Ⅶ~Ⅷ、Ⅷ~Ⅺ、Ⅺ~Ⅰ 点的位置。(图 4-51~ 图 4-53)

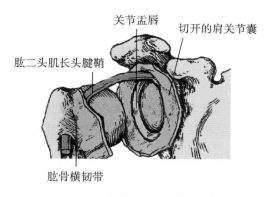

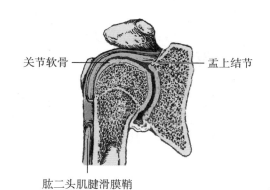

图 4-51　肩关节（关节囊切开）　　　　　图 4-52　肩关节的矢状切面图

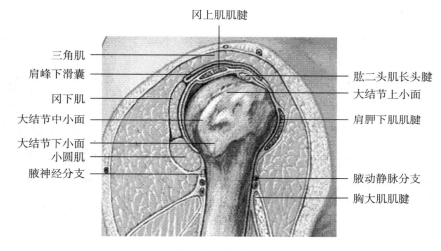

图 4-53　肱骨上端及其周围结构，外侧面观

（6）**肩关节周围的滑液囊：肩峰、三角肌下滑囊**：位于肩峰的深面，冈上肌肌腱的浅面。肩峰滑囊炎是肩痛、肩关节运动障碍的常见原因之一。

1）**小圆肌肌腱下滑囊**：位于小圆肌肌腱下。此滑囊炎，亦表现为小圆肌止点的压痛。

2）**喙突下滑囊**：位于喙突的外下缘，喙肱韧带的深面。肩周炎时，其可能受累。其炎症时，局部压痛。

3）**肩胛下肌腱下滑囊**：位于肩胛下肌腱和肱骨小结节处；肩周炎时可能受累。其炎症时，肩胛下肌止点处压痛。

（7）**肩关节周围的神经**：①**肩胛上神经**：肩胛上神经途经冈上窝时，除分支支配冈上肌外，还分支支配肩关节囊、韧带及肩关节周围皮肤。肩胛上神经在冈下窝分支支配冈下肌。②**肩胛下神经**：支配大圆肌及肩胛下肌。③**腋神经**：腋神经，随旋肱后动脉穿过四边孔，至三角肌后部的深面，分支支配三角肌、小圆肌和三角肌表面的皮肤。

（8）**肩关节腔内的结构**

1）**肱二头肌长头腱**：肱二头肌长头腱，经肱骨上端的结节间沟，穿过肩关节囊，进入关节腔，附着于肩盂上结节。

肩关节囊的滑膜层包裹在肱二头肌长头腱的表面，组成肱二头肌长头的腱鞘。此腱鞘从关节腔内一直延伸至关节囊纤维层之外而达肱骨上端的结节间沟内。

肱二头肌长头肌腱腱鞘炎,临床不少见,是肩痛的常见原因之一。

2)**关节囊的滑膜层**:肩关节囊滑膜层发达,分泌滑液功能。病变时,其粘连,致肩关节功能障碍。

2. 肘关节

(1)**组成肘关节的关节面**:肘关节,是由肱骨远端的两关节面和尺骨、桡骨近端的关节面所构成的复合关节。其含下列三个关节:**肱尺关节、肱桡关节、尺桡近侧关节**。(图4-54,图4-55)

1)**肱尺关节**:是由肱骨滑车关节面和尺骨鹰嘴关节面(又名尺骨滑车切迹)所构成。

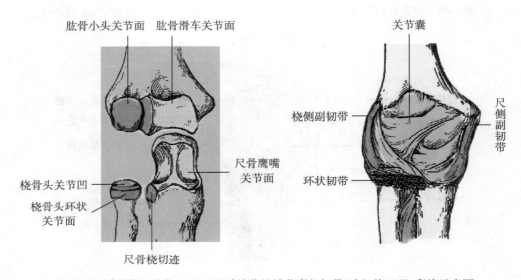

图4-54 肘关节的关节面(左)及肘关节的关节囊与韧带(右),前面观,彩绘示意图

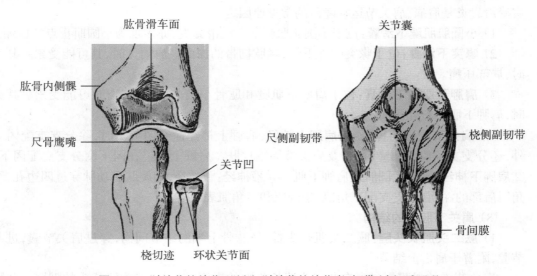

图4-55 肘关节的关节面(左),肘关节的关节囊、韧带(右),后面观

2）**肱桡关节**：是由肱骨小头关节面和桡骨头关节凹面所构成。

3）**尺桡近侧关节**：是由桡骨小头环状关节面和尺骨桡切迹所构成。

（2）**肘关节囊及其韧带**：上述三关节，由共同的关节囊所包裹。

关节囊的前、后壁，薄而松弛，两侧分别由**桡侧副韧带**和**尺侧副韧带**加强；故肘关节的两侧壁较厚而坚韧。

环状韧带，为围绕在桡骨小头的周围、像"颈围"一样的一条小韧带。此韧带的两端分别附着在尺骨桡切迹的前后缘，使桡骨头的环状关节面在尺骨的桡切迹内转动。

4 岁以下幼儿，桡骨小头发育不全，桡骨头、颈同样粗细；加之幼儿的环状韧带松弛或成年人环状韧带因慢性劳损而松弛；若前臂伸直、突然受牵拉，易导致尺桡近侧关节错位；亦称**桡骨头半脱位**。

幼儿桡骨头半脱位，可用徒手复位：术者用手掌托住患肢的前臂，拇指置于桡骨头处加压；术者的另一手握住患臂的腕部，拇指置于桡骨茎突处，用拇指的力量将桡骨纵向向肱骨方向推顶，其时使患肢慢慢屈肘至约 90°，迅速使其前臂旋后，就可能复位。

前已述，肘关节囊的前后壁薄弱，尤其是后臂最薄弱，故常见桡尺骨向后脱位。

（3）**肱骨外上髁及肱骨外上髁炎**：**肱骨外上髁**，是肱骨下端的一个极重要结构；是伸指肌的总的起点。伸指肌慢性损伤时，就可致肱骨外上髁炎。详见本章第四节，上肢肌肉解剖。

桡骨与尺骨之间的联系，除近侧桡尺关节外，还有**远侧桡尺关节**、骨间膜，三者协同作用，将两骨有机地连接在一起。

（4）**尺神经沟**：尺神经沟，位于肘关节的后内侧；为尺骨鹰嘴和肱骨内上髁之间的一条骨性沟漕。尺神经紧贴尺骨鹰嘴的外侧穿过尺神经沟。

肱骨内上髁炎，行针刀手术时，刀刃勿滑入尺神经沟内，以免损伤尺神经。

桡尺远侧关节，是由桡骨远端的桡骨尺切迹和尺骨远端的环状关节面所构成；也是腕关节的组成部分之一，将于腕关节解剖中描述。（图 4-56，图 4-57）

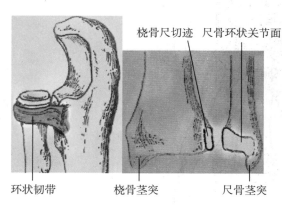

图 4-56　尺骨、桡骨近端及环状韧带（左），桡尺侧远关节（右）

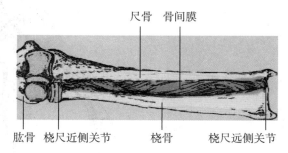

图 4-57　桡骨、尺骨间的骨间膜

3. **腕关节**　为非常复杂的复合关节。

腕关节，包括桡尺远侧关节、桡腕关节、尺腕关节、腕骨间关节、腕掌关节、掌骨近侧关节。（图 4-58~ 图 4-60）

（1）**桡尺远侧关节**：属车轴关节。由尺骨头的环状关节面以及尺骨茎突根部的关节盘和

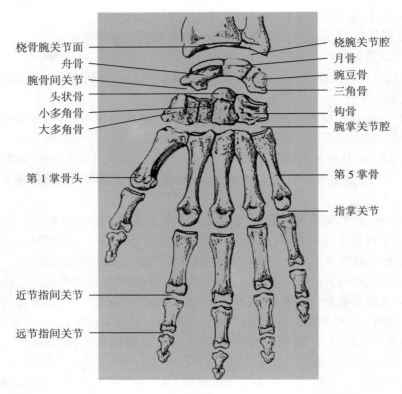

桡骨腕关节面
舟骨
腕骨间关节
头状骨
小多角骨
大多角骨
第1掌骨头
桡腕关节腔
月骨
豌豆骨
三角骨
钩骨
腕掌关节腔
第5掌骨
指掌关节
近节指间关节
远节指间关节

图 4-58 腕、掌、指各骨及其间关节（掌面观），示意图

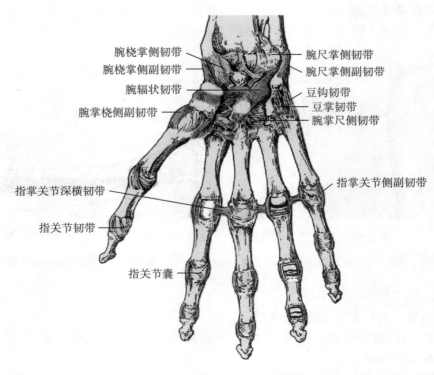

腕桡掌侧韧带
腕桡掌侧副韧带
腕辐状韧带
腕掌桡侧副韧带
腕尺掌侧韧带
腕尺掌侧副韧带
豆钩韧带
豆掌韧带
腕掌尺侧韧带
指掌关节深横韧带
指关节韧带
指关节囊
指掌关节侧副韧带

图 4-59 腕、掌、指关节的各韧带（掌面观）

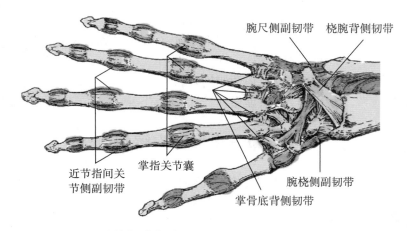

图 4-60　腕关节、掌指关节、指关节及其关节囊、韧带，背面观

桡骨的尺切迹共同构成。

关节囊，松弛；分别附着在桡骨的尺切迹和尺骨头的边缘；其前后均有韧带加强。

关节盘，为三角形。三角尖端，附着于尺骨茎突的根部；三角底部，附着于桡骨尺切迹的下缘；关节盘的近侧面光滑，使桡骨尺切迹和尺骨头的环状关节面相关节；而关节盘的远端为关节面，使其与月骨和三角骨的近端关节面构成**桡腕关节**。关节盘的中间较薄，周缘肥厚，并与关节囊相互愈合。

（2）**桡腕关节**：主由桡骨头下端的腕关节面和尺骨头下方之关节盘的远端关节面作为关节窝，而手腕部的舟骨、月骨、三角骨的近端关节面作为关节头所构成的椭圆关节。

关节囊，薄弱、松弛；附着于关节面的边缘；周围有韧带加强。关节可做屈、伸、内收、外展及微小的旋转活动。

（3）**腕骨间关节**：为 8 个腕骨相互之间所构成的各关节。包括近侧列 4 个腕骨间的关节和远侧列 4 个腕骨之间的关节以及近侧列和远侧列之间的关节。各腕骨间关节腔相互沟通，均属平面关节，只能做些许滑动和转动。

关节囊，薄弱，松弛，但其腹背面均有韧带加强。

（4）**腕掌关节**：即腕骨远侧端和掌骨底之间的关节。其由腕骨远侧列 4 骨与 5 个掌骨基底部所组成的关节。

第 1 掌骨基底部与大多角骨构成第 1 腕掌关节。运动范围大；可做伸、屈、展、收和对掌运动。

小指的腕掌关节活动范围亦较大。其余各指的腕掌关节活动范围很小。

（5）**掌骨近侧关节**：为第 2~5 掌骨基底部相互之间的平面关节。其关节腔与腕掌关节腔互通，只有少许活动范围。

4. **掌指关节**　指由第 1~5 个掌骨头与第 1~5 个近节指骨底所构成的关节。

拇掌关节，乃由第 1 掌骨头与拇指近节指骨底所构成的关节；为滑车关节，可做伸、屈运动。

第 2~5 掌指关节，为球窝关节，可做伸、屈、展、收等活动。

5. **指间关节**　即指骨各节之间的关节；包括近节指间关节、远节指间关节。

（1）**近节指间关节**：指由第 1~5 指的近节指头关节面与第 1~5 指的中节指骨底（拇指为

末节指骨底)关节面所组成的关节;共有 5 个近节指间关节。

(2) **远节指间关节**:指由第 2~5 指的中节指骨头关节面与第 2~5 指的末节指骨(远节指骨)关节面所组成的关节;共有 4 个。

各指间关节的关节囊,薄而松弛,但两侧均有韧带加强。

所有的指间关节,均为滑车关节;能做伸、屈活动。

第四节　上肢肌肉解剖

上肢的肌肉包括上肢带肌、上臂肌、前臂肌和手肌四部分。

一、上肢带肌

上肢带肌,分布于肩关节周围,均起于上肢带骨,止于肱骨,是固定肩关节和运动肩关节的重要肌肉。包括三角肌、冈上肌、冈下肌、小圆肌、大圆肌、肩胛下肌,共 6 块。(图 4-61)

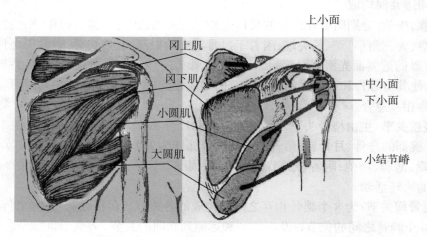

图 4-61　肩胛带肌(左)、肩胛带肌起止点(右),彩绘示意图

(一)三角肌(图 4-62,图 4-63)

1. **三角肌的位置**　三角肌位于肩部。其覆盖肩关节和肱骨上端的前、后、外上方三面。因其呈三角形而得名。

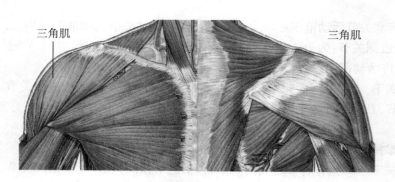

图 4-62　特显的三角肌:左,前面观;右,后面观

2. **三角肌的起止点** 三角肌的前部纤维,起于锁骨外 1/3 段的下表面;中部纤维,起于肩峰;后部纤维,起于肩胛冈的后下缘。三部分纤维向外下行、逐渐集中,止于肱骨中段的三角肌粗隆。

屈肘、肩外展时,在上臂外侧的中段,呈现出一个皮肤之凹陷,此处即为三角肌在肱骨的止点。此时,三角肌的起点部位和其前、后缘也明显可见;尤其是肌肉发达者。此肌止点的后下方,即为桡神经沟。桡神经从此沟绕过。

针刀医学临床工作者一定要记住:三角肌粗隆的后下方,紧挨桡神经沟! 因为三角肌止点,是三角肌病变时主要病灶点之一。临床行此点病灶的针刀松解时,避免伤及桡神经!

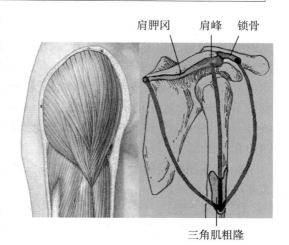

图 4-63 三角肌侧面观(左图);三角肌的起、止点示意图(右图)

3. **三角肌的体表投影** 上已述,嘱患者握拳、屈肘、肩外展。其时,三角肌的起、止点,前、后缘,就清楚可见。其体表投影,就不言而喻了。

4. **三角肌所在层次** 很表浅,就位于皮下、深筋膜的深面。

5. **三角肌的神经支配** 由腋神经分支所支配;主含 C_5、C_6(以 C_5 为主)脊神经根的纤维。(图 4-64)

6. **三角肌的功能** 三角肌的主要功能为肩关节的外展。既往认为,上肢从体侧离开到上肢外展到 15°,为冈上肌的作用;15° 以后的上肢外展,才是三角肌的作用。但近来发现,从上肢外展开始,三角肌就起作用。三角肌的外展功能,主由其中部纤维承担。其前部纤维,可使肩关节前屈、内旋。后部纤维,可使肩关节后伸和外旋。

7. **三角肌病变** 肩部疼痛,临床十分常见。(图 4-65)

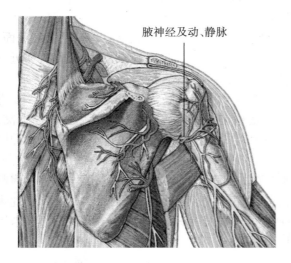

图 4-64 三角肌的神经支配

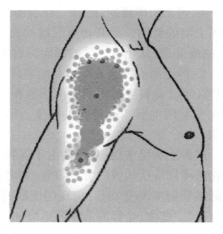

图 4-65 三角肌病变时的表现(红色,示疼痛区;蓝点,示压痛点)

肩周炎、颈椎病、三角肌慢性劳损、"冠心病"、四边孔综合征等,均是引起肩部疼痛最常见的病因,故应予以鉴别。前三者,除出现肩部疼痛等症状外,还有三角肌区的压痛;三角肌力弱、无力、萎缩等表现。颈椎病,定有颈椎病的其他表现。单纯三角肌劳损,为肩关节主动外展时可诱发或加重疼痛,伴外展受限;而肩关节被动外展时,无明显异常。肩周炎时,肩关节的外展,无论是主动,或是被动,都可诱发、加重疼痛;肩关节活动受限,不仅是外展,后伸也受限,尤其是后摸背,常不能到位。冠心病,应有心电图异常。四边孔综合征,四边孔处压痛。

8. 三角肌病变的针刀治疗 前已述,在三角肌止点病灶的松解时,务必注意,不要损伤其邻近的桡神经。

(二) 冈上肌

1. 冈上肌的位置 冈上肌,位于背部的外上方,即冈上窝内。(图 4-66)

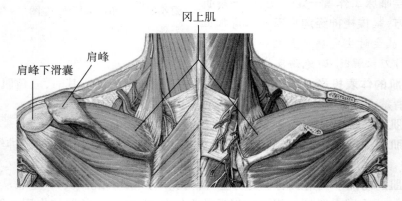

图 4-66 冈上肌及其毗邻(左),特显的冈上肌(右)

2. 冈上肌的起止点 起于肩胛骨的冈上窝。肌纤维束向外,经肩峰、肩喙韧带、肩峰下滑囊的深面,跨过肩关节的上方,止于肱骨大结节的上小面。

3. 冈上肌的体表投影 肩胛冈的内侧端、肩胛内上角、肱骨大结节的上小面,上述三点连线所围成的三角区域,即为此肌的体表投影。

4. 冈上肌的层次、毗邻 较表浅,其起点及肌腹的表面,仅皮肤、皮下、斜方肌,其深面,为冈上窝的骨面。而其止点肌腱的表面,为皮肤、皮下、三角肌、肩峰三角肌下滑囊,邻近肩峰、肩喙韧带;其止点肌腱的深面为肩关节囊、肱骨大结节上小面的骨面。

5. 冈上肌的神经支配 其由肩胛上神经支配。肩胛上神经,来自臂丛上干;含 C_5、C_6 脊神经纤维。此神经经由肩胛上切迹和肩胛上切迹横韧带所构成的骨纤维管后进入冈上窝,分支支配冈上肌。此神经的终支,绕过肩胛冈外上端的肩胛下切迹,进入冈下窝,支配冈下肌。

肩胛上神经卡压综合征:由于肩胛上神经在进入冈上窝时,需穿过由肩胛上切迹和肩胛上切迹横韧带所构成的骨纤维管;加之肩胛骨常需做各种活动,所以肩胛上神经在穿经此骨性纤维管处时易受损伤;出现冈上肌、冈下肌受累的临床表现,临床谓为"肩胛上神经卡压综合征"。此症,是针刀治疗的适应证,而且疗效佳。

肩胛上神经卡压,也可发生在肩胛上神经绕过肩胛冈外上端下方的肩胛下切迹处;其时,主累及冈下肌。(图 4-67)

6. 冈上肌的功能　既往认为冈上肌的功能,为在上肢外展最初的 15° 时起作用。近期研究发现,在上肢外展的全过程(即从体侧启动开始,至上举到 180°)都起作用。再者,有将肱骨头固定在肩盂窝内的作用。三角肌、斜方肌上部纤维、菱形肌,是其协同肌。背阔肌、肩胛下肌、胸大肌下部纤维等是此肌的拮抗肌。

7. 冈上肌的病变　临床分为原发性冈上肌病变和继发性冈上肌病变两类。

原发性冈上肌病变,以冈上肌慢性劳损、冈上肌肌腱炎等较为常见。(图 4-68)

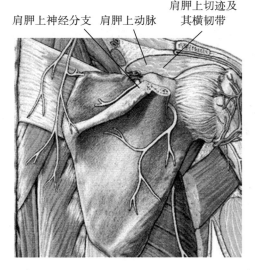

肩胛上神经分支　肩胛上动脉　肩胛上切迹及其横韧带

图 4-67　肩胛上神经卡压症的解剖机制

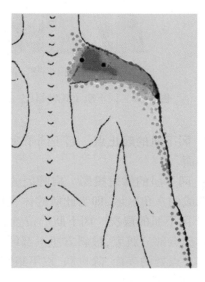

图 4-68　原发性冈上肌病变的表现:疼痛区(红色)、压痛点(淡蓝点)

继发性冈上肌病变,颈椎病、肩胛上神经卡压综合征、肩周炎、肩峰下滑囊炎等病所继发的冈上肌损伤。

冈上肌病变,均会引起冈上窝、肩胛部位疼痛。严重时,疼痛重者可放射至上肢、项部、肩胛区。对冈上肌病变,临床上应一一细致鉴别。

原发性冈上肌损伤:上肢主动外展时疼痛加重,上肢自然下垂时,上述部位可能钝痛。上肢外展困难或不能。冈上窝区及肱骨大结节上小面区压痛,冈上肌可能有萎缩等现象,是其特点。

继发性冈上病变:有其原发病变的临床表现。若继发于颈椎病,则伴有颈椎病的临床表现。继发于肩胛上神经卡压综合征,则应有肩胛上神经卡压综合征的临床表现。

8. 冈上病变的针刀治疗　单纯冈上肌慢性损伤,可用针刀进行病灶组织松解术。严重慢性冈上肌损伤,其肌腱本易断裂,故行此肌腱止点病灶的松解时,刀口线应与肌纤维平行进针,横切不应超过 3 刀。

继发性冈上肌损伤,还应针对原发病进行治疗,才能奏效。如颈椎病所致的继发冈上肌损伤,当然应对颈椎病进行治疗方能奏效。如**肩胛上神经卡压综合征**所致的冈上肌损伤,应行针刀松解肩胛上切迹横韧带,才能有效治疗此继发的冈上肌损伤。

肩胛上切迹横韧带的针刀松解的操作要点,见第三章,第三节。

(三) 冈下肌

1. 冈下肌的位置　位于冈下窝内。(图 4-69)

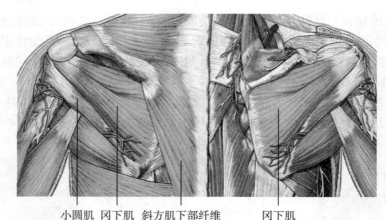

小圆肌　冈下肌　斜方肌下部纤维　　　冈下肌

图 4-69　冈下肌及其毗邻(左);斜方肌、三角肌等去除后、特显的全部冈下肌(右)

2. **冈下肌的起止点**　起于冈下窝,肌束斜向外上行,至肩部的后下方,止于肱骨大结节的中小面。

3. **冈下肌的体表投影**　肩胛冈的内侧端、肩胛下角、肱骨大结节的中小面,上述三点连线所围成的三角区域,即为此肌的体表投影。

4. **冈下肌的层次**　冈下肌的位置表浅,其表面仅皮肤、皮下组织、深筋膜等。

其起点部分肌束,被斜方肌下部纤维所覆盖。

其止点处的表面,除皮肤、皮下组织外,还覆盖三角肌、肩峰三角肌下滑囊等组织。

5. **冈下肌的神经支配**　为肩胛上神经所支配。

6. **冈下肌的功能**　其主要功能,是使肩关节外旋。其次是将肱骨头稳定于肩盂窝内。与三角肌、冈上肌等协同,还有使肩关节外展的作用。

肩关节外旋时,小圆肌、三角肌后部纤维为其协同肌;肩胛下肌、胸大肌、三角肌前部纤维为其拮抗肌。

7. **冈下病变的表现**　冈下肌病变,也有原发和继发之分。原发性损伤时,会出现肩胛区、肩部等区域的疼痛。其特点:①疼痛可向上肢的外侧放射,甚至可到第 1、2 指(因为上述区域同属 C_5、C_6 脊神经支配区);也可向项部、肩胛间区放射;②患者常诉上肢后伸时或后摸背时疼痛加重。因为此时上臂处于内旋状,病变的冈下肌被牵张而使疼痛加重。③也有患者诉不能平卧睡觉;因为平卧时,病变的冈下肌因受到体重压迫而致疼痛加重。检查时,患者后摸背困难或不能;冈下肌区域压痛、萎缩、阳性反应物,肱骨大结节中小面压痛。(图 4-70)

8. **冈下病变的针刀治疗**　冈下肌起点、肌腹部病灶的针刀松解术,易到位,也较安全;唯其止点处病灶的针刀松解,应找准病灶位置。

临床医师更应注意鉴别冈下肌损伤是原发还是继发。原发性冈下肌损伤可见,但继发性冈下肌损伤更多

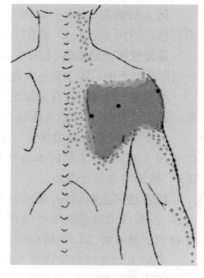

图 4-70　冈下肌病变的表现:疼痛区(红色)、压痛点(淡蓝点)

见。如颈椎病、肩胛上神经卡压综合征,常可致冈上、冈下肌损害。

肩胛上神经的卡压症,可发生在肩胛上切迹处,也可发生在肩胛上神经绕过肩胛冈外侧端的肩胛下切迹处。

颈椎病,致 C_5、C_6 脊神经根受挤压时,也可引起冈下肌损害。

故对冈下肌损伤,应细致鉴别病因,对因处置,才可收良效。

(四) 小圆肌(图 4-71)

1. **小圆肌的位置、毗邻**　位于肩胛部和上臂上端之间,冈下肌的外下方、大圆肌的内上方。(图 4-72)

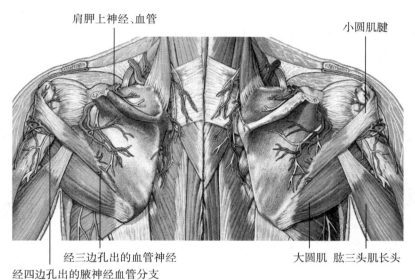

肩胛上神经、血管　　　　　　　　　　　　　　小圆肌腱

经三边孔出的血管神经　　　　　　大圆肌　肱三头肌长头
经四边孔出的腋神经血管分支

图 4-71　小圆肌及其毗邻的四边孔、三边孔(左),特显的小圆肌(右)

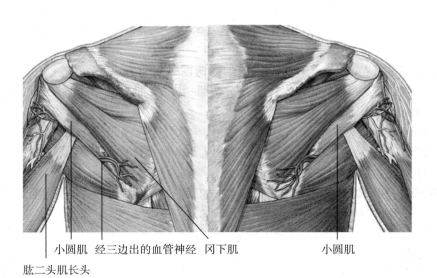

小圆肌　经三边出的血管神经　冈下肌　　　小圆肌
肱二头肌长头

图 4-72　小圆肌的毗邻(左);特显的小圆肌(右)

2. **小圆肌的起止点** 起于肩胛骨外侧缘上 2/3 段的背面,肌束向外上行,止于肱骨大结节的下小面。

3. **小圆肌的体表投影** 大约为肩胛盂下缘、肩胛外缘的中下 1/3 的交点、肱骨大结节下小面,上述 3 点所围成的区域,约为小圆肌的体表投影区。

4. **小圆肌的层次** 很表浅。其表面仅为皮肤、皮下组织、深筋膜等。其止端和止点腱为三角肌所覆盖。其止点处深面,还有小圆肌腱下滑囊。

5. **小圆肌的神经支配** 由腋神经的分支所支配;含 C_5、C_6 脊神经的纤维。

6. **小圆肌的功能** 其功能同冈下肌,外旋肩关节;而且能使肱骨头稳定于肩盂窝内。

7. **小圆肌的病变及"四边孔综合征"** 小圆肌损伤时,常出现肩后痛。有时患者能明确指出痛点位于三角肌后缘、约在小圆肌的肱骨大结节下小面之附着处。为深部的疼痛。查体,可触知小圆肌起止点有压痛。小圆肌的起止点,前已述。临床上单纯小圆肌损伤不很多见。(图 4-73,图 4-74)

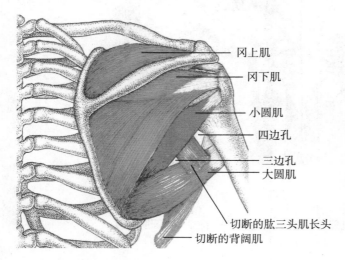

图 4-73 四边孔、三边孔的构成,示意图

冈上肌
冈下肌
小圆肌
四边孔
三边孔
大圆肌
切断的肱三头肌长头
切断的背阔肌

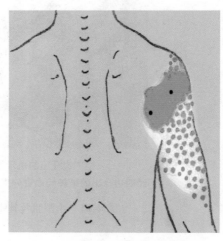

图 4-74 小圆肌病变的表现:疼痛区(红色区)及压痛点(淡蓝点)

"四边孔综合征"的主要表现为**小圆肌的损伤性肌萎缩**。

"四边孔综合征":由小圆肌、大圆肌与背阔肌、肱三头肌长头、肱骨等在腋后皱襞构成了一个四边形的孔状组织结构,称"四边孔"。

腋神经及血管,经四边孔穿出,支配小圆肌等组织。构成四边孔的任何肌肉病变,将造成四边孔变窄等,会引起腋神经受卡压,出现以肩痛和选择性小圆肌萎缩为特征的临床表现;临床上即谓此为"四边孔综合征"。

针刀松解构成四边孔的病变肌肉之病灶[如松解小圆肌或(和)大圆肌起止点病灶等],就可能解除对腋神经的卡压,而能有效地治疗此症。

8. **小圆肌病变的针刀治疗**:小圆肌病变,针刀松解其起、止点、肌腹病灶,效果良好。

(五)大圆肌

1. **大圆肌的位置、毗邻** 大圆肌,是组成腋后皱襞的肌肉之一。其处于小圆肌与背阔肌之间:即小圆肌的外下方、背阔肌的内上方;其起点部分肌束为背阔肌所覆盖。(图 4-75)

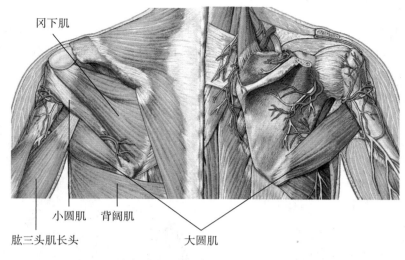

冈下肌

小圆肌　背阔肌

肱三头肌长头　　　大圆肌

图 4-75　大圆肌及其毗邻(左),独显的大圆肌(右)

2. **大圆肌的起止点**　其起于肩胛骨下角的背面。肌束向前外上行,止于肱骨小结节嵴的下段,即背阔肌止点的后内侧。(图 4-76,图 4-77)

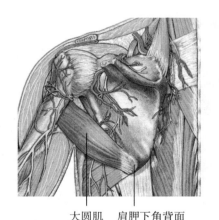

大圆肌　肩胛下角背面

图 4-76　大圆肌的起点(后面观图)

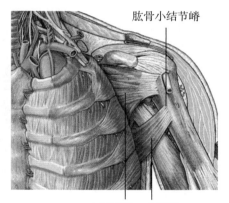

肱骨小结节嵴

肩胛下肌　大圆肌

图 4-77　大圆肌的止点(前面观图)

3. **大圆肌的体表投影**　肩胛下角→肩胛骨外侧缘中下 1/3 交点稍内侧→肱骨小结节嵴下段(上肢自然下垂,胸骨角水平线与肱骨的交点处)→腋后皱襞的外缘,再回到肩胛骨的下角,上述各点所围成的区域,约为大圆肌的体表投影。(图 4-79)

4. **大圆肌的层次**　从人体后面看,大圆肌位置表浅。其表面仅皮肤、皮下组织、深筋膜,仅其起点部分肌束被背阔肌所覆盖。在腋后皱襞,其表面有皮肤、皮下组织、深筋膜;近肱骨处,尚有部分肌束为肱三头肌长头肌束及肌腱所覆盖。从人体前面观,其止点腱,位于肱骨的前内侧;层次较深;其表面,依次为皮肤、皮下、胸大肌、肱二头肌、喙肱肌以及背阔肌腱等结构。

5. **大圆肌的神经支配**　由含有 C_5、C_6 脊神经根纤维的**肩胛下神经支配**。肩胛下神经,从臂丛的锁骨下部分出;含 C_5~C_7 脊神经根的纤维。常分为两支,分别支配肩胛下肌和大圆肌。

肩胛上神经(支配冈上肌、冈下肌)、肩胛下神经(支配大圆肌)、腋神经(支配小圆肌)均含有 C_5、C_6 脊神经根纤维。故颈椎病致 C_5、C_6 脊神经受累时,可牵连冈上肌、冈下肌、大圆肌、小圆肌、肩胛下肌。若为肩胛上神经或肩胛下神经或腋神经干受损害,则分别牵连不同的肌肉。(图 4-78)

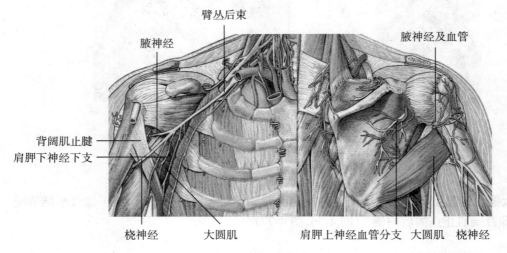

图 4-78　大圆肌的神经支配:左,前面观;右,后面观

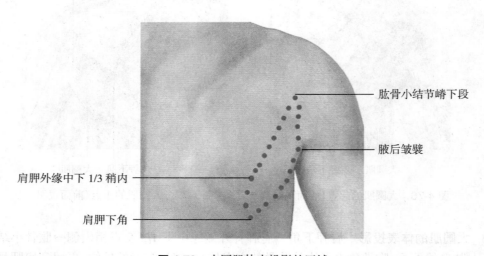

图 4-79　大圆肌体表投影的区域

6. 大圆肌的功能　大圆肌的主要功能,是使上臂内旋(尤其是抗阻力时)。当肩胛下角固定时,其还有很强的内收上臂的作用。大圆肌和背阔肌,其附着处相互邻近,肌束走行方向一致,其作用相互协同。

7. 大圆肌的病变　临床上单独的大圆肌损伤并不多见。若其病变,患者常诉肩后部疼痛,可放射至上臂的后侧、肩胛区。于肩胛下角、肱骨小结节嵴、腋后皱襞等处可找到压痛点。(图 4-80)

8. 大圆肌病变时的针刀治疗　大圆肌起点病灶的针刀松解操作,不难,也较安全;因为

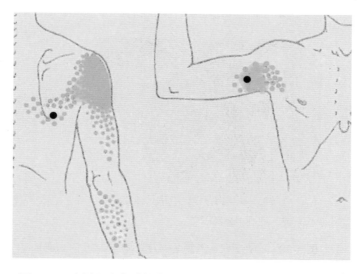

图 4-80 大圆肌病变时的表现:疼痛区(红色区)、压痛点(黑点)

肩胛下角可准确触及。其止点的松解时,患者应处仰卧位,上肢外展,外旋。医师将患者的肱二头肌、喙肱肌拉向上外,既便于摸清大圆肌的止点,又可减少到达病灶点的进针路程。

(六)肩胛下肌

1. **肩胛下肌的位置、毗邻** 肩胛下肌,呈三角形,是肩关节旋转带肌群四块肌肉(冈上肌、冈下肌、小圆肌、肩胛下肌;此四肌腱形成肩关节袖)中的最前侧肌肉。其位于肩胛骨的腹侧面,为肩胛骨所覆盖;但肌束的外上部分(近肌腱部分),可在腋后皱襞内触及。(图 4-81)

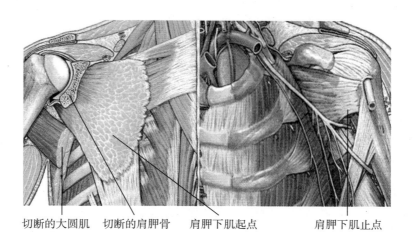

切断的大圆肌　切断的肩胛骨　肩胛下肌起点　　肩胛下肌止点

图 4-81 肩胛下肌起点及其毗邻,后面观(左),特显的肩胛下肌的止点,前面观(右)

2. **肩胛下肌的起、止点** 肩胛下肌,起于肩胛骨的腹侧面——肩胛下窝。其肌束向外上行,经肩关节的下方,附着于肱骨小结节及肩关节囊的下半部(因其肌腱是肩关节肩袖的重要组成部分,而肩袖是与关节囊相互交织、愈合在一起的)。(图 4-82~ 图 4-84)

3. **肩胛下肌的体表投影** 肩胛骨内上角、肩胛骨下角、肱骨小结节,三点连线所围成的三角区,即为此肌的体表投影。

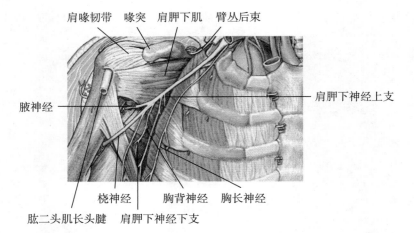

肩喙韧带　喙突　肩胛下肌　臂丛后束

腋神经

肩胛下神经上支

桡神经　胸背神经　胸长神经

肱二头肌长头腱　肩胛下神经下支

图 4-82　肩胛下肌止点的毗邻及其神经支配,前面观

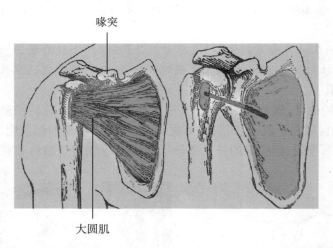

喙突

大圆肌

图 4-83　肩胛下肌(左),肩胛下肌的起、止点(右),彩绘示意图,前面观

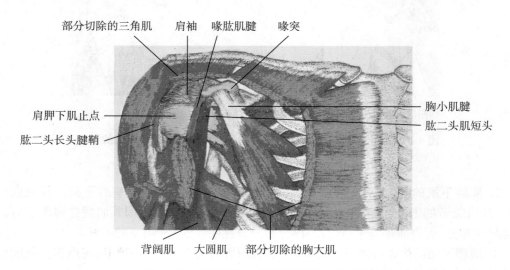

部分切除的三角肌　肩袖　喙肱肌腱　喙突

肩胛下肌止点

胸小肌腱

肱二头长头腱鞘

肱二头肌短头

背阔肌　大圆肌　部分切除的胸大肌

图 4-84　肩胛下肌止点周围的结构,前面观

4. **肩胛下肌的层次、毗邻**　从人体后面看,肩胛下肌绝大部分肌束,为肩胛骨所覆盖。此肌的腹侧面为部分髂肋肌、上后锯肌、肋骨及肋间肌等结构。其肌腱的止点(肱骨小结节),位于三角肌前部纤维的深面。

5. **肩胛下肌的神经支配**　由含有 C_5、C_6 脊神经根纤维的**肩胛下神经上支**所支配。肩胛下神经的终支(肩胛下神经下支),也支配大圆肌。

6. **肩胛下肌的功能**　使上臂内收、内旋,并有维持肱骨头稳定于肩关节盂窝内的作用。

7. **肩胛下肌的病变**　肩胛下肌病变,包括针刀医学在内的大多数医学文献中很少提及。然而在顽固的"肩周炎"(尤其是"冻结肩")之治疗过程中,对肩胛下肌进行治疗,有时可收良效。这就说明,临床上确有肩胛下肌病变的存在。有少量文献描述,当肩胛下肌病变时,出现肩部(尤其是肩后部)的疼痛,可放射至上臂内侧、肩胛区,甚至可至腕部。上肢外展、外旋、前伸、上举手时,疼痛加重;尤其是上肢外展并外旋时,疼痛与活动受限更明显;仰卧时疼痛加重,因而影响睡眠。肱骨小结节处压痛,肩胛区压痛。(图 4-85)

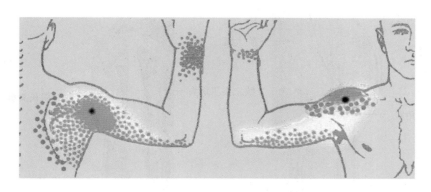

图 4-85　肩胛下肌病变时的表现:疼痛区(红色)、压痛点(黑点)

8. **针刀治疗**　患者仰卧,上肢外旋,并尽量外展,就能较好地显露肩胛下肌的止点,找准位于肱骨小结节的止点病灶,就可进行有效的松解。

此肌起点及肌腹病灶的松解:可用Ⅰ型 3# 或Ⅰ型 2# 针刀,从肩胛骨的脊柱缘或外侧缘,平行进针刀,至肩胛下窝,可达该肌的起点及肌腹病灶;以松解其起点或肌腹的病灶点。但定要"平行"进针刀,以防针刀进入胸腔。

西医学工作者常于肩胛下肌与胸后壁之间,用注射生理盐水或过滤氧气的方法,以松解肩胛下肌与胸后壁之间的粘连。

二、上臂肌肉

上臂肌,是指包绕在肱骨的周围的肌肉。可分为前、后两群。

前群,为屈肌群,包括肱二头肌、喙肱肌、肱肌等;位于上臂前骨筋膜鞘内。

后侧群,为伸肌群,即肱三头肌;位于上臂后骨筋膜鞘内。

(一)肱二头肌

1. **肱二头肌的位置**　是位于上臂前骨筋膜鞘室内的一块坚厚、强大肌肉。其呈梭形。当用力对抗屈肘时,其明显隆起于上臂前侧,是一块发达、坚实、轮廓清晰可见的肌肉。

2. **肱二头肌的起、止点**　肱二头肌,事实上有**四个头**:有起点头、止点头各两个。

长头:以较长的肌腱,起于肩胛骨的盂上结节。其纤维向外下行,穿过肩关节腔内,进入肱骨的结节间沟,再向下移行成肌束。

短头:起于肩胛骨喙突的外下缘(处喙肱肌起点之稍前上方),经肩关节的前外侧,向外下移行成肌束。

长、短两头的肌束,在上臂的前侧,约上、中 1/3 处逐渐汇合为一肌腹,继续向下行,至肘关节上缘处,分成**肌腱和腱膜**两条止点头;**肌腱**,向内后下行,**止于桡骨粗隆**;**腱膜**向外下行,与**前臂深筋膜愈合**。因而此肌跨越肩关节、肘关节(肱尺关节、肱桡关节、近端尺桡关节),共两个关节,故其功能较复杂。

3. **肱二头肌的体表投影**　此肌位于上臂的前侧。其在抗阻力屈肘时,其轮廓明显可见;是标志性的一块肌肉。故其体表投影,显而易见。

4. **肱二头肌的层次、毗邻**　肱二头肌肌腹浅在。故用力屈肘时,其肌腹明显地隆起于前臂的前侧面。其浅面,仅有皮肤、皮下组织、深筋膜。(图 4-86)

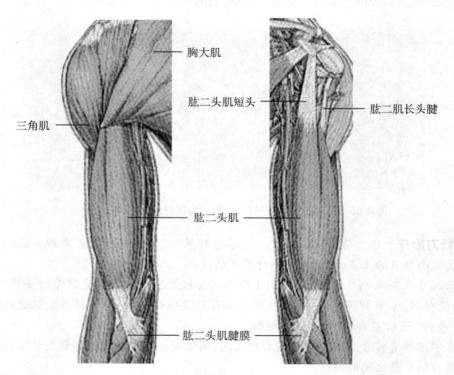

图 4-86　肱二头肌、毗邻(左);三角肌、胸大肌等已去除后的特显的肱二头肌两起点头(右)

此肌的起、止点位置深在:长头的浅面,依次有皮肤、皮下、三角肌和胸大肌腱、三角肌下滑囊、肩关节袖、肩关节囊等层组织。长头的起点,针刀难于抵达。(图 4-87)

短头的浅面依次有皮肤、皮下、三角肌和胸大肌。

其止点肌腱在肘窝的稍下方,从肱桡肌内侧缘和旋前圆肌外侧缘之间向后内行、于旋后肌外缘与肱肌内缘之间附着于**桡骨粗隆**;位置深在。

其腱膜的止点与深筋膜愈合为一体;故位置较浅。

5. **肱二头肌的神经支配**　由含有 C_5、C_6 脊神经根的**肌皮神经**支配;主受 C_6 脊神经纤维支配。

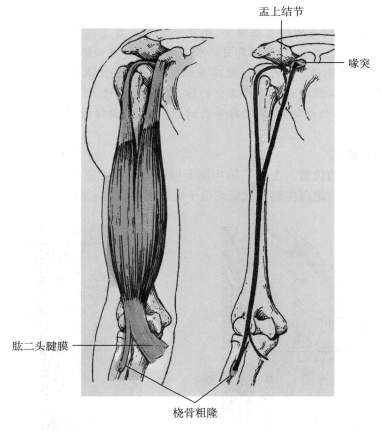

盂上结节

喙突

肱二头腱膜

桡骨粗隆

图 4-87　肱二头肌(左)及肱二头肌起、止点(右),彩绘示意图

6. 肱二头肌的功能　其主要功能为屈肘(其时,肱肌和肱桡肌为协同肌)。当前臂旋前时,可协助旋后肌使前臂后旋;与三角肌前面肌束协作,可使肩关节前屈;与三角肌中部肌束、冈上肌协作,可使肩关节外展。短头与喙肱肌、胸大肌之锁骨部肌束协同,可使肩关节内收。

7. 肱二头肌的病变　肱二头肌短头肌腱炎、肱二头肌长头腱鞘炎,临床十分常见。此肌病变时,可出现肩部及上臂前侧疼痛,有时可牵连到肩胛部、肘部疼痛。肩外展、前屈、后伸、后摸背等动作受限;上肢内收、屈肘受限,并伴疼痛加重。喙突处压痛;上肢外旋并稍外展时可较清楚地触及肱二头肌长头腱鞘,伴压痛。桡骨粗隆处可有压痛。(图 4-88)

8. 肱二头肌病变时的针刀治疗　肱二头肌短头病灶的针刀松解,临床常用。关键是准确地摸清喙突,针对喙突进针刀。当针

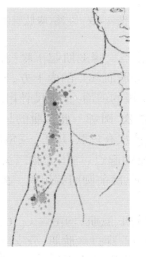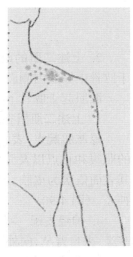

图 4-88　肱二头肌病变时的表现:疼痛区(红色)、压痛点(蓝点):左,前面观;右,后面观

锋抵达喙突后,将刀锋移至喙突的外下缘,进行松解即可。

肱二头肌长头腱鞘炎的针刀松解术,临床也常用。首先摸清肱骨结节间沟,针刀沿结节间沟的内侧缘或外侧缘进针、松解即可。长头起点的针刀松解,必须进入肩关节腔内才可及。目前未见有标准化操作的报道。肱二头肌腱桡骨粗隆止点肌腱病灶的针刀松解术,因位置深在,进针刀时,必须避开皮下的正中静脉、贵要静脉;进入深层后,应避开正中神经、桡神经、肱动脉或其分出的桡动脉、尺动脉等关键组织;故定要缓慢、轻柔,探索着进针,以找到病灶。

(二)喙肱肌、肱肌

1. 喙肱肌、肱肌的位置　上述二肌均属上臂前骨筋膜鞘室的肌肉。其位于上臂前侧。喙肱肌位于肱骨上半段之前内侧。肱肌则位于肱骨下半段之正前方。(图 4-89)

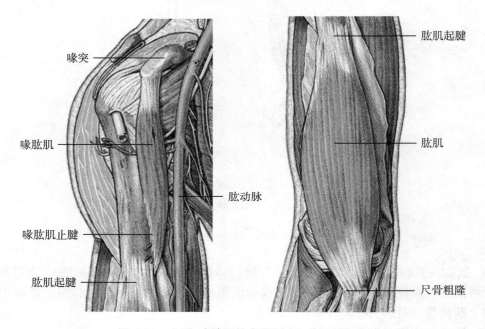

图 4-89　左图,喙肱肌的全程;右图,肱肌的全程

2. 上述二肌的起止点　喙肱肌起于喙突的外下缘(肱二头肌短头起点之后下方),其止于肱骨中段的内侧面(即肱肌起点的内上方,近桡神经沟)。

肱肌起于肱骨下半段的前面,止于尺骨粗隆。

3. 上述二肌所在层次、毗邻　此二肌的起止点位置均深在。

喙肱肌起点,表面依次有皮肤、皮下、三角肌前部肌束、肱二头肌短头起点肌腱。喙肱肌的肌腹和止点以及肱肌的起点、均位于肱二头肌肌腹的深面。而肱肌的止点,在肘关节下,其表面依次为皮肤、皮下、旋前圆肌等组织。此外,其止点的外侧紧邻尺神经;其内侧近正中神经。(图 4-90)

4. 神经支配　喙肱肌、肱肌,均由含 C_6、C_7 脊神经根纤维的肌皮神经分支所支配。肌皮神经,来自臂丛,向外下行,穿过喙肱肌,分支支配喙肱肌;续下行至肱肌,且管理之。(图4-91)

5. 功能　喙肱肌的作用是使肩关节内收和前屈。当上肢外展时,此肌收缩可以强力地将肱骨头拉向肩关节盂窝内。

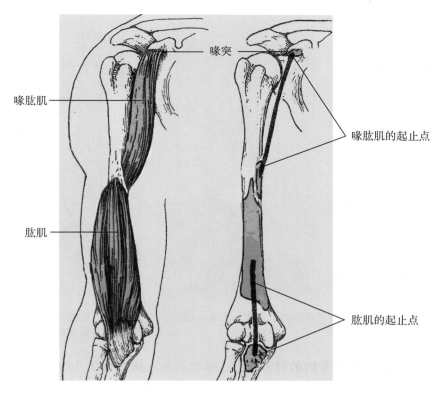

图 4-90　喙肱肌、肱肌（左）及其起、止点（右），彩绘示意图

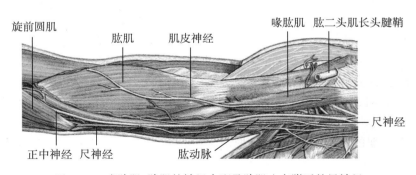

图 4-91　喙肱肌、肱肌的神经支配及肱肌止点附近的尺神经

肱肌的作用为屈肘。肱肌与肱二头肌、喙肱肌是协同肌；其与旋后肌也有协同屈肘作用。

6. **喙肱肌、肱肌病变**　喙肱肌损伤时，主要表现为上肢痛，尤其是肩前与上臂的后内侧。患者上肢向后摸背时（此时上臂内旋、后伸，喙肱肌被牵张）疼痛加重或活动受限。喙突和肱骨中段其止点处可有压痛点。（图 4-92）

肱肌病变时，表现为上臂前侧及肘部疼痛；抗阻力屈肘时症状加重。若累及桡神经，还可放射至前臂的后内侧和手背。有文献称，此肌病变，出现休息时拇指基底部疼痛是其特征。其原因，为"引传痛"或桡神经浅支卡压所致。此肌病变，其起、止点可有压痛；因其起点范围广，位于肱二头肌的深面，故欲检查其起点病灶，应屈肘，将肱二头肌放松，并将其肌腹向外侧推开，再在肱骨下半段的前表面寻找压痛点等。（图 4-93）

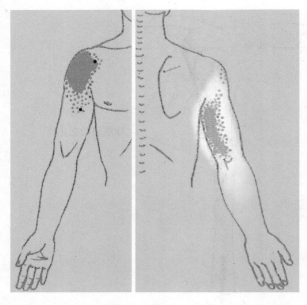

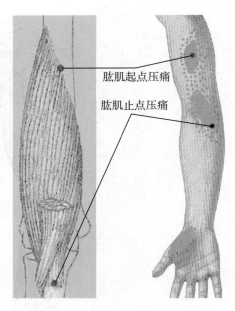

图 4-92　喙肱肌病变的表现：疼痛区（红色）、压痛点（蓝点）；左，前面观，右，后面观

图 4-93　肱肌示意图（左）及其病变时的表现（右），前面观

7. 喙肱肌、肱肌病变时的针刀治疗　喙肱肌起点病变的针刀松解，同肱二头肌短头的针刀松解操作完全相同；但喙肱肌的起点，位于肱二头肌短头起点稍下后侧。手术操作的关键，是必须摸清喙突后才能进针；当刀刃抵达喙突骨面后，再沿喙突的外缘找其病灶点。

肱肌起止点病灶的针刀松解，必须详细掌握其局部解剖结构，以免误伤。肱肌止点病灶的针刀手术，其进针点位于肘前内侧。此肌止点的前内侧有正中神经，外上方，离尺神经沟内的尺神经很近。故在组织深部探寻病灶时，定应缓慢、轻柔地探索着进针，遇有放电感，立即停进，调整进针方向，以免误伤神经。

（三）肱三头肌

1. 肱三头肌的位置：肱三头肌，位于上臂的后侧。肘半屈，前臂抗阻力伸直肘时，在上臂后侧呈"人"字形隆起的一块强大肌肉，即为肱三头肌。

2. 肱三头肌的起、止点及层次　肱三头肌，有三个起点头：**内侧头、外侧头、长头**。

长头：起于肩胛骨之肩胛盂的下缘。

外侧头：起于肱骨上半段后侧的骨面（桡神经沟外上缘以上）及肌间隔；向下逐渐移行成肌腹。

内侧头：也称**深头**（因其位于外侧头的深面）。其起于肱骨中、下段后侧的骨面（位于桡神经沟的内下缘以下部分）与肌间隔；向下移行成肌腹。（图 4-94~ 图 4-96）

3. 肱三头肌的体表投影　前已述，半屈肘，抗阻力伸前臂，于上臂后侧，此肌之轮廓明显可见。

4. 肱三头肌神经支配　由来自臂丛后索（含 C_6、C_7、C_8 脊神经根，主为 C_7 脊神经根）的桡神经分支支配。

5. 肱三头肌的功能　在肘关节处伸直前臂，是肱三头肌的主要功能；以内侧头起主要作用。长头，还有内收并轻微后伸肩关节的作用。

肘肌，为肱三头肌伸肘的协同肌。肱三头肌长头与背阔肌、大圆肌、小圆肌为肩内收、后

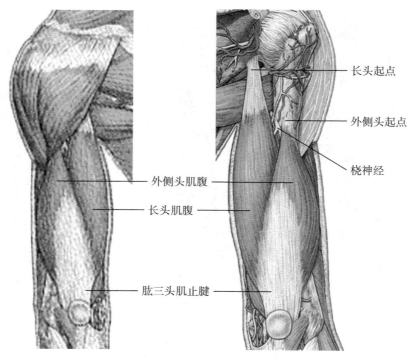

长头起点

外侧头起点

桡神经

外侧头肌腹

长头肌腹

肱三头肌止腱

图 4-94　肱三头肌的长头和外侧头及其起止点,后面观

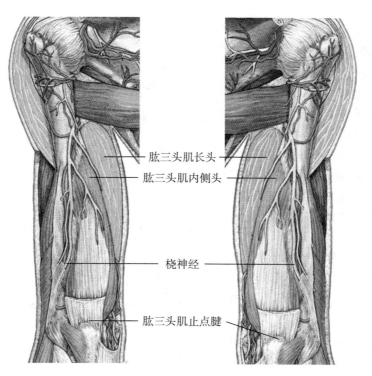

肱三头肌长头

肱三头肌内侧头

桡神经

肱三头肌止点腱

图 4-95　肱三头肌外侧、长头部分去除:示内侧头、桡神经(左);特显
肱三头肌内侧头(右)

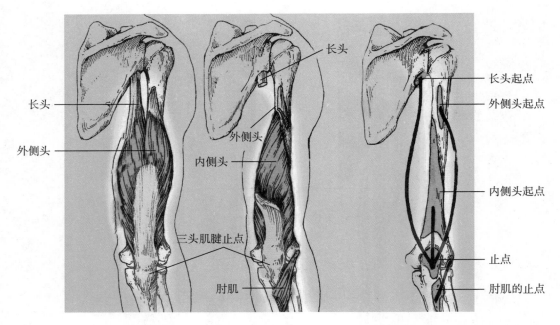

图 4-96　肱三头肌及其起止点，彩绘示意图

伸的协同肌。（肘肌，起于肱骨外上髁，止于尺骨近端的背面；桡神经支配）

长头的肌腹居上臂的后内侧，外侧头肌腹居上臂的后外侧。长头与外侧头的肌腹，位置浅在：位于皮肤、皮下、深筋膜的深面。内侧头肌束处于长头和外侧头肌束之深面；其紧贴肱骨后侧之骨面。三肌束的止点肌腱，在肱骨的下 1/3 处，逐渐汇合成共同的肌腱；附着于尺骨鹰嘴。止点肌腱的浅面，有一滑囊。

长头肌束跨过肩、肘两关节。内、外侧头肌束仅跨过肘关节。

6. **肱三头肌病变**　肱三头肌损伤时，常诉肩及上臂后侧疼痛，甚至可放射到前臂的前后侧等；主动伸肘受限或不能，并伴加重疼痛。若被动完全屈肘或上臂前举时，因肱三头肌受牵张，均可引起疼痛。上肢放松，可在尺骨鹰嘴、肱骨中段的后侧，找到压痛点。（图 4-97）

7. **肱三头肌病变的针刀治疗**　肱三头肌止点病变，位于尺骨鹰嘴。此处病灶的针刀松解，注意勿伤鹰嘴内侧的尺神经。

内、外侧头的起点与桡神经沟内的桡神经邻近，此处病变的松解定要保护好桡神经。

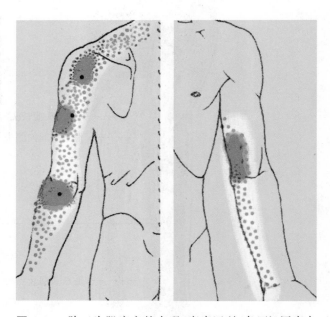

图 4-97　肱三头肌病变的表现：疼痛区（红色区）、压痛点（黑点）；左，后面观；右，前面观

三、前臂掌侧肌肉

前臂肌肉,位于尺、桡骨的周围;共19块,分为前(屈肌)、后(伸肌)两群。各肌的肌腹多位于前臂的近端,而细长的肌腱位于前臂的远端,故前臂的近端粗壮,而其远端逐渐变细。

前群肌肉,为屈肌群,共9块,分四层排列。

后群肌肉,为伸肌群,共10块肌肉,分深、浅两层排列。

前群四层肌肉,具体如下:

第一层,为浅层,共有**5块肌肉**:从桡侧向尺侧,依次为肱桡肌、旋前圆肌、桡侧腕屈肌、掌长肌、尺侧腕屈肌。

第二层,仅1块肌肉,为指浅屈肌。

第三层,有2块肌肉,由桡侧至尺侧,分别为**拇长屈肌、指深屈肌**。

第四层,亦仅1块肌肉,为旋前方肌。

(一)前臂掌侧第一层肌肉(图4-98,图4-99)

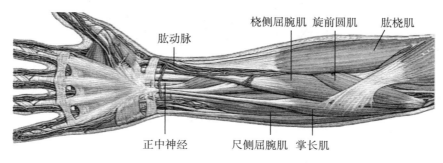

图4-98 前臂掌侧第一层的5块肌肉

1. 肱桡肌

(1)**肱桡肌的位置、起止点**:肱桡肌位于前臂的最外侧(即桡侧)。其起于肱骨下段的外侧面:自肱骨外上髁的上方的骨嵴,到肱骨中下段1/3交界附近的骨面。肌束越过肘关节,在前臂的桡侧向下,形成细长的肌腱,到桡骨茎突附近,与邻近的韧带相交织,附着于桡骨的茎突;部分纤维附着于腕骨和第3掌骨面上。

(2)**肱桡肌的神经支配**:由桡神经(含 C_5、C_6)的分支所支配。

(3)**肱桡肌的功能**:屈肘;使前臂从旋前位或旋后位回到正中位;上肢下垂时,防止肘关节分离。

(4)**肱桡病变**:可见肘、前臂、腕部桡侧、虎口部位的疼痛;肱骨外侧,自外上髁上方至肱骨中段以及桡骨茎突处,可触及若干压痛点。(图4-100)

(5)**肱桡病变时的针刀治疗**:其起点,在桡骨中下段,与桡神经很邻近;故在肱骨中下段对其起点病灶进行针刀松解时,注意勿伤及桡神经。

2. 旋前圆肌

(1)**旋前圆肌的位置、起止点**:旋前圆肌位于肘前方。其有两个头:**肱骨头**,起于肱骨内上髁的近端;**尺骨头**,起于尺骨冠状突的内侧面;正中神经,恰经此肌的二头之间、从上臂的内侧、经肘前,进入前臂。二肌束在肘前汇合,在前臂的前面,向外下斜行,止于桡骨中段外侧骨面,恰为前臂的中点处。

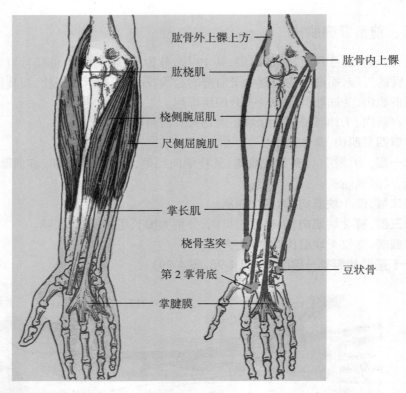

图 4-99　前臂掌侧第一层的 4 块(旋前圆肌已去)肌肉(左)及其起止点(右),示意图

(2) **旋前圆肌的神经支配**:由正中神经分支(含 C_6、C_7)支配。

(3) **旋前圆肌的功能**:使前臂旋前;抗阻力时,协助屈肘。

(4) **旋前肌病变**,肘及前臂痛;起、止点压痛。(图 4-101)

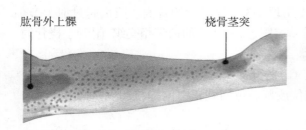

图 4-100　肱桡肌病变的表现:疼痛区(红色)及压痛点(黑点)

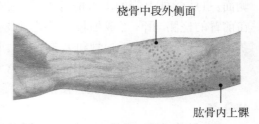

图 4-101　旋前圆肌病变时的表现:疼痛区(红色)与压痛点(黑点)

3. 桡侧腕屈肌

(1) **桡侧腕屈肌的位置、起止点**:桡侧腕屈肌,位于前臂前侧,自肱骨内上髁至第 2 掌骨底部。桡侧腕屈肌、掌长肌、尺侧腕屈肌,以共同的屈肌总腱,起于肱骨内上髁及前臂的深筋膜。其肌腹,正位于前臂掌侧面的中部,介于肱桡肌、旋前圆肌与掌长肌之间;肌腱走向远端,附着在第 2 掌骨基底部(少部分附于第 3 掌骨基底)。

(2) **桡侧腕屈肌的神经支配**:由正中神经支配。

（3）**桡侧腕屈肌的功能**：屈腕、腕外展、屈肘。

（4）**桡侧腕屈肌病变**：可出现肘、前臂、腕部掌侧的疼痛；此肌的起止点、肌腹处可发现压痛点。（图4-102）

附注：附着肱骨内上髁的肌肉，有旋前圆肌肱骨头，其附着在肱骨内上髁近端；向下依次为桡侧腕屈肌、指浅屈肌、掌长肌的起点处。见本章第三节，图4-38等。

4. 掌长肌

（1）**掌长肌的位置、起止点**：前已述，桡侧腕屈肌、掌长肌、指浅屈肌，以共同的屈肌总腱起于肱骨内上髁。此肌细长的梭形肌

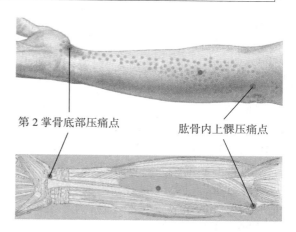

第2掌骨底部压痛点　　　肱骨内上髁压痛点

图4-102 桡侧腕屈肌示意图（下图）、其病变时的表现（上图）：疼痛区（红色）、压痛点（蓝点）

束（肌腹），位于前臂掌侧的深筋膜下，处桡侧腕屈肌和尺侧腕屈肌之间、在指浅屈肌的浅面下行，至前臂的下半段，而逐渐变成细长的肌腱；至腕部，与腕掌侧韧带及腕横韧带相互交织愈合在一起；至掌部，又与**掌腱膜**相互交织愈合在一起（即附着于掌腱膜上）。在腕部，此肌腱位于腕横韧带的表面。

掌腱膜有两层：**浅层**，为纵行纤维，是由掌长肌腱直接延续至各指的基底部而成。其大部分纤维覆盖在屈指肌腱的表面，少部分纤维附着各指基底部、屈肌皱痕处的皮肤。**深层**纤维，为横向行走，其与掌骨横韧带、掌横韧带相互交织。掌腱膜的深浅两层亦相互交织着。因此，当用力屈腕、各指呈抓握状时，掌长肌腱即在腕部正中皮下明显绷起。

（2）**掌长肌的神经支配**：由正中神经（含 C_6~C_8）支配。

（3）**掌长肌的功能**：主要功能为屈腕、拉紧掌腱膜；协助屈肘；协助手腕旋前。

（4）**掌长肌病变时的表现**：可出现前臂掌侧和手掌部疼痛、肱骨内上髁压痛等表现。（图4-103）

（5）**肱骨内上髁的针刀治疗**：肱骨内上髁紧邻近尺神经沟。此处针刀松解，注意勿伤及尺神经。

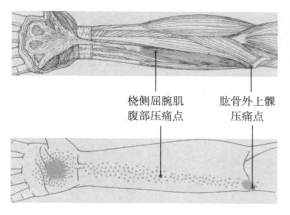

桡侧屈腕肌腹部压痛点　　　肱骨外上髁压痛点

图4-103 掌长肌示意图（上）、其病变时的表现：疼痛区（红色区）、压痛点（蓝点），（下图）

5. 尺侧腕屈肌

（1）**尺侧腕屈肌的位置、层次**：此肌是位于前臂掌侧面的尺侧缘的一块浅层肌肉。

（2）**尺侧腕屈肌的起、止点**：其起点也有两个头：**肱骨头**，经由共同的前臂屈肌总肌腱起于肱骨内上髁；**尺骨头**，借由指深屈肌、尺侧腕屈肌、尺侧腕伸肌的共同总肌腱，起于尺骨背面近端2/3的骨面直至鹰嘴的内侧面及肌间隔。此肌的肌束及肌腱，沿尺骨尖锐边缘的掌侧面，走向腕部，止于豌豆骨。

（3）**尺侧腕屈肌的神经支配**：由尺神经支配。

（4）**尺侧腕屈肌的功能**：使腕关节屈曲

并强力使腕关节内收,即强力使手掌向尺侧偏。(图4-104)

(5) **尺侧腕屈肌病变及"肘管综合征"**:尺侧腕屈肌,有肱骨头和尺骨头两个起点。此肌的两个起点头,是肘管重要组成部分。此肌病变是**"肘管综合征"**的重要原因。(图4-105,图4-106)

肘管的组成:"肘管综合征",又名**"肘部尺管综合征"**。因此,肘管的组成,事实上就是肘部尺管的组成。肘部尺管,为一条骨性纤维管。其组成如下:

肘部尺管的**前外侧壁**:是尺侧副韧带、尺骨的滑车与冠状突的内缘、尺侧腕屈肌的尺侧头;

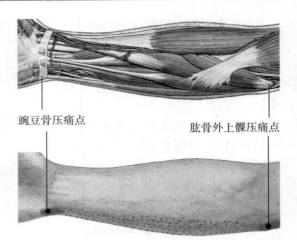

图 4-104　尺侧腕屈肌及其病变时的表现:疼痛区(红色区)、压痛点(黑点),示意图

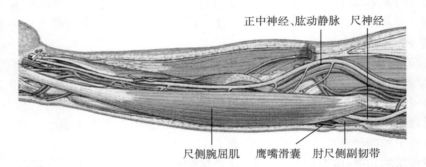

图 4-105　肘部尺管的浅层结构,前臂内侧观

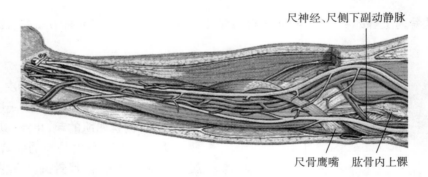

图 4-106　尺侧腕屈肌去除后示肘部尺管的深层结构,前臂内侧观

肘部尺管的**内侧壁**:是肱骨内上髁、尺侧腕屈肌的肱骨头;

肘部尺管的**后壁**:是三角弓状韧带。此韧带,横架于尺侧腕屈肌的两头之间。弓状韧带的紧张度随肘关节的伸屈活动而变:肘关节伸直,弓状韧带松弛,肘部尺管容积扩大;肘关节屈曲,弓状韧带紧张,尺管容积变小,尺神经深面受挤压。

肘部尺管的**下口(出口)**:为尺侧腕屈肌两头之间的纤维性腱弓,并常有一纤维束连接在两头之间以加强。此纤维束正横跨在尺神经的表面。

肘部尺管的**上口（入口）**：约 50% 常显轻度狭窄。尺神经，在此处略变扁。

尺神经的分支：其肘部尺管内发出 2~3 支小分支，支配尺侧腕屈肌的两个头；在管的下口处，分支，支配指深屈肌；在肱骨内上髁远侧约 4cm 处，发出分支，支配尺侧腕屈肌；再稍远侧，又发出分支，支配管理 4、5 指的指深屈肌。

肘管综合征的病因：肘管综合征的病因很复杂，肘管的解剖结构是常见的重要原因：尺侧腕屈肌两个头之间的弓状韧带、纤维性腱弓、纤维束对尺神经有压迫、摩擦作用，尤其是当尺侧腕屈肌病损时，其痉挛、挛缩、瘢痕、粘连时对尺神经的压迫、磨损作用更明显。其次，尺神经随肘关节的伸屈活动而来回活动、摩擦、拉牵、受压。据有学者研究发现，睡觉时，若肩外展、屈肘、将手枕于头下，则尺神经承受的压力 6 倍于松弛状态。当屈肘 135° 时，尺侧腕屈肌两头之间的弓状韧带被绷紧，拉长近 40%。当肘内侧外伤、肘关节骨质或软组织病变时，更易引起肘管综合征。

肘管综合征的表现：尺神经受累的表现：如 4、5 指及手掌与手背尺侧半、前臂尺侧麻木、刺痛、蚁行感；手指的精细活动不灵、小鱼际肌及手内肌萎缩等；叩肘部尺神经，小指出现放射性麻刺感。

（6）**尺侧腕屈肌病变时的针刀治疗**：针刀松解尺侧腕屈肌病灶是治疗肘管综合征的良策。重点松解尺侧腕屈肌的两个起点头：肱骨头，位于肱骨内上髁，便于松解。尺骨头，范围较广，尺骨近端背侧 2/3 的骨面直至鹰嘴附近。

尺神经正从肱骨内上髁与尺骨鹰嘴之间的尺神经沟内经过；故此肌起点病灶的松解，绝不应使刀刃滑入尺神经沟内，以免误伤尺神经。

在豌豆骨处松解其止点病灶时，此处，距尺神经手支也较近，应防误伤。

（二）前臂掌侧第二层肌肉

前臂掌侧第二层肌肉，仅有指浅屈肌 1 块肌肉。

指浅屈肌：为前臂掌侧第二层仅有的一块肌肉。（图 4-107）

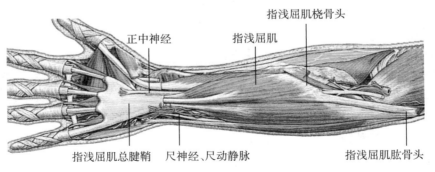

图 4-107　指浅屈肌及毗邻（腕横韧带等已去除）

1. **指浅屈肌的位置及起、止点**　指浅屈肌，为前臂掌侧第二层的唯一肌肉。其起点有三个头：**肱骨肌头**，为共同的总肌腱附着于肱骨内上髁；**尺骨肌头**，附着于尺骨冠状突的内侧面；**桡骨肌头**，附着于桡骨中上段前侧面之斜线。3 条肌束汇合，走向远端，移行分成 4 条肌腱，通过腕部至手掌；4 条肌腱，分别进入第 2、3、4、5 指的屈肌腱鞘，当其抵达各指近节指骨的中部时，每条肌腱分成两束，分附着于中节指骨的两侧。（图 4-108，图 4-109）

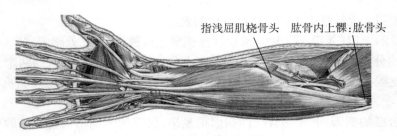

图 4-108　特显的指浅屈肌

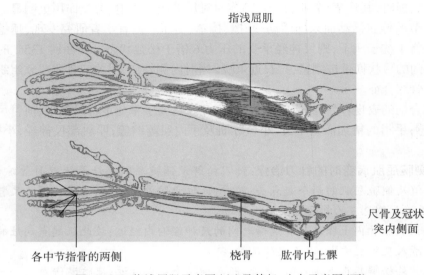

图 4-109　指浅屈肌示意图(上)及其起、止点示意图(下)

2. **指浅屈肌的神经支配**　由正中神经(含 C_7、C_8)支配。

3. **指浅屈肌的功能**　其功能,为屈近侧指间关节、屈指掌关节、屈腕。

4. **指浅屈肌病变及肱骨内上髁炎**　此肌病变,为肱骨内上髁炎的病因之一。其病变时,出现前臂掌侧、手掌及 3、4、5 指的放射痛;并可于其起点处发现压痛点。(图 4-110)

5. **指浅屈肌病变的针刀治疗**　指浅屈肌的起点邻近尺神经沟,故在其起点病灶行针刀松解时,刀刃切勿滑入尺神经沟内,以免误伤尺神经。

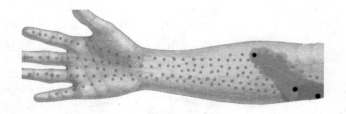

图 4-110　指浅屈肌病变的表现:疼痛区(红色区)、压痛点(黑点)

(三) 前臂掌侧第三层肌肉

前臂掌侧第三层肌肉,计有 2 块:即拇长屈肌、指深屈肌。

1. **拇长屈肌**

(1) 拇长屈肌的位置及起止点:拇长屈肌,是位于前臂掌面第三层、偏桡侧的一块肌肉。它有两个起点头:**桡骨头、尺骨头**。**桡骨头**,起于桡骨中 1/3 段前侧的骨面及邻近的骨间膜;**尺骨头**,起于尺骨冠状突的内侧面。两头的肌束在前臂的桡侧聚合,在指浅屈肌的深面下行,肌腱经腕横韧带、大鱼际肌深面,止于拇指远端指骨的基底部。

（2）**拇长屈肌的神经支配**：由正中神经手支支配。

（3）**拇长屈肌的功能**：首先是使拇指的末节屈曲，继之是拇指近节屈曲和掌骨内收，最后是协助腕关节屈曲和腕关节外展，即使手掌向桡侧偏。

（4）**拇长屈肌病变**，出现前臂桡侧的疼痛，可放射至拇指；桡骨中段可触及压痛点。此外，临床更常见的为拇长屈肌腱鞘炎；致拇指伸、屈障碍；于第1掌骨头部触及硬结节压痛。

（5）**拇长屈肌病变的针刀治疗**：此肌病变时，可行桡骨中段、拇指末节掌面的起止点病灶的针刀松解术，予以治疗。（图4-111～图4-114）

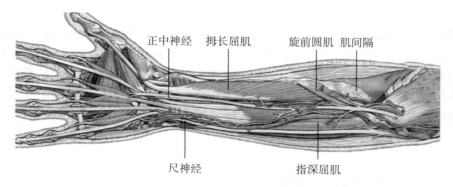

图 4-111　拇长屈肌及毗邻

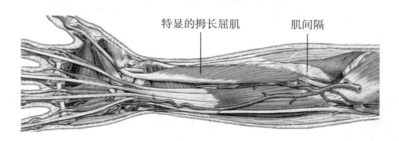

图 4-112　正中神经及旋前圆肌去除后特显的拇长屈肌及其起止点

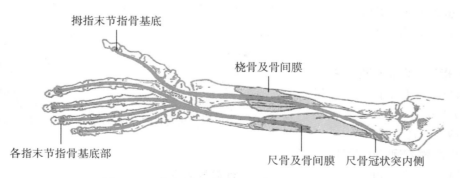

图 4-113　拇长屈肌、指深屈肌的起止点，示意图

拇长屈肌腱鞘炎的针刀治疗:用针刀松解因慢性炎症而增生、肥厚的屈指腱鞘,效果良好;甚至可1针见效,当场见效。但应注意操作时,不应损伤屈肌腱。尤其是既往曾多次行封闭治疗者,其肌腱脆弱,操作不当,有可能造成肌腱断裂。

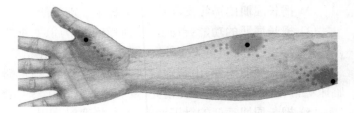

图4-114　拇长屈肌病变的表现:疼痛区(红色区)、压痛点(黑点)

2. 指深屈肌

(1) **指深屈肌的位置、起止点**:指深屈肌,属前臂掌面第三层的一块肌肉;位于前臂近端1/2的尺侧半。其与尺侧腕屈肌、尺侧腕伸肌有一共同总腱膜,起于尺骨近端3/4段的掌侧、背侧及内侧骨面,直至尺骨冠状突的内侧面及相应之桡、尺骨间的骨间膜。肌束向下移行,分成4条肌腱,经腕部,入手掌,于指浅屈肌的深面进入第2~5指的屈肌腱鞘;在腱鞘部,穿过指浅屈肌腱二脚之间,浅出,止于2~5指的远节指骨基底部。(图4-115)

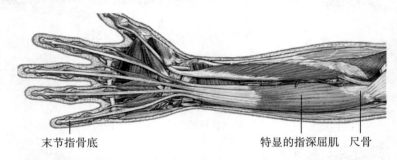

末节指骨底　　　　　　　特显的指深屈肌　尺骨

图4-115　特显的指深屈肌及其起、止点,前面观

(2) **指深屈肌的神经支配**:由正中神经和尺神经共同支配(各支配1/2)此肌。

(3) **指深屈肌的功能**:屈远侧指间关节和近侧指间关节,以及屈掌指关节与腕关节。

(4) **指深屈肌的病变**:此肌病变时,出现前臂痛,可放射到3、4、5指;前臂尺侧压痛。指深屈肌病变和指浅屈肌病变的鉴别:指深屈肌病变时,远端指间关节运动障碍;指浅屈肌病变,不影响远端指间关节(图4-116)。

(5) **指深屈肌病变时的针刀治疗**:此肌起点(尺骨掌面、内侧面)的针刀松解时,应注意勿伤及正中神经和尺神经。

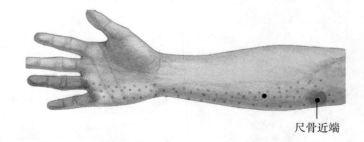

尺骨近端

图4-116　指深屈肌病变时的表现:疼痛区(红色)及压痛点(黑点)

(四) 前臂掌侧面的第四层肌肉

前臂掌侧面第四层,也只有1块小肌肉,即**旋前方肌**。

1. 旋前方肌位置、层次

旋前方肌,是前臂远端掌侧面的一块方形小肌肉。为前臂第四层,即最深层的肌肉。紧贴桡、尺骨远端掌侧的骨面。

2. **旋前方肌的起止点**　起于尺骨远端的前外侧的骨面,止于桡骨远端的掌侧骨面。(图4-117,图4-118)

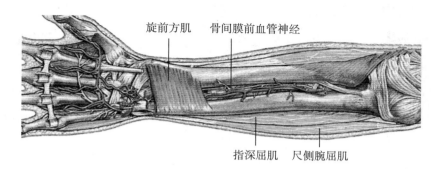

图 4-117　旋前方肌及其起止点(指深屈肌去除后),前面观

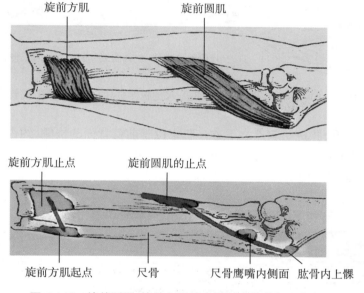

图 4-118　旋前圆肌、旋前方肌示意图(上)及其起止点(下)

3. **旋前方肌的神经支配**　由正中神经支配。
4. **旋前方肌的功能**　使前臂旋前。
5. **旋前方肌病变的表现**　单纯的旋前方肌病变的临床表现,著者未见可信的文献报告。

四、前臂后侧面肌群

前臂后侧面肌群,共 10 块,分深、浅两层排列。(图 4-119)

(一)前臂后侧浅层肌肉——共 5 块

前臂背面浅层肌:从桡侧至尺侧,依次为:桡侧腕长伸肌、桡侧腕短伸肌、指伸肌、小指伸肌、尺侧腕伸肌。其中,有三条伸腕肌,两条伸指肌。(图 4-120)

1. **桡侧腕长伸肌**

(1) **桡侧腕长伸肌的位置、起止点**:桡侧腕长伸肌,起于肱骨外上髁的上方之骨嵴,即位

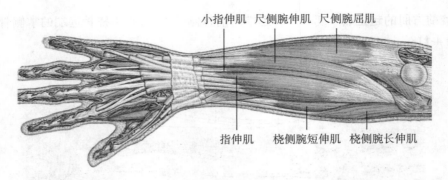

图 4-119　前臂后侧面,浅层肌群(不含尺侧腕屈肌)

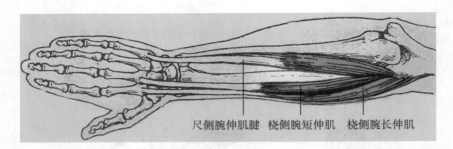

图 4-120　三条伸腕肌(桡侧腕长、短伸肌、尺侧腕伸肌)的彩绘示意图,前臂背面观

于肱骨外上髁的上方,肱桡肌起点之下方。肌束位于前臂背面的桡侧,约占前臂近端 1/3 的长度,细长的肌腱在前臂背面的深筋膜下向下行,从腕背侧支持韧带的深面越过腕部,附着于第 2 掌骨基底部背面的桡侧。(图 4-121,图 4-122)

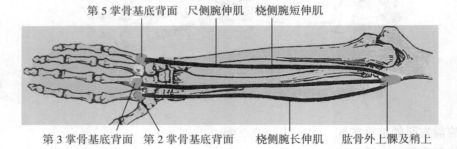

图 4-121　三条伸腕肌的起、止点彩绘图,背面观

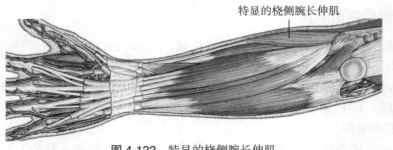

图 4-122　特显的桡侧腕长伸肌

（2）**桡侧腕长伸肌的神经支配**：桡神经在肘关节的近端、肱桡肌和桡侧腕长伸肌的深面，向下行，并分为桡神经深、浅两支：桡神经深支（含 C_6、C_7），支配桡侧腕长伸肌和旋后肌。

（3）**桡侧腕长伸肌的功能**：桡侧腕长伸肌的主要功能，是使腕关节向桡侧偏斜；并协助伸腕、屈肘。

（4）**桡侧腕长伸肌的病变**："肱骨外上髁炎"临床很常见，桡侧腕长伸肌常为累及的肌肉之一。表现为肱骨外上髁部位的疼痛，有时可沿前臂的桡侧，放射到手背面的第 1、2 掌骨周围，也可向上臂放射；将拇指屈曲置于掌心，其余 4 指紧握拳头，腕关节向尺侧偏时，疼痛加重，是本症的特征。于肱骨外上髁有明显的压痛点（本肌的压痛点为肱骨外上髁的稍上方）。（图 4-128）

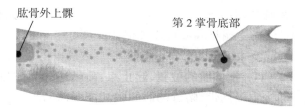

图 4-128　桡侧腕长伸肌病变表现：疼痛区（红色区）、压痛点（黑点）

（5）**针刀治疗**：针对压痛点进针，松解病灶；配合手法，更进一步地松解病变肌肉。

文献记载，肱骨外上髁炎，针刀治疗，常可收"一针见效"之理想结果。但事实上并非都如此，因为，附着在肱骨外上髁部位及其稍上方的伸肌，共有 5 块。各肌起点病灶所呈现在肱骨外上髁上的压痛点，并非均为 1 点。细致的临床医师们会发现病人压痛点，可能是 1~4 点；因而不可能每例患者均能"一针见效"；更难"当场见效"。同时，肱骨外上髁部位的疼痛，也可能来自其他原因，如颈椎病所致。因此，初涉针刀医学的年轻大夫们，切不可受"一针见效"之说而怀疑针刀的疗效，甚至失去信心。

2. 桡侧腕短伸肌

（1）**桡侧腕短伸肌的位置、起止点**：桡侧腕短伸肌与指伸肌、尺侧腕伸肌、小指伸肌，以一共同的**伸肌总肌腱**，附着于肱骨外上髁（指伸肌附着点靠上，小指伸肌附着点靠下，尺侧腕伸肌附着点居间）以及肘部的桡侧副韧带与附近的肌间膜等，即**肱骨外上髁、肘部的桡侧副韧带、附近的肌间膜**，均为此肌的起点。此肌的肌束位于前臂背面近端 1/3 处，其在桡侧腕长伸肌的尺侧（其中部分肌束为桡侧腕长伸肌覆盖）向下行，其细长的肌腱，越过腕背支持韧带，附着于第 3 掌骨基底部的背侧面。（图 4-123）

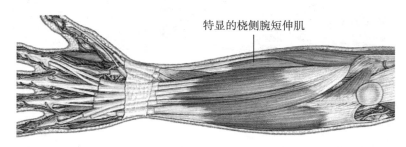

图 4-123　特显的桡侧腕短伸肌

（2）**桡侧腕短伸肌的神经支配**：由桡神经深支（含 C_6、C_7）支配。

（3）**桡侧腕短肌的功能**：使腕关节背伸，并协助腕关节向桡侧偏。

（4）**桡侧腕短伸肌病变**：桡侧腕短伸肌病变，也是"肱骨外上髁炎"主要受累肌肉之一。临床表现为肱骨外上髁处疼痛，疼痛可沿前臂的外侧向腕背、手背放射。患肢的 4 指用力紧

握拇指、腕关节尺侧偏时,疼痛亦加重。肱骨外上髁,有明显压痛点。(图 4-129)

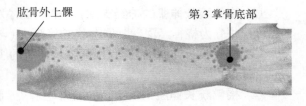

（5）**"肱骨外上髁炎"的针刀治疗**：针对肱骨外上髁的压痛点进针、松解,有时可收"一针见效"之佳果,但不尽然。其原因：①肱骨外上髁炎所累及的伸肌多达数块；②肱骨外上髁仅是上述伸肌的起点之一；此外,肘部的桡侧副韧带、附近的肌间膜；

图 4-129 桡侧腕短伸肌病变的表现：疼痛区(红色区)及压痛点(黑点)

③肘外侧部疼痛,来自其他原因,尤其是压痛点位于桡骨头处时,就可能不是"肱骨外上髁炎",而是颈椎病或桡尺近侧关节病变等。

3. 指伸肌（含伸小指肌）

（1）**指伸肌的位置、起止点**：前已述,此肌的起点,为伸肌总肌腱：其起于肱骨外上髁、肘部桡侧副韧带、附近的肌间膜和前臂深筋膜。二肌束,位于前臂背面,处于桡侧腕短伸肌与尺侧腕伸肌之间向下行,移行为 4 条细长的肌腱,经腕、掌的背面,分别走向 2、3、4、5 指背面,直至各末节指骨,分别附着于 2、3、4、5 指末节指骨的基底部。在第 2~5 掌骨头附近,4 条肌腱之间,有腱间结合部相互连接。各条肌腱,在指背面的各关节处、向两侧扩张,成扁状的腱膜(称指背腱膜);(图 4-125~图 4-127)

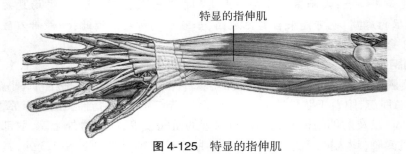

图 4-125 特显的指伸肌

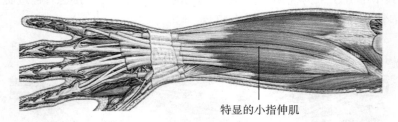

图 4-126 特显的小指伸肌,背面观

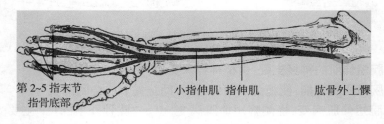

图 4-127 两条伸指肌(指伸肌、小指伸肌)的起、止点,示意图

（2）**指伸肌的神经支配**：由桡神经（含 C_6、C_7、C_8）深支支配。

（3）**其功能**：伸指、伸腕。

（4）**指伸肌病变**：也表现为"肱骨外上髁炎"；但其放射痛可达中指或环指的背面等。（图 4-131，图 4-132）

（5）**针刀治疗**：效果良好，但也不一定是"一针见效"。其原因见上述。

4. 尺侧腕伸肌

（1）**尺侧腕伸肌的位置、起止点**：此肌的起点，亦为指伸肌总肌腱：即起于肱骨外上髁、肘部桡侧韧带等处；肌束在前臂背面小指伸肌的尺侧、走向远端，移行为细长肌腱，从腕背支持韧带的深面跨过腕部，止于第 5 掌骨基底部的尺侧缘。

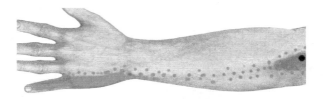

图 4-131　小指伸肌病变的表现：疼痛区（红色区）及压痛点（黑点）

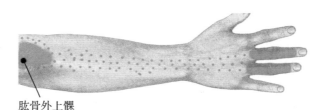

肱骨外上髁

图 4-132　指伸肌病变的表现：疼痛区（红色区）、压痛点（黑点）

（2）**尺侧腕伸肌的神经支配**：由桡神经深支（含 C_6、C_7、C_8）支配。（图 4-124）

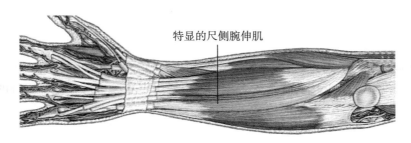

特显的尺侧腕伸肌

图 4-124　特显的尺侧腕伸肌

（3）**尺侧桡伸肌的功能**：其主要功能，是使腕关节向尺侧偏。

（4）**尺侧腕伸肌病变**：亦表现为"肱骨外上髁炎"，但其放射痛部位，主以腕背的尺侧为主。（图 4-130）

（5）**针刀治疗**：同前述，不要受"一针见效"之说所困扰。

总之，上述后 5 条伸肌，其中 4 条以共同的伸肌总肌腱，起于肱骨外上髁及其附近的肌间膜、肘部桡侧韧带等。桡侧腕长伸肌起于肱骨外上髁上方之骨嵴。各伸肌在肱骨外上髁的起点，自前上、向后下，依次为：桡侧腕短伸肌、尺侧腕伸肌、指伸肌和小指伸肌的附

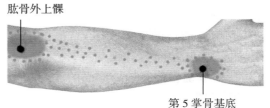

肱骨外上髁

第 5 掌骨基底

图 4-130　尺侧腕伸肌病变的表现：疼痛区（红色区）及压痛点（黑点）

着点（旋后肌、肘肌的起点，位于上述肌肉起点的远端）。5 条肌束位于**前臂背面近端 1/3 处的深筋膜下**。**自外向内**（自桡侧向尺侧），依次排列为：桡侧腕长伸肌、桡侧腕短伸肌、指伸肌、小指伸肌、尺侧腕伸肌；肌束向远端，各自移行为细长肌腱，从腕背支持韧带的深面，越过腕

部;但 5 条伸肌的止点各不相同。其病变,临床常见,统称为**"肱骨外上髁炎"**。由于各肌肉的起止点相互之间仍有些差别,故其临床表现也有微细差别。用**针刀对肱骨外上髁处压痛点的软组织病灶进行松解**,确可收良效,但不是每例均"一针见效",即**1 针 1 次就治愈**。若诊断正确,针刀松解到位,**每 1 针治疗均有效**,是无异议的。

(二)前臂背面深层肌

前臂背面深层肌,也有 5 块:从上外,向内下,依次为旋后肌、拇长展肌、拇短伸肌、拇长伸肌、食指伸肌;计旋后肌和食指伸肌各 1 块,拇指伸、展肌 3 块。(图 4-133)、(图 4-139,图 4-140)

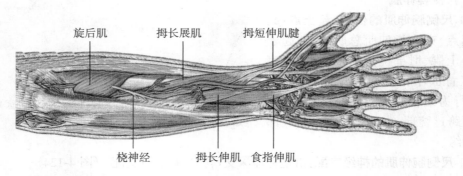

图 4-133 前臂背面深层的五块肌肉:旋后、拇长展、拇短伸、拇长伸、食指伸肌

1. 旋后肌

(1) **旋后肌的位置、起止点:旋后肌**,为前臂近端背侧面、靠桡侧的深层肌。其起于肱骨外上髁的最远端和尺骨近端的背内侧之骨面;肌纤维斜向外下行,并包绕桡骨的外侧面,转向前内行,止于桡骨近 1/3 端的前侧骨面。(图 4-134)

(2) **旋后肌的神经支配**:由桡神经深支支配。

(3) **旋后肌的功能**:其作用是使前臂旋后。

2. 拇长展肌

(1) **拇长展肌的位置、起止点:**拇长展肌,起自桡骨、尺骨下半段的近端(约为前臂的中点上下)背侧的骨面及其间的骨间膜;肌束向下移行成肌腱,从**桡骨茎突的外侧面的浅沟和腕背韧带的深面穿过**(即从**骨纤维管**中穿过),止于第 1 掌骨底部。(图 4-135)

(2) **拇长展肌的神经支配**:由桡神经支配。

(3) **拇长展肌的功能**:使拇指外展。

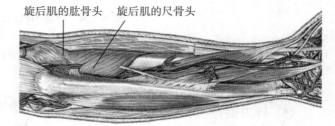

图 4-134 特显的旋后肌

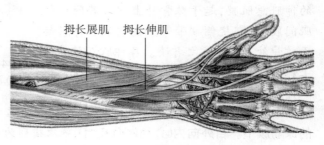

图 4-135 特显的拇长展肌

3. 拇短伸肌

（1）**拇短伸肌位置、起止点**：拇短伸肌，亦起于桡骨中 1/3 段背侧的骨面和其附近的骨间膜；肌束向下移行成肌腱，亦从**桡骨茎突外侧面的浅沟和腕背韧带的深面穿过**（即需从**骨纤维管**穿过），止于拇指近节指骨底部。（图 4-137）、（图 4-141，图 4-142）

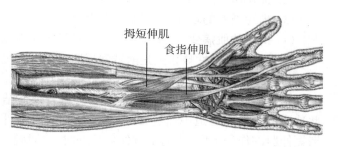

图 4-137　（拇长展肌去除后）特显的拇短伸肌

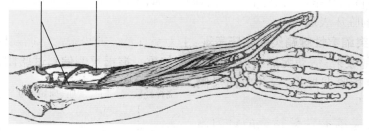

图 4-139　旋后肌的起点及拇长展肌、拇短伸肌、拇长伸肌示意图

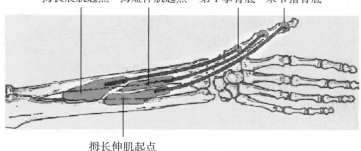

图 4-140　拇长展肌、拇短伸肌、拇长伸肌的起止点

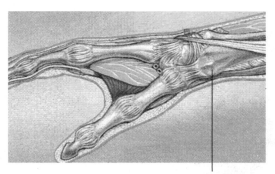

图 4-141　桡骨茎突外侧的浅沟

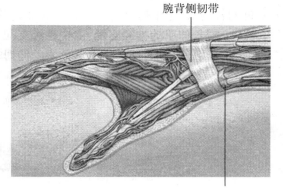

图 4-142　桡骨茎突处的腕背韧带

（2）**拇短展肌的神经支配**：由桡神经支配。

（3）**拇短展肌的功能**：使拇掌关节背伸。

（4）**拇短伸肌病变**：拇短伸肌和拇长展肌病变，临床很常见，称"**桡骨茎突缩窄性腱鞘炎**"。**桡骨茎突缩窄性腱鞘炎是前臂深层肌肉中最常见的劳损疾病。**

1）**桡骨茎突缩窄性腱鞘炎的病因、病理**：①桡骨茎突的外侧面有**一条浅沟**，其表面由**腕背韧带**覆盖，从而在此处形成了一种**骨纤维管道性结构**。而拇长展肌腱和拇短伸肌腱就从此狭窄的骨纤维管道中通过；此二肌腱活动时常与骨纤维管道相互摩擦、磨损；②拇长展肌拇短伸肌的作用不同：当拇指背伸或外展时，二肌腱在腱鞘管内滑动，相互之间常产生摩擦，易相互擦伤；③两肌腱在出腱鞘管的边缘处，又呈折角状运动。由于上述原因，易就会造成此处的腱鞘炎：二肌腱表面、鞘管内壁首先失去光滑、变成粗糙面；继而肌腱变粗，鞘管壁肥厚，并与腕背韧带相互粘连；肌腱不能自由地在鞘管内来回滑动，甚至被卡住而不能活动，即缩窄性腱鞘炎的临床表现。

2）**桡骨茎突缩窄性腱鞘炎的临床表现**：主为桡骨茎突处局限性疼痛及压痛。疼痛可向手、肘、甚至肩部放射；活动腕部或拇指时，疼痛加重。**握拇尺侧偏斜试验阳性**（拇指屈曲置于掌心，其余4指紧握拇指，腕关节向尺侧偏斜时，疼痛加重）。

3）**桡骨茎突缩窄性腱鞘炎的针刀治疗**：针刀松解骨纤维鞘管的腕背韧带，解除骨纤维管对二肌腱的卡压即可。针刀进皮后，使针体几乎与皮肤平行，在骨纤维鞘管壁的背面或侧面，推切纤维鞘管壁的腕背韧带（刀口线行走轨迹，应与肌腱行走方向平行），待拇指活动自如时即可。注意，勿伤附近的桡神经浅支，以免引起拇指及食指背侧的感觉障碍。（图4-143）

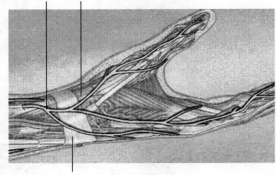

桡神经浅支　拇长展肌、拇短伸肌腱鞘

腕背韧带

图4-143　腕背侧桡神经浅支

4. **拇长伸肌**

（1）**拇长伸肌的位置、起止点**：拇长伸肌腹位于前臂桡侧的较深层，但其肌腱却位于腕背与掌背面的浅层，为腕背桡侧"鼻烟窝"的前内界（拇短伸肌腱与拇长展肌腱为其后外界）。此肌起于尺骨中1/3段背外侧的骨面和其附近的骨间膜；止于拇指远节指骨的底部。（图4-136）

（2）**拇长伸肌的神经支配**：由桡神经支配。

（3）**此肌的功能**：伸拇指末节及协助伸拇掌关节。

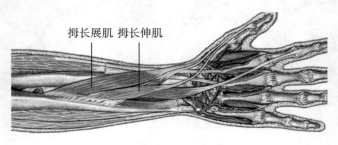

拇长展肌　拇长伸肌

图4-136　特显的拇长伸肌

5. 食指肌

（1）**食指肌的起、止点**：起于尺骨中 1/3 段背侧的骨面和其附近的骨间膜；止于食指中节指骨背侧的腱膜。（图 4-138）

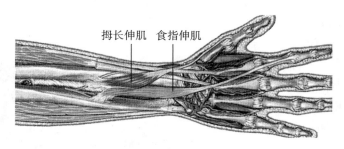

拇长伸肌　食指伸肌

图 4-138　特显的食指伸肌

（2）**食指肌的神经支配**：由桡神经支配。

（3）**功能**：伸食指。（图 4-144）

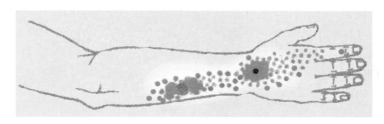

图 4-144　食指伸肌病变时的表现：疼痛区（红色区）、压痛点（黑点）

6. 腱鞘囊肿

（1）**腱鞘囊肿的常见部位**：最常发生于手背、腕背、足背部等伸肌腱鞘部位。腕掌、手掌、指掌、腘窝、膝关节两侧也可见。

（2）**腱鞘囊肿的病因**：其原因不明，可能与相关软组织劳损有关。

（3）**腱鞘囊肿的病理**：囊壁为致密的纤维结缔组织组成，囊壁内无衬里细胞。囊腔多为单房，也有多房者。囊腔可能与腱鞘的滑膜腔或关节腔相通。囊腔内为无色、透明、胶冻或油状黏液。

（4）**临床表现**：腱鞘囊肿，常见于中青年，女性多见。手背、腕背，足背等部位常见。常为一个半球状、边界清楚的小包块。多无疼痛，可有局部不适症状。压之不痛，硬似实体包块。

（5）**腱鞘囊肿的治疗**：既往用银针、三棱针刺破，予以治疗。或直接挤破。或手术治疗，都可能复发。针刀医学工作者，用针刀治疗囊肿：针刀进皮后，在囊壁顶部及囊腔的各侧壁做多个"十"字状切口。当场挤出囊液，更利于术后囊腔液的引流，效果更好，也少复发。（图 4-145）

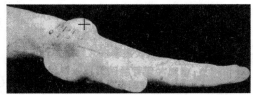

图 4-145　腱鞘囊肿的针刀治疗（在囊壁上做多个"十"字切口）

五、手部肌肉

手部的肌肉,又称手部固有肌,均位于手掌侧,全为短小的肌肉。其对手指的灵活运动:伸、屈、收、展、对掌等运动十分重要。手部固有肌分为内、中、外三群。

(一)手外侧肌群——大鱼际肌

大鱼际肌,位于手掌的拇指侧。较为发达。共有四块。分深浅两层排列。浅层2块:为拇短展肌、拇短屈肌。深层2块:拇指对掌肌和拇收肌。(图4-146)

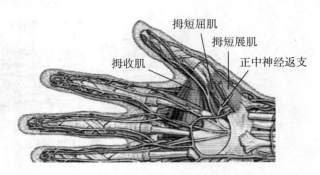

图4-146　大鱼际肌群——外侧群

1. **拇短展肌**　属手外侧(大鱼际肌)肌群的浅层肌。位于深筋膜下。起于舟骨结节和屈肌支持韧带(腕横韧带),止于拇指近节指骨底的外侧缘。由正中神经支配。其功能:拇指外展。(图4-147)

2. **拇短屈肌**　属手外侧(大鱼际肌)肌群的浅层肌。位于掌部的深筋膜下。起于舟骨结节和屈肌支持韧带(腕横韧带),止于拇指近节指骨底的外侧缘。由正中神经支配。其功能:拇指屈曲。(图4-148,图4-149)

3. **拇指对掌肌**　属手外侧肌群的深层肌。位于浅层肌群的深面。其起于大多角骨结节和屈肌支持韧带(腕横韧带),止于第1掌骨外侧缘的全长。由正中神经支配。其功能:拇指对掌。(图4-150)

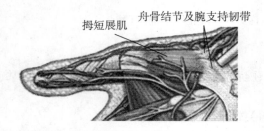

图4-147　特显的拇短展肌

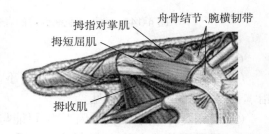

图4-148　(拇短展肌去除后)特显的拇短屈肌

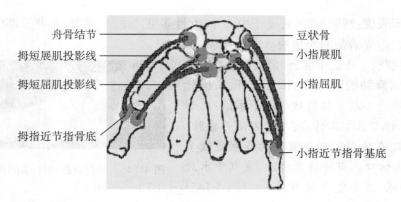

图4-149　手掌内、外侧肌群,浅层各肌的起止点,示意图

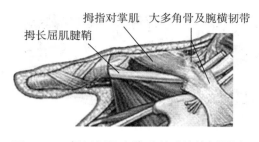

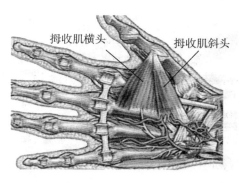

图 4-150　拇短屈肌去除后所示的外侧深层肌:特显的拇指对掌肌(红色)

图 4-151　拇指对掌肌去除后所示的拇收肌

　　4. 拇收肌　亦属手外侧肌群的深层肌。位于拇指和食指之间的指蹼区;处于浅层肌和拇长屈肌腱的深面,拇指对掌肌的内侧。此肌有两个头:**斜头**,起于头状骨,第 2、3 掌骨底部及腕横韧带;**横头**,起于第 3 掌骨的掌侧面。肌束向外上集中,止于拇指近节指骨基底的尺侧缘。由尺神经支配。其主要功能:拇指内收。(图 4-151,图 4-152)

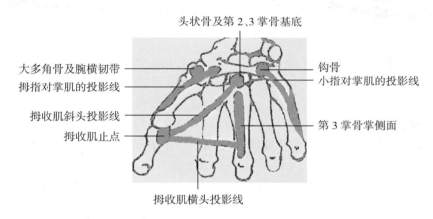

图 4-152　手掌内、外侧深层肌的起止点

(二) 手内侧肌群——小鱼际肌

　　手内侧肌群,又名小鱼际肌。分为浅、中、深三层,计四块肌肉。
　　1. 掌短肌　位于小鱼际部位,系最浅层的一块小肌肉。起于掌腱膜;止腕横韧带的浅层。尺神经支配。能牵张腕横韧带。(图 4-153)
　　2. 小指展肌　小指展肌,属手内侧肌群(小鱼际)的中层肌肉;因为其近端位于掌短肌的深面,但其远端的浅面仅有皮肤及皮下组织、深筋膜;故有些学者,将其定为小鱼际肌的浅层肌肉。其起于豌豆骨和豆钩韧带;止于小指近节指骨底的尺侧面。由尺神经支配。其功能:使小指外展。(图 4-154)
　　3. 小指短屈肌　其位于小指展肌的桡侧,与小指展肌处于同一层面。起于钩骨和腕横韧带的深层,止于小指近节指骨底的前内侧。由尺神经支配。屈第 5 指掌指关节。(图 4-155)
　　4. 小指对掌肌　位于小指短屈肌的深面、小指展肌的桡侧;属小鱼际肌的深层肌。起自钩骨和腕横韧带的深层(与小指短屈肌的起点相同),止于第 5 掌骨尺侧面的全长。由尺

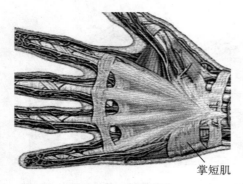

图 4-153　掌短肌

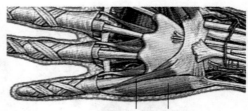

小指短屈肌　小指展肌

图 4-154　掌短肌及腕支持韧带去除后所示内侧中层肌:特显的小指展肌

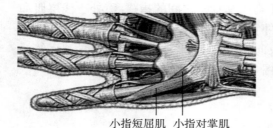

小指短屈肌　小指对掌肌

图 4-155　特显的小指短屈肌

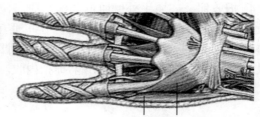

小指展肌　小指对掌肌

图 4-156　特显的小指对掌肌

神经支配。使小指对掌。(图 4-156)

（三）中间肌群

中间肌群,位于掌心,共 11 条小肌肉。计蚓状肌 4 条;手背侧骨间肌 4 条;手掌侧骨间肌 3 条。

1. **蚓状肌**　共 4 条,均位于手掌的中部、各指深屈肌肌腱之间。处于掌腱膜及浅肌层的深面。(图 4-157)

第 1 蚓状肌:位于指深屈肌的食指肌腱之桡侧。亦起于指深屈肌的食指肌腱之桡侧。肌束经第 2 掌指关节的桡侧,止于食指桡侧腱膜。由正中神经支配。屈第 2 掌指关节,伸食指指间关节,使食指向桡侧偏。

第 2 蚓状肌,位于指深屈肌的食指肌腱和中指肌腱之间。起于

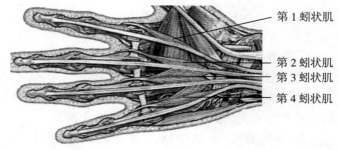

第 1 蚓状肌
第 2 蚓状肌
第 3 蚓状肌
第 4 蚓状肌

图 4-157　蚓状肌

指深屈肌中指肌腱的桡侧,肌束经第 3 掌指关节的桡侧,止于中指桡侧腱膜。正中神经支配。屈第 3 掌指关节,伸中指指间关节,可使中指偏向桡侧。

第 3 蚓状肌,处于指深屈肌的中指肌腱和食指肌腱之间。起于指深屈肌中指肌腱的尺侧和食指肌腱的桡侧。肌束经第 4 掌指关节的桡侧,止于食指桡侧腱膜。由正中神经和尺神经共同支配。屈第 4 掌指关节,伸食指指间关节,可使食指向桡侧偏斜。

第 4 蚓状肌,位于指深屈肌的食指肌腱和小指肌腱之间。起于指深屈肌食指肌腱的尺侧和小指肌腱的桡侧。肌束经第 5 的指关节的桡侧,止于小指桡侧腱膜。由尺神经支配。屈第 5 掌指关节,伸小指指间关节,可使小指向桡侧偏。

2. **骨间肌**　均位于各相邻掌骨之间。有骨间背侧肌和骨间掌侧肌之分。**骨间背侧肌 4 条**(图 4-158);**骨间掌侧肌 3 条**(图 4-159)。

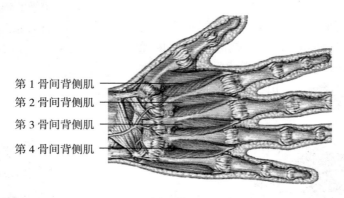

第 1 骨间背侧肌
第 2 骨间背侧肌
第 3 骨间背侧肌
第 4 骨间背侧肌

图 4-158　骨间背侧肌,背面观

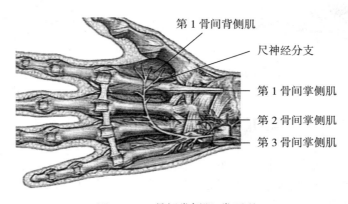

第 1 骨间背侧肌
尺神经分支
第 1 骨间掌侧肌
第 2 骨间掌侧肌
第 3 骨间掌侧肌

图 4-159　骨间掌侧肌,掌面观

第 1 骨间背侧肌:位于第 1、2 掌骨的骨间隙之背侧。有两个头,分别起于第 1、2 掌骨的相对面。止于第 2 指近节指骨底部的桡侧。由尺神经支配。使食指与中指分开,即食指外展,向桡侧偏。

第 2 骨间背侧肌,位于第 2、3 掌骨的骨间隙之背侧。起于第 2、3 掌骨的相对面。止于第 3 指近节指骨底部的桡侧。由尺神经支配。使中指外展,即使中指可向桡侧偏。

第 3 骨间背侧肌,位于第 3、4 掌骨的骨间隙之背侧。起于第 3、4 掌骨相对面。止于第 3 指近节指骨底部的尺侧。由尺神经支配。使中指内收,即可使中指向尺侧偏。

第 4 骨间背侧肌:位于第 4、5 掌骨间隙的背侧。其起于第 4、5 掌骨的相对面。止于环指近节指骨基底的尺侧面。由尺神经支配。使环指内收,即可使环指向尺侧偏。

骨间掌侧肌,共 3 条。具体解剖如下:

第 1 骨间掌侧肌,位于第 2、3 掌骨间隙之掌侧。起于第 2 掌骨的前内侧(尺侧)。肌束经第 2 掌指关节的尺侧,止于第 2 指背腱膜及第 2 指近节指骨基底部的尺侧面。由尺神经

支配,使第 2 指向中指靠拢。(图 4-160)

　　第 2 骨间掌侧肌,位于第 3、4 掌骨间隙之掌侧面。起于第 4 掌骨的桡侧面。肌束经第 4 掌指关节的桡侧,止于第 4 指背腱膜及第 4 指近节指骨基底部的前外侧(桡侧)。由尺神经支配。使无名指向中指靠拢。(图 4-161)

　　第 3 骨间掌侧肌,位于第 4、5 掌骨间隙之掌侧面。其起于第 5 掌骨的前外侧面(桡侧面)。肌束经第 5 掌指关节的桡侧,止于第 5 指背腱膜及第 5 指近节指骨基底部的桡侧面。由尺神经支配。使小指向环指靠拢。(图 4-162)

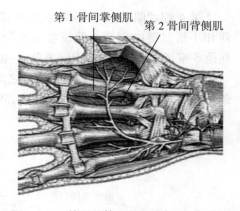

图 4-160　特显的第 1 骨间掌侧肌,掌面观

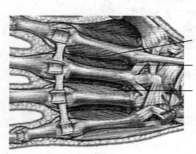

图 4-161　特显的第 2 骨间掌侧肌,掌面观

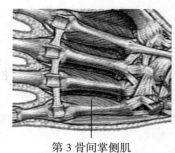

图 4-162　特显的第 3 骨间掌侧肌,掌面观

第五节　上肢的血管神经

　　锁骨下动脉,直接延续为上肢的动脉主干,即腋动脉;腋动脉延续为肱动脉;肱动脉在肘部分为桡动脉和尺动脉;桡动脉和尺动脉在掌部相互吻合,组成掌浅弓和掌深弓;上述动脉,即为供应上肢动脉血液的主干。

　　上肢深静脉,与上肢动脉同名、同行;即锁骨下静脉、腋静脉、肱静脉、桡静脉和尺静脉等,其收集上肢全部的静脉血,回流入上腔静脉。

　　上肢的神经,来自臂丛。由臂丛分出:腋神经、正中神经、尺神经、桡神经、肌皮神经等主干,以管理上肢的运动和感觉功能。

　　上肢的动脉、静脉、神经,同位于上肢的血管神经鞘(束)内;其处于上肢的内侧。

一、腋窝部的血管神经

　　腋窝部的血管神经,包括腋动脉、腋静脉、臂丛等;腋窝部的血管神经束,包绕着上述的血管神经。(见图 4-14)

(一)腋动脉

　　腋动脉的周围,为臂丛神经。腋动脉,以胸小肌为界,分为三段。(图 4-163)

　　第 1 段:位于第 1 肋骨的外缘与胸小肌内上缘之间的部分。在锁骨的下方、喙突的内上方,可触及腋动脉第 1 段的跳动。其前表面,为胸大肌、锁骨下肌、锁胸筋膜等结构。其后方,

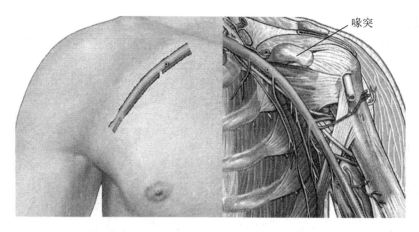

图 4-163 腋动脉的体表投影(左)、特显的腋动脉(右)

为臂丛的内侧束、胸长神经、前锯肌、第 1 肋间隙等。其外侧,为臂丛的后束和外侧束。其内侧,为腋静脉、淋巴、胸上动静脉等。

第 1 段的主要分支:

(1)**胸上动脉**,供应第 1、2 肋间隙前部组织;

(2)**胸肩峰动脉**,供应胸大肌、胸小肌、三角肌、肩峰等组织。

第 2 段:乃位于喙突下方、胸小肌深面的部分。其前方为胸大肌、胸小肌;其后方为臂丛的后束。第 2 段的主要分支,为胸外侧动脉。胸外侧动脉,沿腋中线前方、前锯肌表面下行,分支支配前锯肌、胸大肌、胸小肌、女性乳房。

第 3 段:为胸小肌下缘至大圆肌下缘之间的部分。其前方为胸大肌、正中神经;其后侧为桡神经、腋神经、旋肱后血管、腋后皱襞等结构。其外侧为肌皮神经、肱二头肌短头、喙肱肌等;内侧为尺神经、桡神经等。

第 3 段的主要分支:

(1)**肩胛下动脉**:其沿肩胛下肌,向后下行;分成:①旋肩胛动脉,经三边孔,至冈下窝;供应冈下窝各肌;②胸背动脉,其与胸背神经同行,支配背阔肌。

(2)**旋肱后动脉**:与腋神经同行,经四边孔,供应上臂近端各组织的血运。(图 4-164)

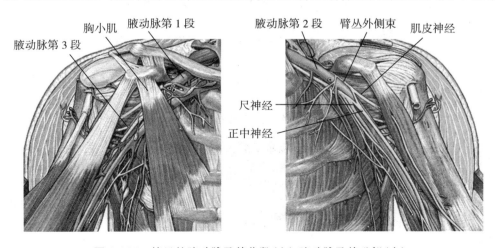

图 4-164 特显的腋动脉及其分段(左)、腋动脉及其毗邻(右)

(二) 臂丛

臂丛,由 C_5~C_8、T_1 脊神经的前支组成。在腋部,臂丛神经围绕在腋动脉的周围。(图 4-165)

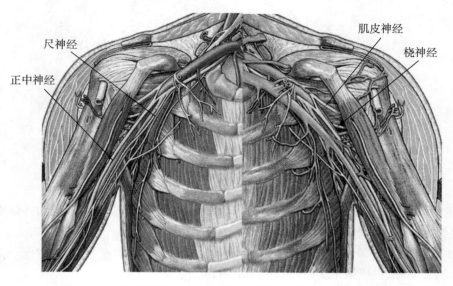

图 4-165　特显的臂丛(黄色,左);腋动脉、腋静脉、臂丛的相互关系(右)

二、上臂的血管神经

(一) 肱动脉

1. 肱动脉的位置　肱动脉,为腋动脉的直接延续。其以大圆肌下缘为界,大圆肌下缘以上,为腋动脉;大圆肌下缘以下者,为肱动脉。(图 4-166,图 4-167)

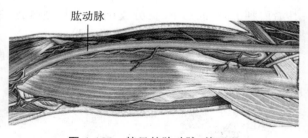

图 4-166　特显的肱动脉,前面观

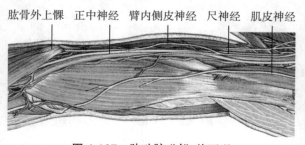

图 4-167　肱动脉毗邻,前面观

肱动脉,其位于上臂的内侧。从上臂的中段开始,其逐向内下行,至肘部,其位于肘部的正中。

2. 肱动脉的行程、体表投影　肱动脉,在上臂的内侧沿肱二头肌内侧沟下行至肘窝,约于桡骨颈平面,分为桡动脉和尺动脉。在上臂的上段,肱动脉位于肱骨的内侧。在中段,位于肱骨的前内侧。在上臂的下段,位于肱骨的前方,分成**桡动脉**和**尺动脉**两终支;此处动脉位置表浅,可触及其跳动,既可用于测量血压,亦可确定其位置。肱动脉的体表投影,见本章第一节。

3. 肱动脉的毗邻　肱动脉,与肱静脉、正中神经、尺神经、臂内侧皮神经为紧邻;同行于上臂的血管神经鞘内。

4. 肱动脉的主要分支　有肱深动脉;此外还有**尺侧上副动脉**、**尺侧下副动脉**。(图4-168)

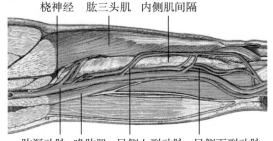

桡神经　肱三头肌　内侧肌间隔

肱深动脉　喙肱肌　尺侧上副动脉　尺侧下副动脉

图 4-168　肱动脉的主要分支

(1)**肱深动脉**:约于背阔肌止点的稍下方、从肱动脉上端的后外侧壁分出;与桡神经伴行向外下,穿经**肱骨肌管**;分支,营养肱三头肌、肱肌等组织。

肱骨肌管,又名**桡神经管**;位于肱骨中段的后面。由肱三头肌的内、外侧头、长头与肱骨的桡神经沟所组成的骨纤维管;其方向,为由内上斜向外下。桡神经和肱深血管通过此管。

(2)**尺侧上副动脉**:约于上臂中段的稍上方、喙肱肌的止点处、从肱动脉的后壁发出,穿过内侧肌间隔,至上臂后侧骨筋膜间室,分支,营养相关组织。

(3)**尺侧下副动脉**:约于肱骨内上髁上 5cm 处、从肱动脉发出;经肱肌的前面向内下行,至肘关节附近分支,营养相关组织。

(二)肱静脉

肱静脉,一般有 2 条,与肱动脉伴行。贵要静脉,在上臂中点的稍下方,穿过深筋膜,汇入内侧肱静脉,或伴随肱动脉上行,至大圆肌下缘处,与肱静脉汇合成腋静脉。

(三)正中神经

1. 来源与组成　正中神经由臂丛的内、外侧束合成。含 $C_5 \sim T_1$ 脊神经纤维。

2. 在上臂的行程　其与肱动脉同行于肱二头肌内侧沟中;在上臂的上段,正中神经位于肱动脉的外侧;在上臂的中段,正中神经,斜跨过肱动脉的前方,至动脉的内侧下行,至肘窝;经肱二头肌腱膜的深面进入前臂。其体表投影,见本章第一节。

3. 在上臂的分支　正中神经,在上臂几无分支。仅至肘部时,才发出数条分支,管理旋前圆肌、掌长肌、指浅屈肌等的运动功能。

(四)尺神经

1. 来源与组成　尺神经,来自臂丛的内侧束;为臂丛内侧束最大的分支。由 $C_7 \sim T_1$ 脊神经纤维组成。

2. 在上臂的行程　其在肱动脉的内侧、与肱动脉同行于肱二头肌内侧沟内,至上臂的中段,其与尺侧上副动脉同行,穿过上臂内侧肌间隔,单独沿上臂的后侧下行至肱骨内上髁的后面、经尺神经沟下降进入前臂。其在肱骨内上髁后面、尺神经沟处,位置表浅,仅有皮肤、深浅筋膜覆盖,隔皮肤可触及;此处易损伤。其体表投影,见本章第一节。

3. **在上臂的分支**　尺神经在上臂无分支。

（五）桡神经（图 4-169）

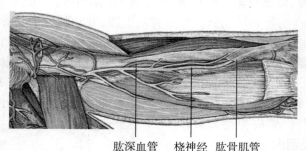

肱深血管　桡神经　肱骨肌管

图 4-169　桡神经与肱深动脉,上臂后面观

1. **来源与组成**　桡神经,来自臂丛的后侧束;为臂丛后侧束最大分支。由 C_6~C_8 脊神经纤维组成。

2. **在上臂的行程**　上臂上段,其位于上臂内侧,在肱动脉的后方下行,经肱三头肌长头与内侧头之间降至肱骨背面的桡神经沟(上臂中段的背面);由内上斜行向外下,经肱三头肌内、外侧头之间,穿过上臂外侧肌间隔、经肱桡肌与肱肌之间、至上臂下段的后外侧,约于肱骨外上髁平面,其分成:桡神经深支、桡神经浅支两终支,分别沿前臂的前、后侧,继续下行。其体表投影,见本章第一节。

3. **在上臂的分支**

（1）**上臂背侧皮神经**:在桡神经沟的上方分出。管理上臂背侧的皮肤。

（2）**桡神经内侧肌支**:在桡神经沟上方分出。支配肱三头肌的长头与内侧头。

（3）**桡神经背侧肌支**:在桡神经沟分出。支配肱三头肌内、外侧头和肘肌。

（4）**前臂背侧皮神经**:穿过桡神经沟后发出。管理前臂背外侧的皮肤。

（5）**桡神经外侧肌支**:在上臂下段发出。支配肱桡肌、腕侧腕长伸肌、桡侧腕短伸肌等。

（六）肌皮神经

1. **来源与组成**　肌皮神经,来自臂丛外侧束。由 C_5~C_8 脊神经纤维组成。

2. **在上臂的行程**　其从臂丛分出后,向外下行,穿过喙肱肌沿肱二头肌与肱肌之间继续下行,至肘的外上方,在肱二头肌与肱肌之间浅出深筋膜,称**前臂外侧皮神经**,下降进入前臂。

3. **在上臂的分支**

（1）**肌支**:其在上臂行走过程中分出数条肌支,分别管理喙肱肌、肱肌、肱二头肌等。

（2）**前臂外侧皮神经**:为其终支。支配前臂外侧的皮肤。

三、前臂血管神经束

前臂共有四条血管神经束,即桡血管神经束、尺血管神经束、正中血管神经束、骨间前血管神经束。

（一）桡血管神经束

桡血管神经束,内容桡动脉、桡静脉及桡神经浅支。(图 4-170,图 4-171)

1. **桡动脉及其体表投影**　桡动脉为肱动脉的两终支之一。其在肘窝部附近,由肱动脉分出。主位于前臂的桡侧。

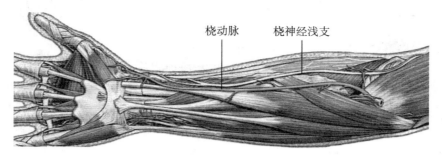

图 4-170 特显的桡动脉

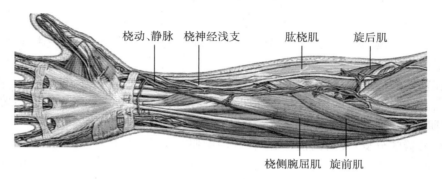

图 4-171 桡血管神经束及其毗邻

行程:其自肘窝由肱动脉分出后,越过肱二头肌腱表面,斜向外下,至前臂的上段,沿肱桡肌的内侧、旋前圆肌的外缘之间下行,至前臂的下段,其处于肱桡肌腱与桡侧腕屈肌腱之间。在该处(前臂下段的桡侧)位置表浅,能触及桡动脉的跳动。是测数脉搏、中医切脉的部位。其体表投影,见本章第一节。

2. **桡静脉** 一般有 2 条,均与桡动脉同行。

3. **桡神经浅支**

(1) **来源**:桡神经浅支,为**皮支**,乃桡神经两终支之一。约于肱骨外上髁的前方(或稍下方)分出。

(2) **在前臂的行程**:在前臂的上段,桡神经浅支和桡动脉相距较远。在前臂的中段,二者相伴,行走于前臂桡侧、肱桡肌与桡侧腕屈肌之间。在前臂的中、下 1/3 交界处,桡神经浅支和桡动脉分开行走:桡神经浅支,经肱桡肌腱的深面,转到前臂的背面,经腕背侧,下行至掌、指背面。

(3) **桡神经浅支的体表投影**:见本章第一节。

(4) **分支**:桡神经浅支,在前臂几无分支。其经腕背部进入掌部的背面,称桡神经手支,分支,管理桡侧半两个半指背面的皮肤(不包括末节指背面的皮肤)。详见本节"掌指部的神经"。

附:桡神经深支,位于骨间后血管神经束内,另述。

(二)正中血管神经束

前臂正中血管神经束,内容正中神经、骨间前动、静脉。(图 4-172)

1. **正中神经**

(1) **在前臂的体表投影**:正中神经,从上臂的内侧下行,经肘窝进入前臂前区,正处于前

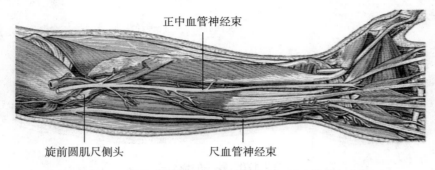

正中血管神经束

旋前圆肌尺侧头　　　　　尺血管神经束

图 4-172　前臂前侧的正中血管神经束、尺血管神经束

臂的正中线。**其体表投影**：从肘窝的中点，至腕部的中点，划一直线，即为正中神经的体表投影（见本章第一节）。

（2）**在前臂的行程**：在肘窝的下方，其经旋前圆肌两头（**尺侧头、肱骨头**）之间穿出，至前臂的中段，其在指浅屈肌的深面、指深屈肌的浅面下行；至前臂下 1/3 段时，其位置表浅，于桡侧腕屈肌和掌长肌肌腱之间下行，经腕管，至掌部，分成内、外侧终支。

（3）**在前臂的分支**：①**骨间前神经**：在旋前圆肌的下缘，由正中神经分出。支配拇长屈肌、指深屈肌桡侧半、旋前方肌。正中神经主干，在腕掌部还分出下列分支：②**正中神经手支**、③**正中神经外侧支**、④**正中神经内侧支**。后 3 支神经，均为管理掌、指运动和感觉的神经，将放在"掌指部神经"中介绍。

2. **骨间前动脉**

（1）**来源**：在肘下方，尺动脉分出**骨间总动脉**。由骨间总动脉分成**骨间前动脉**和**骨间后动脉**。骨间前动脉，为 1 支小动脉。

（2）**骨间前动脉的行程**：在前臂，其伴随正中神经下行。供应前臂前侧各组织的血液供应。同名静脉与动脉同行。

（三）**尺血管神经束**

尺血管神经束，包绕着尺神经、尺动脉、尺静脉。

1. **尺神经**

（1）**尺神经在前臂的行程**：尺神经，经肘后尺神经沟下行，穿过尺侧腕屈肌，进入前臂前侧的尺侧缘。在前臂的上段，其在尺侧腕屈肌、指深屈肌之间下行。在前臂的下段，其位于尺动脉、尺静脉的尺侧并伴随动、静脉下行经腕部尺侧管，进入掌部的腹、背侧面，分称为尺神经手掌支、手背支。

（2）**尺神经的分支**：尺神经，在上臂无分支。在前臂的分支如下：①**前臂肌支**：在肘部由尺神经分出。支配尺侧腕屈肌、指浅屈肌尺侧半。尺神经，于腕掌部还发出下列分支：②**尺神经手背支**、③**尺神经手掌支**：手掌支再分为**尺神经深支、尺神经浅支**。尺神经手背、掌支，均为管理掌、指感觉和运动的神经，故将其放在本节"**掌指部的神经**"中介绍。

2. **尺动脉及其投影**　在肘部由肱动脉发出后。经旋前圆肌的深面，进入前臂前侧。在前臂上段，其位于指浅屈肌的深面下行。在前臂的下段，和尺神经、尺静脉同行。其体表投影，见本章第一节。

（四）**骨间血管神经束**

骨间血管神经束，包括**骨间前血管神经束**和**骨间后血管神经束**。

骨间前血管神经束,内容骨间前动、静脉和骨间前神经。

1. **骨间前血管神经**

(1) **骨间前神经**:①**来源**:为正中神经的分支。②**行程**:正中神经,在穿经旋前圆肌两头之间时,从正中神经的背侧发出**骨间前神经**。骨间前神经,于骨间膜前方、沿拇长屈肌、指深屈肌之间下行,至旋前方肌的深面,并进入该肌。③**分支**:骨间前神经,沿途分支,分别支配拇长屈肌、指深屈肌的桡侧半、旋前方肌。

(2) **骨间前动、静脉**:来自骨间总动脉;在拇长屈肌和指深屈肌之间、沿骨间膜的前表面、与同名静脉一起下行。

2. **骨间后血管神经束**　又名前臂后侧血管神经束。此束内包绕着**骨间后神经、骨间后动、静脉**。

(1) **骨间后神经**:①**来源**:即桡神经深支。②**行程**:桡神经,在肘窝的外侧、肱骨外上髁的前方,分为**深、浅两支**。浅支,前已述。**深支**,经肱桡肌与桡骨颈之间穿过旋后肌(即名**骨间后神经**),至前臂后侧;在前臂后侧的中线处、沿前臂后侧肌群深、浅两层肌肉之间下行。③**分支**:沿途分支,并支配旋后肌及前臂后侧肌群(不含桡侧腕长、短伸肌)。

(2) **骨间后动、静脉**:来自骨间总动脉;在前臂的后侧,与同名神经、静脉伴行。

四、掌指部的血管

手掌的血液供应,来自尺动脉、桡动脉的终支。二动脉的终支,在掌部相互吻合,形成手掌部深、浅两动脉弓。再从深、浅动脉弓,发出分支,营养掌、指各组织。(图 4-173)

1. **掌浅弓**　由尺动脉的终支和桡动脉浅支吻合而成。其位于掌腱膜的深面,指屈肌腱及指总屈肌腱鞘的浅面。浅弓凸向远侧。从弓上发出数条分支,走向各指的两侧,并供应各指血液。

2. **掌深弓**　掌深弓,由桡动脉的终支和尺动脉的掌深支吻合而成。其

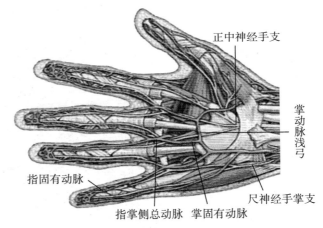

图 4-173　掌浅弓及指掌部正中神经、尺神经分支,掌面观

位于骨间掌侧肌和骨间掌侧筋膜之间;处于掌浅弓近端1~2cm处。从弓上发出 3 条掌心动脉,沿骨间掌侧肌下行,至掌指关节处,分别与相应的指掌侧总动脉吻合,供应各指的血运。(图 4-174)

桡动脉,在穿过第 1 掌骨间隙时,先发出拇主要动脉;拇主要动脉,分成 3 支,分布于拇指的两侧和食指的桡侧。

指掌侧总动脉,由掌深弓和掌浅弓的分支汇合而成;即指掌侧总动脉,其接受掌浅弓和掌深弓的血液供应,以保障手、掌在握持时虽受压迫,但不会出现供血障碍。

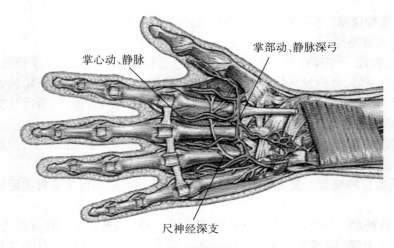

图 4-174　掌动、静脉深弓与尺神经深支

五、掌指部的神经

指、掌的腹面的组织,由正中神经手支、尺神经手支管理。掌指背侧组织,由桡神经手支、尺神经手支管理。(图 4-175)

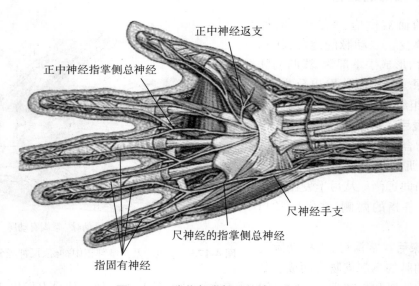

图 4-175　掌指部掌侧面的神经分布

(一)正中神经手支

1. 正中神经手支在手掌部的位置　正中神经,在前臂正中部,沿掌长肌与桡侧腕屈肌之间的深面、指浅屈肌浅面下行至腕部,经过腕管,到达手掌,称为正中神经手支。正中神经手支,在手掌部,其位于掌腱膜的深面、屈指肌腱的表面,与掌浅弓同层次。

2. 正中神经手支的分支

(1)**正中神经返支**:为正中神经手支,较早发出的 1 条重要粗短支。其绕过拇短屈肌的内侧缘,反向近端行走。其分支,支配拇短屈肌、拇短展肌、拇指对掌肌。此返支,表浅,易损

伤,将引起拇指功能障碍。(图 4-176)

正中神经返支体表定位:腕横纹与舟状骨交点的远侧,约 2.5cm 处。

正中神经返支的体表投影,也可如此确定:当拇指尽力外展时,沿拇指内侧缘向手掌的延线(或从拇指根部的内侧缘划一条与掌横纹的平行线)与 2、3 指间向手掌延长线的交点处,即为此返支由正中神经手外侧支分出部位。

(2) **指掌侧总神经**:正中神经手支的分支,除上述的返支外,还有多条分支。但各分支的分支方法、名称不统一:有些先分成**正中神经外侧支、正中神经内侧支**;由内、外侧支分出多条**指掌侧总神经**。指掌侧总神经与同名血管同行至指蹼间隙处;再从每条**指掌侧总神经**,分出 2 条**指掌侧固有神经**,分别行走于相邻两指的相对面。

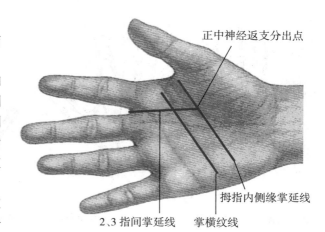

图 4-176　正中神经返支发出点的体表投影

3. **正中神经手支的功能**　除返支外,还管理掌部桡侧半大部分皮肤、桡侧半 3 个半指掌面的皮肤以及各指远节甚至中节背侧的皮肤的感觉功能。

(二) 尺神经手支

尺神经,在前臂下段(腕关节附近)分支,分别经腕部进入掌部的腹、背侧,分别称**尺神经手掌支、手背支。**

1. **尺神经手背支**　为皮支。其在腕关节的外上方(腕关节桡侧上方)约 5cm 处,经尺侧腕屈肌和尺骨之间,转向背侧,下行至掌背面,分成 5 支指背神经。管理尺侧半两个半指背面皮肤的感觉。

2. **尺神经手掌支**　为混合支。由尺神经在腕部发出。经腕部的尺侧管,进入掌部的腹侧面。其在豆状骨的外下方处分为深、浅两支。①**尺神经浅支**:为皮支。其再分成:**指掌侧总神经、小指掌面固有神经**,分布、管理掌部尺侧半、无名指尺侧半与小指腹侧面皮肤的感觉。②**尺神经深支**:为运动支。经小指展肌与小指屈肌之间进入掌深部。分支管理小鱼际肌群、全部骨间肌、尺侧两块蚓状肌、拇收肌、拇短屈肌深头。(图 4-177~ 图 4-179)

(三) 桡神经手支

桡神经手支,为桡神经浅支的延续。其经腕背部进入掌部的背面,称桡神经手支。其再分支,分布、管理掌部背面桡侧半、食指桡侧半、小指背面皮肤(不包括前食指末节指背面尺侧半的皮肤)。

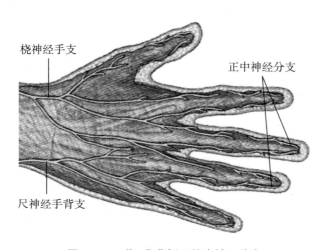

图 4-177　指、掌背侧面的皮神经分布

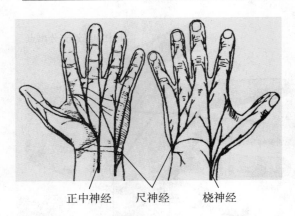

正中神经　　尺神经　　桡神经

图 4-178　掌、指部的神经分布：左图,示手掌面；右图,示手背面

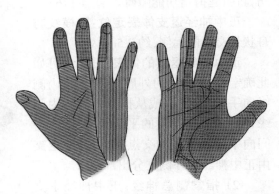

图 4-179　掌指部皮肤各神经支配分区,彩绘示意图

第五章

躯干前部的解剖

第一节　躯干前部的范围、体表标志、分区

一、躯干前部的范围

躯干前部,约包括局部解剖学中的胸部、腹部、盆腔及会阴部。其向上与颈部相延续;向左右与双上肢的前部相延续;向下与左右股前面相延续。其具体境界如下:

(一)躯干前部的上界线

为胸骨柄切迹的中点→胸锁关节→锁骨上缘→肩峰的连线。

线以上为固有颈部;线下为躯干前部。

(二)躯干前部两侧的界线

1. 肩、腋窝的环形连线　为肩峰→双侧三角肌前后缘→双侧腋窝前、后襞→前线折转向下后、后线折转向下前→前后两线在腋窝中点相接而成环形的连线。

环形连线的外侧,为两侧上肢。环形连线的内前侧为躯干前部。环形连线的内后侧为躯干后部。

2. 腋中线的延长线　自腋窝中心,引一条与髂嵴相交的垂直线,即腋中线向下延长交于髂嵴的直线。

左、右垂直线的前侧,为躯干前部。左、右垂直线的后侧,为躯干后部。

(三)躯干前部的下界线

为髂嵴外端→髂前上棘→腹股沟韧带→耻骨结节→折转向后下→坐骨结节→尾骨尖的连线。

此连线的内上部,为躯干前部。连线的外下部,为双侧下肢的股部。

二、躯干前部重要体表标志和标志线

(一)重要体表标志(图 5-1)

1. **胸骨切迹**　为胸骨柄上缘的凹陷。与 T_2~T_3 椎间盘处于同一水平。

2. **胸骨角**　为胸骨柄、胸骨体连接处。其稍向前微凸起,可于体表清楚触及。此处正是第2肋软骨与胸骨连接处;也是计数肋骨的标志。此处与**第4胸椎体的下缘**处于同一平面,也是主动脉弓与升、降主动脉的分界线、气管分叉处、左支气管与食管的交叉处。

3. **剑胸结合**　为剑突与胸骨体的联合处。其与第9椎体处于同一水平;此处的两侧连接左右肋弓。

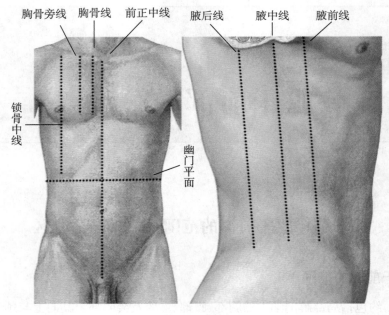

胸骨旁线　胸骨线　前正中线　　腋后线　　腋中线　　腋前线

锁骨中线

幽门平面

图 5-1　躯干前部的主要体表标志线

4. **剑突**　为胸骨体下方的一块小骨。其以**剑胸结合**与其上方的胸骨体连接。剑突的下端变尖,游离,突向腹部。

5. **肋弓、胸骨下角、剑肋角**　**肋弓**,是由第 7、8、9、10 肋软骨相互连接而成。肋弓最低处,**平 $L_2 \sim L_3$ 椎间盘**。因而医师若将手的虎口尽力张开,食指的桡侧紧贴患者肋弓下缘,医师的拇指尖正对患者 L_3 横突。肋弓,也是肝、脾、肾脏触诊时,判断肝、脾、肾,是否肿大的标志。肋弓附近的皮肤由第 7、8 胸脊神经的皮支支配。

胸骨下角,为两侧肋弓之夹角。各人大小不一。

剑肋角:为肋弓与剑突之间的夹角。左侧剑肋角是心包穿刺的常用进针点。

6. **肋骨、肋间隙**　首先找到胸骨角,同一水平为第 2 肋骨。依次向下触摸,就可摸清各肋骨和肋间隙。

7. **乳头**　男性乳头一般位于锁骨中线与第 4 肋间隙的交界处,其附近的皮肤由第 3、4 胸脊神经皮支支配。女性乳头则偏外下;女性乳房,由第 2~4 胸脊神经支配。

8. **脐**　位于腹前壁正中线与 $L_3 \sim L_4$ 椎间盘处于同一平面。脐及其上下附近的皮肤,由第 9、10 胸脊神经皮支支配。

9. **耻骨联合**　位于人体前正中线的下端。于此处皮下可清楚触及耻骨联合的上缘和其前表面。

其上缘为小骨盆入口的标志。

成人的膀胱,在空虚时,均位于耻骨联合上缘平面以下。

10. **耻骨结节**　位于耻骨联合上缘外侧 2.0~3.0cm 处,乃腹股韧带内侧端的附着处。其外上 1.0~2.0cm 处为腹股沟部**皮下环**,精索由此处从腹腔降入阴囊。耻骨结节的外下方,有由股部筋膜形成的**卵圆窝**;大隐静脉由此处汇入股静脉,此处应慎行针刀松解操作。

11. **髂嵴、髂前上棘**　**髂嵴**,其前外端,为腹部与股前部的分界处;髂嵴的后内段,为腰与臀部的分界线。均可于皮下清楚触及。

髂前上棘：髂嵴的前端为**髂前上棘**；更可于皮下清楚触及。其为腹股沟韧带外侧端的附着点；也是缝匠肌、阔筋膜张肌的起点。

12. **半月线**　为腹直肌外缘线，故又名腹直肌线；为稍呈向外凸的弧形线。

右侧半月线与肋弓的交点，叫 Murphy 点，此为胆囊底的体表投影处。

13. **幽门平面**　又名 Addison 平面；为胸骨切迹→耻骨联合上缘连线之中点的平面。

此平面与第 9 肋软骨、**第 1 腰椎体下缘**、幽门、胆囊底、十二指肠空肠曲、结肠左曲、肾门处于同一水平面。

（二）主要的体表标志线

1. **前正中线**　经胸骨切迹中点所做的垂直线。
2. **胸骨线**　经胸骨外缘最宽处所做的垂直线。
3. **锁骨中线**　经锁骨中点所做的垂直线。
4. **胸骨旁线**　经锁骨中线与胸骨线之间的中点所做的垂直线。
5. **腋前线**　经腋前皱襞与胸壁的交点所做的垂直线。
6. **腋后线**　经腋后皱襞与胸壁的交点所做的垂直线。
7. **腋中线**　经腋前线与腋后线之间的中点所做的垂直线。

三、躯干前部的分区

（一）躯干前部的分区（图 5-2）

根据下列二线，可将躯干前部又分为如下三区：**胸部、腹部、会阴部**。

1. **胸、腹部的分界线**　从剑胸结合→肋弓→肋弓外缘→向外后与腋中线延长线相交的连线。

此连线上方，为**胸部**；连线下方，为**腹部**。

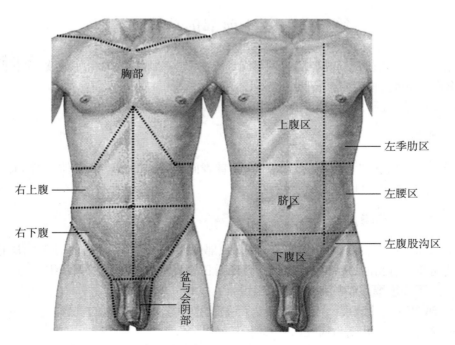

图 5-2　左图，躯干前部的分区及腹部四分法；右图，腹部九分法

胸腹部,其胸腹壁范围和胸腹腔范围,不一致。胸、腹腔之间以膈肌为界;因膈肌向上拱起呈幕状,故腹腔的上界高于腹壁上界 3.0~4.0cm。

2. **腹部、盆部与会阴部的分界线**　以双侧耻骨结节的连线为界。线上为腹部;线下部分为盆腔与会阴部。

(二)胸部的再分区

胸壁,可再分为胸前区、胸外侧区两区。

1. **胸前区**　前正中线与腋前线之间的区域。

2. **胸外侧区**　局部解剖学所指的胸外侧区,为腋前线与腋后线之间的区域。

本书从实用出发,当行**躯干前面**的针刀手术时,患者需取仰卧位;则便于医师操作针刀之区域,为双侧腋中线前侧之区域。而腋中线至腋后线之间的区域,因距手术床面太近,不便于操作针刀。因而本书将腋中线作为**躯干前部、躯干后部**的分界线,而不以腋后线作为二者的分界线。

(三)腹部的再分区

腹部分区的方法有二:**九分法、四分法**。

1. **九分法**　即在腹壁上划两条水平线和两条垂直线的分法。**上水平线**:经过两侧肋弓最低点(相当于第 10 肋)的连线。**下水平线**:为两侧髂前上棘的连线。**左、右垂直线**:为经过左右腹股沟韧带中点的垂直线或为经过左右腹直肌外侧缘的垂直线(相当于左右半月线)。以上述 4 线将腹壁分为:上腹区、中腹区(脐区)、下腹区、左右季肋区、左右腰区、左右腹股沟区。

2. **四分法**　即在前腹壁上划出纵、横两直线,即将腹壁分为左、右上腹部和左、右下腹部 4 区。

纵线,即为腹前壁的正中线。

横线,即为经过脐部所做的水平线。

第二节　躯干前部的结构、层次

躯干前部,由胸、腹壁和胸、腹腔两部分组成。胸壁、腹壁结构相互延续;而胸腔与腹腔由膈肌分开。胸腔、腹腔内容胸腹各脏器,本书从略。

胸腹壁的结构、层次如下:

一、皮肤层

躯干前部的皮肤层均较菲薄、细软,除胸骨表面和脐部的移动性欠佳外,其余各处皮肤的移动性、弹性俱佳;对疼痛的敏感性亦佳。

二、皮下浅筋膜层

躯干前部的皮下浅筋膜,为腰背部、固有颈部及上下肢各相邻部位的浅筋膜层相互延续而成。其间亦含有脂肪、皮神经、浅层血管、浅淋巴管及纤维结缔组织等组织结构。(图 5-3)

(一)皮下浅筋膜层中的脂肪、结缔组织

1. **胸部皮下浅筋膜层**　女性胸部皮下浅筋膜层内,特有发达的**乳腺**,将另述。男性乳腺组织不发达;若发达,则为病变。

2. **腹部皮下浅筋膜层**　其结构较复杂:腹前、外侧壁的浅筋膜内,富含脂肪和疏松结缔

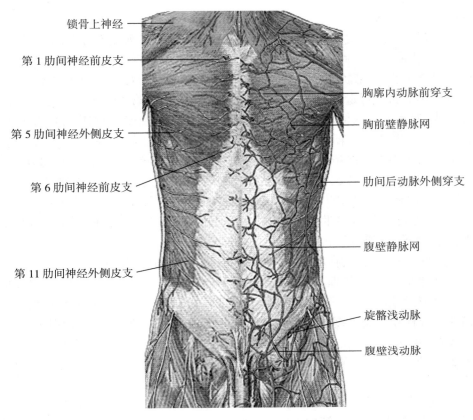

锁骨上神经

第 1 肋间神经前皮支

第 5 肋间神经外侧皮支

第 6 肋间神经前皮支

第 11 肋间神经外侧皮支

胸廓内动脉前穿支

胸前壁静脉网

肋间后动脉外侧穿支

腹壁静脉网

旋髂浅动脉

腹壁浅动脉

图 5-3　胸腹壁皮下浅筋膜层：左示皮神经；右示皮下血管

组织。其所含的脂肪组织量甚至可达数十厘米厚；使腹壁向前、向侧膨起、下垂；尤其是脐平面以下更甚。因为脐平面以下的浅筋膜又可分为浅、深两层：**浅层，叫 Camper 筋膜**；其向下与股前的浅筋膜相延续。此层筋膜内含有脂肪组织量最大。**深层，叫 Scarpa 筋膜**，为致密的弹性纤维膜构成；其向内侧附着于腹白线；向下附着于大腿的阔筋膜，并与阴囊肉膜和会阴部的浅筋膜（Colles 筋膜）相延续。

故在腹部进行针刀手术时，应据情选择合适型号的针刀；而且更应细致地触诊，以准确判定病灶所在部位和层次以及进针时的参照物。这层脂肪组织，是各种减肥治疗的对象。

胸、腹部皮下浅筋膜层内，除上述组织结构外，还含有丰富的浅血管、淋巴管和皮神经。

（二）皮神经

躯干前部皮下浅筋膜层内的重要皮神经如下：

1. **锁骨上神经**　3~4 支，为来自颈丛（C_2~C_4）。其由颈丛浅支发出后；向下行，在锁骨上缘出深筋膜及颈阔肌，越过锁骨的前面，进入胸前区上部和肩部的皮下，并分布于该部皮肤，管理该区皮肤的感觉。

2. **胸部皮神经**　有肋间神经的前皮支、外侧皮支。肋间神经的前皮支和外侧皮支，均由肋间神经分出；共有 12 对。

（1）**肋间神经前皮支**：从胸骨两侧穿出深筋膜，进入皮下浅筋膜，管理胸前区内侧部的皮肤。

（2）**肋间神经外侧皮支**：约自腋前线附近穿出深筋膜，进入皮下浅筋膜层，管理胸前区外侧部和胸外侧区的皮肤。

肋间神经的皮支（前皮支和外侧皮支）在胸壁分布具有下列三个特点：①均穿出深筋膜而进入各皮下浅筋膜层。而深筋膜较坚韧，皮支穿出处有转折，当深筋膜病变时，**皮神经常受卡压**；②呈**节段性、条带状分布**；③相邻支**分布区相互重叠**。如第2肋间神经的前、外侧皮支，主要管理第2肋骨行走区的皮肤；前皮支，管理胸骨角及第2肋软骨附近的条带状皮肤区；外侧皮支，管理前臂内侧、腋窝部的皮肤；但第2肋间神经前、外侧皮支也管理第1、3肋骨行走区域的皮肤感觉。第4肋间神经的前、外侧皮支的分布区，为第3~5肋骨行走区域的皮肤，即乳头平面上下之条带状区域之皮肤。第6肋间神经前、外侧皮支的分布区，为第5~7肋骨行走区的条带状皮肤，即剑胸结合或剑突平面上下之条带状皮肤区。

3. **腹部皮神经**　腹部皮肤由第7~12肋间神经的皮支管理：第7~8肋间神经的皮支，管理肋弓平面的皮肤。第9~10肋间神经皮支，管理肚脐平面上下的皮肤。第11~12肋间神经（肋下神经）的皮支，管理髂前上棘平面上下的皮肤。

第7~12肋间神经皮支，在腹壁的行走、分布，也具有上述三特点。

腰、骶脊神经的皮支，管理下肢的皮肤。其分布规律，亦具上述三特点：穿过深筋膜后至皮下；基本呈节段性、条带状分布；重叠分布。如第1、2腰脊神经皮支，管理股前上、中部的皮肤；第3腰脊神经皮支，管理膝上、下附近的皮肤；第4腰脊神经皮支，管理小腿内侧的皮肤；第5腰脊神经皮支，管理小腿外侧的皮肤；第1骶脊神经皮支，管理小腿后侧的皮肤；第2骶脊神经皮支，管理股后侧皮肤；第5、4、3骶脊神皮支，依次经管理从肛门周围至臀部内侧的皮肤。

综上所述，可概括为：上6对脊神经皮支，管理胸壁的皮肤；下6对脊神经皮支，管理腹壁的皮肤；腰、骶脊神经皮支，管理下肢的皮肤。也可如下简便记忆：第2~6对肋间神经（即第2~6脊神经前支）皮支如上述；肋弓平面附近的皮肤（相当于季肋区和上腹区）由第7、8对脊神经皮支管理；肚脐平面上下（相当于左、右腰区和脐区）的皮肤，由第9、10对脊神经皮支管理；腹股沟区的皮肤由第11、12对脊神经皮支管理。下肢皮肤和臀内侧皮肤的皮神经分布如前述。

了解胸、腰、骶、尾神经皮支分布的规律，对于病变的定位诊断和临床的治疗，是有重要意义的。

(三) 皮下浅血管

1. **皮下浅动脉**　胸、腹皮下浅动脉，分别来自腋动脉、胸廓内动脉、肋间后动脉、肋下动脉、腰动脉、腹壁上动脉、腹壁下动脉、旋髂浅动脉等。

(1) **胸廓内动脉穿支**：由胸廓动脉分出；约于胸骨外侧缘1.0cm处，穿过深筋膜至皮下浅筋膜层；其与肋间神经前皮支同行，分布于胸前区内侧部。女性第2~4胸廓内动脉穿支较粗大，供应乳房的血运。

(2) **肋间后动脉前、外侧穿支**：其由肋间后动脉发出，并与肋间神经外侧皮支同行，分布于胸前、胸外侧区的皮肤、乳腺、肌肉等组织。

(3) **腹壁浅动脉**：①腹侧壁的浅动脉，来自肋间后动脉、肋下动脉、腰动脉的分支。②腹壁正中线附近区域的浅动脉，由来自腹壁上动脉和腹壁下动脉的分支供应。③脐下区域的浅动脉，由来自股动脉两条浅支供应：a **腹壁浅动脉**，来自股动脉，越过腹股沟韧带中、内1/3的交点向上行向脐部，并沿途分布、供应；b **旋髂浅动脉**，来自股动脉，在皮下浅筋膜的深、浅两层之间行向髂前上棘，并沿途分支供应。

2. **皮下浅静脉** 胸、腹壁浅静脉非常丰富,相互成网,以脐区明显。

脐平面以上的浅静脉:汇成胸腹壁浅静脉→胸外侧静脉→腋静脉;亦可经深静脉汇入头静脉或锁骨下静脉→上腔静脉。

脐平面以下之浅静脉:经腹壁浅静脉、旋髂浅静脉,向下汇入大隐静脉→股静脉;亦可经深静脉回流至髂外静脉→髂总静脉→下腔静脉。

脐区的浅静脉:经附脐静脉与肝门静脉相互交通。故当门静脉高压时,肝门静脉的血液可反流入脐周静脉,形成以脐为中心的放射状腹壁浅静脉怒张,称之为"海蛇头"征。

(四)乳腺

乳腺,为胸壁皮下浅筋膜层内的一种特殊内分泌腺组织。男人及儿童的乳腺不应发达;女性乳房,从青春期开始发育,至成年女性的乳腺,应很发达。男性及儿童的乳腺若明显发育、而成年女性的乳腺若不发育,则应视为异常;应检查其原因。

乳腺发育,是重要的性别特征之一。

青春期未授乳之女性乳房,呈半球状;位于第2~4肋高度、胸骨旁线与腋中线之间;处于皮下浅筋膜之深、浅两层之间;在胸大肌的浅面。其内含脂肪、乳腺叶及结缔组织;其表面为皮肤。(图5-4)

乳腺的内部结构:乳腺的基本的结构为**乳腺小叶**。由若干个乳腺小叶所组成1个**乳腺叶**。每1个乳腺叶,均有1条末端开口于乳头的**输乳管**。每1条输乳管和其乳腺叶,组成1个**乳腺单位**。(图5-5)

整个乳房,共由**15~20个乳腺单位**所组成;即整个乳房,共有15~20个乳腺叶和15~20条输乳管所构成。以乳头为中心,各乳腺单位呈放射状排列在乳头的周围。

乳房内,除乳腺组织外还有**脂肪、结缔组织**。

乳房内的脂肪组织,包裹在乳腺组织周围,并将乳腺组织分隔开,称**脂肪囊**。

乳房内的纤维结缔组织,呈束状结构;其向深部,连接于胸部深筋膜;向浅面,连接浅筋膜和皮肤。这些纤维束,叫**乳房悬韧带**,或 Cooper 悬韧带。

当乳腺癌细胞侵犯乳房悬韧带时,这些韧带缩短,牵拉皮肤,使皮肤表面形成许多小凹陷,致乳腺皮肤呈现为**橘皮样外观**。

由于外伤、劳损、感染等外因,尤其是体内因素:如内分泌失调、长期情绪不佳等,可致乳腺增生。女性乳腺增生,用针刀治疗,有效。

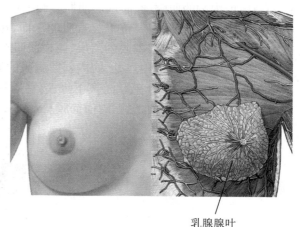

乳腺腺叶

图 5-4 女性乳房(左);乳腺内部结构(右)

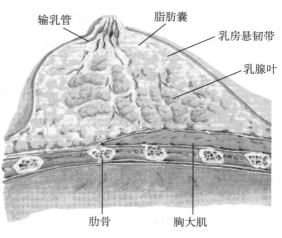

输乳管　脂肪囊　乳房悬韧带　乳腺叶　肋骨　胸大肌

图 5-5 女性乳房内部结构,侧面观

三、深筋膜层

(一)胸部深筋膜

胸部深筋膜分为深、浅两层。

1. **胸部深筋膜浅层**　覆盖在胸大肌的表面;其向内与胸骨的骨膜相延续;向上附着于锁骨;向下与腹部腹直肌表面的筋膜相延续;向后与腰背部深筋膜浅层相延续。

2. **胸部深筋膜深层**　位于胸大肌的深面、前锯肌的表面;其向上亦附着于锁骨;向下依次将锁骨下肌、胸小肌包裹于其内。其张于喙突、锁骨下肌下缘与胸小肌上缘之间的部分叫**锁胸筋膜**。肩峰动脉的分支和胸外侧神经由此筋膜穿出(正位于胸大肌外上缘与三角肌前下缘之间的肌间沟内)至胸大肌、胸小肌,且有静脉同行;头静脉、淋巴管穿经此筋膜入腋窝。针刀手术操作常涉及喙突;应注意此处的结构。

(二)腹部深筋膜

腹部的深筋膜也分为深、浅两层。

1. **腹部深筋膜浅层**　其覆盖在腹直肌、腹外斜肌的表面;其与腹直肌前表面的肌筋膜、腹外斜肌前内侧的肌腱膜、腹内斜肌肌腱膜的前层,三者相互愈合而成为腹直肌前鞘。

2. **腹部深筋膜深层**　位于腹直肌的深面,包裹腹内斜肌、腹横肌等肌肉。腹直肌后表面的肌筋膜、腹内斜肌肌腱膜的后层、腹横肌肌腱膜,三者相互交织、融合,构成腹直肌后鞘。在脐与耻骨联合连线的中点处,腹内斜肌腱膜的后层和腹横肌肌腱膜转向腹直肌的前方,形成一弧形的游离下缘;此弧状游离下缘,名弓状线或叫半环线。故弓状线以下,无腹直肌后鞘;此段腹直肌的后表面,紧贴腹横筋膜。(图5-6)

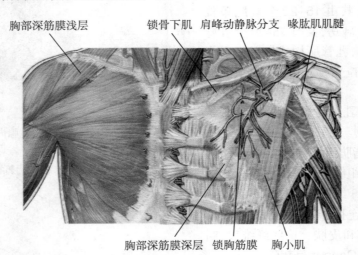

图5-6　胸部深筋膜:左示深筋膜浅层;右侧为胸大肌去除后,示深筋膜深层

四、肌肉层

因为胸、腹部肌肉层丰厚、较复杂,与针刀临床关系密切,故于下节描述。

五、胸腹壁的骨骼

胸腹壁的骨架,由肋骨、胸骨、骨盆组成。

（一）肋骨

详见第三章。

（二）骨盆

详见第三章。

（三）胸骨

胸骨，由胸骨柄、胸骨体、剑突三部分组成。（图 5-7）

胸骨柄的上端，为胸骨切迹，为胸锁乳突肌胸骨头的附着处。胸骨柄的上外端，为关节面，其锁骨头构成胸锁关节。

胸骨体的两侧有 7 个凹陷，为与第 1~7 肋软骨的连接处，从而构成第 1~7 胸肋软骨关节。临床上常见有肋软骨炎，致局部疼痛、肿、压痛。针刀治疗，有效。

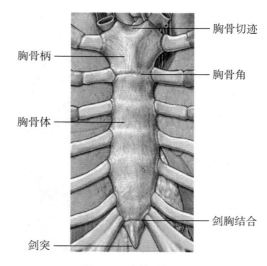

图 5-7　胸骨，前面观

胸骨柄与胸骨体结合处，叫胸骨角。其向前稍隆起。可于体表清楚触及。

胸骨体与剑突结合处，叫胸剑结合；为肋弓的软骨与胸骨的连接处。

六、胸腹腔

胸、腹腔内，分别容纳心血管、呼吸、消化、泌尿生殖系统的各大组织器官，针刀不可及，故略去。

第三节　躯干前部的肌肉

一、胸壁肌肉

胸壁肌肉由胸肌和部分腹肌组成。由表及里，共分下列 4 层：第一层，为胸大肌、腹外斜肌和腹直肌的上部分；第二层，为锁骨下肌、胸小肌、前锯肌；第三层，为肋间肌；第四层，为胸横肌。（图 5-8）

（一）胸大肌

1. 胸大肌的位置、毗邻、层次　胸大肌，为前胸部最发达、最强壮的一块扇形的肌肉。明显由三部分肌束组成：上束，为**锁骨部**；中束，为**胸肋部**；下束，为**胸大肌腹部**。（图 5-9）

胸大肌，位置浅表，就位于深筋膜浅层之深面；女性，其位于乳房的深面。胸大肌的深面，为深筋膜深层、胸小肌、锁骨下肌等组织结构。

2. 起止点　胸大肌锁骨部，起于锁骨内 1/2 段；肌纤维斜向外下行，止于肱骨大结节嵴的下段、靠前侧。胸大肌腹部，起于腹直肌前鞘；肌纤维斜向外上行，止于肱骨大结节嵴的上段、靠后侧。胸肋部，起于胸骨的前外表面及邻近的肋软骨；肌纤维向外行、逐渐集中，止于肱骨大结节嵴的中段。（图 5-10）

3. 体表投影　上臂用力内收，尤其是抗阻力内收时，于前胸可见明显隆起扇状的胸大肌的周围轮廓及其三束肌肉。

抗阻力内收上臂，观察、触摸胸大肌，也是临床检查胸大肌的方法。

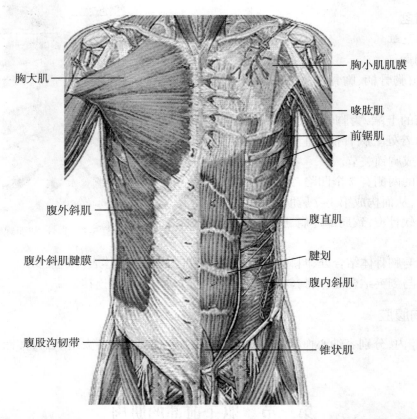

图 5-8 躯干前部的肌肉：左，示第一层肌肉；右，示胸大肌、深筋膜浅层去除后结构

胸大肌　　　　　　　　　　　　　胸小肌肌膜

　　　　　　　　　　　　　　　　喙肱肌

　　　　　　　　　　　　　　　　前锯肌

腹外斜肌　　　　　　　　　　　　腹直肌

腹外斜肌腱膜　　　　　　　　　　腱划

　　　　　　　　　　　　　　　　腹内斜肌

腹股沟韧带　　　　　　　　　　　锥状肌

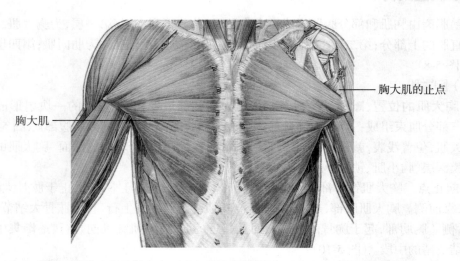

图 5-9 胸大肌及其起点，左图；去除三角肌后，示胸大肌及其起止点，右图

胸大肌　　　　　　　　　　　　　胸大肌的止点

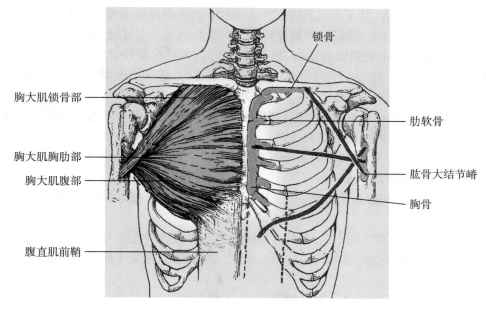

图 5-10　胸大肌(左)及其起止点(右),示意图

4. **神经支配**　由来自臂丛(含 C_5、C_6)的胸前外侧神经和胸前内侧神经支配。

5. **功能**　躯干固定,使肱骨内收、内旋。一般而言,背阔肌、肩胛下肌、大圆肌、小圆肌等为其协同肌;三角肌、冈上肌、冈下肌等为其对抗肌。

若上肢固定,可使躯干向上及提肋,以助吸气。

6. **胸大肌病变及其与胸小肌病变的鉴别**　胸大肌锁骨部病变,使该部肌束痉挛、挛缩,致锁骨受到异常的向下的牵张力,因而可引起胸大肌锁骨部疼痛,还可出现胸锁乳突肌的疼痛,因为继发胸锁乳突肌受牵张。(图 5-11)

胸大肌的胸肋部病变,可出现心前区痛;疼痛还可沿上肢的尺侧放射到第 4、5 指;其特点是疼痛常与上肢活动有关,依此可与心绞痛相区别。

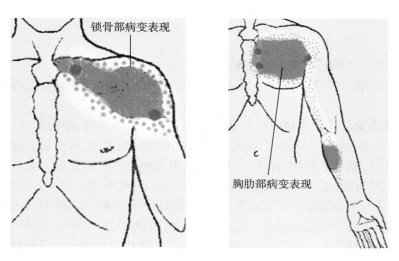

图 5-11　胸大肌病变的表现:疼痛区及放射区(红色区);淡蓝点(压痛点)

胸大肌病变明显者,甚至可致其轻度驼背、肩内收、头颈前屈表现。肩关节主动内收、内旋时,可诱发或加重疼痛;肩外展、外旋受限。于胸大肌的起止点可触及压痛点。

胸大肌病变与胸小肌病变的鉴别:胸小肌病变时,其疼痛和放射痛区域,基本上与胸大肌病变相同,故应对二者病变予以鉴别:①胸小肌病变时,还可出现臂丛、锁骨下动脉、锁骨下静脉受累表现;②胸小肌病变时,喙突压痛明显,为其特点。

7. 针刀临床　用针刀松解胸大肌起止点及肌腹部的病灶,能有效治疗胸大肌的慢性损伤。著者在临床实践中发现:在肩周炎的治疗时,肩袖病灶已松解,但部分患者的肩外展、后摸背功能仍不理想;此时,应检查是否并有胸大肌损伤;若有,松解肱骨大结节嵴的胸大肌止点病灶,就有可能改善其上述功能。

腹外斜肌的上部和腹直肌上部,虽位于胸部,但其主位于腹壁,故放在腹部肌肉中描述。

(二) 胸小肌

1. 位置、毗邻、层次　胸小肌,为具有锯齿状起点的似折扇状肌肉。

其位于胸大肌的深面,虽属胸壁的第二层肌,但其紧贴、覆盖于肋骨的表面。其深面即为肋间肌。

2. 起、止点　起于第3、4、5前肋的骨面;止于喙突的内下缘。(图5-12)

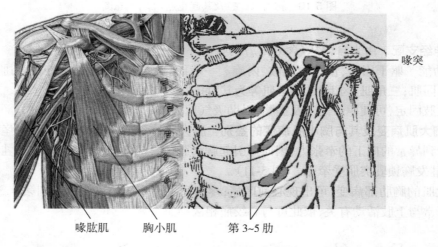

喙肱肌　　　胸小肌　　　　第3~5肋

图 5-12　胸小肌(左)及其起止点(右)

3. 神经支配　由胸前内侧神经支配。

4. 功能　近端固定,拉肩胛骨向前伸、下降、肩胛外上角向下回旋;远端固定,可提肋,助吸气。

5. 胸小肌病变及其与斜角肌综合征的鉴别　胸小肌病变时,亦诉胸前区疼痛;应与胸大肌病变的疼痛进行鉴别。因胸小肌病变,致胸小肌痉挛、挛缩,可引起上肢的血管神经束(包括锁骨下动脉、锁骨下静脉、臂丛)受挤压,而出现相应的临床表现。尤其当上肢上举或当肩关节外展、外旋时,血管神经束受挤压表现更明显。(图5-13,图5-14)

胸小肌病变与斜角肌综合征相鉴别:斜角肌综合征不影响静脉回流;因为锁骨下静脉不经过前斜角肌和中斜角肌之间的肌间隙;故不因此二肌的痉挛、挛缩而受挤压。喙突处压痛是胸小肌病变的特征。胸大肌病变、斜角肌综合征,均无喙突压痛和上肢静脉回流障碍的表现,可以此对其进行鉴别。

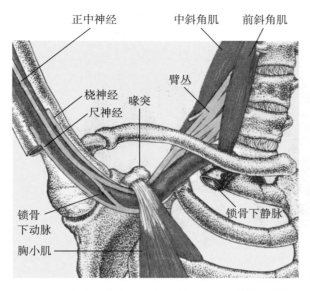

正中神经　　中斜角肌　　前斜角肌

臂丛

桡神经　　喙突

尺神经

锁骨下静脉

锁骨
下动脉

胸小肌

图 5-13　胸小肌病变,致臂丛、锁骨下动、静脉受累的解剖基础

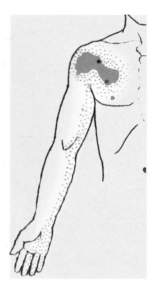

图 5-14　胸小肌病变的临床表现:疼痛及放射痛区(红色区)、压痛点(淡蓝点)

6. **针刀治疗**　针刀松解胸小肌在喙突内下缘的附着点,可缓解胸小肌病变时的痉挛、挛缩,就能有效地缓解其所致的上肢血管神经束受挤压的临床表现。

行喙突病灶的针刀松解时,在进针前,**一定要触摸清楚喙突**,并将其表面的软组织压向喙突,再针对喙突进针。当刀刃抵达喙突骨面后,再沿喙突的内下缘进行松解,才可收效而又安全。

(三)前锯肌

1. **前锯肌的位置、近邻、层次**　前锯肌,其起点为锯齿状,其肌腹呈展开的扇状之肌肉;紧包围在胸廓的前、后及外侧面。胸廓后侧部分的肌束,自上而下,依次位于肩胛骨及肩胛下肌、大圆肌、背阔肌的深面。胸廓前侧部分的肌束,位于胸大肌的深面。胸廓外部分的肌束,自上而下,依次位于腋窝、胸侧壁的皮下。成年男性,将上肢上举,于腋中线的前方,可见此肌呈锯齿状隆起于肋骨的表面,故此部分肌束,位置浅表。(图 5-15,图 5-16)

2. **起止点**　前锯肌起于第 1~8(或第 9)肋骨的外侧面;于第 5~8(或第 9)肋骨的外侧面,前锯肌的起点与腹外斜肌的起点相互呈犬牙交错状。前锯肌的止点,为肩胛骨脊柱缘前内侧的骨面:从肩胛骨的内上角、沿肩胛骨脊柱缘,直至肩胛下角处为止。(图 5-17)

3. **投影**　患者上肢上举。从肩胛内上角→肩胛下角的连线,为此肌止点的投影线。腋前线与第 2~8肋骨外侧面的交点,约为其起点的投影线。将起、止点投影线的上端相连,及起、止点投影线的下端相连;上述四线所围成的区域,即为前

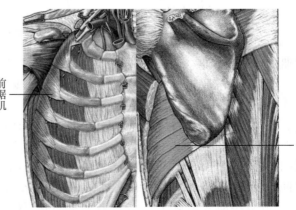

前
锯
肌

前
锯
肌

图 5-15　特显的前锯肌,左:前面观;右:后面观

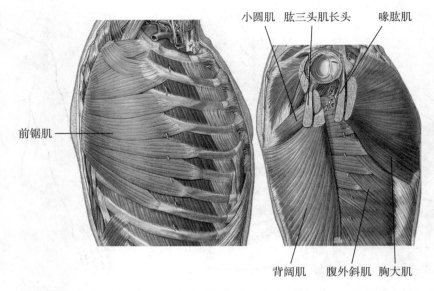

图 5-16 特显的前锯肌：左图，侧面观；右图，特显的前锯肌及其毗邻

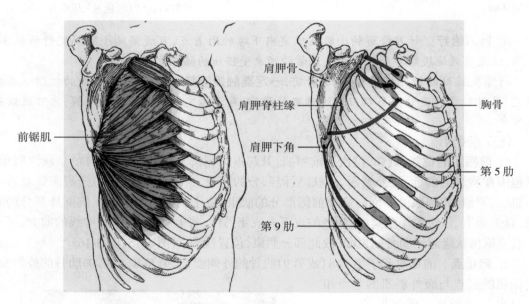

图 5-17 前锯肌（左）及其起止点（右），侧面观，示意图

锯肌的体表投影区。

4. **神经支配** 由胸长神经支配；此神经，由臂丛发出，但有 T_5、T_6、T_7 脊神经前支的纤维加入。（图 5-18）

5. **功能** 其收缩时，肩胛骨向前、向外侧移动；即使肩胛骨靠紧胸廓。

6. **病变** 前锯肌病变时，患者觉患侧胸部及肩胛下角附近疼痛，还可涉及患侧上肢尺侧的疼痛；深呼吸时疼痛加重；患侧卧位时疼痛加重，故患者不能取患侧卧位睡觉。嘱患者取仰卧位，上肢稍外展，可于患者的侧胸壁的肋骨表面触及压痛点或阳性病灶点。前锯肌瘫痪，肩胛骨不能靠紧胸廓；故令患者面壁而立，双上肢向前平伸，用力推墙时，其肩胛骨向后耸起呈翼状，这是前锯肌损伤时的特有表现。（图 5-19，图 5-20）

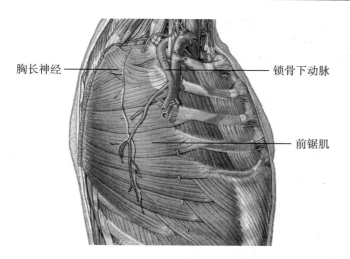

胸长神经 —— 锁骨下动脉

前锯肌

图 5-18　前锯肌的神经支配和供血动脉,侧面观

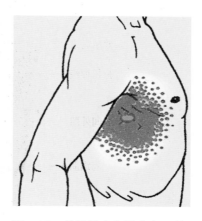

图 5-19　前锯肌病变的疼痛区(红色区)及压痛点(淡蓝色点),侧面观

7. **针刀治疗**　前锯肌慢性劳损,致其粘连、瘢痕、痉挛、挛缩,用针刀松解其起点的病灶点,能有效缓解其所致临床表现。但行针刀松解病灶时,应将压痛点或病灶点推压至肋骨的外表面,刀锋在肋骨表面运动,勿入胸腔,以策万全。

(四) 肋间肌

1. **位置、毗邻、层次**　肋间肌,是位于上下相邻的两肋骨之间的短小肌肉。属胸壁的第三层肌。其包括肋间外肌、肋间内肌。肋间内肌,处于肋间外肌的深面。肋间内肌的深面,多为胸膜壁层。(图 5-21)

2. **起止点**　肋间外肌,起于上位肋骨下缘的外唇,肌纤维从外上稍向前下斜行,止于下位肋骨上缘的外唇。

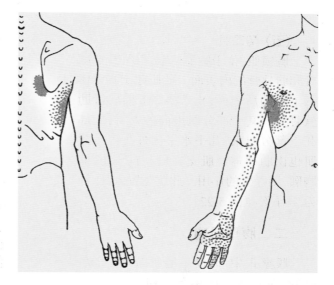

图 5-20　前锯肌病变时的疼痛及其放射痛区域(红色区):左,后面观;右,前面观

肋间内肌,位于肋间外肌的深面;其起于下位肋骨上缘的内唇,肌纤维自外下稍向内上斜行,止于上位肋骨下缘的内唇。

3. **神经支配**　由肋间神经肌支支配;而且呈典型的节段性分布。

4. **功能**　肋间外肌收缩,肋骨上提、扩胸,助吸气。肋间内肌收缩,肋骨下降,胸廓容积缩小,助呼气。

5. **病变**　肋间肌病变,可引起胸壁局限性疼痛。但曾见一位男性体育老师的左前胸乳头内侧第4、5肋间外肌病变,引起左右前胸部疼痛的病例。但细致触诊,能找到局限性、原发性病灶的压痛点。

6. **针刀治疗**　用针刀松解局限性、原发性病灶的压痛点,能收良效。

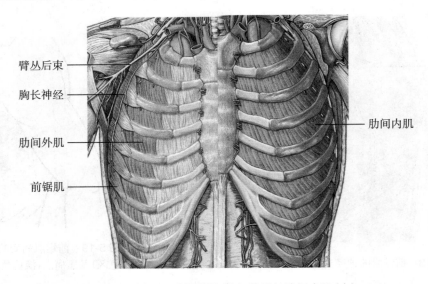

臂丛后束
胸长神经
肋间外肌
前锯肌
肋间内肌

图 5-21 肋间肌:肋间外肌(左)、特显的肋间内肌(右)

(五) 胸横肌

胸横肌,位于胸前壁最深层,紧贴胸骨和肋软骨的内表面。此肌起于胸骨体的下段的后表面;止于第 2~6 前肋近肋软骨处。其上部分肌束向外上行;中部和下部分肌束,几乎水平向外行走。此肌也由肋间神经肌支支配。有降肋、缩胸廓、助呼气的作用。此肌位置太深,针刀不可及。(图 5-22)

二、腹壁肌肉

腹壁正中部,仅一层肌肉,为丰厚、强壮、左右各一的束条状肌肉,即腹直肌。

腹前外侧壁的肌肉,可分为三层:第一层,为腹外斜肌的大部分;第二层,为腹内斜肌;第三层,为腹横肌。

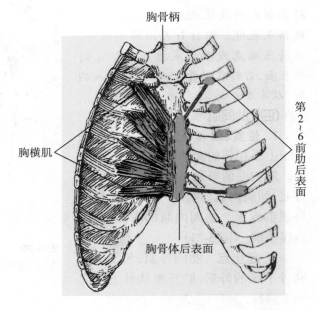

胸骨柄
胸横肌
第 2~6 前肋后表面
胸骨体后表面

图 5-22 胸横肌(左)及其起止点(右),示意图

(一) 腹直肌

1. 位置、毗邻、层次 腹直肌位于腹前壁正中线的左右两侧;位置表浅。其由腹直肌鞘所包裹;左右腹直肌鞘在腹壁正中线处相互融合,构成腹白线。每条腹直肌,有 3~4 条横行的腱划将肌束分段。腹直肌下端的前内侧,有三角形的小扁片状肌肉,叫锥状肌。(图 5-23)

腹直肌鞘,由腹直肌外侧的三块扁肌的肌腱:即**腹外斜肌肌腱、腹内斜肌肌腱、腹横肌肌腱与深筋膜相互交织、融合而成**。前鞘,由腹外斜肌肌腱、腹内斜肌肌腱的浅层、深筋膜浅层融合而成;后鞘,由腹内斜肌肌腱的深层、腹横肌肌腱、深筋膜的深层相互融合而成。腹直肌腱划仅与腹直肌前鞘愈合,故腹直肌后缘是游离的,不与后鞘相愈合。(图 5-24)

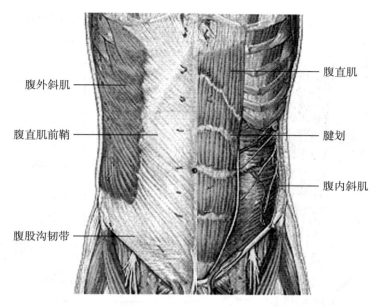

图 5-23 腹直肌：腹直肌前鞘（左），前鞘去除后，特显的腹直肌（右）

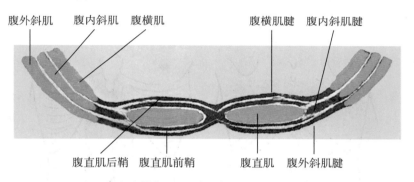

图 5-24 腹壁横断面：示腹壁各肌层、腹直肌鞘的组成

2. **起止点**　起于耻骨联合和耻骨结节；止于第 5、6、7 肋软骨、胸骨与剑突的前表面。（图 5-25）

3. **投影**　胸剑结合的中点、第 5 肋软骨结合点（即第 5 肋骨与肋软骨的结合处）、耻骨联合前缘、耻骨结节，上述四点所围成的区域，即为腹直肌的体表投影。事实上，若腹肌用力，就明显可见腹直肌紧绷、隆起于腹部正中线的两侧，其轮廓清楚可见。（图 5-26）

4. **神经支配**　由第 7~12 肋间神经支配；其分布也为节段性，即肋弓上下为第 7、8 肋间神经（含第 7、8 胸脊神经前支纤维）支配；脐上下附近为第 9、10 肋间神经支配；耻骨联合上部为第 11、12 肋间神经支配。

5. **功能**　下端固定，两侧收缩，则脊柱前屈，还可助呼气；一侧收缩，协助脊柱向同侧弯曲。若上端固定，两侧同时收缩，骨盆后倾。

6. **病变**　临床所见的腹直肌损伤，多以腹部手术或腹部外伤后所致。腹直肌损伤时，患者常诉上腹或中腹、下腹部痛。腹直肌上部损伤的患者，有时诉心前区甚至诉躯干后面腰背交界处疼痛，有时还伴恶心、"灼心感"等症状。检查，剑突外下可有压痛。其时应与胆道

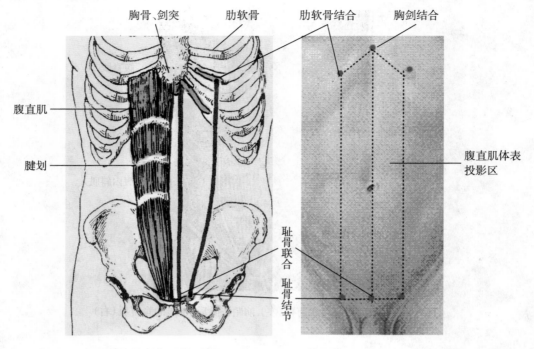

图 5-25　腹直肌和其起止点(左)、体表投影(右)示意图

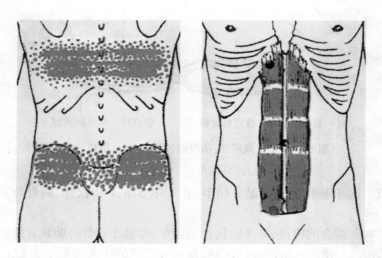

图 5-26　腹直肌病变表现:躯干后疼痛区(左,红色区)及腹壁压痛点(右,淡蓝点)

病变、胃十二指肠病变相鉴别。腹直肌下部损,常觉下腹甚至可伴下腰痛。右或左下腹压痛时,其时常与阑尾炎或女性患者的盆腔内疾病相混淆。其简易鉴别方法:嘱患者仰卧,直腿抬高 10°~15°,以使腹直肌紧张;再用同等的力量按压原压痛点:若压痛加重,则为腹壁肌损伤;若压痛减轻,为内脏病变。(图 5-27)

　　7. 针刀治疗　腹直肌,被腹直肌鞘严密地包裹着。因此,用针刀治疗腹直肌损伤时,除应有效地松解腹直肌起止点病灶或其压痛点、阳性反应物点外,还应针对腹直肌前鞘、腱划进行松解才可。

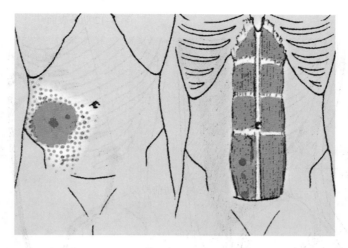

图 5-27　腹直肌下部分病变表现:疼痛区(左,红色区);压痛点(右,淡蓝点)

(二) 腹外斜肌

1. **位置、毗邻、层次**　腹外斜肌,位于腹壁的前、外侧面。位置表浅。属腹壁第一层肌肉。其表面,仅有皮肤、皮下浅筋膜层等。其深面,为腹内斜肌。(图 5-28)

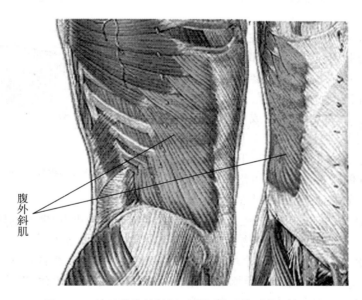

腹外斜肌

图 5-28　特显的腹外斜肌,左图,侧面观;右图,前面观

2. **起止点**　其起于第 5~12 肋骨的外侧面;起点正与前锯肌的起点相对应,相互呈犬牙交错状。纤维从后上向前下行。后下部的肌束附着于髂嵴前段的外唇,直至髂前上棘。前部肌纤维移行成肌腱膜,参与腹直肌前鞘的组成,并与对侧的腹直肌前鞘相互愈合成腹白线;此腱膜的内下缘,参与组成腹股沟韧带,分别附着于髂前上棘和耻骨结节。(图 5-29)

3. **神经支配**　主由第 7~12 肋间神经和第 1 腰脊神经的前支支配。

4. **功能**　上端固定,两侧收缩,骨盆后倾。下端固定,一侧收缩,使脊柱向同侧屈和向对侧旋转;两侧收缩,可增加腹腔内压力(如排尿、排便、呕吐等),还可使脊柱前屈,下拉胸廓。

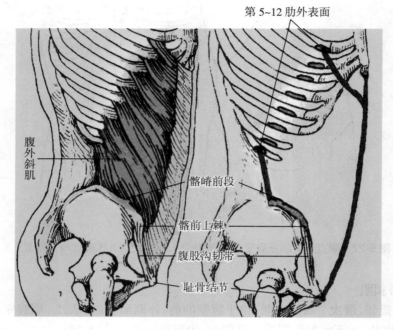

第5~12肋外表面

腹外斜肌

髂嵴前段

髂前上棘

腹股沟韧带

耻骨结节

图 5-29　腹外斜肌(左)及其起止点(右)示意图,侧面观

5. **病变**　腹外斜肌,是使脊柱前屈和旋转的重要动力肌肉,也是侧腹部的最表浅的肌肉,故其损伤、劳损的机会多。如躯体扭曲地坐着较长时间的工作;或躯体扭曲着做剧烈运动(如投掷运动或弯腰搬重物),易致其劳损或损伤性病变。其上部分肌束损伤时常诉胁肋部疼痛。下部分肌束损伤时常诉侧腰部疼痛,还可沿精索放射至阴囊部。脊柱旋转活动时疼痛加

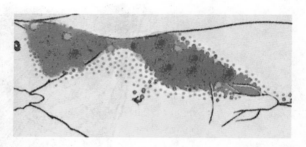

图 5-30　腹外斜肌病变的表现:红色,示疼痛区;淡蓝点,示压痛点,前面观

重,因而影响脊柱的活动。此肌的起点(第5~12肋骨外侧面)、止点(髂嵴前段、髂前上棘、耻骨结节)可触及压痛点或阳性反应物(如硬结、条索状物等)。(图 5-30)

6. **针刀治疗**　腹外斜肌在肋骨外侧面起点病灶的针刀松解,应将病灶点推压于肋骨的表面,针对肋骨表面进针刀;当刀锋抵达肋骨表面后,沿肋骨表面运作,即为安全有效之策。对其止点病灶的针刀松解,刀锋在髂嵴的外唇运动即可。

(三)腹内斜肌

1. **位置、层次**　腹内斜肌,位于腹壁的前外侧面,处于腹外斜肌的深面,腹横肌的浅面,属于腹壁的第二层肌肉。(图 5-31)

2. **起止点**　此肌起于腹股沟韧带的外上 1/2 段及髂嵴前 2/3 段的内唇及腰背筋膜。一部分肌纤维,由后下向前上行,止于第9或第 10、11、12 肋骨的下缘。第 2 部分肌纤维,由后向前,基本呈横行,移行成肌腱膜,参与组成腹直肌的前、后鞘,且与对侧的肌腱膜在正中线愈合成腹白线。第 3 部分纤维,为小部分肌纤维,但具有十分重要的临床意义:其由后上向前下行,其下缘呈弓状,越过精索的前上方,在精索的内侧与腹横肌融合成**联合肌腱**,肌腱的

一部分止于耻骨结节;另一部分,组成提睾肌,随睾丸下降至阴囊。(图5-32)

人在胚胎时期,其睾丸位于腹腔,随着胚胎的发育,睾丸和精索逐渐下降到阴囊内。腹内斜肌的此小部分肌纤维,亦随睾丸下降,而成为精索内的提睾肌(腹横肌的部分腱膜,随睾丸下降而成为精索内筋膜;腹外斜肌腱膜,随睾丸下降,成为精索外筋膜)。因此腹外斜肌、腹内斜肌、腹横肌的病变,常可引起股沟部甚至阴囊部、睾丸的疼痛,其原因就在于此。

3. **神经支配**　由第8~12肋间神经和第1腰脊神经前支(髂腹下神经)支配。

4. **功能**　下端固定,一侧收缩,使脊柱向同侧屈曲和向同侧旋转(此时对侧腹外斜肌的下端亦固定,而协同完成脊柱的旋转动作)。

5. **病变**　腹内斜肌损伤的患者,常诉侧腹部疼痛,可放射至腹股沟部、阴囊、甚至睾丸、精索,与腹外斜肌损伤表现基本相同。此肌损伤时,其病灶点及压痛常位于第9~11肋骨尖端的下缘、髂嵴内唇及耻骨弓的上缘,尤其是第11肋骨尖的病灶更常见。

对侧腹部疼痛做鉴别诊断。首先应鉴别此疼痛来自侧腹壁肌肉病变还是来自腹内脏病变。鉴别的方法:嘱患者仰卧,双下肢伸直并抬起,同时将头背也抬离床面;此时其腹肌紧张,医师用同样的力量,对原压痛点施压:若压痛加重,为腹肌病变;若压痛减轻,为内脏病变。

6. **针刀治疗**　腹内斜肌损伤的病灶点,主位于髂嵴的内唇及第11、12肋尖,故应重点针对上述各处病灶进行松解。针对第11、12肋尖进针刀时,定应摸清、按压住第11、12肋尖,

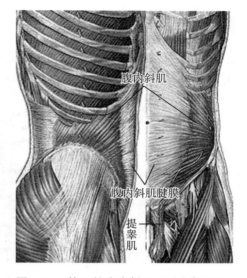

图5-31　特显的腹内斜肌:左图,侧面观;右图,前面观

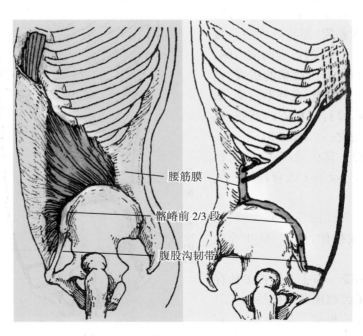

图5-32　腹内斜肌(左图)及其起止点(右图),示意图,侧面观

再进针刀,以免伤及内脏器官。

(四) 腹横肌

1. **腹横肌的位置、毗邻、层次** 腹横肌,位于腹壁的前外侧,处腹内斜肌的深面,属腹壁的第 3 层,为最深层的肌肉。(图 5-33)

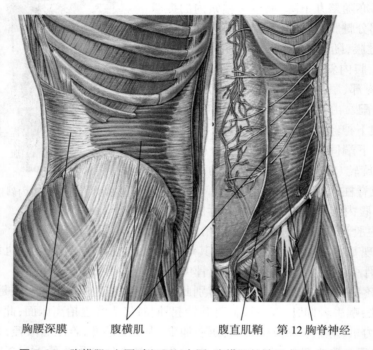

胸腰深膜　　腹横肌　　腹直肌鞘　第 12 胸脊神经

图 5-33 腹横肌:左图,侧面观;右图,腹横肌的神经支配,前面观

2. **起止点** 其起于第 7~12 肋骨的内侧面、胸腰部深筋膜、髂嵴的内唇及腹股韧带的上外段。纤维横行,走向前内侧,移行成腱膜,参与腹直肌后鞘的组成,止于腹白线;下部分肌纤维,在胚胎时期,随睾丸下降至阴囊,移行成精索内筋膜,成为精索的组成部分之一。(图 5-34)

3. **神经支配** 其由第 7~12 肋间神经(胸脊神经前支)及第 1 腰脊神经前支支配。

4. **功能** 与其他腹肌协同收缩,增加腹压,协助完成排便、咳嗽、呕吐等生理、病理活动。

5. **腹横肌病变** 临床上是否单独存在腹横肌损伤,单纯腹横肌损伤的临床表现如何尚未见可信报道。期待年轻、有志的医学同仁们,在自己的临床和科研

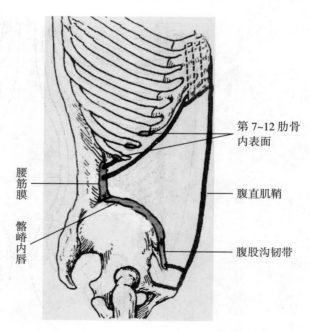

第 7~12 肋骨内表面

腰筋膜

髂嵴内唇

腹直肌鞘

腹股沟韧带

图 5-34 腹横肌的起止点,示意图,侧面观

实践中,能得到满意答案。

6. 针刀治疗 由于对单纯的腹横病变是否存在、临床表现如何均一无所知,故其针刀治疗手术,目前也不存在。

三、躯干前壁的重要血管神经

(一)胸壁肌肉层内的重要血管神经(图5-35)

1. 肋间动、静脉及肋间神经 肋间动脉,为胸壁的主要供血动脉。其来自胸主动脉分出的壁支——肋间后动脉。第3~11对肋间后动脉分别分出各肋间动脉;第12对分出肋下动脉。

肋间动脉的行程、供应:肋间动脉,沿肋骨下缘的肋沟行走。其处于**肋间内肌的深面、肋间最内肌之浅面之间**。供应胸壁组织的血运。**肋间静脉和肋间神经与肋间动脉**伴行。

胸壁的肋间血管、神经,均位于肋间隙的较深层,若摸清楚肋骨表面,进行针刀操作时,刀刃在肋骨表面运动,就不会触及、损伤肋间的血管神经。

2. 胸廓内动、静脉 胸廓内动脉,为胸壁的另一重要供血动脉。来自锁骨下动脉的第1段。

其行程:自锁骨下动脉发出,在锁骨下静脉的后方下降,经胸膜顶的前方,进入胸腔。其在胸腔内,沿第1~6肋软骨的后表面与胸膜壁层之间下行,并沿途分支;至第6肋间隙处,分成心包膈肌动脉和腹壁上动脉两终支。行程中,有同名静脉伴行。

胸廓内动脉的主要分支如下:

(1) **肋间前支**:共有数支;约于胸骨外缘1.0cm处、上6个肋间隙之间穿深筋膜而出,至皮下,成为胸壁皮下浅动脉,上下之间相互吻合;亦与肋间动脉吻合,主要供应胸前壁的血液。

(2) **心包动、静脉**:为胸廓内动脉重要终支之一;主要供应心包的血液。

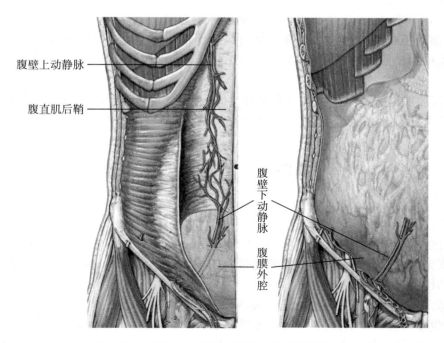

图 5-35 腹壁上动、静脉与腹壁下动、静脉的吻合

（3）**膈肌动、静脉**：亦为重要终支之一；主供应膈肌等。

（4）**腹壁上动、静脉**：为胸廓内动脉的重要终支；其沿腹直肌后表面与腹直肌后鞘之间下行，并与腹壁下动脉在脐部附近相互吻合。

（二）腹壁肌肉层内的重要血管神经

1. **动脉**　腹壁供血动脉也为两组：肋间及肋下动脉、腰动脉、腹壁上下动脉。

（1）**第 11 肋间动脉、肋下动脉、腰动脉**：前述动脉，来自胸、腹主动脉。其行走于腹横肌和腹内斜肌之间。呈节段性分布，供应腹前外侧壁肌肉及各组织的血运。

（2）**腹壁上动脉**：腹壁上动脉：前已述为胸廓内动脉的终支，主供应上腹壁肌肉及其他组织的血运。

（3）**腹壁下动脉**：来自髂外动脉。于腹股沟韧带中点的内上方约 1.0cm 处发出，在腹膜外组织内斜向内上行，继之穿过腹直肌后鞘，在腹直肌后表面与腹直肌后鞘之间上行，在脐附近与腹壁上动脉吻合；沿途分支，主供应腹直肌及附近组织的血运。

腹壁下动脉的体表投影：腹股沟韧带中点的稍内侧与脐的连线，即为腹壁下动脉的体表投影。

（4）**旋髂深动脉**：也由髂外动脉在腹股沟韧带中点附近发出。沿腹股沟韧带的外段，向外上行，至髂嵴，沿髂嵴上缘的内唇行走、分支、供血。

2. **静脉**　与动脉同名，并伴行。

3. **神经**　有第 7~12 胸脊神经前支、髂腹下神经、髂腹股沟神经等。

（1）**第 7~12 胸脊神经（包括肋下神经），即下 6 对肋间神经**：在胸壁，其沿各自的肋沟行走；越过肋弓后，进入腹壁，在腹横肌和腹内斜肌之间斜向内下行，穿过腹直肌鞘进入腹直肌。沿途分支，管理腹前外侧壁、腹前壁各肌肉的运动。在腋中线附近，发出外侧皮支，支配腋中线前后区域皮肤的感觉。在腹直肌鞘附近，发出前皮支，支配腹壁中线附近区域皮肤的感觉。胸脊神经皮支，对腹壁皮肤亦呈节段性支配：上腹部，由第 7、8 胸脊神经支配；脐上下，由第 9、10 脊神经支配；下腹部，由 11、12 胸脊神经支配。

（2）**髂腹下神经**：由第 12 胸脊神经的部分纤维和第 1 腰脊神经部分纤维所组成。也节段性支配腹横肌、腹内外斜肌等；其皮支，主要支配腹股沟韧带以上、耻骨联合处皮肤的感觉。

（3）**髂腹股沟神经**：主由第 1 腰脊神经组成。其肌支也管理腹横肌、腹内外斜肌；其皮支，支配股前内上侧、阴囊、大阴唇的皮肤感觉。

第四节　盆部与会阴部

一、盆部与会阴部的范围

前已述，盆部与会阴部，属躯干前部的一部分。其位于腹部的下方。盆部和会阴，均以骨盆为支架，由关节、韧带、肌肉、筋膜连接而成；其向前上与腹部、向后上与腰部相延续；向下与股部相延续。

盆部，包括盆壁、盆腔、盆内脏器三部分。盆腔与腹腔相延续。盆内脏器，包括消化道末端、泌尿生殖器官。盆壁，包括骨盆及盆壁各肌肉等组织、盆底。盆底，乃盆部的下壁，即会阴部；会阴部，乃消化道末端的开口、泌尿生殖器官的开口所在部位。其体表结构有明显特征,故另设专节介绍。

(一)盆部与会阴部的境界

1. 盆、会阴与腹部、股部的界线 从髂嵴外段→髂前上棘→腹股沟韧带→耻骨结节→耻骨联合上缘连成一线为界:线以上区域,为腹部。线的外下区域,为股前部。线的内下区域,为盆部与会阴部。

2. 盆、会阴与股内侧部的界线 从耻骨联合下缘→坐骨结节→尾骨尖连成线为界:线的内侧部分,为盆部与会阴部。线的外侧部分,为股内侧部。

3. 盆部与会阴部的界线 盆部的下方,为会阴部。**会阴部,即盆腔的底部。**
盆腔内脏器,针刀难能触及,故此重点介绍盆底(会阴部)的组织结构。

(二)会阴部的境界

会阴部的境界,有广义、狭义之分。

1. 狭义会阴部 男、女性的狭义会阴部境界如下:

(1)**女性狭义会阴**:是指阴道前庭后端至肛门前缘之间的狭小软组织结构区域;亦称产科会阴。因为女性分娩时,此区承受的压力很大,易受损伤(会阴撕裂);故在助产时,应注意保护之区域,以免引起会阴撕裂,甚至累及直肠壁损伤,将会造成不良后果。(图 5-37)

(2)**男性的狭义会阴**:是指阴囊根部至肛门部位之软组织结构区域。(图 5-36)

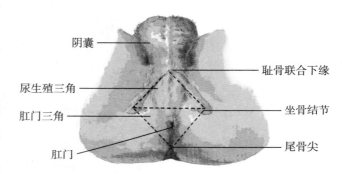

图 5-36 男性会阴部

2. 广义会阴 是指盆部下方之区域,亦即盆膈以下封闭小骨盆下口的全部软组织结构区域;即盆腔底部。

其前界:为耻骨弓和耻骨弓状韧带。**其后界**:为尾骨尖。**两侧界**:为耻骨下支→坐骨支→坐骨结节→骶结节韧带的连线。

会阴的前上部与下腹壁的软组

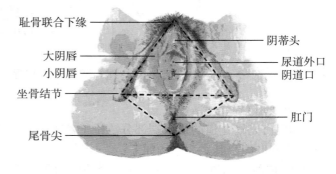

图 5-37 女性会阴部

织相延续。后上部与骶尾部软组织相延续。两侧与股内侧或与臀部的内下部相延续。

二、会阴部的分区

会阴部,以**两侧坐骨结节的连线为界**,将其分为前、后两部分:前方,为**尿生殖三角区**,后方,为**肛门三角区**。

(一)尿生殖三角区

尿生殖三角,为会阴前部的三角区域。

1. 男性的尿生殖三角区 男性尿生殖三角区内,有男性的内、外生殖器官(阴茎、阴囊、睾丸、附睾、输精管、精囊、射精管、前列腺等)和尿道等器官。

2. **女性尿生殖三角区**　女性尿生殖三角区内,有尿道和女性的内、外生殖器官,如阴蒂、阴道、子宫颈以及盆、腹腔内的子宫、输卵管、卵巢等。

(二)肛门三角区

肛门三角,为会阴部后部之三角区域。此三角区内的组织结构,男女无异。外有肛门。深部结构除肛管、直肠等器官外,主要是由肛提肌等肌肉及筋膜所构成的盆膈、盆底组织结构以及位于直肠、肛管与坐骨结节之间的**坐骨肛门窝**等组织结构,具有十分重要的临床意义。

三、肛门三角

肛门三角,又称肛区。此区内,有两个组织结构具有重要临床意义:即肛管、坐骨肛门窝。(图 5-38)

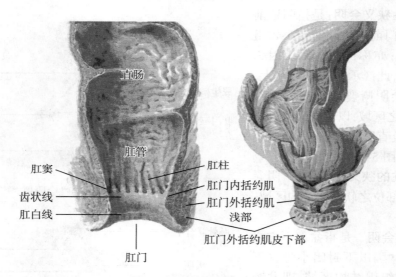

图 5-38　直肠、肛管、肛门

(一)肛管

肛管,是消化道的最末端部分。位于盆膈以下。长 3~4cm。其上端与直肠相延续;其下端终止于肛门。其主要结构如下:

1. **肛柱**　为肛管内膜的黏膜层组织所构成。其为纵行的、条状的黏膜皱襞、向肛管腔内凸起而成。因其呈柱状,故名肛柱。整个肛管内共有 6~10 条肛柱。肛柱内有动脉、静脉以及纵向行走的平滑肌。

2. **肛瓣、肛窦**　相邻两肛柱的下端,有半月形的黏膜皱襞将二者相连;则连接相邻两肛柱下端的黏膜皱襞,就叫**肛瓣**。肛瓣与相邻两肛柱的下端共同围成一个开口向上的小隐窝,此小陷窝,就名**肛窦**。肛门腺,开口于肛窦。排便时,由于粪便的挤压,窦内的腺液被挤出,其有润滑粪便、利于排便的作用。因肛窦口向上,窦内易存粪渣;此为肛窦炎、肛管直肠周围脓肿、肛瘘的发源地。

3. **齿状线**　由于**肛瓣、肛窦与肛柱下端**的存在,在直肠黏膜和肛管皮肤之间共同围成一条锯齿状环形线,称**齿状线**,又名**肛皮线**等。

　　齿状线,距肛门缘约 3.0cm。齿状线,是直肠和肛管的交界线;线上为直肠;线下为肛管。**齿状线**,更是**直肠和肛管的解剖界线**:此线以上为黏膜,线以下为皮肤。此线以上组织,由内脏神经支配;线以下组织,由躯体神经支配。线上组织的静脉回流入门静脉系统,淋巴回流入腹主动脉旁淋巴结;而线下组织的静脉回流入下腔静脉,淋巴回流入腹股沟淋巴结。其具有十分重要的临床诊断和治疗的意义。(图 5-39)

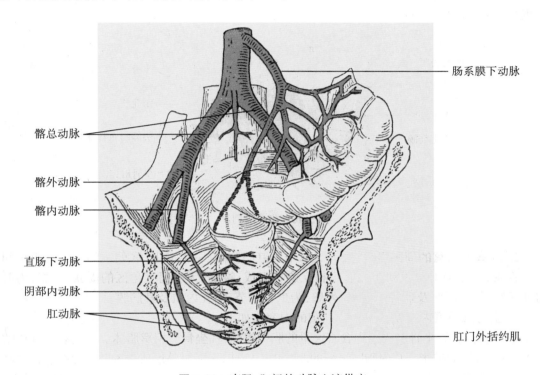

肠系膜下动脉

髂总动脉

髂外动脉

髂内动脉

直肠下动脉

阴部内动脉

肛动脉

肛门外括约肌

图 5-39　直肠、肛门的动脉血液供应

　　4. **肛白线**　距肛门缘 1.0~1.5cm 处,有一条淡蓝色的环形线,称肛白线。此线位于肛管内括约肌和肛管外括约肌的交界处。行肛门指诊时可触及此线。

　　5. **肛门内括约肌**　是位于肛管的上段、围绕在肛管壁内的、环形的、平滑肌;是直肠环状纤维在肛管的上段增厚而成。属不随意肌。收缩时可协助排便,但无括约肛门的作用。

　　6. **肛门外括约肌及肛门外括约肌皮下组的针刀切断术**　肛门外括约肌,为环绕在肛门内括约肌周围的横纹肌;根据其纤维所在部位的深浅,又分为深组、浅组、皮下组,共 3 组。

　　(1) **皮下组**:位于肛门周围的皮下;其肌束呈环形,环绕在肛管的下端;其前方附着于会阴中心腱,后方附着于肛尾韧带。肛诊时,**手指伸入肛门就可触及。**

　　(2) **浅组**:位于皮下组的上方;其肌纤维束,起自尾骨,肌束分为两股向前行,绕过肛管,在会阴体处会合,并与肛提肌的耻骨直肠部相互愈合,形成肛门直肠环;此环,具有括约肛门的作用。

　　(3) **深组**:位于浅组纤维的外上方;其肌纤维束环绕在肛门内括约肌的外面。

　　肛门外括约肌,为随意肌,具有控制排便的功能;但仅切断肛门外括约肌的皮下组纤维,无肛门失禁之虞。

　　肛门外括约肌皮下组的针刀切断术:肛裂等疾的传统治疗,为外科手术。其时,必须切断肛门外括约肌的皮下组纤维;其损伤较重,痛苦大。

用侧刃的小针刀，从肛白线的下缘刺入肛门皮下、刀口线向深面，一拉，即可切断肛门外括约肌的皮下组；或将针刀刺入至肛门外括约肌皮下组的深面，将其挑断，亦可轻松完成此手术。损伤轻，痛苦小。

（二）坐骨肛门窝

1. 坐骨肛门窝的位置 位于坐骨与肛管、直肠之间。其尖向上，底朝下，乃为一个锥状的组织间隙。（图5-40）

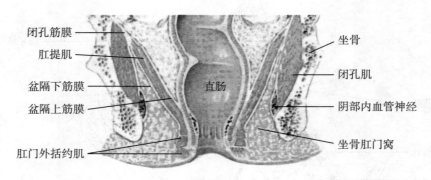

图5-40 坐骨肛门窝

2. 坐骨肛门窝的周围境界 上已述，坐骨肛门窝，是一尖向上、底朝下的锥状的组织间隙。**锥尖**，为盆膈下筋膜和闭孔筋膜相互愈合而成；**锥底**，为肛门三角区的皮肤；**内壁**，为肛门外括约肌、肛提肌及盆膈下筋膜；**外壁**，为坐骨结节、闭孔内肌及其筋膜。

3. 坐骨肛门窝内容物 坐骨肛门窝的内容物如下：

（1）**脂肪组织**：坐骨肛门窝内含有大量的脂肪组织，称**坐骨肛门窝脂体**。其具有弹性垫的作用，便于肛管的扩张。窝内脂肪组织的血液供应不佳，感染时易形成脓肿，常导致瘘管形成。

（2）**阴部神经**：来自骶丛，含S_2~S_4神经纤维。由梨状肌上孔出骨盆，绕过坐骨棘的后方，经坐骨小孔，进入坐骨肛门窝。其在坐骨肛门窝内，沿坐骨肛门窝的外侧壁前行，至坐骨结节的内侧面，向前、内呈扇形分出若干支，分布、管理肛门、会阴、外生殖器的感觉和运动功能。其主要分支如下：①**肛门神经**：为混合神经，分布于肛门周围，管理肛门周围的皮肤和肛门外括约肌；②**会阴神经深支**，主为运动（躯体运动及内脏运动）神经，分布、管理肛提肌、肛门外括约肌和全部会阴肌（如会阴浅横肌、会阴深横肌、尿道括约肌、坐骨海绵体肌、球海绵体肌、阴茎海绵体肌等）；③**会阴神经浅支**，为感觉神经，分布、管理男性阴囊的皮肤，或女性大阴唇的皮肤；④**阴茎背（或阴蒂背）神经**：其自坐骨结节处分出后，向前上行，经耻骨联合下缘，到达阴茎背部（或阴蒂背部）；主要分布、管理阴茎背部和龟头（或阴蒂和阴蒂头部）的感觉。

阴部神经损伤：阴部神经损伤，可出现肛门周围痛、会阴部、外生殖器的皮肤感觉异常、疼痛；重者，因肛门外括约肌、会阴肌（包括尿道膜部括约肌）损害，可出现直肠及膀胱括约肌的功能障碍，如大小便失禁、里急后重、排尿困难以及生殖功能障碍，如男女性功能障碍等表现。其治疗：①可行阴部神经阻滞术；②可于T_{12}、L_1椎体处寻找病变，给予针对治疗，可能收效。因为内脏神经的副交感中枢，即位于T_{12}~L_1椎体之间。

阴部神经阻滞术，其操作方法：首先找到坐骨结节，并做出标记，作为进针点。局部严格消毒，戴无菌手套，左手食指插入患者肛门内摸着坐骨棘以作引导（或从女性的阴道内摸着坐骨棘作引导）。用长的穿刺针，从坐骨结节与肛门之间的中点进针；在左食指的引导下，将针沿坐骨结节的后内缘缓慢伸入,当针尖触及坐骨肛门窝内的阴部神经时,患者会有酸、胀、沉等异常感;回抽,无血,即可注射神经阻滞剂,以完成治疗。

（3）**阴部血管**：①**阴部内动脉**：来自髂内动脉;其从梨状肌下孔出骨盆、绕过坐骨棘的后方,穿过会阴管（Alcock 管）,再进入坐骨肛门窝内,沿途分支。其主要分支：**肛门动脉**,其分布于肛管以及肛门周围的肌肉和皮肤;**会阴动脉**及**阴茎动脉**（或**阴蒂动脉**）,分别供应会阴、生殖器官的血运。②**阴部内静脉及其属支**,与同名动脉同行,汇入髂内静脉等。

四、生殖三角区

生殖三角区,又名**尿生殖三角区**,此区内最重要的组织结构,为**内**、**外生殖器官**及尿道;因此,其被命名为尿生殖三角。

生殖器官,包括外生殖器官和内生殖器官。男女有别。男性生殖三角内,除尿道外,还有阴茎、阴囊等外生殖器官和前列腺、射精管、精囊、输精管、睾丸等内生殖器官。（图 5-42）女性生殖三角区内,除尿道外,还有大小阴唇、阴蒂、阴道等外生殖器官和子宫、输卵管、卵巢等内生殖器官。

（一）男性尿生殖三角（图 5-41）

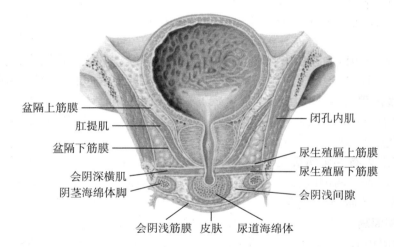

图 5-41　男性尿生殖三角的结构、层次,冠状切面,示意图

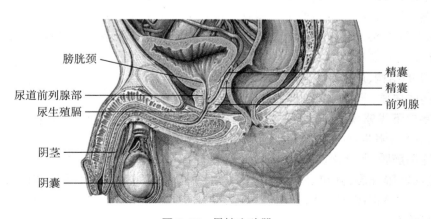

图 5-42　男性生殖器

1. **男性尿生殖三角区的结构、层次如下**

(1) **皮肤**：长有阴毛,毛囊、皮脂腺、汗腺丰富。

(2) **皮下浅筋膜层**：其脂肪组织较少,主为筋膜组织,叫**会阴浅筋膜**。会阴浅筋膜,向前与阴囊的肉膜、阴茎浅筋膜层相互延续;向上与腹壁浅筋膜深层(Scarpa 筋膜)相互延续;向两侧,附着于耻骨下支、坐骨支、坐骨结节下缘;向后方,在会阴浅横肌的后缘与深筋膜相互愈合;正中线还与会阴中心腱相互愈合。

(3) **会阴深筋膜**：会阴深筋膜也分为**浅、深两层**。

会阴深筋膜浅层,叫**尿生殖膈下筋膜**。

会阴深筋膜深层,叫**尿生殖膈上筋膜**。

此二层筋膜,均呈**三角形张开**：两侧附着于耻骨下支、坐骨支;后缘终止于左、右坐骨结节的连线上,并与会阴浅筋膜相互愈合;前缘,至耻骨联合下缘处,会阴深筋膜深层和会阴深筋膜浅层相互愈合、增厚,形成**会阴横韧带**。

会阴横韧带与耻骨弓状韧带之间形成 1 条裂隙,阴茎背(或阴蒂背)动、静脉等就穿经此裂隙。

尿生殖膈上筋膜和尿生殖膈下筋膜之间,有**会阴深横肌和尿道括约肌**。

尿生殖膈：就是指由尿生殖膈上筋膜、尿生殖膈下筋膜和其间的会阴深横肌及尿道括约肌所构成的组织结构。尿道,就从尿生殖膈的中心穿过;此段尿道,叫尿道膜部;是尿道最狭窄段之一。

由于尿生殖三角区内,有下列 3 层筋膜:即**会阴浅筋膜、尿生殖膈下筋膜、尿生殖膈上筋膜**,并由上述 3 层筋膜,构成了 **2 个筋膜间隔(或间隙)**：即**会阴浅间隔、会阴深间隔**。

(4) **会阴浅间隔**：为**会阴浅筋膜**与**尿生殖下筋膜**之间的间隔。

会阴浅间隔,向前上开放,与阴囊、阴茎、腹壁的浅筋膜层相通;因此,腹壁皮下水肿时,常并阴囊、阴茎皮下水肿。

会阴浅间隔内有许多重要结构：坐骨海绵体肌、球海绵体肌、会阴浅横肌、阴茎海绵体左、右脚(分别附着于两侧耻骨弓)、尿道、会阴动脉(供应阴囊的血液)、会阴神经(支配会阴深浅横肌、球海绵体肌、坐骨海绵体肌、尿道括约肌、肛门外括约肌、肛提肌等)。

(5) **会阴深间隔**：为位于尿生殖膈下筋膜和尿生殖膈上筋膜之间的间隙。

会阴深间隔内有会阴深横肌、尿道括约肌。阴茎动脉,穿过会阴深间隔,进入会阴浅间隔后就分出**阴茎背动脉和阴茎深动脉**;以供应阴茎各海绵体的血液。

2. **阴茎**　阴茎,是男性的外生殖器官。位于男性的尿生殖三角区内。阴茎的外形,呈圆柱状。分为阴茎头、体、根三部分。阴茎根部,附着在会阴浅间隔内;阴茎头游离,叫龟头。尿道开口于龟头的末端。

(1) **阴茎的结构、层次如下**：(图 5-44)

1) **阴茎的皮肤**：菲薄、柔软、伸缩性及移动性极佳。

2) **阴茎皮下浅筋膜层**：疏松、缺乏脂肪组织;其与阴囊肉膜、腹前壁的浅筋膜、会阴部浅筋膜层相互延续;阴茎背浅静脉、淋巴管行经此层。

3) **阴茎深筋膜**：阴茎深筋膜分深、浅两层。

a **阴茎深筋膜浅层**：其包裹在阴茎 3 条海绵体的浅面;向前,终止于阴茎龟头后方的冠状沟;向后,至阴茎根部,继而向上与腹白线相延续,并在耻骨联合的前方有弹性纤维参与而构成**阴茎悬韧带**。

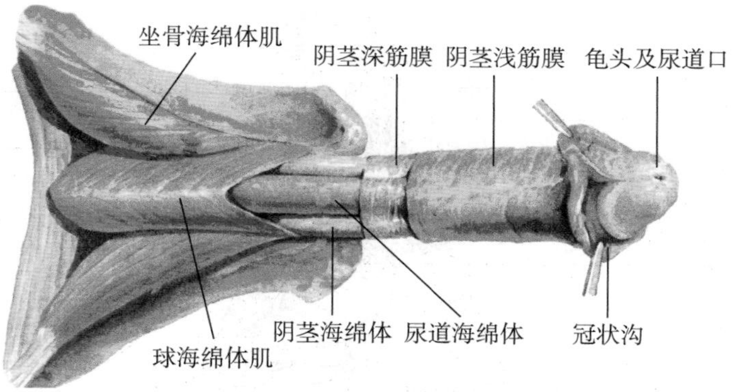

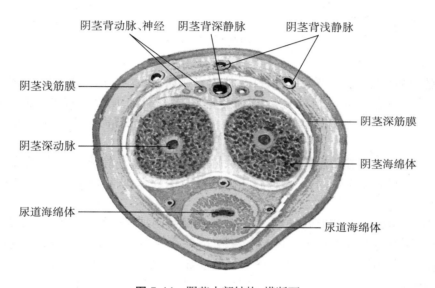

坐骨海绵体肌

阴茎深筋膜　阴茎浅筋膜　龟头及尿道口

球海绵体肌

阴茎海绵体　尿道海绵体　冠状沟

图 5-43　阴茎的 3 条海绵体

阴茎背动脉、神经　阴茎背深静脉　阴茎背浅静脉

阴茎浅筋膜

阴茎深动脉

尿道海绵体

阴茎深筋膜

阴茎海绵体

尿道海绵体

图 5-44　阴茎内部结构，横断面

　　b **阴茎深筋膜深层，又名白膜**：其分别包裹在构成阴茎的 **3 条海绵体**之表面。包裹在左、右侧阴茎海绵体表面的白膜，较厚，并在左、右侧阴茎海绵体之间，构成**阴茎中隔**。包裹在尿道海绵体的白膜，则较薄。

　　4）**阴茎海绵体**，共有 **3 条：阴茎海绵体，2 条；尿道海绵体，1 条**。（图 5-43）

　　a. **阴茎海绵体**，左右各 1 条，均位于阴茎背侧；其中央，各有 1 条阴茎深动脉穿行。阴茎海绵体，固定在耻骨支上；其后端，各有 1 条阴茎海绵体肌附着；阴茎海绵体肌收缩，可阻断阴茎海绵体内静脉血的回流，有助于阴茎勃起更挺，勃起时间更长。

　　b. **尿道海绵体**，1 条，位于阴茎腹侧；其后端有球海绵体肌；球海绵体肌收缩，可阻断尿道海绵体内静脉血的回流，亦有助于阴茎的勃起。尿道海绵体的中央，有尿道通过。

　　（2）**阴茎的血管、神经**如下（图 5-45）

　　1）**供血动脉**：有阴茎背动脉、阴茎深动脉，二者均来自阴部内动脉。

　　a **阴茎背动脉**，行走于阴茎深筋膜层深、浅两层之间。

　　b **阴茎深动脉**，行走于两条阴茎海绵体的正中心。

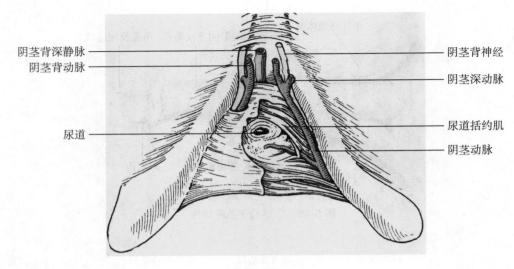

图 5-45 阴茎的血管、神经支配

阴茎勃起的解剖原理：当人受各种内、外因素刺激时，这些小动脉扩张，海绵体内就会充满血液，阴茎就会勃起。阴茎的勃起，除上述动脉扩张外，同时还有坐骨海绵体肌及球海绵体肌的收缩，以压迫阴茎静脉，阻断阴茎静脉的回流，阴茎海绵充分充盈，阴茎勃起更坚挺。

2) **回流静脉**：有**阴茎背浅静脉、阴茎背深静脉**。a 阴茎背浅静脉，收集阴茎皮肤、皮下的静脉血，回流入阴部外静脉，汇入大隐静脉；b 阴茎背深静脉，收集龟头、各海绵体的静脉血，汇入前列腺静脉丛。

3) **阴茎的神经支配**：**阴茎背神经**，为来自骶丛的**会阴神经**的终支；经耻骨联合下缘进入阴茎，行走于阴茎背面的浅筋膜层内；左、右各 1 条；主司龟头和皮肤的感觉。此外，**内脏神经纤维**(包括交感和副交感神经纤维)，或随**供血动脉**，或随盆内脏神经丛而进入阴茎海绵体，形成**阴茎海绵体丛**，以司阴茎的内脏运动(副交感神经兴奋时，阴茎背动脉及阴茎深动脉扩张，各海绵体充血，阴茎勃起)、内脏感觉功能。(图 5-46，图 5-47)

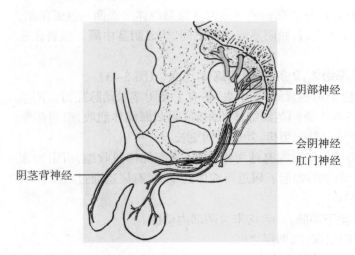

图 5-46 阴部神经

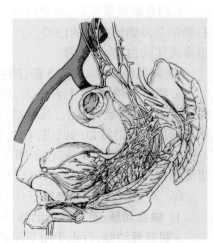

图 5-47 盆腔的内脏神经

(3) **尿道**：男性尿道，穿经尿道海绵体的中心。成人全长16.0~22.0cm。自外至内，依次分为尿道海绵体部、膜部、前列腺等3段。海绵体部，为位于尿道海绵体内那一段；膜部，为位于尿生殖膈内的一段；前列腺，即为位于前列腺内的那一段。临床上，将尿道海绵体部，叫前尿道；膜部和前列腺部，统称为后尿道。海绵体部的末端，开口于龟头；前列腺段的最后端，接膀胱开口；前列腺段的中部、后面，与射精管等相通。

3. **阴囊** 为悬垂于耻骨联合下缘的一皮囊状结构。内容**睾丸、附睾、精索**等结构。

阴囊的皮肤较薄、皱褶不平、色素沉着，生长阴毛。阴囊的皮下层内，有一薄层平滑肌，叫**肉膜**；此层肉膜可随人体温度或周围环境温度的变化面自动收缩或松弛，以调节阴囊内的温度，有利于睾丸内精子的正常生长、发育。

精索，是由输精管、提睾肌、精索血管及神经所组成。输精管，向前，与附睾相互延续；向后，延续成精囊；左右精囊汇合组成射精管，其开口于尿道的前列腺部。

睾丸，是精子的生成、发育器官；也是男性激素(睾丸酮)的分泌器官。睾丸与附睾相延续。睾丸生成的精子，输入附睾而最后成熟；再经输精管至精囊储存、营养；因为精囊的分泌液中含果糖，有营养精子的作用。

4. **前列腺及前列腺增生、慢性前列腺炎** 前列腺，属于男性的内生殖器官。

(1) **前列腺的位置、毗邻**：前列腺，为实质性器官，是男性重要的内生殖器官。其位于膀胱和尿生殖膈之间。前列腺底部与膀胱颈、精囊、输精管壶腹部相邻；前列腺的前方为耻骨联合的后缘；前列腺的后方为直肠壶腹。肛门指诊时，隔着直肠前壁，可触及前列腺的后表面及其上方的精囊与输精管壶部。

(2) **前列腺的外部形态**：前列腺为前后稍扁的栗子状。其上端稍宽大，为前列腺底，邻接膀胱颈；其下端稍尖细，为前列腺尖，位于尿生殖膈的上方。底与尖之间，为前列腺体。前列腺体的后面平坦，正中有一条纵行的浅沟，称前列腺沟。行肛门指诊时可清楚触及此沟。

(3) **前列腺的包膜**：即指包裹在前列腺表面的筋膜鞘，叫**前列腺囊**。其由纤维结缔组织和**平滑肌**所组成；不仅包裹在前列腺的表面，并伸入前列腺实质内，将前列腺分叶、分膈。前列腺囊与前列腺组织之间有前列腺静脉丛。

(4) **前列腺的内部结构**

1) **前列腺的分叶**：共5叶：即前叶、中叶、后叶及左、右侧叶。尿道之前，为前叶；尿道之后、射精管之前为中叶；前叶、尿道、中叶之两侧为左、右侧叶；后叶，位于前列腺中叶及两侧叶的后部。

2) **尿道前列腺部**：此段尿道，位于前列腺实质内。其后续于膀胱颈的尿道开口，经前列腺底部进入前列腺内，向前下行，穿过前列腺的整个实质(因而命名为"**尿道前列腺部**")，于前列腺尖部穿出，延续为尿道的膜部(即尿道穿过尿生殖膈的部分)。

3) **前列腺排泄管口**：前列腺排泄管，来源于前列腺的各叶；其有多个开口，均开口于尿道前列腺部的后壁；其排出液，为精液的重要组成部分。

4) **射精管口**：也开口于尿道前列腺部的后壁。射精管向后上与位于前列腺后上方的左、右精囊相延续。

(5) **前列腺增生、慢性前列腺炎**：中老年男性，前列腺组织内的结缔组织增生，致前列腺肥大，尿道受挤压，引起夜尿频、尿急等表现；行肛门指检时，可触知前列腺沟消失等表现。

前列腺增生，常易并发感染，导致慢性前列腺炎，出现尿频、尿急、尿痛、血尿、会阴不适及疼痛等症状；

针刀医学创始人朱汉章教授曾介绍,用针刀松解前列腺囊,以治疗前列腺增生症或慢性前列腺炎。其中,一种手术进针和操作方法,如图 5-48。

(6) **前列腺囊的针刀松解术**:朱汉章教授创建的慢性前列腺炎、前列腺增生肥大的针刀疗法,包括调整电生理线路的针刀治疗和局部针刀治疗。

局部针刀治疗:术前,患者应排尿,以免进针时伤及膀胱。患者取截石位。从耻骨联合上缘的后表面进针。当刀锋抵达耻骨上缘后,应将刀锋沿

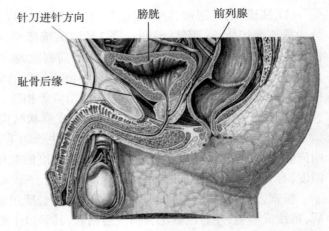

图 5-48 特显的前列腺、及针刀松解前列腺囊的进针刀部位

耻骨联合的后表面、慢慢深入。当刀锋抵达前列腺前表面时,术者会觉有明显的抵抗感;患者亦觉会阴部不适或酸、胀、沉重等感觉。此时,即可松解前列腺包。余同朱教授的操作。术后,应观察 30 分钟以上,无异常,才能让患者离开。(图 5-48)

(二)女性生殖三角

1. **女性尿生殖三角的结构、层次** 女性尿生殖三角的结构、层次与男性相似:均为皮肤、浅筋膜、深筋膜;而深筋膜又分两层;两层深筋膜之间有会阴深横肌和尿道括约肌。也由会阴浅筋膜、会阴深筋膜浅层、会阴深筋膜深层共同组成的会阴浅间隔、会阴深间隔。(图 5-49) 所不同的有二:①尿生殖膈内通过的器官不同:男性尿生殖膈中仅有男性尿道通过;女性尿生殖膈中有女性尿道及阴道通过。②男女生殖器官的明显差别。

女性的外生殖器,又名**女阴**。

2. **女阴** 女阴,即女性外生殖器;女阴,包括阴阜、大阴唇、小阴唇、阴道前庭、阴蒂、尿道口等组织器官。

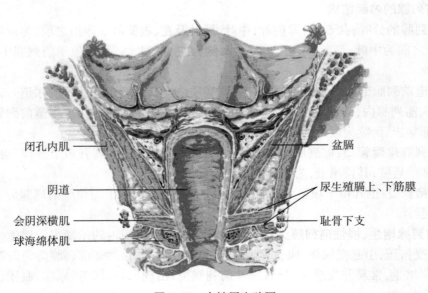

图 5-49 女性尿生殖膈

（1）**阴阜**：为耻骨前表面隆起之软组织。皮肤于青春期长出阴毛。皮下富含脂肪组织，弹性良好。

（2）**大阴唇**：为阴阜的两侧向下后延伸的组织结构。皮肤亦生长阴毛。两侧大阴唇前上端相互连接处，叫阴唇前连合；两侧的后下端连接处，叫阴唇后连合。

（3）**小阴唇**：为两侧大阴唇向内侧延伸的组织。其皮肤细腻，呈皱褶状，光滑、柔软，无阴毛。两侧小阴唇的后下端以**阴唇系带**相互连接。两侧阴唇的前上端在阴蒂处分为深、浅两层：两侧浅层相互融合，成为阴蒂包皮；两侧深层相互连接而成**阴蒂系带**。

（4）**阴道前庭**：为两侧小阴唇之间的裂隙。此裂隙的中央为阴道口。阴道口，其深部续为阴道。阴道口周围为处女膜，或处女膜痕。阴道口的后外侧，左、右各有前庭大腺的开口。

（5）**阴蒂**：为左、右阴蒂海绵体所构成。位于小阴唇的前上端，阴唇前连合与阴蒂系带之间。其外露且游离部分，叫阴蒂。阴蒂，相当于男性的阴茎。

（6）**尿道**：女性尿道口，位于阴道口与阴蒂之间。女性尿道，长 2.0~3.0cm。

3. **女性内生殖器官**　子宫、输卵管、卵巢等，位于盆腔。因针刀不可及，从略。

第六章

下肢解剖

第一节　下肢的境界、分部、体表标志、血管神经的体表投影

一、下肢的境界、分部

(一) 下肢的境界

下肢的前侧，以腹股沟韧带为界；腹股沟韧带以上为腹部；韧带以下为下肢的股部。下肢的后内侧，以尾骨尖→骶、尾骨的边缘→髂后上棘→髂嵴→髂前上棘的连线为界；此线的内上部，为骶、腰区；线的外下部，为臀部(下肢带)、下肢部。

(二) 下肢的分部

下肢，包括：**臀部与髋关节、股部、膝部、小腿与踝关节、足部**五部分。

股部，俗称大腿，又分为内、外、前、后侧四面。

小腿，则分为前内、前外侧和后侧三面。

足，分为足背、足底两部分。

二、下肢的重要体表标志

(一) 下肢的重要骨性标志

1. **臀部的骨性标志**

(1) **髂嵴**：为髂骨的上缘，其全长均可清楚触及，是臀部和腰骶部的分界线；髂嵴前缘的骨突为**髂前上棘**，其后缘的骨突为**髂后上棘**，均可清楚触及。

两侧髂嵴最高点的连线与人体躯干后正中线的交点，为第4腰椎棘突或为第4、5腰棘突间。

(2) **坐骨结节**：位于臀部的下方。坐位时，是人体重量的支持点。于臀沟的深部可清楚触及。

2. **大腿的骨性标志**　有股骨大转子、股骨内侧髁、股骨外侧髁、股骨内上髁、股骨外上髁、股骨内收肌结节(位于股骨内上髁的上方)等。

3. **膝部的骨性标志**　有髌骨及髌骨尖、髌骨底、髌骨边缘。

4. **小腿的骨性标志**　胫骨内侧髁、胫骨外侧髁、胫骨结节、胫骨嵴、腓骨头、内踝、外踝等。

5. **足部的骨性标志**　有跟骨后结节，足舟骨粗隆，第5跖骨粗隆。

跟骨后结节,位于跟骨的后方,为跟腱的止点。

足舟骨粗隆,约位于足内侧缘中点的稍后方,为足舟骨之隆起;可于体表清楚触及。

第5跖骨粗隆,于足外侧缘中点,第5跖骨基底部向后突起的骨突,亦可清楚触及。

(二)下肢的重要肌性标志

下肢的重要肌性标志,有**臀大肌**、**股四头肌**、**腓肠肌**、**髌韧带**、**跟腱**等。

三、下肢重要血管、神经的体表投影

下肢重要血管神经的体表投影,有坐骨神经的体表投影、胫神经体表投影、腓总神经体表投影、股动脉的体表投影等。

(一)股动脉的体表投影

当髋关节尽力外旋时,从腹股沟韧带的中点,引一条直线,到股骨内收肌结节上缘;此直线即为股动脉的体表投影。(图6-2,图6-3)

此线上2/3段的股动脉,其位置较表浅,仅位于下肢深筋膜浅层的深面(其中有一小段,其表面还有菲薄的缝匠肌);皮下脂肪不丰厚者,在体表可触及此段跳动。(图6-1)

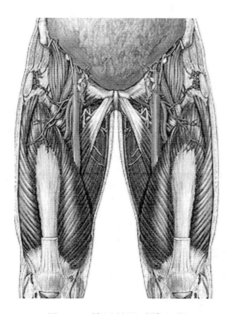

图6-1 特显的股动脉上段

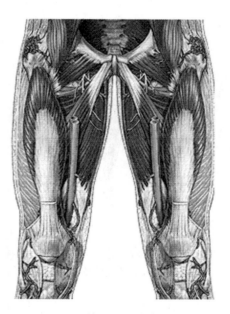

图6-2 特显的股动脉下段

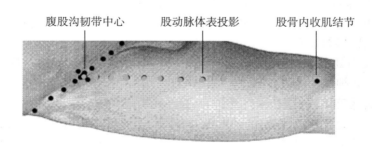

图6-3 股动脉的体表投影

在腹股沟部的股动脉段,任何人的股动脉跳动,均可清楚地被触及。

在腹股沟部,股神经、股动脉、股静脉,三者伴行。三者在腹股沟部的排列,自外而内,依次为股神经、股动脉、股静脉。故在腹股沟部,股动脉跳动的外侧,即为股神经;股动脉跳动的内侧,即为股静脉。

(二)坐骨神经的体表投影

坐骨神经的体表投影的确定方法如下:(图 6-4)

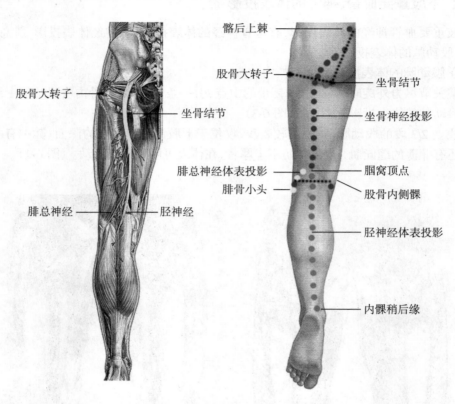

图 6-4 坐骨神经与其分支(左)及其体表投影(右)

左图,示坐骨神经及其分支:胫神经、腓总神经

右图,示坐骨神经(蓝色)、胫神经(玫瑰色)、腓总神经(黄色)的体表投影

1. 从髂后上棘到坐骨结节连线的中、上 1/3 的交点处,为第 1 点;

2. 从坐骨结节与股骨大转子连线的中、内 1/3 的交点处,为第 2 点;

3. 股骨内侧髁与股骨外侧髁连线的中点处,为第 3 点;

依次将上述的第 1 点、第 2 点、第 3 点连成线,即为坐骨神经在股后侧的体表投影。

(三)胫神经的体表投影

自腘窝的尖顶处,约沿腘窝与小腿后侧的中线至小腿内踝后缘约一横指处,引一条直线;此直线,即为胫神经的体表投影。

(四)腓总神经的体表投影

自腘窝的尖顶处开始,沿腘窝的外上缘,向外下,至腓骨小头下方约 1cm 处之连线,即为腓总神经的体表投影。(图 6-5)

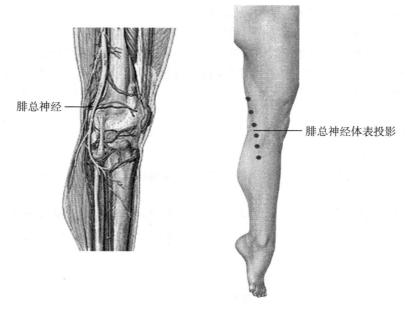

图 6-5 腓总神经(左)及其体表投影(右)

左图,下肢侧面观,示坐骨神经及腓总神经

右图,下肢侧面观,示腓总神经的体表投影

第二节 下肢的结构、层次

下肢的层次、结构与上肢相同。其中心支架,是骨骼和其所组成的关节。在骨骼和关节的周围,有皮肤、皮下(浅筋膜)、深筋膜、肌肉等四层组织,将骨骼、关节科学、合理地包裹着。深筋膜,不仅包裹下肢的全部肌肉,而且还伸入肌肉之间,将肌肉分隔、分层;并构成一些重要血管神经鞘,以包裹着下肢的重要血管和神经干。

一、皮肤层

下肢皮肤的结构与上肢基本相同。下肢各部皮肤的厚薄及移动性各处不一。

臀部的皮肤:较厚,汗腺、皮脂腺丰富,而移动性稍差,以适应人的坐位姿势。

大腿的皮肤:外侧、后侧及前侧的皮肤均较厚,唯内侧和股前近腹股沟部的皮肤薄,而其移动性上部较小,越近膝部,其移动性越大。

膝部的皮肤:薄,移动性大。

小腿的皮肤:前外侧较薄,后内侧较厚;上部移动性好,越近踝关节,移动性越小。前外侧下部皮肤较紧张,血液循环差,损伤、感染后不易愈合。

足部的皮肤:足底皮肤厚、移动性小,以适应人的行走、跑、跳等活动。足背皮肤虽薄,但移动性差。

人体皮肤的厚薄和移动性的不同,是与各部总的功能有关的。譬如,人常需取坐位,若臀部皮肤不厚,就不能很好地保护臀部深部的组织;若其移动性太大,就会坐不稳。足底皮肤若不厚、若移动性大,人就无法行走等。

从组织结构上看,皮肤移动性小,乃因皮下层组织中含有较多的纵行纤维束,其将皮肤层与深层组织连接在一起之故。因而,从针刀医学角度看,对皮肤移动性小的部位针刀松解,用平行进针法施行松解术,切断一些纵行的纤维束,则效果较好。

再者,下肢各部皮肤对疼痛的敏感性也是不一样的。四肢末梢的痛觉感受器分布密集,对疼痛特敏感。故在四肢部位,尤其是在四肢末梢部位做针刀手术时,给予低浓度、少剂量的局部麻醉药,是可行之良策。

二、皮下层

皮下层,又称皮下浅筋膜层。

下肢的皮下浅筋膜层,与腰骶部、腹部的皮下浅筋膜层相互移行而成。下肢各部之间的浅筋膜亦相互移行。

下肢各部皮下浅筋膜层中均含有纤维结缔组织、脂肪组织、皮下循环系统(皮下浅静脉、皮下浅动脉、淋巴管与淋巴结)、皮下神经等组织结构,但上述各组织在下肢各部的含量,不全相同。

(一)臀部皮下层

1. **臀部皮下浅筋膜层内的纤维和脂肪组织**　臀部皮下浅筋膜层中含有丰富的脂肪组织,尤其是成年女性,此部位的脂肪含量更丰满。臀部皮下浅筋膜中的纤维结缔组织含量也很丰富,其中许多纵行的纤维组织将皮肤与深层组织连接较紧密,故臀部的皮肤移动性不大,以适应人常需坐位的功能。

2. **臀部的皮下神经及臀上皮神经损伤**　臀部皮下层中有臀上皮神经、臀内侧皮神经、臀下皮神经等皮下神经。

(1) **臀上皮神经**:一般为 2~3 条。由第 1~3 腰脊神经后外侧支组成。其从各自的椎间孔出椎管后,经过较长的曲折路程,从竖脊肌的外缘,穿出腰筋膜,分别越过髂嵴,分布于臀部的上半部的皮肤。臀上皮神经,因行程长,曲折,易受损伤,致腰、骶、臀部疼痛,甚至可放射至下肢的后侧,临床常见。详见第三章,第二节。

(2) **臀下皮神经**:是股后皮神经的分支;其绕过臀大肌的下缘,返折向上,穿出臀部深筋膜,分布于臀部的下半部皮肤。(图 6-6)

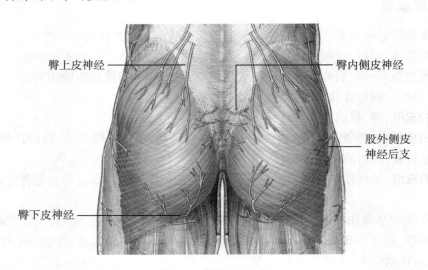

图 6-6　臀部皮下神经

（3）**臀内侧皮神经**：一般有 1~3 支，为第 1~3 骶神经后支所组成。其由各骶后孔出椎管，经髂后上棘与尾骨尖连线附近，各自穿出深筋膜，分布于骶后部和臀内侧部的皮肤。

此外，还有髂腹下神经的外侧皮支，支配臀部的上外侧皮肤；股外侧皮神经后支，支配臀部外下部的皮肤。

（二）股部皮下层

1. 股前内侧的皮下层的 Camper 筋膜和 Scarpa 筋膜　近腹股沟处的皮下浅筋膜分为两层：浅层为脂肪组织层；深层为筋膜样层；浅、深两层分别与腹前壁的 Camper 筋膜和 Scarpa 筋膜相延续。筋膜样层，在腹股韧带下方 1.5~2.0cm 处，附着于阔筋膜。股前内侧皮下层内的纤维组织，为疏松的纤维结缔组织，纵行纤维束较少，但含有丰富的脂肪组织和皮下血管、神经。

2. 股部皮下浅动脉　有腹壁浅动脉、旋髂浅动脉、阴部外动脉等；其分布于腹股沟、腹壁下部、股前内侧区的皮下浅筋膜和皮肤。

3. 大隐静脉　是下肢最重要的皮下浅静脉。其起自足背静脉弓的内侧端→经内踝的稍前方→小腿的内侧→股骨内侧髁的后方→股内侧→在耻骨结节外下方 3.0~4.0cm 处，穿隐静脉裂孔→汇入股静脉。在其汇入股静脉前，接纳旋髂浅静脉、腹壁浅静脉、股内侧浅静脉、股外侧浅静脉和阴部外静脉 5 条属支。大隐静脉全长近 80cm，是全身最长的浅静脉。

大隐静脉位于皮下浅筋膜内，无肌肉保护，静脉瓣膜常发育不良，故易患大隐静脉曲张症。针刀手术时，不应刺破屈曲、怒张之静脉；否则，难以止血。

4. 皮下神经、股外侧皮神经炎　股前内侧区的皮下神经非常丰富，有腹股沟神经、股外侧皮神经、股神经前皮支、闭孔神经皮支、生殖股神经股支、隐神经等。

（1）**腹股沟神经**：分布于股前内侧区上半部、阴囊或大阴唇的皮下与皮肤。

（2）**股外侧皮神经**：由 L_2~L_3 脊神经的纤维组成；约于髂前上棘的内上方，经腹股沟韧带的深面至股前部，越过缝匠肌的起始部的浅面，于髂前上棘下 5.0~7.0cm 处，穿出深筋膜至皮下，分布于股外侧皮肤。

股外侧皮神经常在穿出深筋膜等处被卡压，导致股外侧皮肤局部区域的感觉异常，临床称之为"股外侧皮神经炎"或"股外侧皮神经损伤"。

用针刀松解其卡压处，有可能改善局部症状。

（3）**股神经前皮支**：来自股神经，一般有两支，从股神经分出后，穿深筋膜浅出，或穿过深筋膜和缝匠肌，浅出至皮下，分布于股前内侧，直至膝关节上的皮肤。（图 6-7）

股神经前皮支，从穿越深筋膜或穿越深筋膜和缝匠肌浅出至皮下时，有时也被卡压，引起股前区疼痛，其特点为屈髋关节时疼痛加重。用针刀松解其卡压处，可收良效。

5. 股后侧皮下层　股后侧的皮下层较厚，纤维结缔组织及脂肪组织较致密，致皮肤移动性较差。此区重要的皮下神经，为股后皮神经。

股后皮神经：含 S_1~S_3 脊神经纤维，其在臀大肌下缘的中点处（臀沟中点附近）穿深筋膜浅出至皮下，沿股后正中

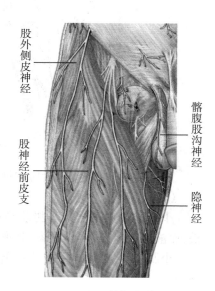

图 6-7　股前侧皮神经

线下降至腘窝的顶角。沿途分支,分布于臀下部、股后侧、腘窝、小腿后上部的皮肤。(图6-8)

(三)膝部的皮下层

1. **膝前侧皮下层** 膝前侧皮下层中的脂肪组织少,纤维结缔组织疏松,故其皮肤的移动性很大,便于膝关节的伸屈等活动。在髌韧带和皮肤之间有髌前皮下滑囊;慢性劳损时易致**髌前皮下滑囊炎**。(图6-9)

膝部的血液供应非常丰富。有由股动脉发出的旋股外侧动脉的降支,腘动脉、股深动脉、胫前动脉的分支,形成膝降动脉、膝上内侧动脉,膝上外侧动脉,胫前返动脉,膝下外侧动脉,膝下内侧动脉,因而在膝关节周围组成**膝关节周围动脉网**。

膝前的皮神经:内侧有隐神经穿深筋膜浅出至膝内侧皮下的分支;并分出髌下支,支配膝内下的皮肤。膝关节的外上方,有股外侧皮神经的终支支配;膝关节的上方和内上方,有股神经前皮支和内侧皮支的终支支配。

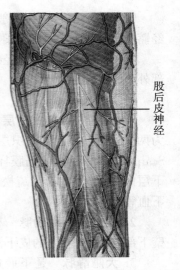

图6-8 股后皮神经

2. **膝后侧皮下层** 膝后侧为腘窝。其皮下层中有小隐静脉,其沿小腿后侧的中线上行,在腘窝的中部穿过深筋膜,汇入腘窝深部的腘静脉。(图6-10)

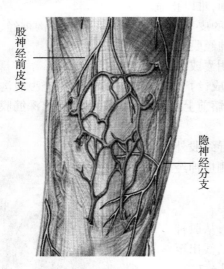

图6-9 膝前侧皮下层(前面观)

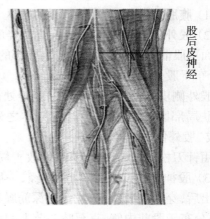

图6-10 膝后侧皮下层(后面观)

膝后侧的皮神经:有股后皮神经终支、隐神经和腓肠神经的分支,支配膝后侧的皮肤。

(四)小腿皮下层

小腿前侧皮下层 小腿前侧(尤其是胫骨前)皮下层中的脂肪组织很少,纤维组织也疏松,血液供应差,故容易感染,难愈合。(图6-11,图6-12)

小腿前侧皮下的重要浅静脉:为大隐静脉(位于前内侧)及其属支(见股前内侧的皮下层)。

小腿前侧皮下神经丰富。前内侧主为隐神经;前外侧主为腓浅神经皮支。

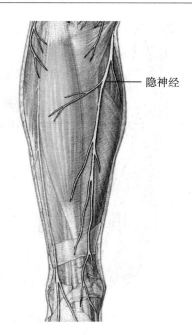

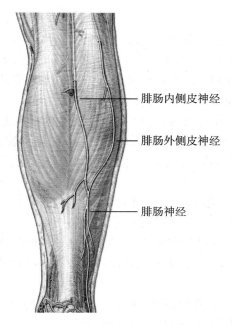

图 6-11　小腿前侧皮下层(前面观)　　图 6-12　小腿后侧皮神经(后面观)

（1）**隐神经**：含 $L_3{\sim}L_4$ 脊神经纤维，为股神经的终末支，主支配小腿前内侧、足内侧缘的皮肤。其行程：自股神经分出后，伴随股动脉进入股收肌管，沿股部前内下行，穿过膝内上方的收肌裂孔，至膝内侧，在缝匠肌与股薄肌之间穿深筋膜，浅出至小腿前内侧的皮下层，再伴随大隐静脉沿小腿的前内侧下行，直至足内侧缘。沿途分支，支配髌骨下方、小腿前内侧、内踝、足内侧缘的皮肤。

（2）**腓浅神经皮支**：为腓浅神经的分支，主含 L_5 脊神经纤维，主分布于小腿前外侧的皮肤。

腓浅神经皮支的行程：自腓浅神经分出后，在小腿前外侧中、下 1/3 的交界处，经腓骨长肌前缘穿深筋膜浅出，分为足背内侧皮神经和足背外侧皮神经：足背内侧皮神经，支配足背内侧以及第 1~3 趾的背面的皮肤；足背外侧皮神经，支配足背中、外侧部分的皮肤和第 3~5 趾背面的皮肤。

（五）足部皮下层

1. **足背部皮下层的结构**　足背皮下层中的脂肪组织较少，结缔组织稀疏，皮下血管、神经丰富。

（1）**足背皮下静脉相互吻合成网**：汇合成足背静脉弓；再由足背静脉弓汇合成大隐静脉、小隐静脉。（图 6-13）

1）**足背静脉弓**：是由各趾背静脉，向心性上行至足背，相互吻合，形成足背静脉弓。足背静脉弓的内端，移行为大隐静脉；外侧端移行为小

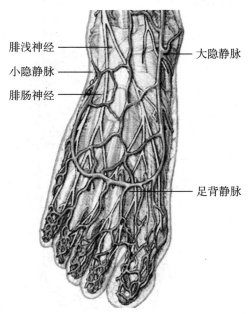

图 6-13　足背皮下浅静脉网

隐静脉。

2）**大隐静脉**：其起自足背静脉弓的内侧端，经内踝前缘，沿小腿的内侧、膝关节的后内侧、大腿的内侧，上行至大腿根部，在耻骨结节的外下3.0~4.0cm处，经隐静脉裂孔，注入股静脉。

3）**小隐静脉**：起自足背静脉弓的外侧端，经外踝的后缘，沿小腿后面的中线上行，至腘窝下方，在腓肠肌内、外侧头之间，穿过深筋膜浅层，注入腘静脉。

（2）**足背皮神经**：计有足背外侧皮神经、足背中间皮神经、足背内侧皮神经。（图6-14）

1）**足背内侧皮神经**：足背内侧皮神经，由腓浅神经皮支分出，支配足背内侧以及第1~3趾背面的皮肤。

2）**足背中间皮神经**：为腓浅神经皮支的终支，支配足背中间部分皮肤以及第3~5趾背面的皮肤。

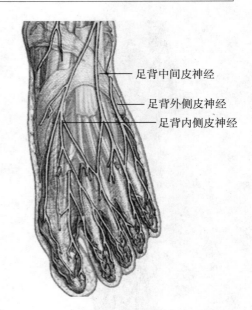

图6-14 足背皮神经

3）**足背外侧皮神经**：分布于足背外侧及小趾背外侧的皮肤。

2. 足底皮下层结构及"足跟下脂肪垫炎"、"足跟下滑囊炎"

足底皮下的纤维脂肪组织：足底部皮下层的结构致密、坚厚。其纤维结缔组织致密成束，纵横交错，并穿过丰厚的脂肪组织，其外连皮肤，内连深筋膜甚至骨骼，构成致密的**纤维脂肪垫**结构，使皮肤移动性极差，极具耐受压力、耐受摩擦的能力。上述结构特点，尤以足跟、足底外缘、第1跖骨头、第5跖骨头等支撑体重的支点处，更为明显。（图6-15，图6-16）

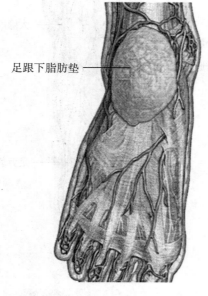

图6-15 足跟皮下脂肪垫

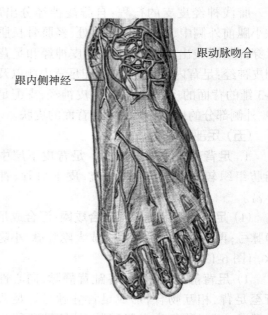

图6-16 足底皮下的血管、神经

足跟底部的脂肪组织最丰富,称足跟下脂肪垫;在脂肪垫的深面还有1个滑液囊。这些结构,更为适应人站立、行走时,足跟底部常与地面接触、碰撞、摩擦、负荷较大的功能特点。

足跟底部皮下层的脂肪垫及滑液囊,易受损伤、劳损而发炎,称"足跟下脂肪垫炎"、"足跟下滑囊炎"。致其局部充血、肿胀,皮下层内压就明显增大,刺激皮下神经,常致足底严重、有时而又剧烈的疼痛,致行走困难;其临床症状,酷似"跟骨骨刺",但压痛范围跟骨骨刺局限,前二者压痛更广泛。

由于皮下组织的这些结构特点,故皮下组织病变的针刀松解手术时,针刀进皮后,将针体及刀口线,转至与皮肤表面平行;在皮下行平推的方法进行切割(即行平行切割法;以切断一些纵行的纤维束,缓解皮下组织的张力),则手术的疗效更佳。"跟下脂肪垫炎"时,常见内踝下、足内侧缘处压痛,故还应从内踝下足内侧进针刀,予以针刀松解才可。

三、深筋膜层

下肢深筋膜发达,包裹在下肢各部肌肉的表面,并发出深层筋膜,伸入各肌肉之间,附着于下肢骨面(称**肌间隔**),从而形成下肢各**骨筋膜鞘室**;或伸入各肌层之间,包裹肌肉,形成**肌筋膜鞘**;或包裹血管神经,形成**血管神经鞘**。故下肢深筋膜,又可再分为浅、深两层。

(一)臀部的深筋膜及"臀筋膜损伤综合征"

臀部的深筋膜,覆盖在臀部各肌肉的表面。其上方附着于髂嵴;内侧附着于骶尾骨背面;向下延续为大腿的阔筋膜,继而向外下附着于(或延续成)髂胫束;其向深面发出许多纤维隔,分隔各肌束;因此,臀筋膜与臀大肌结合紧密,不易分离。(图6-17)

覆盖在臀大肌、臀中肌上部分的深筋膜,特别发达,坚厚,分为两层。此两层之间夹着阔筋膜张肌。

臀筋膜损伤时,引起腰臀部、骶尾部、股后部疼痛,称为"**臀筋膜损伤综合征**",针刀松解臀筋膜,效果良好。

(二)大腿深筋膜

大腿深筋膜,又叫阔筋膜,为腹部、臀部深筋膜的延续;是一层非常坚韧的纤维膜。其包裹在大腿各肌肉的表面。其外侧部分特别坚强,形成肌腱样的纤维膜,而特名为"**髂胫束**"。(图6-18)

1. **髂胫束及"髂胫束挛缩症"** 髂胫束,乃大腿深筋膜外侧部分特别坚韧、强壮、厚密的肌腱样的纤维膜。

髂胫束的起、止点:髂胫束的上部分(即覆盖在臀中肌表面的那部分)附着于髂嵴的前外段与髂前上棘;其分为两层,内夹阔筋膜张肌。髂胫束的下部分,沿大腿的外侧下行,附着于胫骨上端的外侧髁。

"髂胫束挛缩症":髂胫束的外伤、劳损,致髂胫束病变,导致髂胫束痉挛、挛缩,引起臀部、股外侧、膝外侧疼痛,行走不便,髋弹

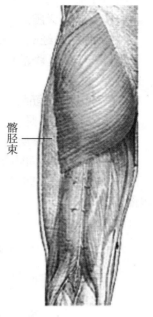

髂胫束

图6-17 臀部及股后部深筋膜(后面观)

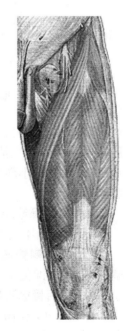

图6-18 股前深筋膜(前面观)

响,八字步等临床表现,而谓**"髂胫束挛缩症"**。

用针刀松解髂嵴前段、髂前上棘、大腿的外侧、胫骨外侧髁等处病:即针对髂胫束及其起、止点进行针刀松解,可有效治疗**"髂胫束挛缩症"**。

2. **大腿的骨筋膜鞘室**　大腿深筋膜向深部发出两条重要的**肌间隔**,伸入肌肉之间,分别附着于股骨的内、外缘,从而形成大腿前、后的两个**骨筋膜鞘室**。即**大腿前骨筋膜鞘室**,内容股四头肌。**大腿后骨筋膜鞘室**,内容后侧肌群。详见后述。

3. **血管神经鞘**　大腿深筋膜还伸向组织深部,构成重要的**血管神经鞘**;如**股管**,内有股动脉(其外侧紧邻股神经)、股静脉等通过。**股后血管神经鞘**,有坐骨神经、股后动、静脉通过。

(三) 小腿深筋膜

小腿深筋膜,是大腿深筋膜向下延续而成。小腿深膜筋膜,也分浅、深两层。

小腿深筋膜**浅层**,包裹在小腿全部各肌的表面。

1. **小腿的肌间隔及骨筋膜间室**　小腿深筋膜,除包裹在小腿全部各肌肉之外,还伸入肌肉之间,分隔肌肉或将肌肉分层。这些伸入肌肉之间的深筋膜,即为小腿深筋膜之**深层**。(图6-19)

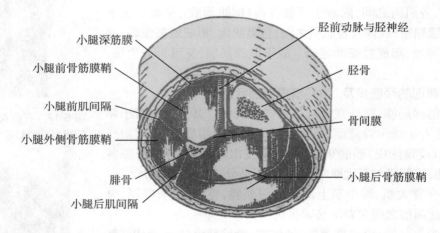

　　图6-19　小腿深筋膜及骨筋膜鞘室(小腿横断面),示意图

小腿前肌间隔:为伸入肌肉之间并附着于腓骨前缘的深层深筋膜。**小腿后肌间隔**:为伸入肌肉之间并附着于腓骨后缘的深层深筋膜。**骨间膜**:为附着于胫、腓骨相对面深层深筋膜。由**小腿前肌间隔**、**小腿后肌间隔**、**胫骨**、**骨间膜**、**腓骨**、**深筋膜浅层**,将小腿围成了如下三个**骨筋膜鞘室**。

(1) **小腿前骨筋膜鞘室**:其由小腿深筋膜浅层、小腿前肌间隔、腓骨、骨间膜、胫骨所围成。小腿前群肌肉,即位于小腿前骨筋膜鞘室内。

(2) **小腿外侧骨筋膜鞘室**:由深筋膜浅层、小腿前肌间隔、腓骨、小腿后肌间隔所围成。小腿外侧肌群,即位于其内。

(3) **小腿后骨筋膜鞘室**:由小腿后肌间隔、腓骨后表面、骨间膜、胫骨后表面、小腿深筋膜浅层所围成。小腿后侧肌群,即位于其中。小腿后肌群之间还有一层肌筋膜隔,将小腿后肌群分成深、浅两层。

2. **小腿血管神经鞘**　小腿深筋膜深层,在上述骨筋膜鞘室内,组成血管神经鞘。小腿的重要血管、神经(如胫神经、腓深和腓浅神经等)均从血管神经鞘内通过。

3. 小腿"骨筋膜鞘室综合征"　当上述各骨筋膜鞘室的容积变小(如深筋膜慢性劳损致其痉挛、挛缩、瘢痕时)或鞘室内容的体积增大(外伤出血、组织肿胀、肿瘤、骨折等)时,均可造成鞘室内容物(如血管、神经、肌肉)受刺激、压迫,就可引起**急、慢性骨筋膜鞘室综合征**。

小腿急性骨筋膜鞘室综合征:如小腿严重的软组织挤压伤,致小腿严重的急性肿胀、疼痛等,需急诊外科手术,切开筋膜予以减压治疗,以免造成小腿软组织急性坏死。

小腿慢性骨筋膜鞘室综合征:常为小腿深筋膜慢性劳损所致。引起小腿肿胀、疼痛、发木;久行走、久立后,症状加重。

针刀松解深筋膜病灶组织,常可获良效。

(四) 踝部的深筋膜

小腿的深筋膜,延续至踝关节附近时明显增厚,形成固定小腿诸肌腱的下列各支持韧带:

1. 分裂韧带及"踝管综合征"　分裂韧带,位于踝关节的内侧;由小腿深筋膜延续至踝关节时增厚而成。其为小腿屈肌腱的支持韧带,所以又叫小腿屈肌支持韧带。(图 6-20)

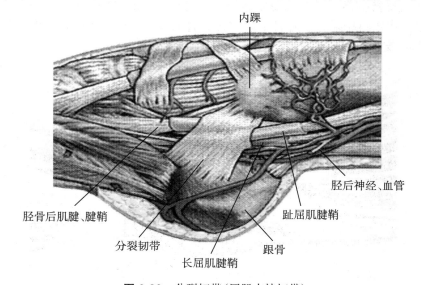

图 6-20　分裂韧带(屈肌支持韧带)

分裂韧带,其上端附着于胫骨的茎突,从此处呈扇形分开,伸向后下,附着于跟骨的内侧面;同时,其还向深部发出数条纤维隔,分别附着于跟、距骨的内侧表面;因而此韧带在内踝处,在距、跟骨的内表面,形成 4 条骨纤维管结构,统称**"踝管"**;即**"踝管"内,包含了 4 条骨纤维管**。"踝管"的位置、构成、内容物及"踝管综合征";详见本章第四节。

2. 腓骨肌上支持韧带　为小腿深筋膜增厚而成。位于踝关节外侧的稍下方。其上端附着于外踝的后缘,其下端附着于跟骨外侧面后上的骨面。对腓骨长肌肌腱、腓骨短肌肌腱具有固定、支持的作用。

3. 腓骨肌下支持韧带　亦为小腿深筋膜增厚而成。其位于踝关节下方跟骨的外侧面。此韧带的前上端与踝前下支持韧带相互延续,其后下端附着于跟骨的外侧面。其作用与腓骨肌上支持韧带相同。(图 6-21)

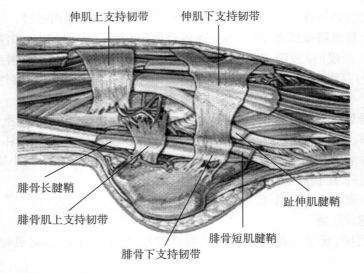

图 6-21 踝关节外侧的伸肌支持韧带

4. **伸肌上支持韧带** 又叫小腿横韧带。亦为小腿深筋膜增厚而成。其位于踝关节前面的稍上方。其外侧端附着于腓骨下段前缘的骨面,内侧端附着于胫骨下段前缘的骨面。其作用是固定、支持小腿伸肌肌腱。(图 6-22)

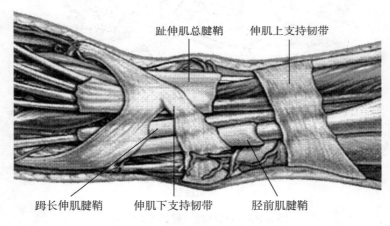

图 6-22 踝关节前侧的支持韧带

5. **伸肌下支持韧带** 又名小腿十字韧带。也是小腿深筋膜增厚而成。此韧带呈横架于踝关节的前下方及足背部,呈"Y"字形或"三叶状"。"Y"的下部分(或叫外侧叶)伸向足外缘,附着于跟骨前外侧面;"Y"的上部分分两叶,叫内侧叶、远侧叶。内侧叶伸向内踝,并附着于内踝的前外侧骨面;远侧叶伸向足背及足内侧缘,并与足底的腱膜相互延续。

6. **足背深筋膜及足背骨纤维管** 足背深筋膜,乃小腿前侧的深筋膜向足部延伸而成。其位于足背的皮下,覆盖在足背各肌腱的表面。其两侧附着于足背内、外两侧缘的腱膜上。足背深筋膜还向深面伸出两条纤维隔,分别附着于相应跖骨的背面,从而在足背部骨间背侧肌及跖骨背面和足背深筋膜之间构成了三个骨纤维管:足背内侧骨纤维管、足背中间骨纤维管、足背外侧骨纤维管。**足背内侧骨纤维管**,内容胫骨前肌肌腱及其腱鞘。**足背中间骨纤维**

管,内容踇长伸肌肌腱及其腱鞘、足背血管、腓深神经。**足背外侧骨纤维管**,内容趾长伸肌和第3腓骨肌肌腱及各自的腱鞘。

　　自小腿至足部的各伸、屈肌肌腱及其腱鞘,均从上述的各支持韧带的深面通过。上述各支持韧带,对小腿各肌腱及其腱鞘具有支持、固定的功能,使小腿的各肌腱能在支持韧带的深面来回自由滑动。若上述各韧带劳损、病变时,就可能磨损肌腱或不能固定、支持肌腱,引起小腿各肌腱的腱鞘炎、腱鞘囊肿或肌腱的错位等病损。

　　(五) 足底深筋膜

　　足底深筋膜,也分成深、浅两层。

　　1. **跖腱膜与足底骨筋膜鞘室**　足底深筋膜浅层,覆盖在足底各肌的表面。浅层筋膜的中间部分明显增厚,即叫**足底腱膜**,又名**跖腱膜、跖长韧带**。

　　跖腱膜,处于足底正中部。其起于跟骨结节的前缘;腱膜向前、向两侧缘、向深部伸展。

　　向前伸展,分成5条呈辐射状腱膜,分别附着于第1~5趾近节趾骨的底部,并与足底屈肌腱膜相互交织成一体。故**跖腱膜**,形如牵张于跟骨结节至跖骨头部、足底部内外缘上一片紧张的膜状弦。其具有加强纵、横足弓、维持跗、跖各纵横关节之稳定的作用。(图6-23)

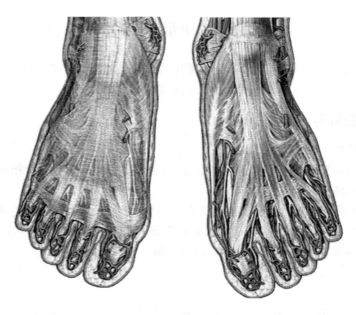

图 6-23　跖腱膜:左,跖腱膜浅层;右,跖腱膜深层

　　向两侧伸展,分别与足背两侧缘的深筋膜相互延续。

　　并向深部伸出两条肌间隔,分别附着于第1、3、5跖骨头及相关足骨的底面、韧带和肌筋膜,从而在足底部形成**3个骨筋膜鞘室**:即**足底外侧骨筋膜鞘室、足底中间骨筋膜鞘室、足底内侧骨筋膜鞘室**。在3个骨筋膜鞘室内,分别容内、中、外3肌肉群及血管神经等组织。

　　内侧骨筋膜鞘室,内容内侧肌群,内有肌肉3块:踇展肌、踇短屈肌、踇收肌。**中间骨筋膜鞘室**,内容中间肌群,内有5块肌肉:由浅入深,依次为**趾短屈肌、蚓状肌、足底方肌、骨间足底肌、骨间背侧肌**。**外侧骨筋膜鞘室**,内容外侧肌群,共有2块肌肉,即**小趾展肌、小趾短屈肌**。上述肌肉的解剖,见本章第四节,下肢肌肉。

　　在足底骨筋膜鞘室内,还容纳**足底内、外侧动静脉和足底内、外侧神经**。

足底深筋膜,也分成深、浅多层。

2. **"跟骨骨刺症"**　跖腱膜的慢性劳损、外伤,可致腱膜痉挛、挛缩,紧张,从而对跟骨结节处的牵张力长期增强,跟骨结节处成为高应力点,此处的成骨细胞代谢增强,成骨过程加快,久而久之,就出现跟骨骨刺。临床出现足底、足跟疼痛,局部明显压痛等表现;X线片上可见跟骨骨刺,临床诊断为"跟骨骨刺症"。

针刀临床:在行"跟骨骨刺症"的针刀治疗时,于骨刺尖部附近、针对跖长韧带做横行切割、松解 3~4 刀,有时可收"一针见效;当场见效"之治疗效果。

四、肌肉层

下肢的肌肉层,处于深筋膜之深面。因肌肉层复杂、重要,故于第四节专述。

五、骨骼和关节

骨骼和关节,处于肌肉层之深面;其为下肢的中心,下肢的支架和基础;故于第三节专述。

第三节　下肢骨与关节

下肢骨与关节,从临床针刀医学角度考虑,将其分为下肢带骨与其连接、髋关节、大腿骨、膝关节、小腿骨及其连接、踝关节、足骨及其连接七个部分。

一、下肢带骨与连接(关节)

(一)下肢带骨

下肢带骨,包括髂骨、坐骨、耻骨。此三骨均为不规则骨;16 岁前就相互融合为一,而统称为髋骨。(图 6-24,图 6-26)

1. **髂骨**　组成髋骨的后上部。由髂骨翼和髂骨体两部分组成。**髂嵴**:为髂骨翼的上缘。髂嵴的前端的上、下方,各有一个小骨突,分别叫**髂前上棘**、**髂前下棘**。髂嵴的后端的上、下方,也各有一个小骨突,分别称**髂后上棘**、**髂后下棘**。

髂翼的外表面,有臀前线、臀后线、臀下线等结构,均为臀部各肌肉的附着处。(图 6-25,图 6-27)

髂嵴、髂前上棘、髂后上棘,在人体表面可清楚触及,为重要的体表骨性标志。上述部位也是肌肉、韧带、筋膜的附着处,是应力最集中的一些部位;也是软组织病灶最明显的部位,因而也是针刀手术松解术的常用部位。

髂窝:为髂翼的内表面。髂窝是骨盆的组成部分,也是髂肌等附着处。

髂骨粗隆:为髂窝后上方的一个粗糙面,系骶髂后韧带等组织的附着处。

耳状关节面:为髂骨粗隆的前下方的一个关节面,此为骶髂关节的一个关节面。

弓状线:为髂窝下缘有一条骨嵴,是大、小骨盆的分界线,也是髂骨翼和髂骨体的分界线。弓状线以上部分为髂骨翼,为大骨盆的后外侧壁;线以下部分,为髂骨体,小骨盆的后外壁。

髂骨体:髂骨体的内侧面,是小骨盆后外侧壁的组成部分之一。髂骨体的外侧面向内凹陷,构成髋臼的后上 2/5 部分。

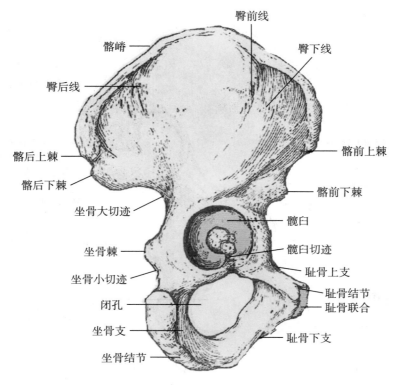

图 6-24 髋骨，外面观

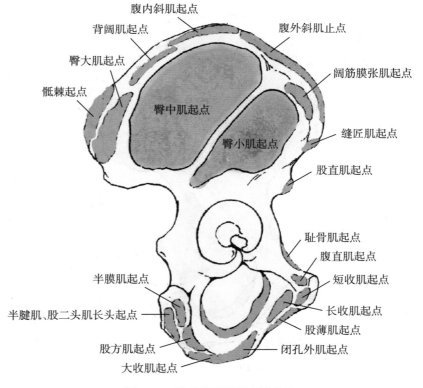

图 6-25 髋骨外面的肌肉附着处

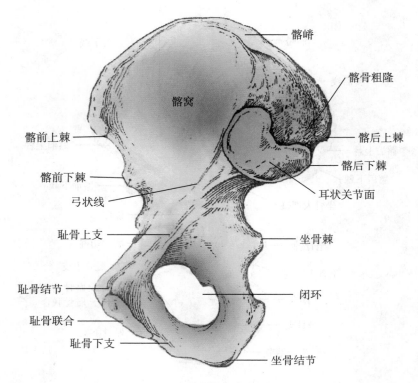

图 6-26 髋骨,内面观

髂嵴

髂骨粗隆

髂窝

髂前上棘

髂后上棘

髂后下棘

髂前下棘

耳状关节面

弓状线

耻骨上支

坐骨棘

耻骨结节

闭环

耻骨联合

耻骨下支

坐骨结节

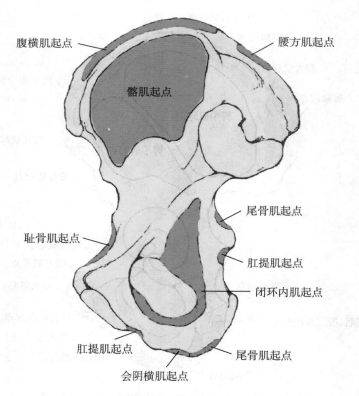

图 6-27 髋骨内侧面的肌肉附着处,内面观

腹横肌起点

腰方肌起点

髂肌起点

耻骨肌起点

尾骨肌起点

肛提肌起点

闭环内肌起点

肛提肌起点

尾骨肌起点

会阴横肌起点

2. **坐骨** 组成髋骨的后下部。由坐骨体、坐骨上支、坐骨下支三部分组成。

坐骨体：其内侧面,也是小骨盆后外侧壁的组成部分之一;其外侧面也向内凹陷,构成髋臼的后下 2/5 部分。

坐骨棘：为坐骨体的后缘向后伸出的一个三角形骨突。坐骨棘的下方为**坐骨小切迹**。

坐骨大切迹：坐骨棘和髂后上棘之间的骨缘,其呈弧形凹陷,即名坐骨大切迹。

坐骨上支：乃坐骨体向下延续而成的骨结构。

坐骨下支：为坐骨上支的下端,折转向前、内延续成的骨结构。

坐骨结节：系坐骨上支和坐骨下支接合处的骨结构。其为多条肌肉的附着处;是牵张应力的集中点;其近邻,有坐骨下滑液囊;故坐骨结节,是常需行针刀松解的部位。坐骨结节可于体外清楚触及;因而也是重要的体表骨性标志。

3. **耻骨** 组成髋骨前下部。由耻骨体、耻骨上支、耻骨下支三部分组成。

耻骨体：其内侧面,也是小骨盆壁的组成部分之一;其外侧面亦向内凹陷,髋臼的**前下 1/5 由其构成**。

耻骨上支：为耻骨体向前内下方伸出的骨突部分。耻骨上支的上缘有一锐利的骨嵴,叫**耻骨梳**。耻骨梳,向外后与髂窝的弓状线互为延续;耻骨梳向前内终止于**耻骨结节**。耻骨结节,也是重要的体表标志及肌肉附着处。

耻骨下支：为耻骨上支的内侧端,以锐角方式折转向下、外、稍后方,延续而成的骨突。

耻骨联合：耻骨上支和耻骨下支的接合部,叫耻骨联合。两侧的耻骨联合面借纤维软骨连接,构成耻骨联合;其于体外可摸到。

闭孔：由耻骨、坐骨围成的孔,叫闭孔。闭孔由闭孔膜封闭。

髋骨及髋臼：髂骨体、坐骨体、耻骨体,约于 16 岁时,三者相互融合而成为一个骨,即叫髋骨。三骨体的外侧面,向内凹陷区,完整地构成了髋臼。

（二）下肢带骨的连接

下肢带骨的三个骨体:髂骨体、坐骨体、耻骨体,约于 16 岁时,已相互融合为一,而成为一块骨,叫髋骨,前已述。

左右髋骨的前方,借**耻骨联合**而相互连接。故**耻骨联合**,是下肢带骨本身最重要的一个关节。

左右髋骨的后方,以耳状关节面,与骶骨相应关节面构成**骶髂关节**。以此而与脊柱连接。

髋骨外下方,借髋臼关节窝,与股骨头构成**髋关节**。以此关节面与下肢自由骨相连接。（图 6-28）

1. **耻骨联合** 为左、右耻骨联合的关节面,借纤维软骨连接而成。为微动关节。

2. **髋关节** 其由髋骨的髋臼窝与股骨头的半球形关节头所构成。详见后述,

3. **骶髂关节及骶髂关节错位症** 骶髂关节,是由髂骨的耳状关节面与骶骨的耳状关节面所构成;是下肢带骨与脊柱连接的唯一关节。

骶髂关节之两个关节面,并非平滑面,而是凹凸不平、起伏交错的粗糙面。两关节面呈犬牙交错状的嵌合,属平面关节。

骶髂关节,属平面关节,但关节面又不平;故骶髂关节,为微动关节:只可稍向上、下、前倾、后倾活动。

骶髂关节囊和韧带：骶髂关节周围除关节囊外,其前方、后方、上方、下方,均还有多条韧带。这些韧带,多数较为坚强、有弹性。（图 6-29）

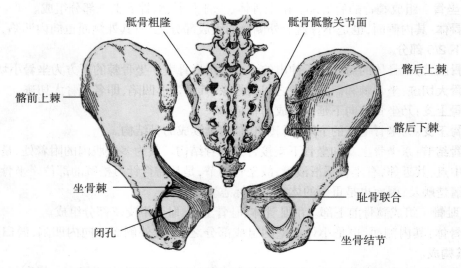

图 6-28 髋骨、骶尾骨,后面观,示骶髂关节面与耻骨联合面

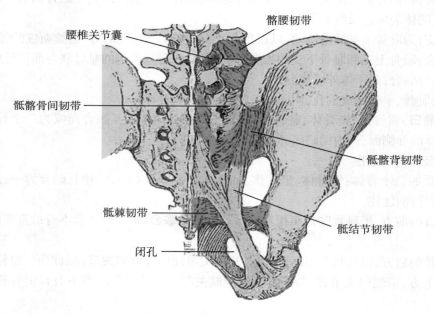

图 6-29 骶髂关节后侧的韧带

(1)**骶髂关节前侧的韧带**:又名**骶髂腹侧韧带**。其连于骶骨前外缘和髂骨耳状关节面外侧的关节沟之间。

(2)**骶髂关节背侧面的韧带**:骶髂关节背侧韧带有如下多条:

1)**骶髂骨间韧带**:其附着于相对的髂骨骶粗隆和骶骨髂粗隆之间。

2)**骶髂背侧韧带**:亦位于骶髂关节的背面。其外端附着于髂后上棘、髂后下棘的背面;其内侧端附着于骶骨背面。

3)**髂腰韧带**:位于骨盆的上部。此韧带的下端附着于髂嵴后段的内唇;其上端附着于第 4、5 腰椎横突。

4）**骶结节韧带**：位于骨盆的下部。此韧带的上端附着于髂后上棘、髂后下棘的背面；其下端附着于骶、尾骨后外缘与坐骨结节。

5）**骶棘韧带**：位于骨盆下部、骶结节韧带的深面。此韧带的内上端附着于骶、尾骨外侧缘；其外下端附着于坐骨棘。

骶髂关节错位症：由于骶髂关节负荷大，易劳损及外伤等多种原因，骶髂关节周围的韧带等软组织，易出现慢性劳损性病变，而导致骶髂关节错位。

骶髂关节错位症的临床表现：常见于经产妇、腰椎间盘突出症患者。主要表现为丛性坐骨神经痛。因此，在临床上应将其与腰椎间盘突出症所引起的根性坐骨神经痛、梨状肌损伤所引起的干性坐骨神经痛相鉴别。同时还应区别其为前错位还是后错位。

骶髂关节错位症的针刀治疗：用针刀松解骶髂关节背侧的各韧带（如骶髂骨间韧带、骶髂背侧韧带、骶结节韧带、髂腰韧带等）；再根据骶髂关节为前错位或后错位，而施以不同的复位手法，以治疗骶髂关节错位症，常可收良效。

二、髋关节、股骨头无菌性坏死

（一）髋关节

1. 髋关节的构成 髋关节，由髋骨的髋臼关节面和股骨头半球形关节面所组成。髋臼周围，有髋臼唇，以加深髋臼窝。髋关节为杵臼关节；其周围为髋关节囊所包围。（图6-30~图6-33）

2. 髋关节的功能 可做伸屈、内收、外展、内旋、外旋等活动。

3. 髋关节周围的韧带 髋关节周围，除关节囊外，尚有众多韧带，以加强关节的稳定性。（图6-34~图6-38）

（1）**髂股韧带**：位于髋关节及股骨颈的前侧面。呈人字形。有深浅两层。由髂前下棘至股骨的转子间线。

（2）**耻股韧带**：位于髋关节的前内侧。分深浅二层。自耻骨上支，斜向外下与关节囊融合，止于小转子上方的股骨颈的基底部。

（3）**坐股韧带**：位于髋关节的后侧面。起于坐骨体，止于股骨大转子根部，即转子间粗隆。

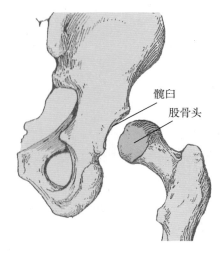

图6-30 髋关节的构成，示意图，前面观

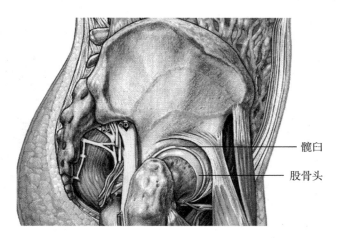

图6-31 髋关节的构成，侧面观

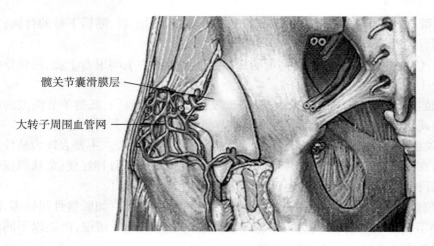

图 6-32 髋关节囊的滑膜层,后面观

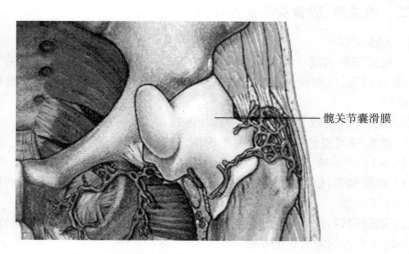

图 6-33 髋关节囊的滑膜层,前面观

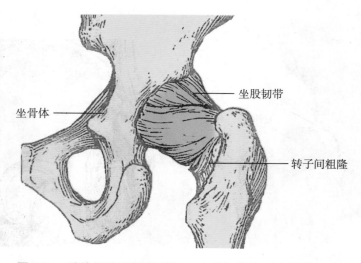

图 6-34 髋关节后面浅层韧带——坐股韧带等,示意图

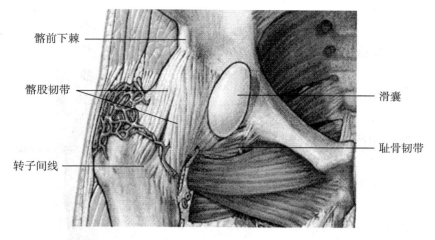

髂前下棘

髂股韧带

转子间线

滑囊

耻骨韧带

图 6-35 髋关节前侧的浅层韧带——髂股韧带,耻股韧带

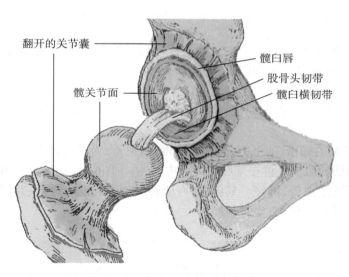

翻开的关节囊

髋关节面

髋臼唇

股骨头韧带

髋臼横韧带

图 6-36 髋关节关节囊已切开,示股骨头韧带、髋臼横韧带

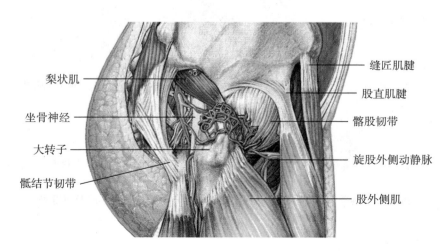

梨状肌

坐骨神经

大转子

骶结节韧带

缝匠肌腱

股直肌腱

髂股韧带

旋股外侧动静脉

股外侧肌

图 6-37 髋关节,侧面观,示髂股韧带、梨状肌等深层毗邻结构

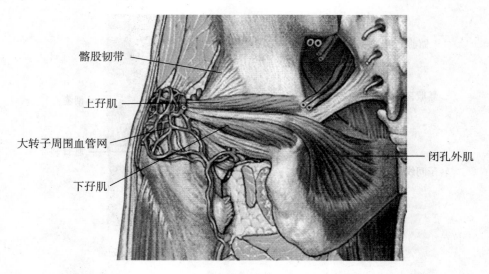

图 6-38 髋关节,后面观,示髂股韧带和闭孔外肌、上下孖肌等在转子窝的附着处

（4）**股骨头韧带**:位于髋关节腔内。连于髋臼与股骨头之间;内含小血管,对股骨头血液供应起一定作用。此韧带起于髋臼,止于股骨头凹。

（5）**髋臼横韧带**:位于耻骨和坐骨之间。

（6）**轮匝韧带**:环绕股骨颈周围,位于关节囊的浅层和上述髋关节周围各韧带的深层之间。

（7）**髋关节前侧的韧带**:前上方,为髂股韧带:内下方,为耻股韧带

4. 髋关节周围的肌肉　将在下肢肌肉节中另述。（图6-39~图6-42,图6-44）

5. 髋关节周围的血管、神经　其前方,有股神经、股动脉、股静脉;其侧面,有旋股内、外侧动脉(图 6-43);其后内侧,有坐骨神经等。

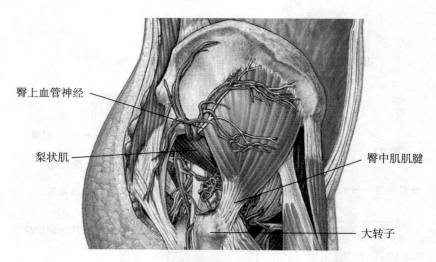

图 6-39 髋关节,侧面观,示其深层毗邻结构——特显的臀小肌及肌腱等

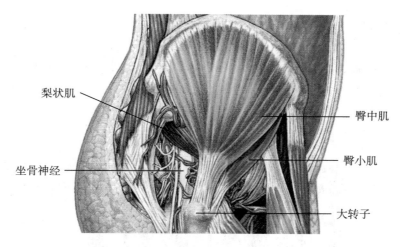

图 6-40 髋关节,侧面观,示其周围中层毗邻结构——特显的臀中肌等

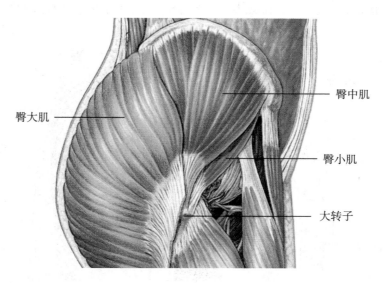

图 6-41 髋关节,侧面观,示其周围浅层结构——特显的臀大肌等

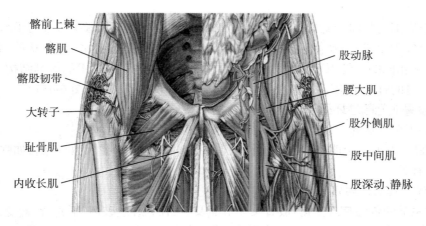

图 6-42 髋关节,前面观,示其毗邻结构:左侧,深层结构;右侧,中层结构

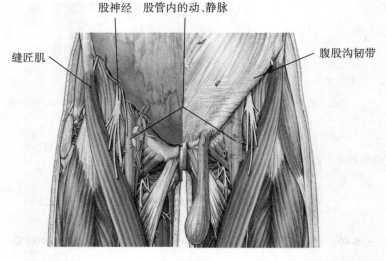

股神经　股管内的动、静脉

缝匠肌

腹股沟韧带

图 6-43 髋关节,前面观:左侧,示股神经、动、静脉;右侧,示腹股沟韧带

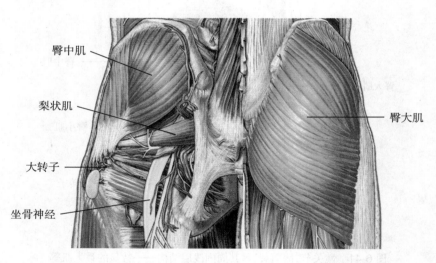

臀中肌

梨状肌

臀大肌

大转子

坐骨神经

图 6-44 髋关节,后面观:左,为深层毗邻;右,为浅层毗邻

髋关节周围的肌肉及血管神经丰富、复杂。髋关节病变常见,髋关节针刀手术常用。

髋关节针刀手术,需从侧后路进入或从前路进入,故髋关节毗邻结构,从前面观和侧面观,是不完全相同的。针刀手术时,医师必须掌握从侧路进针刀手术的解剖结构、层次和从前路进针刀时的解剖结构层次,以使手术操作安全,有效。(图 6-47,图 6-48)

(二)股骨头无菌性坏死

股骨头无菌性坏死,又名股骨头缺血性坏死。临床不少见。

1. **病因** 尚未完全明确;可能与外伤、使用激素、高血脂、嗜烟酒、疾病(如强直性脊柱炎)等因素有关。

2. **病理** 其明显的病理变化有二

(1) **髋关节的骨性病理变化**:股骨头关节面及髋臼面侵蚀、破坏、不光滑、囊变;关节间隙的模糊不清、宽窄不等;重者见股骨头塌陷,明显变形、变偏、缩短;关节间隙消失;纤维性融合甚至骨性融合等。

强直性脊柱炎晚期患者,表现为髋关节骨性融合。即髋关节间隙消失,坏死后变形的股骨头与髋臼被新生的骨小梁愈合在一起。此时临床表现为髋关节完全强直。

(2) **髋关节周围软组织的病理变化**:表现为软组织(肌肉、韧带、关节囊等)的痉挛、挛缩、纤维化、硬化、瘢痕、粘连等。

3. 临床表现 患者常觉髋、臀部酸、沉、困、僵、不适,疼痛;髋关节活动障碍、甚至强直等。

骨盆 X 片:可见髋关节的两关节面不光滑、侵蚀与增生同时存在;间隙变窄、模糊不清;甚至关节间隙消失;股骨头坏死、变形、变扁、塌陷等;软组织密度增高等表现。(图6-45,图6-46)

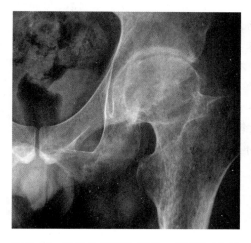

图6-45 股骨头无菌性坏死X线照片(左髋关节纤维性融合)

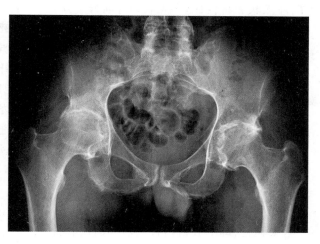

图6-46 双侧股骨头无菌性坏死,双髋关节近骨性融合

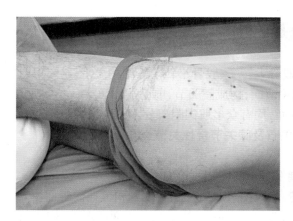

图6-47 髋关节周围软组织针刀松解术:侧入路,侧卧位、定点

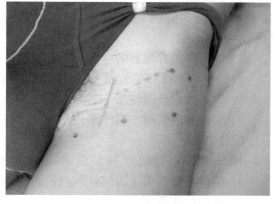

图6-48 髋关节周围软组织针刀松解术:前入路,仰卧位、定点

4. 股骨头无菌性坏死的针刀治疗 髋关节周围软组织针刀松解术。

(1) **适应证**:股骨头坏死的Ⅰ期、Ⅱ期、甚至Ⅲ、Ⅳ期患者。尤其是髋关节尚未到骨性融合阶段者,均可用髋关节周围软组织针刀松解术进行治疗。

(2) **针刀手术的目的**：①缓解、消除临床疼痛等症状；②改善或恢复髋关节的运动功能；③改善髋关节的骨性病理变化。

(3) **患者的体位**：常用侧卧位或仰卧位。

(4) **针刀手术的定点**：侧后入路，取侧卧位，股骨大转子周围定5~7点、髋关节间隙稍上缘定3~4点。

前入路，取仰卧位，患肢尽量外展、外旋；于腹股韧带中点下3.0~4.0cm、股动脉跳动点的两侧（避开股神经、股静脉）各取1点；于耻骨结节处取1点；于股骨小转子处取1点，股骨内侧缘内收肌群附着点再定几点。

(5) **需要松解的组织**：①主为髋关节周围的软组织，尤其是松解关节周围的关节囊、韧带；②对股骨颈、髋臼上缘的骨膜及骨皮质进行点刺，以造成上述部位点状的骨膜、骨皮质破坏，即点状骨折，引起多点状的骨折修复反应，以利于骨坏死的修复。亦由于深刺激，局部出血，以引导新生血管长入股骨颈、髋臼缘，以改善坏死骨质的血运。

(6) **手术的效果**：①临床常见的酸、沉、紧、困、疼痛等症状，一般均能获得改善或消失。②若髋关节非骨性融合，而仅为纤维性融合，则在针刀松解软组织后，配合有针对性的手法治疗，以及术后的正确处理，还可改善髋关节的功能障碍；③股骨头骨性病理变化的修复。

(7) **针刀手术的注意事项**：①取仰卧位时，患肢尽量外旋、稍外展。②于股三角内进针时，应避开股静脉、股动脉、股神经。③于耻骨结节处进针时，应注意勿伤及精索组织。于股骨小转子处进针时，有可能伤及股深动、静脉；④故在深部组织中操作时，应缓慢地、探索着进针，方可无虞。

三、大腿骨

大腿骨，即下肢自由骨：包括股骨、髌骨。

股骨头和髋臼之间连接成髋关节，前已述。股骨、髌骨、胫骨、腓骨之间连接成膝关节，将另专述。

（一）股骨

股骨，是大腿的支架；位于大腿的中心。是人体最大、最长的骨骼。其有两端、一体。（图6-49，图6-51）

1. **近侧端**　有球形的股骨头及股骨颈与股骨大转子、股骨小转子等结构。（图6-53）股骨头的半球形关节面、与髋骨的髋臼窝关节面，构成髋关节，前已述。

2. **股骨体**　呈圆柱状。其前、后、内、外侧面，均有众多肌肉附着处。（图6-50，图6-52）

3. **股骨的远侧端**　具体结构，见本节"**膝关节及膝关节骨性关节炎**"。（图6-54）

（二）髌骨

呈三角形，有背侧面、腹侧面、髌骨底、髌骨尖、髌骨左右两侧缘等结构。

1. **髌骨的背侧面**　为髌骨的前侧面，粗糙，为股四头肌肌腱膜所附着和覆盖的骨面。

2. **髌骨的腹侧面**　为髌骨的后侧面，光滑，为厚达7.0mm的纤维软骨面所覆盖，构成与股骨滑车相关节的**关节面**。（图6-55）

髌骨的关节面，有2条纵嵴和2条横嵴，因而将此关节面分成7个小关节面。具体结构，见本节："膝关节及膝关节骨性关节炎"。

3. **髌骨两侧缘**　均为股四头肌肌腱膜所构成的髌骨支持韧带的附着和覆盖处。

4. **髌骨尖**　髌骨尖及尖后侧的粗糙面，均为髌韧带的起点。

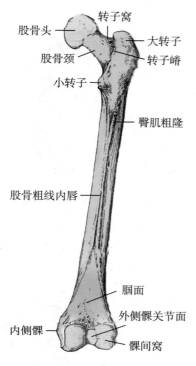

图 6-49　股骨,后面观

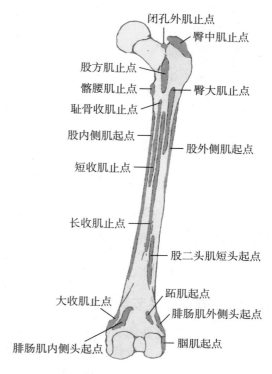

图 6-50　股骨肌肉附着点,后面观

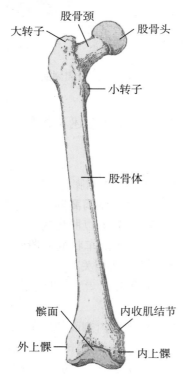

图 6-51　股骨,前面观

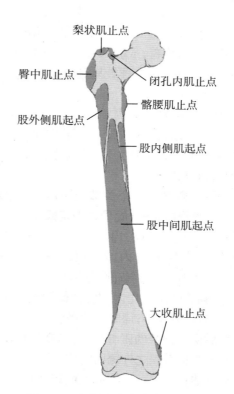

图 6-52　股骨肌肉附着点,前面观

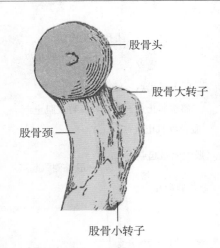

图 6-53　股骨近侧端,内侧观

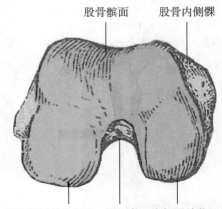

图 6-54　股骨远侧端,底面观

5. **髌骨底**　为肌四头肌的附着处。

四、膝关节及膝关节骨性关节炎

膝关节,是全身最复杂的关节,也是全身单位面积负重最大、运动量最大的关节。其处于全身最长的股骨和胫骨之间,因而也是全身杠杆臂最长的一个关节。其与全身其他大关节(如髋、肩)比,位置相对较表浅,周围覆盖组织虽然众多,但都为较薄组织,无厚实的肌肉覆盖,人的膝部又常暴露于外界,故膝关节也是全身最易受劳损、外伤的一个关节。

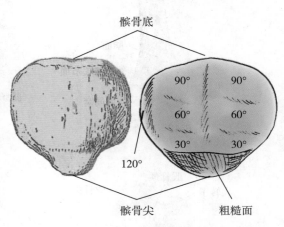

图 6-55　髌骨背侧面(左图)及腹侧面(右图),示意图

(一)膝关节的骨性结构

膝关节的骨结构,包括股骨远端、髌骨、胫骨和腓骨的近侧端;由上述 4 个骨性结构,加上其他相关组织构成髌股关节,胫股关节,胫腓近端关节,共 3 个关节。

1. **股骨远侧端**

(1) **股骨远侧端的 3 个关节面**:股骨远侧膨大,分别向内、外、后侧膨起,中间向上后陷凹,从而形成**股骨内侧髁**、**股骨外侧两髁**及股骨内、外髁连接部分的**髁间窝**等 3 个骨性结构。上述 3 个骨性结构的末端,均以纤维软骨面覆盖而形成**3 个关节面**:即以**股骨内侧髁关节面**、**股骨外侧髁关节面**、股骨内、外髁末端连接部分、并向后上凹陷、呈滑车状的的**股骨髌面**,共 3 个关节面。前述 3 个关节面,分别与胫骨近端关节面、髌骨关节面相关节。

股骨外侧髁的髌面比内侧髁的髌面约高出 0.5cm,而且面积较后者大;以便于容纳髌骨关节面较大的外侧部分;同时防止髌骨外移。

(2) **前后交叉韧带的附着处**:①前交叉韧带,附着于股骨外髁之内侧面的后部;②后交叉韧带,附着于股骨内髁之外侧面的前部。

(3) **髁间线**:为股骨下端的后面、髁间窝与腘平面之间有一条小骨嵴,为关节囊和腘斜韧带的附着处。

（4）**股骨内上髁、股骨外上髁**：乃股骨内髁、股骨外髁的上部分。膝关节内、外侧副韧带，分别附着于股骨内上髁、股骨外上髁的后上部分之骨面。

（5）**内收肌结节**：为股骨内上髁向上突起的骨结构；为内收大肌的附着处。内收肌结节的后上面（即股骨下端的后面），为腓肠肌内侧头附着处。腓肠肌外侧头，附着于股骨外上髁的后上方。

2. **髌骨的腹侧面**　即髌骨的关节面。

髌骨的关节面与股骨髌面，构成髌股关节。

股骨髌面与髌骨关节面并非完全吻合。在膝关节伸屈于不同角度时，二者仅部分关节面相接触：即当膝关节屈曲为30°时，仅髌骨尖部附近的关节面（即髌骨30°关节面）与股骨髌面相接触；当膝关节屈曲为90°时，仅髌底附近的部分关节面（即髌骨90°关节面）与髌面相接触；当膝关节完全屈曲时，仅髌骨内侧的一小部分关节面（即120°关节面）与髌面相接触；故髌股关节，是全身单位面积负重最大的关节；是全身最常劳损的关节。

3. **胫骨近端**

（1）**胫骨内、外侧髁**：胫骨近端粗大；其向内、外侧膨起，分别叫**胫骨内侧髁**、**胫骨外侧髁**。（图6-56）

（2）**胫骨平台**：胫骨内、外侧髁近侧端表面的浅表骨平面，叫**胫骨平台**。

（3）**髁间结节**：又名髁间嵴，胫骨平台的中部，有一条呈前后方向隆起的骨嵴，**叫髁间嵴**，其中有两处呈圆锥状突起，叫**髁间隆突**，一个居前外侧，另一个居后内侧。

髁间嵴和髁间隆起的作用：一为交叉韧带的附着处；另外，主为限制膝关节的侧向移动；第三，为闭锁作用：即膝关节伸直时，因股骨在胫骨平台上沿髁间隆突旋转，而使股骨升高，致交叉韧带相关部分韧带紧张，以免股骨过度旋转，即**在膝关节伸直时，起闭锁作用**。

（4）**髁间前区和髁间后区**：为位于**髁间嵴**的前、后方之较粗糙骨面。

（5）**胫骨腓关节面**：在胫骨外侧髁下部的后外方，还有胫骨的**腓关节面**；其与**腓骨头关节面**，构成膝关节的**胫腓近端关节**。

（6）**内、外侧半月板**：为位于胫骨平台的上表面、呈月牙状的纤维软骨板；居内侧者，叫内侧半月板；居外侧者，叫外侧半月板；内、外侧半月板的前角以**横韧带**相连。内外侧半月板共约覆盖了2/3的胫骨平台。（图6-57）

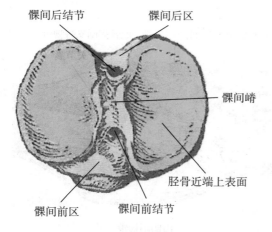

图6-56　胫骨近侧端的上表面，上面观

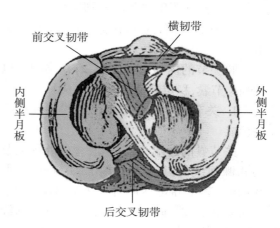

图6-57　膝关节半月板、交叉韧带在胫骨近端上表面的附着处，上面观

髁间嵴、髁间前区、髁间后区，为前、后交叉韧带和内、外侧半月板的前、后角的附着处。

前交叉韧带和内、外侧半月板的前角，分别附着于髁间前区和髁间嵴的前段。后交叉韧带和内、外半月板的后角，分别附着于髁间嵴的后段和髁间后区（各交叉韧带的一部分还分别附着于前后髁间隆突）。髌骨前方的脂肪垫，附着于髁间前区。横韧带也附着于髁间前区。

胫骨内、外侧髁平台和位于其上表面的内、外侧半月板，与股骨的内、外侧髁关节面，构成了膝关节的**胫股关节**。

胫骨内、外髁上端的关节面与股骨内、外髁关节面，并不完全相对称；需借其间的内、外侧半月板，使二关节面相互合适地吻合。

4. 腓骨的近端　腓骨近端稍稍变膨大，其末端变尖，叫腓骨头。腓骨头的下方，为腓骨颈。腓骨头、腓骨颈，在体表均可摸到；为骨性标志之一。

腓骨头关节面：腓骨头关节面位于腓骨头的内侧面；其与胫骨外侧髁稍下方的**胫骨腓关节面**，构成胫腓近端关节（前已述）。（图6-58，图6-59）

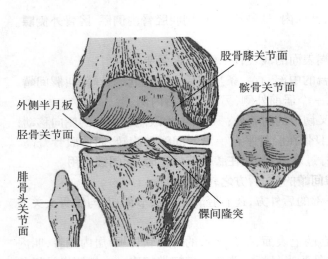

图6-58　膝关节的各关节面，前面观，彩绘示意图

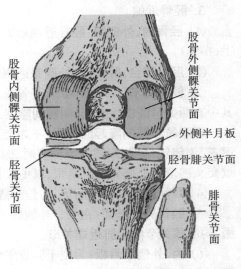

图6-59　膝关节的各关节面，后面观，示意图

（二）膝关节的关节囊和韧带

膝关节周围，为关节囊包裹，以密封关节腔。

膝关节的内、外、后侧面，有众多韧带以加强关节囊，稳定膝关节。（图6-60）

1. 关节囊　由关节囊的滑膜层和纤维层组成。

关节囊的近端，附着于股骨内外髁关节面和髁间线的近侧缘上方0.3~0.6cm处（但膝前侧、其上界可达髌骨底上方3.0cm处）。关节囊的远端，附着于胫骨关节面远侧缘0.3~0.6cm处。

膝关节囊，薄而松弛，折叠；膝前髌上

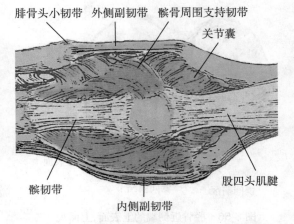

图6-60　膝关节周围的韧带，前面观，示意图

4横指许,属关节囊内范围(即髌上囊范围);但股骨内、外上髁及髌骨的背面,在关节囊外。

关节囊的纤维层,其后上部分与腓肠肌内、外侧头起点的纤维相互交织。关节囊纤维层的内侧部分与内侧副韧带、内侧半月板中段紧密相连。关节囊的外侧部分,向下止于胫骨外髁的边缘及腓骨头。膝关节囊的前部分纤维,与股内、外侧肌肌腱延续,与髌韧带相互交织。

关节囊的滑膜层,皱褶、折叠呈毛状,突入关节腔内,分泌滑液;起滑润、缓冲作用。

2. **膝关节周围的韧带** 其前后、内外侧,均有众多的韧带,以加强、保护、稳定膝关节。

(1) **髌韧带**:是股四头肌肌腱、经髌骨背面、继续向下的延续部分。其起于髌尖(包括髌骨尖后下的粗糙面),止于胫骨粗隆。髌韧带,在髌尖约3.0cm宽;在胫骨粗隆处约2.0cm宽;厚0.5~0.7cm;长约8.0cm。髌韧带的两侧,有股内、外肌肌腱的延续部分(有文献称为副髌韧带)与其相交织,亦均与关节囊相连;具有加强关节囊、防止髌骨向侧方滑脱的作用。

髌韧带的深面、浅面、起点、止点附近,均有滑液囊;有滑润髌韧带的作用。

(2) **髌骨周围支持韧带**:位于髌骨的两侧。其由股内、外肌肌腱的延续部、和膝部固有筋膜等组织共同组成。有深浅两层。有垂直纵行的纤维,分别附着于胫骨内、外髁;也有横向行走的纤维,从髌骨的背面走向胫骨和股骨的内、外侧髁;还有斜向行走的纤维,自髌骨向外下或内下行,分别附着于胫骨内、外髁,称髌骨内斜支持韧带、髌骨外斜支持韧带(简称内、外斜束)。内外斜束,约1.0cm宽;有时增厚成条索状,甚至可引起弹响,尤以外侧斜束多见。

(3) **膝内侧副韧带**:也叫**胫侧副韧带**。事实上,就是关节囊纤维层的加厚部分。其为三角形的扁带状纤维膜。起于内收肌结节的稍下方。其前部分,垂直下行,叫**垂直部**。垂直部纤维,分深、浅两层。深层纤维较短,止于膝关节间隙稍上下缘的股骨下端、胫骨上端的内侧面。浅层纤维较长,止于胫骨上端的前内侧面、膝关节间隙下2.0~4.0cm处,正处于鹅掌束的前内侧。其止端纤维常分散成前、中、后3部分,并与鹅掌束的纤维相互交织。垂直部纤维的止端,甚至可达关节间隙下7.0~10.0cm处。内侧副韧带的后部分,叫**斜部**,又叫**后斜韧带**,纤维向后下行走,止于胫骨内侧髁、膝关节囊及腘斜韧带、半膜肌肌腱等组织。当屈膝60°时,后斜韧带松弛,但因半膜肌收缩而牵拉此韧带,继而牵拉内侧半月板后移,使内侧半月板免受胫、股关节面的挤压而受伤;因而后斜韧带,具有十分重要的作用。

内侧副韧带,具有保持膝关节稳定、调节关节活动功能的作用。其紧张度,随关节的位置而异。关节完全伸直时,韧带紧张;完全屈曲时,前部紧张;唯膝关节半屈位时,大部分韧带松弛,此时韧带易损伤。(图6-61,图6-63)

(4) **外侧副韧带**:呈圆条状。起于股骨外上髁,向下止于腓骨头的前外侧。此韧带不与外侧半月板相连;二者之间有腘肌腱,将关节囊和外侧副韧带隔开。(图6-62)

(5) **横韧带**:位于膝前的关节腔内。是连接内、外侧半月板前缘的一条小韧带。

(6) **冠状韧带**:也位于膝前的关节腔内。是由关节囊深层的纵行纤维所组成。其连接内、外侧半月板前缘和胫骨上端前缘的一条纵向行走的薄小韧带。(图6-64)

(7) **腘斜韧带与弓状韧带**:位于膝关节后侧。腘斜韧带,为半膜肌腱的反折部分所形成。其起于胫骨内髁的后表面,斜向外上,止于股骨外髁的后上方的骨面。其与关节囊的后部交织在一起。半膜肌收缩,就牵拉、紧张腘斜韧带及后部关节囊,以制止膝关节过伸。(图6-66)

(8) **弓状韧带**:亦位于膝关节的后侧。其起于腓骨小头,外侧部纤维垂直向上,止于股骨外侧髁后上方;其余纤维向内上,与关节囊后部纤维及腘肌表层纤维交织在一起。

上述二韧带,均有加强后部关节囊的作用。

(9) **前、后交叉韧带**:为关节内重要结构。将另述。(图6-65)

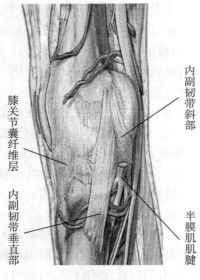

图 6-61 膝内侧副韧带,内侧面观

膝关节囊纤维层
膝内侧副韧带斜部
内副韧带垂直部
半膜肌肌腱

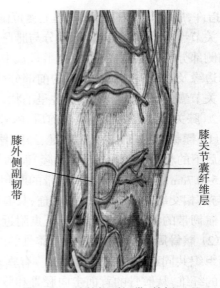

图 6-62 膝外侧副韧带,外侧面观

膝外侧副韧带
膝关节囊纤维层

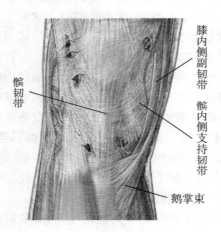

图 6-63 髌韧带等,前面观

髌韧带
膝内侧副韧带
髌内侧支持韧带
鹅掌束

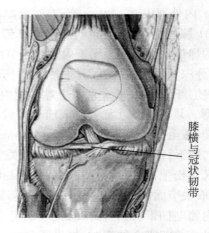

图 6-64 横韧带、冠状韧带,前面观

膝横与冠状韧带

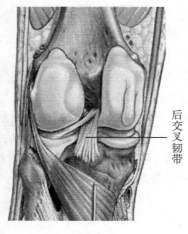

图 6-65 后交叉韧带,后面观

后交叉韧带

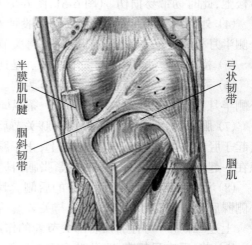

图 6-66 腘斜韧带等,后面观

半膜肌肌腱
腘斜韧带
弓状韧带
腘肌

（三）膝关节腔内的主要结构

膝关节腔内有内、外侧半月板，前、后交叉韧带、脂肪垫等重要结构。

1. 内、外侧半月板 均由纤维软骨构成。具有很强的抗剪力、抗压力作用。其周边较肥厚，可与关节囊的纤维层紧密相连；而内缘呈游离状。上表面呈凹陷状，以适应隆突的股骨内、外侧髁的关节面。下表面较平，正适于胫骨平台的关节面。（图 6-69）

内侧半月板呈"C"形，周缘（内侧缘）的中段与内侧副韧带紧密相连；外侧缘游离。

外侧半月板呈"O"形（前后角几乎接近），其周缘（外侧缘）与外侧副韧带不相连。

内、外半月板的前、后角，分别附着于髁间隆起的前、后区。

半月板的作用：使胫、股关节面更适应，减少运动时的摩擦、震动，增强了膝关节的稳定性和灵活性，同时还有弹性缓冲作用。

半月板不完全固定，随膝关节运动而移动。故在膝关节急骤、强力运动时，容易挤伤、甚至撕裂。

2. 前、后交叉韧带 前后交叉韧带由弹性纤维组织构成。（图 6-67）

前交叉韧带，起于股骨外侧髁的内侧面之后上部；大部分止于胫骨髁间前区的内前部，少部分止于髁间嵴；其止点，处于内侧半月板前角之后、外侧半月板前角之前。

前交叉韧带的作用：是限制胫骨过度前移。

后交叉韧带，起于股骨内侧髁的外侧面之稍前部；止于髁间后区的中后部；其止点位于内外侧半月板后角止点之后。

后交叉韧带的作用，是限制胫骨过度后移。

3. 脂肪垫 位于膝前，处于关节囊纤维层和滑膜层之间；充填于髌韧带、胫骨、

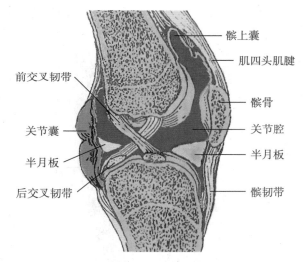

图 6-67 膝关节剖开面，示交叉韧带，侧面观，示意图

股骨之间的间隙内（即髌韧带的深面，滑膜囊的浅面；属关节腔内、滑膜层外的组织）。呈三角形，向两侧逐渐变薄、延伸，超出髌骨两侧缘各约 1.0cm。其在髌骨的两侧向上延续成翼状皱襞。其上表面呈凹陷状，朝向后上，与半月板接续，且部分覆盖半月板前部。其下表面平坦，附着于胫骨的前面。脂肪垫还借滑膜皱襞（称黏液韧带），伸向髁间前区，将脂肪垫固定于股骨。（图 6-68）

脂肪垫的作用：其具有衬垫、润滑、减摩、缓冲等作用。当脂肪垫病变时，其变硬、肥厚、与周围组织粘连、失去弹性，可导致膝部疼痛及膝关节运动障碍。用针刀治疗，松解其粘连等，可收良效。

（四）膝关节周围的滑囊

膝关节的上、下、前、后、内、外侧、深、浅层，均有大小不等的滑囊分布。

1. 髌上囊 位于髌底的上方，股四头肌肌腱的深面；是膝关节周围最大的滑囊；其常与膝关节腔相通；故可使膝关节腔的上界达髌底上 3.0cm 处，甚至达 7.0~8.0cm 处。

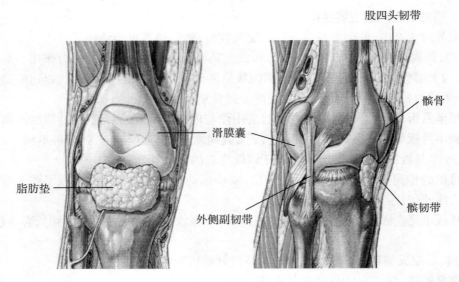

图 6-68　脂肪垫：左为前面观，右为侧面观

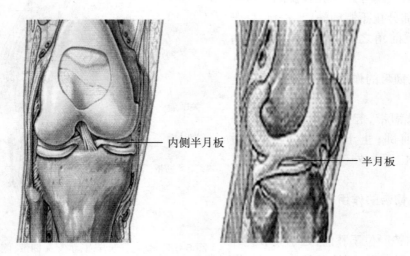

图 6-69　半月板：左，为前面观；右，为侧面观

2. 腘窝部滑囊

（1）**腘肌囊**，位于腘窝；处腘肌肌腱与外侧半月板、胫骨外侧髁、胫腓近侧关节之间；也可与膝关节相通；有润滑腘肌肌腱等的作用。

（2）**腓肠肌囊**，位于腓肠肌内侧头的深面；有利于腓肠肌的活动。（图 6-70）

3. 膝前部的滑囊

（1）**髌前皮下囊**：位于髌骨下半、髌韧带上半部之皮下组织内；使膝前皮肤能自由活动；（图 6-71）

（2）**髌下浅囊**：位于髌韧带、胫骨结节与皮肤之间，常与髌前皮下囊相通；可减少跪位时的摩擦；

（3）**髌下深囊**：位于髌韧带与胫骨上端骨面之间；防止髌韧带与胫骨之间的摩擦。

4. 膝关节外侧的滑囊　有多个：在股二头肌腱的深面与腓骨头之间；股二头肌腱附着

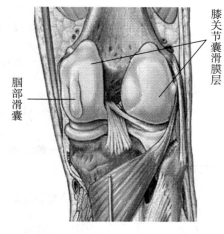

图 6-70 腘窝部滑囊

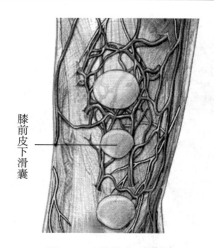

图 6-71 膝前皮下滑囊

点与外侧副韧带之间;外侧副韧带与腘肌腱之间均有滑液囊;其有润滑各肌腱的作用。

5. 膝关节内侧的滑囊 也有多个。

(1) **鹅掌囊**,位于缝匠肌腱、股薄肌腱、半腱肌肌腱的深面与内侧副韧带之间;此囊大,易受损致病,临床常见。

(2) **半膜肌囊**,位于半膜肌与腓肠肌内侧头之间。

(3) **半膜肌固有囊**,位于半膜肌肌腱与胫骨内侧髁关节囊之间。

(4) 半膜肌肌腱与半腱肌肌腱、内侧副韧带之间,均有滑囊。

还可能有不定滑囊。上述滑囊,常可受损,致滑囊炎,导致膝痛、活动障碍,临床不少见。针刀治疗,可获良效。

（五）膝关节周围的肌肉、肌腱

膝关节周围的肌腱众多,但在膝的后侧、邻近大腿小腿处才有肌腹;故膝关节周围的软组织欠丰厚。

1. 膝关节内侧的肌腱

(1) **胫骨上端内侧髁**:有缝匠肌肌腱、股薄肌肌腱,半腱肌肌腱;此 3 条肌腱相互交织而形成**鹅掌束**,止点从胫骨粗隆内侧的骨面到胫骨内侧髁的骨面。(图 6-72)

(2) **股骨内上髁上方的内收肌结节处**,有内收大肌(起于坐骨结节及坐骨支)肌腱的止点。

2. 膝关节前面的肌腱 主为股四头肌(股直肌,起于髂前下棘及髋臼的上缘;股中间肌,起于股骨干上 2/3 段;股内侧肌,起于转子间线之下半段;股外侧肌,起于转子间线的上半段及大转子的下缘)的 4 条肌腱,相互融合而成肌腱膜,覆盖于髌骨背面。此腱膜向髌骨的两边伸展,构成**髌骨支持韧带**;此腱膜越过髌骨背面,紧附于髌尖和髌尖后下方的粗糙面,继而向下,止于胫骨结节者,叫**髌韧带**。(图 6-73)

3. 膝关节外侧的肌肉、肌腱

(1) **腓骨头**,为股二头肌腱的止点。股二头肌长头、半腱肌共两头同起于坐骨结节及骶结节韧带。股二头肌短头,起于股骨嵴下半段的外唇。股二头肌长、短头融合成为一肌腱,共同止于腓骨头。(图 6-74)

(2) **胫骨外侧髁**,有髂胫束及其止点。

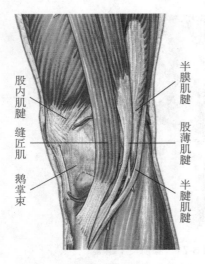

图 6-72　膝关节内侧肌腱,内侧观

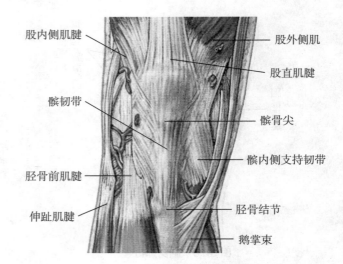

图 6-73　膝前侧肌腱及髌韧带等

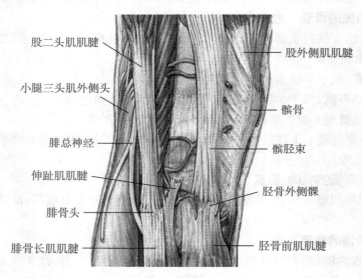

图 6-74　膝外侧肌腱

　　髂胫束,由阔筋膜张肌的两层筋膜,下行,至大腿中上 1/3 交界处融合、增厚而成。阔筋膜张肌,起自髂嵴的前段、髂前上棘及其下切迹的外缘。

　　4. 膝关节后侧的肌肉、肌腱

　　(1) **股二头肌**,其长头和短头融合成为一条肌腱,从腘窝顶向外下行,止于**腓骨小头的后外侧**(前已述)。

　　(2) **半腱肌及半膜肌肌腱**,此二肌,起于坐骨结节,沿股后外侧下行,二肌腱经腘窝的外上缘,向外下行,止于**胫骨上端内髁及稍后方**。半膜肌肌腱,在膝关节平面分成三束:一束止于胫骨后缘;另一束返折向内上行,为腘斜韧带;第三束向下,止于胫骨内侧髁的下缘。

　　(3) **腘肌**,此肌起自股骨外侧髁的前方,向后下,在关节囊的纤维层和滑膜层之间、从外侧半月板外缘沟中下降,越过关节间隙,至关节后成肌腹,从腘斜韧带的深面,斜向内下,止于**胫骨上端后内的腘线上**。

（4）**腓肠肌**：其内侧头，起于股骨内侧髁上方的**腘面**；外侧头起自**股骨外侧髁上方的骨面**，在膝关节的后下方，两头向中线靠拢，和比目鱼肌合成小腿三头肌。

（5）**跖长肌**：起于腓肠肌外侧头的稍上方，向内下，附于腓肠肌内侧头的深面，下降，其肌腱融入跟腱。（图 6-75）

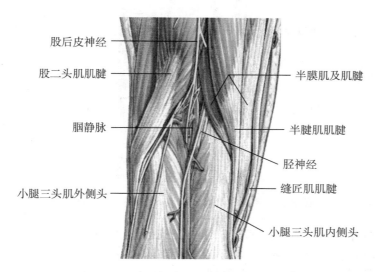

图 6-75 膝后侧浅层（腘窝）的肌肉、肌腱

（六）膝关节周围的重要神经

1. **股神经肌皮支** 其皮支，管理膝关节前面皮肤的感觉；运动支，管理股四头肌的运动。

2. **隐神经** 管理膝关节前内侧皮肤的感觉。

3. 膝关节的后面的皮肤，由坐骨神经、胫神经、腓总神经的分支与闭孔神经后支支配。

4. **股神经** 管理股四头肌（屈髋、伸膝）、缝匠肌（屈膝、小腿内旋）的运动功能。

5. **闭孔神经** 管理内收肌及股薄肌的运动功能，如髋内收、协助屈膝、小腿内翻等。

6. **胫神经** 管理腓肠肌、跖肌、半腱肌、半膜肌、腘肌的运动，如屈膝，后三肌还有使小腿内旋之功能。

7. **腓总神经分支** 管理股二头肌的运动：踝跖屈、小腿外旋等。

股神经、胫神经、腓总神经的体表定位，见本章第一节。

（七）膝关节周围的重要血管

1. **膝最上动脉** 由股动脉发出。

2. **膝上、中、下动脉** 均由腘动脉发出。

上述动脉，相互吻合，在膝关节周围组成**膝关节周围动脉网**，共同供应膝关节各组织的血运。

膝关节静脉，与动脉同名、同行。

总之，在膝关节附近，就神经、血管而言，应特别关注腓总神经的行程（见腓总神经投影）。腘窝内，血管、神经干多、重要，应注意其位置（详见腘窝局部解剖）。

（八）腘窝的局部解剖

腘窝，位于膝后，为菱形。（图 6-76）

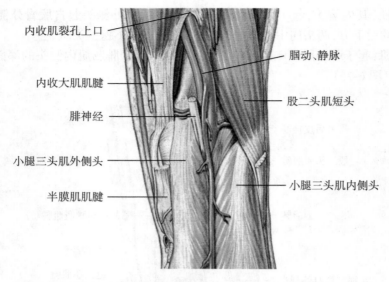

内收肌裂孔上口

腘动、静脉

内收大肌肌腱

股二头肌短头

腓神经

小腿三头肌外侧头

小腿三头肌内侧头

半膜肌肌腱

图 6-76 膝后(腘窝)深层肌肉、肌腱、血管神经

1. **腘窝的境界** 其上外界,为股二头肌外侧头;上内界,为半腱肌、半膜肌及其肌腱;下内界,为腓肠肌的内侧头;下外界,为腓肠肌的外侧头。

腘窝底,为股骨的腘面、膝关节囊、腘肌等。

2. **腘窝的内容物** 窝内,有多量脂肪组织及血管、神经、淋巴等。

3. **腘窝内的血管、神经的位置**(图 6-77) 由浅而深,依次如下:

(1)**小隐静脉**:为皮下浅静脉。在腘窝下方,穿过深筋膜,汇入腘静脉。

(2)**胫神经**:位于腘窝中线部的皮下;下行,在腘窝下端,其皮支,穿深筋膜出,而至皮下。

(3)**腓总神经**:沿腘窝的外上缘、股二头肌腱的内侧斜向外下,自腓肠肌外侧头的浅面出腘窝,至腓骨头下方,绕过腓骨颈,抵腓骨前。

(4)**腘静脉**:位于腘窝的中线处;其基本位于腘动脉的浅面;但在腘窝的上端,其处动脉之前外侧;在腘窝的下端,其处动脉之前内侧。

(5)**腘动脉**:亦位于腘窝的中线附近;处腘窝的最深层。

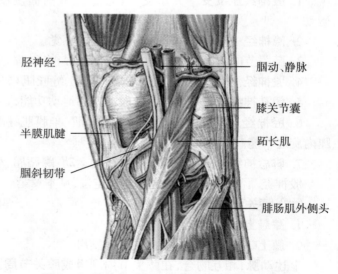

胫神经

腘动、静脉

膝关节囊

半膜肌腱

跖长肌

腘斜韧带

腓肠肌外侧头

图 6-77 膝关节后侧观:示腘窝内的重要血管、神经

(九)膝关节的骨性关节炎

1. **病因** 尚未完全明确。据调查,与劳损、年龄、性别、遗传、环境、饮食、肥胖、体重、气候等因素有关。但是,最主要的因素,还是与劳损。其他因素,如饮食过量,肥胖,超重,甚至年龄,可能都会增加膝关节的磨损和劳损。

2. 病理 膝关节骨性关节炎的病理改变,不仅是膝关节面的软骨、骨质的病理变化,其还累及关节内、外各软组织:包括半月板损伤、急慢滑膜炎、脂肪垫损伤、滑囊炎、肌肉及肌腱、韧带等软组织的急慢性损伤等病变。

3. 临床表现 主为膝关节的痛、肿、运动障碍、关节畸形等。查体时,除见膝关节运动障碍或伴畸形、肿胀外,还可发现髌骨摩擦感、髌骨压痛、髌尖、底、边缘的叩压痛,膝关节前、后、内、外侧各肌腱、韧带附着处病灶点的压痛。影像学,可见膝关节的关节面、关节间隙的改变和骨质增生、关节畸形、骨质疏松等。

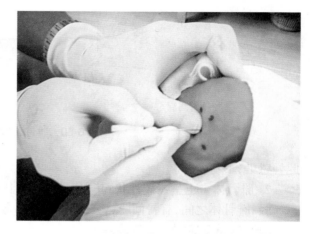

图 6-78 膝关节骨性关节炎针刀治疗的体位及定点

4. 治疗 膝关节骨性关节炎药物治疗不理想。各手术治疗亦非良策。而用针刀松解周围病变软组织,配合手法,可以缓解、控制症状,增加关节活动范围,还可纠正其某些畸形。尤其是配合全身、局部用药及其他辅助治疗、适当的运动,疗效更佳。(图 6-78)

五、小腿骨及连接

小腿骨,包括胫骨和腓骨。

胫骨位于小腿的内侧;腓骨位于小腿的外侧。二者构成小腿的骨架。

胫骨和腓骨,各有两端,一体。

(一)胫、腓骨近侧端

其结构,前已述。

(二)胫、腓骨体(图 6-79,图 6-80)

1. 胫骨体 呈三棱柱形。其周围有肌肉、筋膜附着。(图 6-83,图 6-84)

胫骨体上段的前方,有胫骨结节,是髌韧带的止点。也是骨性标志之一。从胫骨结节向下,为一条较锐利的骨嵴,叫胫骨嵴。胫骨嵴的表面,仅有深筋膜、皮下层、皮肤,可清楚触及。

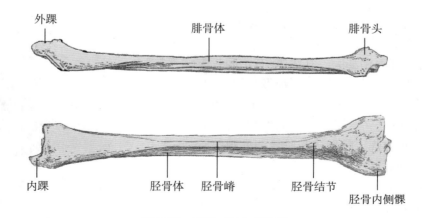

图 6-79 胫骨、腓骨,前面观

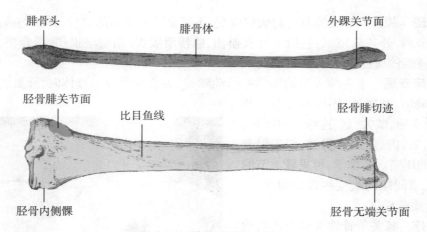

图 6-80 腓骨、胫骨，后面观

此处感染，不易愈合。

2. **腓骨体** 也呈三棱柱状；其周围亦有肌肉、筋膜附着。

胫、腓骨体之间，有**骨间膜**，将二者连接在一起，同时也是小腿前、后侧肌群的分界面。

（三）胫骨与腓骨之间的连接

1. **胫腓近侧关节** 在膝关节的骨性结构一节中已描述。

2. **骨间膜** 为附着于胫骨的外侧缘和腓骨内侧缘之间深筋膜，并将二骨连接在一起。（图 6-81）

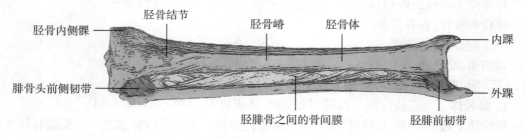

图 6-81 胫腓骨之间的骨间膜，前面观

3. **胫腓远侧关节** 见下述。（图 6-82）

（四）胫、腓骨远侧端与踝关节

1. **胫骨远端** 稍膨大。其内侧，有由胫骨末端向下方伸出的骨突起（体表可摸及），称内踝。内踝的外侧面为关节面，称胫骨内踝关节面，为踝关节面组成部分之一。胫骨末端的外侧面，有一小关节面，叫腓切迹。腓切迹与腓骨的外踝关节面，构成胫腓远端关节。

2. **腓骨远端** 亦稍膨大，其末端向下伸出的骨突，称为外踝；是重要的骨性标志之一。外踝的内侧面为关节面，称腓骨外踝关节面，为踝关节面

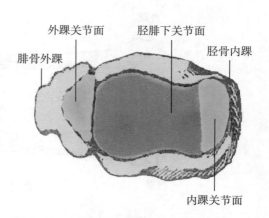

图 6-82 胫腓骨远端各关节面，下面观

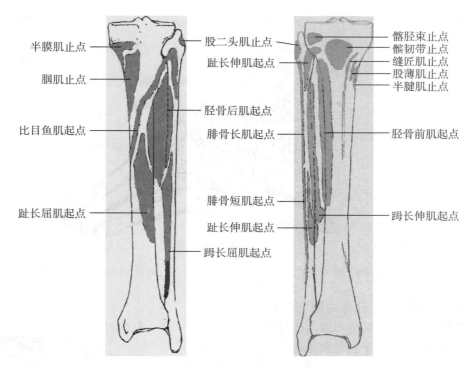

图 6-83 胫、腓骨后面的肌肉附着点　　**图 6-84** 胫、腓骨前面的肌附点

的组成部分之一。腓骨末端的内侧,也有一小关节面,此为胫腓远端关节之一部分。

3. **踝关节**　胫骨内踝的外侧面与胫骨远端的下关节面及腓骨外踝的内关节面,共同组成一个骑马状、马鞍形的关节面。此骑马状、马鞍形的关节面,即为**踝关节的关节窝**,其与距骨背面的**滑车面**(即**踝关节头**),构成骑马状的**踝关节**。

六、踝关节

(一) 踝关节的构成

踝关节的骨性结构:踝关节,由胫骨远端的下关节面、内踝关节面、腓骨外踝关节面所组成的马鞍形关节窝(即胫腓骨远端关节所组成的关节面)和距骨上表面的滑车所形成的关节头构成。(图 6-85)

踝关节周围的关节囊,较松弛;其周围韧带众多,但不很坚强;故踝关节易扭伤,易造成微形错位。

(二) 踝关节周围的韧带

踝关节的内、外、前、后侧,均有众多韧带,予以加强和稳定踝关节。

1. **踝关节内侧韧带**　就是小腿深筋膜向下延续并增厚而成。(图 6-86)

(1) **分裂韧带**:又叫**内踝屈肌支持韧带**,其位于踝关节的内侧。是由下肢深筋膜的浅层向下延续、增厚而成。其上端附着于胫骨内踝的内表面,下端附着于跟骨的内表面,是构成踝管的重要结构(详见本章第二节,下肢的结构、层次)。

(2) **踝关节三角韧带**:亦位于踝关节内侧。其为下肢筋膜深层向下延续、增厚而成。其呈扇形分开,分别附着于**足舟骨、跟骨、距骨**,而分别得名为**胫舟韧带、胫跟韧带、胫距后韧带**。因此 3 条韧带呈三角形分开,故又叫**踝关节三角韧带**。

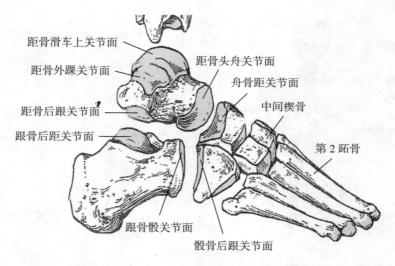

图 6-85　踝关节的滑车关节面及分散的跗骨、跖骨,外侧面观

1)**胫舟韧带**:连于胫骨内踝与足舟骨之间。

2)**胫跟韧带**:连于胫骨内踝与跟骨之间。

3)**胫距后韧带**:连于胫骨和距骨之间。

踝关节内侧韧带,易劳损、损伤;致其痉挛、挛缩、瘢痕、粘连、肥厚等,这是造成踝管狭窄,引起踝管内容物受挤压的常见因素之一。亦即为"踝管综合征"常见病理因素之一(见本章第五节,踝管综合征)。

2.**踝关节外侧韧带**　较薄弱,也分浅层韧带和深层韧带。(图 6-87)

(1)**腓骨肌上、下支持韧带**:为下肢外侧深筋膜浅层向下延续、增厚而成。其位于踝关节外侧。详见下肢深筋膜浅层。

(2)**下肢外侧深筋膜深层所形成的韧带**:分成下列三部分。

1)**距腓前韧带**:连于腓骨外踝与距骨前部之间。

2)**跟腓韧带**:连于腓骨外踝与跟骨之间。

3)**距腓后韧带**:连于腓骨外踝与距骨后部之间。

3.**胫腓下关节**　胫腓下端的腓骨切迹与腓骨下端被坚而稍有弹性的骨间韧带、胫腓下前韧带、胫腓下后韧带与胫腓横韧带连接在一起。

(1)**胫腓下前韧带**:自胫骨前结节至外踝前面的结节,限制腓骨的外旋和向外移位。

(2)**胫腓下后韧带**:胫骨后结节至外踝后面的结节。

(3)**胫腓横韧带**:踝关节上方骨间膜增厚部分,上下 2~6cm。

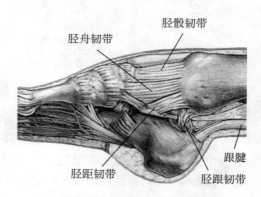

图 6-86　踝关节内侧深层韧带

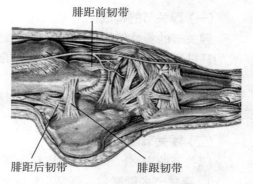

图 6-87　踝关节外侧深层韧带

（4）**骨间韧带**：骨间膜的向下延长部是短而坚实的纤维。

4. **踝关节前侧韧带**　也分浅层韧带和深层韧带。（图6-88）

（1）**踝关节前侧浅层韧带**：如小腿**伸肌上支持韧带**、小腿**伸肌下支持韧带**等。详见本章第二节下的"深筋膜层"。

（2）**踝关节前侧深层韧带**，有胫距前韧带、腓距前韧带等。

1）**胫距前韧带**：为附着于胫骨内踝与距骨前部之间的韧带。

2）**腓距前韧带**：为附着于腓骨外踝与距骨前部之间的韧带。

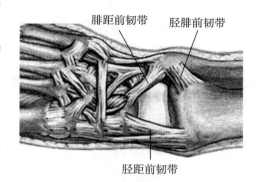

图6-88　踝关节前侧深层韧带

3）**胫腓前韧带**：为附着于腓骨外踝与胫骨远端前面之间的韧带。

（三）踝关节周围的肌腱、血管神经

1. **踝关节外侧肌腱、血管神经**如下：

（1）**肌腱和腱鞘**：有腓骨长肌腱及腱鞘、腓骨短肌腱及腱鞘。

（2）**神经**：有腓浅神经的皮支、腓肠神经的皮支。

（3）**血管**：有腓侧动、静脉。

2. **踝关节内侧的肌腱、血管神经**　从前上至后下，依次如下排列：①胫骨后肌肌腱及腱鞘；②趾长屈肌腱及腱鞘；③胫后血管神经束（内容胫后动静脉、胫后神经）；④踇长屈肌腱及腱鞘等。详见本章第二节下的"深筋膜层"。

3. **踝关节前侧与足背部肌腱、血管神经**　自内向外，依次为：

（1）**胫骨前肌肌腱及腱鞘**：位于足背内侧骨纤维管内；

（2）**踇长伸肌肌腱及腱鞘**：位于足背中间骨纤维管内；足背动脉、腓深神经，亦位于足背中间骨纤维管内；

（3）**趾长伸肌腱及腱鞘**；

（4）**第3腓骨肌腱鞘及足背部血管神经等**：趾长伸肌肌腱及腱鞘、第3腓骨肌腱及腱鞘，同位于足背外侧骨纤维管内。

　　足背动脉，来自胫前动脉。其从踇长伸肌腱的外侧（踇趾背伸时，此肌腱可清楚地绷起于足背的内侧）、踇短伸肌腱的深面前行。

　　足背动脉沿途**分支**：足底深支、第1跖背动脉、跗骨内外侧动脉、弓状动脉，主供应足背及趾背侧组织血液循环。

　　足背动脉，可于足背面、踝关节正中线的前下方，触及其跳动。

（四）踝关节慢性扭伤、踝管综合征

　　踝关节慢性扭伤、踝关节微形错位、踝管综合征等，临床常见。

　　用针刀松解踝关节周围软组织病灶，配合针对性手法，是治疗踝关节慢性扭伤、踝关节微形错位、踝管综合征的良法。详见本章第二节。

七、足骨及其关节

　　足骨，包括跗骨、跖骨、趾骨。（图6-89～图6-97）

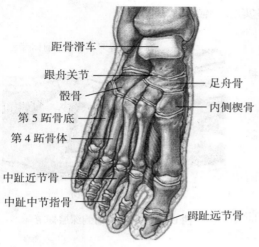

图 6-89　足骨,背侧面观

距骨滑车
跟舟关节
骰骨
第 5 跖骨底
第 4 跖骨体
中趾近节骨
中趾中节指骨
足舟骨
内侧楔骨
蹬趾远节骨

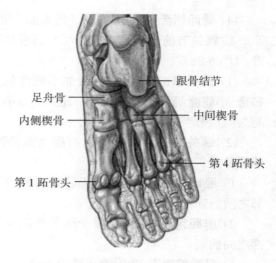

图 6-90　足骨,底面观

跟骨结节
足舟骨
内侧楔骨
中间楔骨
第 1 跖骨头
第 4 跖骨头

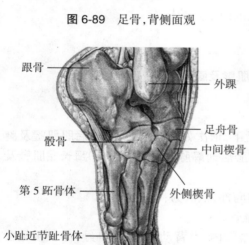

图 6-91　足骨,外侧观

跟骨
外踝
骰骨
足舟骨
中间楔骨
第 5 跖骨体
外侧楔骨
小趾近节趾骨体

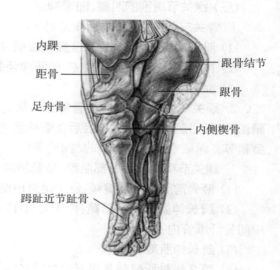

图 6-92　足骨,内侧观

内踝
距骨
足舟骨
跟骨结节
跟骨
内侧楔骨
蹬趾近节趾骨

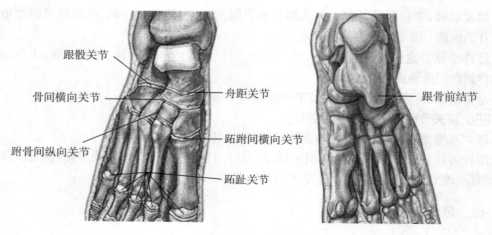

跟骰关节
骨间横向关节
舟距关节
跗骨间纵向关节
跖跗间横向关节
跖趾关节
跟骨前结节

图 6-93　跖、跗骨间的关节:左,为足背面观;右,为足底面观

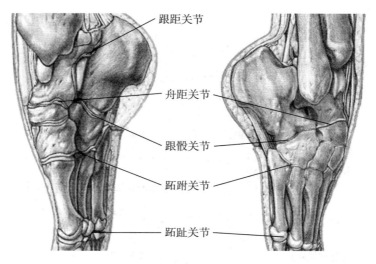

图 6-94 跖跗间、跗骨间的关节:左,为内侧观,右,为外侧观

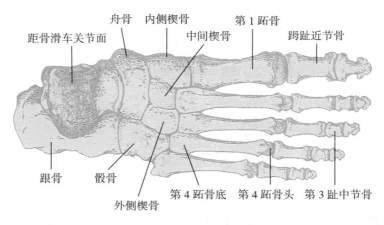

图 6-95 足骨,背面观,示意图

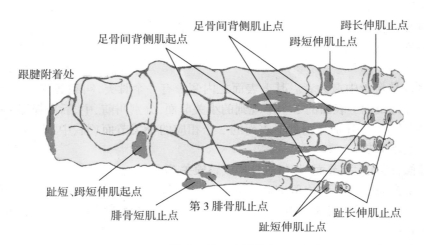

图 6-96 足骨背面的肌肉附着点,上面观

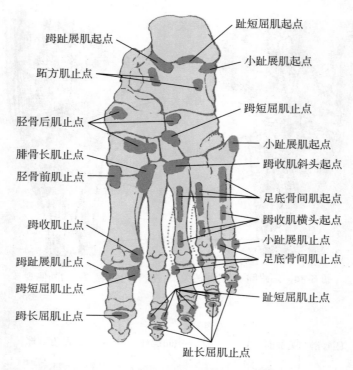

图 6-97　足骨底部肌肉附着点,底面观

(一) 跗骨及其关节

跗骨,共有 7 个,其形状各异、大小不一。

跗骨,位于足部的后侧部分;分成前、中、后 3 列排列。

1. **后列跗骨及其关节**　后列跗骨有二,为跟骨、距骨;为上下重叠排列:跟骨居下;距骨位于跟骨的上部。

(1) **距骨**:为足骨之较大者。其上表面为马鞍状的关节面。

鞍状关节面,由正中部分的**距骨滑车关节面**、内侧部分的**距骨内踝关节面**、外侧部分的**距骨外踝关节面**三部分构成。**鞍状关节面**作为**踝关节头**,胫、腓骨远端关节面作为**踝关节窝**而构成**踝关节**。

距骨前面,还有 1 小关节面,其与舟骨,构成**距舟关节**。

距骨下表面,还有 3 个小关节面,其与跟骨上表面的 3 个小关节面相关节,构成**跟距关节**。

(2) **跟骨**:是足骨中最大者。其上表面之内侧缘有一个骨突,叫**载距突**。载距突的上表面及其前、后,为跟骨上表面的 3 个不规则的小关节面,分别叫前、中、后**跟骨距关节面**。前、中、后跟骨距关节面,分别与距骨下表面的 3 个相应的小关节面(前、中、后距骨跟关节面),构成前述的**跟距关节**。

跟骨前面,还有 1 关节面,其与骰骨构成**跟骰关节**。

跟骨底部向前、向后、向内侧突起或隆起,分别叫跟骨前结节、跟骨后结节、跟骨内侧结节。跟骨前结节,为**跖长腱膜**的附着点。跟骨后结节,为**跟腱**的附着点;跟骨内侧结节,为**分裂韧带**的附着点。

2. **中列跗骨及关节**　中列跗骨有 2 骨:内侧,为**舟骨**;外侧,为**骰骨**。

（1）**舟骨**：为不规则之小骨。处于跗骨中列的内侧。舟骨的前端有 3 个小关节面；分别与内、中、外侧楔骨的近侧关节面，构成横行的**跗骨间关节**。

其后端也有 1 关节面，主与距骨构成前述的**舟距关节**。

舟骨的外侧面，也有 1 小关节面，与骰骨相关面，构成**纵行的跗骨间关节**。

（2）**骰骨**：为很不规则形、稍长的小骨。其前、后、内侧面都有小关节面。其前端小关节面分别与第 4、5 跖骨近端关节面构成**跖跗关节**。内侧小关节面，分别与舟骨、外侧楔骨相关的关节面构成纵行的跗骨间关节。后端小关节面，与跟骨相关面构成关节。

3. **前列跗骨及其关节**　前列跗骨共有 3 个小骨；分别叫**内、中、外楔骨**。

内、中、外楔骨的前、后两端，均有 1 小关节面；中、外楔骨的左、右两侧面、内侧楔骨的外侧面，各有 1 小关节面。

各楔骨前端的小关节面，分别与第 1、2、3 跖骨近端相关面，构成**跖跗关节**。

各楔骨后端小关节面，分别与舟骨关节面，构成**横向的跗骨间关节**。

各楔骨间的相对面、外侧楔骨的外侧关节面与骰骨的内侧关节，相互构成**纵向的跗骨间关节**。

（二）跖骨及其关节

跖骨，共 5 个；分别叫**第 1、2、3、4、5 跖骨**。

跖骨，均为棍棒状、短小的骨块。各有远、近两端及一体。

1. **跖骨的近端及其关节面**　各跖骨的近端，均叫**跖骨基底部**。

各跖骨基底部，均有 1 个小关节面，其分别与跗骨的相应关节面，构成前述的**跖跗关节**。

2. **跖骨远侧端及其关节面**　各跖骨的远端，均叫**跖骨头**。

各跖骨头的表面，覆有纤维软骨，形成半球状的小关节面；其分别与各趾的近节趾骨基底部关节面，构成**跖趾关节**。

3. **跖骨体**　均为棍状，其相对面，均为肌肉的附着处。

（三）趾骨及其关节

趾骨，共有 14 个，分别叫**第 1、2、3、4、5 趾骨**。

第 1 趾，仅有 2 个趾骨：即近节趾骨、远节趾骨。**第 2、3、4、5 趾**，各有 3 个趾骨：近节、中节、远节趾骨，共 12 个趾骨。

趾骨，亦为短小的棍状骨块。各有两端、一体。

1. **趾骨近端及其关节面**　各趾骨的近端，也称**趾骨基底部**：分别叫**近节趾骨基底部，中节趾骨基底部，远节趾骨基底部**。各趾骨基底部的末端面，均有 1 个小关节面，叫各趾骨基底部关节面。趾骨基底部关节面与相应的跖骨头半球状关节面，构成前述的**跖趾关节**。

2. **趾骨远端及其关节面**　各趾骨的远端，分别叫**近节趾骨头、中节趾骨头、远节趾骨头**。**各远节趾骨头无关节面。**

各近节和中节趾骨头末端面，各有 1 个小关节面。近节趾骨头关节面和中节趾骨基底部关节面、中节趾骨头关节面和远节趾骨基底部关节面相互成关节，均称趾间关节

3. **趾骨体**：各趾骨体均为短小的棍状。其侧边均为肌肉的附着处。

（四）足弓（图 6-98）

1. **跖腱膜、足底腱环的组成**　跖腱膜的解剖，前已述；见本章第二节下的"深筋膜层"。

足底腱环的组成：腓骨长肌，起于腓骨上段的前外侧，肌腱向下行，绕过足底外侧缘，向

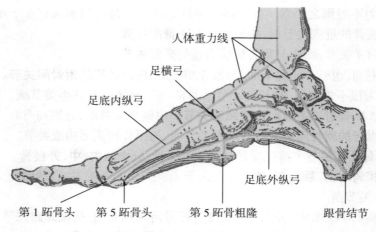

图 6-98 足弓,内侧面观

内行,跨过足骨底面,附着内侧楔骨和第 1 跖骨底部。胫骨前肌,起于胫骨上段的前内侧和相应的骨间膜,肌腱向下行,绕经足底内侧缘,也附着于内侧楔骨和第 1 跖骨底部;因而此二肌腱在足底相接,在足底部形成一个**腱环**,叫**足底腱环**。(图 6-99)

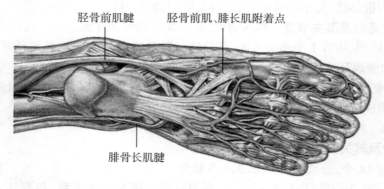

图 6-99 足底深部的"腱环"等

足底腱环的功能:足底腱环对于足弓的形成和维持以及足内翻与外翻活动,都具有十分重要的作用。

足底腱环的临床针刀应用:针刀松解胫骨前肌在内侧楔骨的附着点病变,是矫正足内翻畸形的必要操作。

2. **足弓的组成** 由各足骨(跗骨、跖骨、趾骨)、足骨间的关节(各跗骨间关节、跗跖间关节、跖骨间关节、跖趾关节)以及关节周围的**关节囊**和足底部的各**肌肉、肌腱、韧带**,尤其是跗骨和跖骨之间的**跗长韧带**和**足底腱环**的连接和牵张,不仅将全部足骨连接成为一整体,而且,使跖骨和跗骨间、从整体的正面和侧面看,均成**弓**状,而称为"**足弓**":包括"**足底内侧纵弓**"、"**足底外侧纵弓**"和"**足横弓**"3 个足弓。

(1)"**足底内侧纵弓**":由跟骨、距骨、足舟骨、内中外楔骨、第 1~3 跖骨及其间的连接结构共同构成。位于足的内侧,弓起较高。主由跖腱膜、足底肌腱环的牵张来维持,胫骨后肌腱、趾长屈肌腱、踇长屈肌腱、足底方肌等组织结构予以协助,共同维持。此弓是缓冲对足底撞击、保护足底的血管神经不受挤压的最重要的弓。

(2)"足底外侧纵弓"：由跟骨、骰骨、第4、5跖骨及其间的连接组织共同构成。主由腓骨长肌腱和足底各韧带等组织结构共同维持。

(3)"足横弓"：由骰骨、内中外楔骨、第1~5跖骨及其间的连接结构共同构成。主由腓骨长肌腱和胫骨前肌肌腱所构成的**足底腱环**、姆收肌横头等结构共同维持。

由于上述3足弓的存在，故人在站立或行走时，其实主为跟骨结节、第1、第5跖骨头等3点，重点着地；而足的中心弓向上，悬空，不着地；故使足部具有良好的弹性和缓冲作用；以免人在行走、跳跃时，下肢、脊柱、脑颅等组织受到冲击性伤害；即其对人体具有极其重要的保护作用。若足弓发育不良，塌陷，称"平底足"；其长途行走困难。但又因有足弓的存在，其使足底部的**跖长韧带、跟骰足底韧带、骰舟足底韧带**(尤其是**跖长韧带**)等结构，反复牵张而易**劳损、损伤**；致其痉挛、挛缩；张力增加，可于跟骨结节处形成跟骨骨刺；有时出现足跟底部等处的疼痛症状，临床即谓**"跟骨骨刺症"**。

第四节　下 肢 肌 肉

为便于描述，将下肢肌肉分为**下肢带肌、大腿肌、小腿肌**和**足肌**四部分。

下肢的功能是承担全身负荷，移动身体，站立、行走、跳、跑等活动，故下肢肌肉，远较上肢肌发达。

一、下肢带肌

下肢带肌，又叫**髋肌**。主要起自骨盆内、外侧，越过髋关节，附着于股骨上部，是运动髋关节的肌肉。下肢带肌共9块，根据其部位和功能，分为前、后两群。前群2块，后群7块。前群2块肌肉为**髂腰肌、阔筋膜张肌**。

(一)髂腰肌

1. **髂腰肌的位置、层次、毗邻**　髂腰肌乃**髂肌和腰大肌**的统称。其位于腹膜后、腰椎的两侧与骨盆的内面；髂肌居于腰大肌的外侧。髂腰肌的起点及其肌腹很深在，针刀不可及；但其止点为股骨小转子，虽深在，针刀完全可及。(图6-100)

2. **起止点**　髂肌，起于髂骨的内侧面，即髂窝；而腰大肌，起于第12胸椎和全部腰椎的侧面与横突；两肌束向下行、并聚合，共同经过腹股沟韧带的深面，继续下行，越过髋关节、股骨颈的前面，共同止于股骨小转子。(图6-101)

3. **神经支配**　由腰丛的肌支支配。

4. **作用**　屈髋、股外旋。当下肢固定时，可使躯干前屈，如仰卧起坐运动等。

5. **病变**　在髂腰肌和髋关节囊之间有一较大的滑液囊。此滑囊常与髋关节腔相通。故髋关节感染，其脓液可流入此滑液囊，而于大腿根部出现包块。此滑囊炎症，可累及髋关节。

强直性脊柱炎，常见股骨头无菌性坏死并致髂腰肌痉挛、挛缩；造成髋关节屈曲性强直、畸形。腰椎疾病，亦常累及髂腰肌。

6. **针刀治疗**　强直性脊柱炎，常继发股骨头无菌性坏死，致髋关节屈曲性强直、畸形时，常需取股前入路进针刀，行髋关节前部的软组织松解术。此时，除松解髋关节前面的关节囊、韧带以及髂腰肌肌腹病灶外，还应对股骨小转子处此肌止点的病灶进行针刀松解(其时，下肢尽力外旋)，以改善伸髋功能。此为纠正髋关节屈曲性强直畸形、使屈髋畸形的患者能站直之必需、有效的操作。

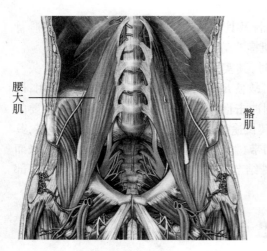

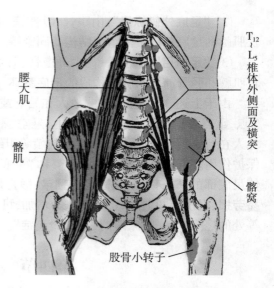

图 6-100　特显的髂腰肌(左为特显的腰大肌,
右为特显的髂肌,统称为髂腰肌)

图 6-101　髂腰肌及其起止点

在行股前进针、髋关节前面的软组织松解术时,定要熟知股三角内的**股神经、股动脉、股静脉**的解剖位置及其体表定位,以免伤害这些重要结构。

(二)梨状肌

1. **梨状肌的位置、层次、形状、毗邻**　梨状肌,因其起点位于骶骨前外侧面,故将其归为下肢带前侧肌群。事实上其肌腹主位于臀中部的深层,从针刀医学临床角度看,将其归为下肢带后侧肌群更合适。它是一块长三角形的肌肉,其表面为臀大肌所覆盖。梨状肌的外上缘,紧邻臀中肌的内下缘。故此二肌病变时常可相互影响。

坐骨神经与梨状肌的关系非常密切:坐骨神经从梨状肌下孔出骨盆后,即经梨状肌下缘下降至股后部。有些坐骨神经可经梨状肌上缘或梨状肌肌腹的纤维之间下降至股后部。

2. **起止点**　梨状肌,起于第2~4骶骨的前外侧面;肌束向外,经坐骨大孔,到达臀部,继续向外下行,移行成肌腱,止于股骨大转子尖的内唇。(图6-103)

梨状肌经过坐骨大孔时,将坐骨大孔分为**梨状肌上孔**和**梨状肌下孔**,两个孔。(图6-102)

梨状肌上孔,有**臀上神经、臀上动脉、臀上静脉**进出。

梨状肌下孔,有**坐骨神经、臀下神经、阴部内神经、臀下动脉、臀下静脉、阴部内动脉及静脉**进出。

3. **体表投影**　髂后上棘与尾骨尖连线的中点上2.0cm为1点,中点下1.5cm为另1点、股骨大转子尖为第3点;上述三点连线所围成的三角区,即为梨状肌在臀部的体表投影。(图6-104)

4. **神经支配**　由第1、2骶神经的分支——臀上神经所支配。

5. **梨状肌的功能**　使髋关节外展、外旋。两侧梨状肌止点固定时,还可使骨盆后倾。

6. **病变**　梨状肌损伤,临床上不少见,称"梨状肌损伤综合征"。其主要表现为干性坐骨神经痛;其应与腰椎间盘突出所致的根性坐骨神经痛相鉴别。根性坐骨神经痛,有两个重要特征:一为椎管内脑脊液压力突然增加时可诱发或加重其疼痛;另为直腿抬高试验阳性。而梨状肌损伤,无上述特征,可以鉴别。但梨状肌病变最准确的诊断方法,应为肛门指诊:可

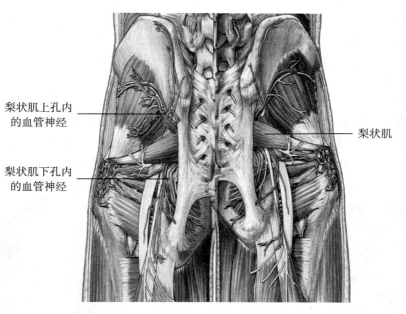

梨状肌上孔内
的血管神经

梨状肌

梨状肌下孔内
的血管神经

图 6-102 梨状肌及其上、下孔内的血管神经(左),特显的梨状肌(右),后面观

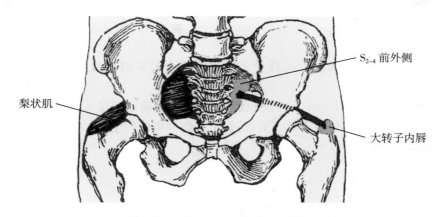

S_{2-4} 前外侧

梨状肌

大转子内唇

图 6-103 梨状肌(左)及其起止点(右),彩绘示意图,骨盆前面观

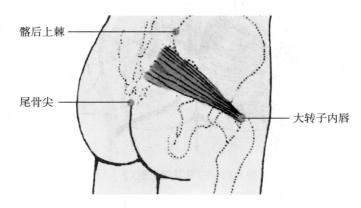

髂后上棘

尾骨尖

大转子内唇

图 6-104 梨状肌的体表投影,侧面观

直接触及梨状肌的病变,如其肿胀、触痛、瘢痕等。

7. **针刀治疗**　用针刀松解梨状肌肌腹的病灶、梨状肌在股骨大转子止点处的病灶以及坐骨神经在梨状肌的出口处病灶,能有效地治疗梨状肌损伤综合征。但定要注意防止对坐骨神经的进一步损伤。

(三)臀大肌

1. **位置、层次、毗邻**　臀大肌,是覆盖于臀部大部分的一块强大、肥厚之浅表层肌肉。其致臀部呈丰满的隆起状。臀中肌的后下部和臀部其他全部小肌肉,均被其覆盖着。臀大肌的表面,仅有皮肤、皮下组织和深筋膜的浅层;故其层次浅在。(图 6-105,图 6-106)

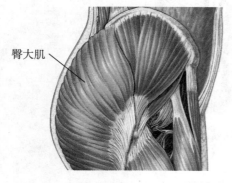

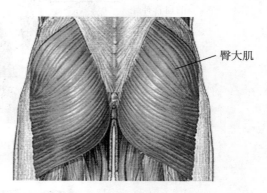

图 6-105　特显的臀大肌(红色区),侧面观　　　图 6-106　特显的双侧臀大肌(红色区),后面观

臀大肌与坐骨结节和股骨大转子之间各有 1 个较大的滑液囊,以利肌肉的收缩、舒张活动。

2. **臀大肌的起、点止**　其起于尾骨、骶骨的背面、髂嵴的后缘及骶结节韧带。肌束向外下行。其止点有二:一部分肌束移行成肌腱,汇入髂胫束的后上部;另一止点,为股骨上段后面的臀肌粗隆。(图 6-107)

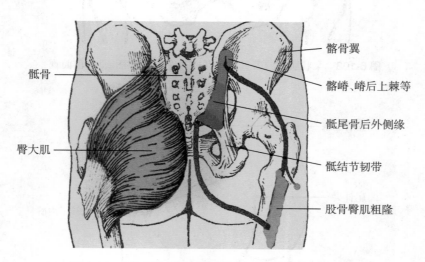

图 6-107　臀大肌(左)及其起止点(右),后面观,示意图

3. **臀大肌的体表投影**　沿髂嵴后缘至髂后上棘、骶骨后外缘、尾骨、坐骨结节、股后的臀沟

线、股骨大转子、再回到髂嵴后缘。上述各点所围成的区域,即为臀大肌的体表投影。(图 6-108)

4. **神经支配** 臀大肌,由骶丛的臀上神经支配。

5. **作用** 主要为伸髋和髋关节外旋。上半部肌束收缩,还可使大腿外展;下半部肌束收缩,可使大腿内收。当下肢固定时,一侧收缩时,可使骨盆向同侧倾斜。两侧同时收缩,可使骨盆倾向后,躯干伸直,维持稳定的站立姿势,防止躯干前屈。此肌是维持人体站直最重要的肌肉之一。

6. **病变** 臀大肌浅在,又是临床肌内注射给药最常用的部位,故臀大肌损伤性病变,临床很常见:如**臀大肌慢性损伤、注射性臀大肌挛缩症**等。(图 6-109)

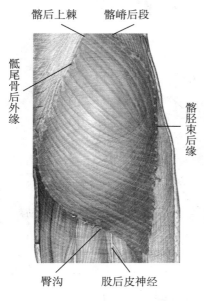

髂后上棘　髂嵴后段
骶尾骨后外缘
髂胫束后缘
臀沟　股后皮神经

图 6-108 臀大肌的体表投影

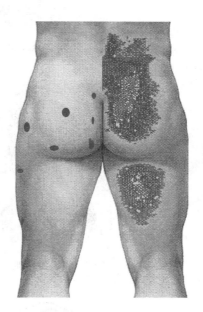

图 6-109 臀大肌病变的表现:
压痛部位(左)、疼痛区(右)

臀大肌病变时,可出现臀部、下腰部、骶尾部、股后外侧部等处疼痛。于髂嵴后缘、骶、尾骨的后外缘、臀部等处,可触及压痛点;肌腹可触及阳性病灶;甚至还可引起髂胫束病变。

7. **针刀临床** 针刀松解臀大肌起止点、肌腹、髂胫束等部位病变,可有效治疗臀大肌病变。臀大肌起、止点病变的松解,针刀应抵达骨面。而肌腹和髂胫束的松解,进针不必太深;针刃穿过皮肤、皮下、深筋膜浅层后即可。

(四)臀中肌和臀小肌

1. **臀中、小肌的形状、位置、层次、毗邻** 臀中肌和臀小肌均呈扇形;多位于臀部的较深层。臀中肌的后下部,处于臀大肌的深面,位置较深在;而其前上部的表面仅有皮肤、皮下组织和阔筋膜张肌,故位置浅表;臀中肌的后下缘,紧邻梨状肌的外上缘。而臀小肌位于臀中肌的深面,位置深在。臀小肌的深面,紧贴髂骨翼的外表面。(图 6-110)

2. **臀中肌起止点** 起于髂骨外表面的臀后线和臀前线之间的骨面;肌束向外下行,以短的肌腱,附着于股骨大转子尖的外侧面。(图 6-111)

臀小肌,起于臀前线和髋臼之间的骨面,肌束亦向外下行,与臀中肌一起共同止于大转子外唇。事实上,臀中肌和臀小肌,几乎可作为一块肌肉来看待。(图 6-112)

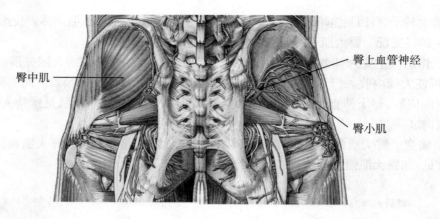

图 6-110 臀中肌(左),臀小肌(右)

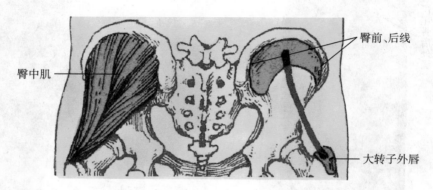

图 6-111 臀中肌(左)及其起止点(右),后面观,示意图

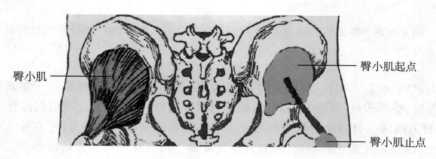

图 6-112 臀小肌(左)及其起止点(右),后面观,示意图

3. **神经支配** 均由骶丛的臀上神经所支配。

4. **功能** 臀中肌和臀小肌的主要功能,是使髋关节外展;其前部纤维还能使髋关节内旋;后部纤维可使髋关节外旋。

5. **病变** 臀中肌的外上部分,位置表浅;故臀中肌损伤,临床常见。臀中肌损伤时,可出现臀的外上部、大腿外上部的疼痛;下肢主动外展时疼痛加重;若累及梨状肌时还可出现坐骨神经痛表现。髂嵴前段外唇的稍外下方、臀部的外上部、股骨大转子等处压痛。

6. **针刀治疗** 针刀对臀中、小肌的起、止点、肌腹病灶进行松解,能有效治疗其病变所引起的异常。起止点病灶的针刀松解,刀刃应抵达骨面,然后进行针刀操作。肌腹病变的松解,刀刃及骨面后稍退针,再行松解方可。坐骨神经行程变异时可邻近臀中肌的后下缘,此时应注意勿伤及坐骨神经。

(五) 闭孔内肌、闭孔外肌(图 6-113)

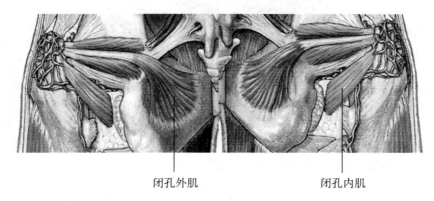

闭孔外肌　　　　　　　　　　闭孔内肌

图 6-113　特显的闭孔内肌(左)、特显的闭孔外肌(右),均为后面观

1. **位置、起止、层次、毗邻**　**闭孔内肌**,与梨状肌有点相似,其起于闭孔膜的内侧面和周围骨面。肌束向后集中成肌腱,经坐骨小孔,转折外行到臀部的下部分,经股骨颈的后上方,止于股骨大转子窝(稍靠后上)。此肌腱的上、下缘,分别为上孖肌和下孖肌;且与上孖肌、下孖肌共同止于股骨大转子窝。即:**起于骨盆内→坐骨小孔出骨盆→臀部的后下部→止于股骨大转子窝**。该肌的肌束,在行经坐骨小孔处,有一个恒定的滑液囊。(图 6-115)

此肌位置较深在:在臀部的后下部分,其比臀中肌、梨状肌更深一层次。

臀部中层肌肉,自上而下,依次为臀中肌、梨状肌、上孖肌、闭孔内肌腱、下孖肌、股方肌。

闭孔外肌,起于闭孔膜的外表面与周围的骨面,肌束向外,到臀部的下部分,经股骨颈的后面,止于股骨大转子窝(稍靠前下)。

从后面观,闭孔外肌,位于臀部的内下方,股方肌的前面。其表面除股方肌外,还有臀大肌、臀部深筋膜、皮下浅筋膜层和皮肤。从人体前面观,此肌位于大腿根部的内侧。其表面有髂腰肌、短收肌、股管等结构。无论从前面观或后面观,闭孔外肌均深在。(图 6-114)

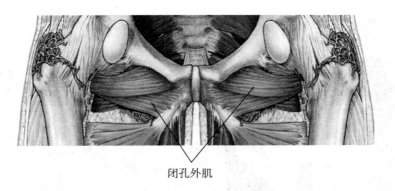

闭孔外肌

图 6-114　特显的闭孔外肌(人体前面观)

2. **神经支配**　均由骶丛神经的分支支配。

3. **功能**　使髋关节旋外。

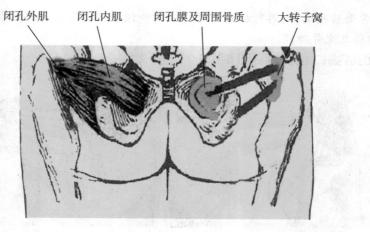

闭孔外肌　闭孔内肌　闭孔膜及周围骨质　大转子窝

图 6-115　闭孔内、外肌(左)及其起、止点(右),后面观,示意图

4. 病变　该肌止于股骨大转子窝,故股骨头病变变形、股骨颈、髋关节病变时,可累及闭孔内、外肌。表现为大腿根部、股内侧的疼痛及压痛;下肢外旋无力;甚至还可连累闭孔神经。

5. 针刀治疗　闭孔神经管理内收长肌、内收短肌、内收大肌及闭孔外肌的运动和股骨中段内侧一部分皮肤的感觉,故闭孔神经损伤时,可出现下肢收肌功能障碍和外旋无力、股内侧中段感觉障碍等表现。

闭孔神经,由 $L_2 \sim L_4$ 脊神经组成。其从骨盆内,经闭孔上缘出骨盆,到达其所支配器官。故闭孔神经损伤的治疗,除行高位腰椎的针刀治疗外,还可用针刀松解其在股骨大转子窝闭孔内、外肌的止点病变,或行闭孔神经封闭,应可收效。

在行股骨大转子窝针刀松解时,当针刀进皮后,应缓慢探索着推进,以免损伤股骨大转子窝附近的旋股内、外动脉及其吻合支。

(六) 股方肌

1. 位置、层次、四邻　从人体后面观,股方肌位于臀部的内下、臀沟的稍上方。为长方形。其为臀大肌所覆盖。与梨状肌、闭孔内肌等基本处于同一层次。其上紧邻下孖肌。坐骨神经,从梨状下缘下降,经此肌的后内方下行,到股后部。(图 6-116)

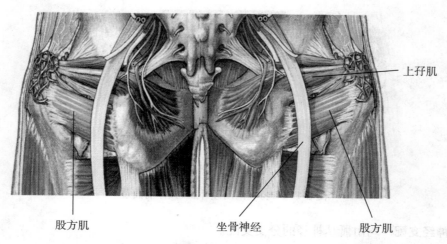

上孖肌

股方肌　坐骨神经　股方肌

图 6-116　特显的股方肌(左)及股方肌的毗邻(右),后面观

2. **起止** 起于坐骨结节外侧面;止于股骨的转子间嵴。(图 6-117)

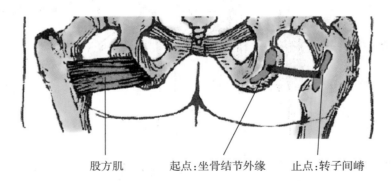

股方肌　　起点:坐骨结节外缘　　止点:转子间嵴

图 6-117 股方肌(左)及其起止点(右),后面观,示意图

3. **神经支配** 由骶丛的分支所支配。

4. **功能** 使髋关节外旋。

5. **病变** 股骨上段、股骨颈、股骨头骨折等,可连累此肌。其表现,有报道称,为臀后下部、大腿根部疼痛、压痛等;其与闭孔内、外肌损伤难鉴别;唯其股骨上的压痛点较闭孔内、外肌损伤的压痛点稍低。

6. **针刀治疗** 用针刀松解其在股骨转子间嵴处的止点病变或行闭孔神经封闭,以治疗此肌的劳损性病变,可收效。

(七) 阔筋膜张肌及髂胫束

1. **阔筋膜张肌、髂胫束的位置、层次** 阔筋膜张肌,其位于臀部的前外侧。浅在;肌腹处于大腿阔筋膜两层之间。筋膜和肌束向下移行成肌腱,汇入**髂胫束**。

髂胫束,位于大腿外侧,皮下层的深面,位置表浅。(图 6-118)

2. **起止点** 阔筋膜张肌,起于髂前上棘和髂嵴的前段。肌束位于大腿阔筋膜两层之间,向下移行成肌腱,汇入髂胫束。髂胫束止于胫骨外侧髁和腓骨小头。故髂胫束,就是张布于髂嵴前段、髂前上棘,沿股外侧向下,至胫骨外髁、腓骨小头处、非常壮实、坚韧的一条带状的纤维腱膜。

髂胫束的上部分为两层,内夹有**阔筋膜张肌**;髂胫束的后部,为臀大肌的附着处。(图 6-119)

外科临床,常用髂胫束作为交叉韧带或其他体壁损伤的修补材料。

3. **阔筋膜张肌与髂胫束的体表投影。**(图 6-120)

4. **神经支配** 阔筋膜张肌,由臀上神经支配;髂胫束,还受股外侧皮神经支配。

5. **作用** 紧张阔筋膜,并屈髋、大腿内旋。

6. **病变** 髂胫束病变时,致其紧张、痉挛、挛缩;临床不少见。

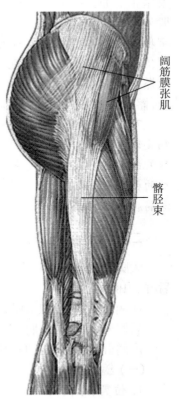

阔筋膜张肌

髂胫束

图 6-118 特显的阔筋膜张肌及髂胫束

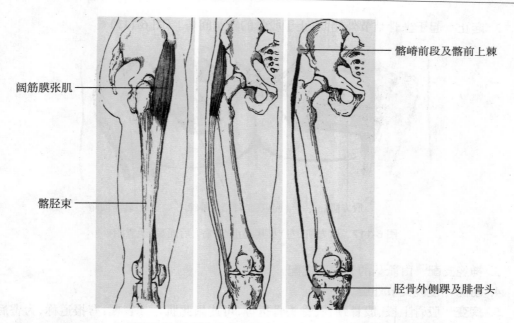

图6-119　阔筋膜张肌、髂胫束及其起止点:左,侧面观;中,前面观;右,起止点

阔筋膜张肌病变、臀大肌病变,是髂胫束紧张的原因之一。其时,可出现臀部及股外侧部疼痛、紧张;行走时足呈外"八"字步态,甚至髋部弹响;下蹲困难;下蹲时,可出现膝关节向外划圈现象。髂嵴前段及髂前上棘、胫骨外侧髁处、腓骨头处压痛,髂胫束紧张等临床表现。

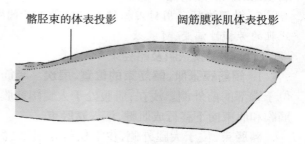

图6-120　阔筋膜张肌与髂胫束的体表投影,前面观

　　7. 针刀治疗　阔筋膜张肌与髂胫束病变时,可用针刀松解髂嵴前段至髂前上棘处的起点、髂胫束及髂胫束在胫骨上端外侧髁、腓骨头处的止点病变。在上述起、止点病灶的松解时,针刀应抵达骨面进行松解。而髂胫束浅在;其松解时进针应浅;经皮肤、皮下、深筋膜浅层即够。若为臀大肌损伤致,则应松解臀大肌病灶。

二、大腿的肌肉

　　大腿的肌肉,丰厚、发达、坚实,共10块;依据其所在的位置和功能等,可将其分为前群、后群、内侧群三群。

　　前侧肌群,有股四头肌、缝匠肌,2块肌肉。

　　后侧群,有股二头肌、半腱肌、半膜肌,3块肌肉。

　　内侧群,有耻骨肌、股薄肌、内收短肌、内收长肌、内收大肌,共5块肌肉。

(一)缝匠肌

　　1. 位置、形状、层次　缝匠肌,是全身最长的一块扁薄、呈带状的肌肉;也是股前最浅层的一块肌肉。其表面仅有皮肤、皮下组织层和深筋膜浅层等组织。(图6-121,图6-123)

　　2. 缝匠肌的起、止点　其起于髂前上棘,经股前面,斜向内下,止于胫骨上端的内侧骨

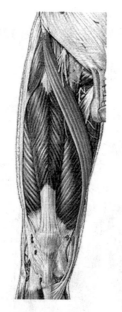

图 6-121 特显的缝匠肌,前面观

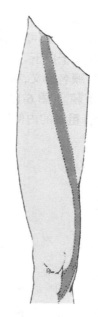

图 6-122 缝匠肌的体表投影,前面观

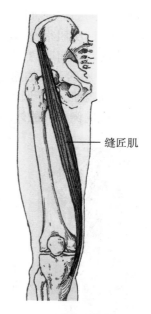

图 6-123 缝匠肌,前面观,示意图

面。缝匠肌的止点腱与半膜肌止点腱、股薄肌止点腱,相互交织,再分开,呈爪状,叫"鹅掌束",其附着于胫骨结节内上方的骨面。(图 6-124)

3. **缝匠肌的体表投影** 股前内侧所示区域,即髂前上棘至胫骨上端内侧之斜线两侧各 3.0~3.5cm 之带状区域。(图 6-122)

4. **神经支配** 由腰丛的股神经分支支配。

5. **功能** 屈髋,屈膝;并使已屈曲的膝关节内翻,如踢毽子的动作。

6. **病变** 单纯的缝匠肌损伤症,临床未见报道。但缝匠肌,是股前最浅表的一块肌肉;长而薄弱;受牵拉的张力很大。临床常见的股前痛、膝内侧痛、髂前上棘及膝内侧压痛,其中一部分,很可能就为此肌损伤所致。

7. **针刀治疗** 若此肌损伤,用针刀松解此肌在髂前上棘、胫骨内上端的起、止点病灶应可收疗效。

(二) 股四头肌

1. **位置、层次** 股四头肌,为股外侧肌、股内侧肌、股直肌和股中间肌的统称。

股四头肌,位于股前。其表面,除条带状的缝匠肌覆盖了一条带状区域外,其余区域其表面仅有深筋膜的浅层及皮下组织和皮肤。

股内侧肌,处于股前部的内侧。**股外侧肌**,处股前部的外侧。**股直肌与股中间肌**,处于股前的正中部;而股中间肌位于股直肌的深面;二者的肌腱融合为一。股四头肌收缩时,股

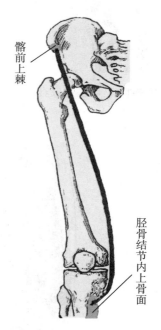

图 6-124 缝匠肌的起止,前面观,示意图

前下部的凹陷处,即为股直肌和股中间肌腱所在位置。

股四头肌很发达,因此,当股四头肌收缩时,可于股前面清晰地看见股外侧肌、股内侧肌、股直肌和中间肌,3 块肌肉的肌腹明显隆起于皮下。

2. 股四头肌的起、止点　股四头肌,顾名思义,有 4 个起点头。(图 6-127)

股直肌(位于股前正中),起于髂前下棘。(图 6-125)

股内侧肌和股外侧肌,分别起于股骨粗线的内侧唇和外侧唇。(图 6-126)

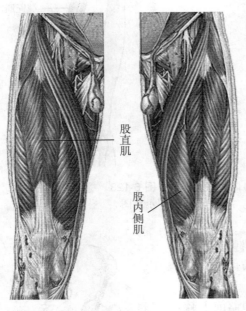

图 6-125　特显的股直肌(左)、特显的股内侧肌(右)

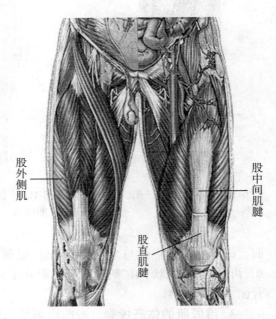

图 6-126　特显的股外侧肌(左)、特显的股中间肌(右)

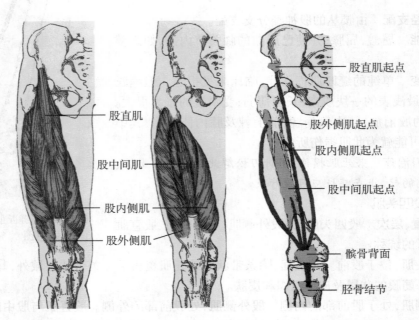

图 6-127　股四头肌(左、中图)及其起止点(右),前面观,示意图

股中间肌(居股直肌的深面,股内、外侧肌之间),其起于股骨中段前侧的骨面。

4条肌束向下集中,形成共同的肌腱,再下行,附着于髌骨的底部及其背面;肌腱膜从髌骨背面,一部分继续向下集中,形成**髌韧带**。髌韧带,上附着于髌骨尖及髌尖后下方的粗糙面;再向下附着于胫骨结节。髌骨背面的另一部分肌腱膜,分别向髌骨内、外两侧行走,形成髌骨两侧的**髌骨支持韧带**。髌骨支持韧带,其与膝关节内、外侧筋膜、韧带愈合,并附着于膝关节内外侧的骨面,以加强膝关节前、内、外侧的关节囊和韧带。

3. **股四头肌的体表投影** 见图6-128所示的区域。

4. **神经支配** 由股神经支配。

5. **功能** 是强力的伸膝肌肉;股直肌尚有屈髋的作用。

6. **病变** 股四头肌损伤,临床常见。股骨、髌骨、膝关节骨折,经内、外固定后,常并股四头肌慢性损伤;致股四头肌之间、股四头肌与股骨之间的广泛粘连,甚至合并股四头肌纤维化、硬化、骨化。(图6-129)

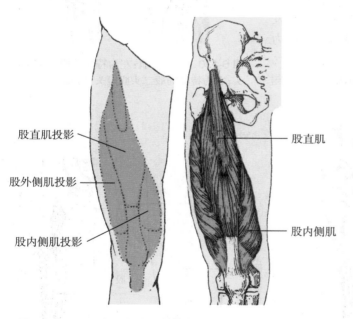

图6-128 股四头肌(右)及其体表投影(左),前面观,示意图

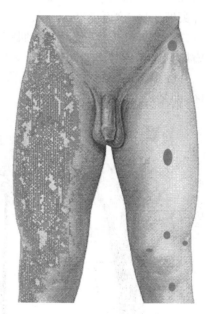

图6-129 股四头肌病变的表现:红色区,示疼痛区(左);红点,示压痛点(右)

膝关节骨性关节炎,也常并股四头肌的慢性损伤;其时,可见股前痛、膝痛、膝关节活动障碍;股四头肌的起、止点及肌腹等处可触及压痛点或阳性病灶等改变。

7. **针刀临床** 用针刀松解股四头肌之间、肌肉与股骨之间的粘连,以及股四头肌在髌骨底、尖部的病变,是临床最常应用的针刀操作。

股骨下段骨折,经内或外固定术后,常并发股四头肌与股骨之间粘连广泛、纤维化,甚至骨化时;此时,还需用Ⅱ型针刀进行广泛松解。于针刀术后应加压包扎手术区,以防广泛松解区的术后出血。术后24~48小时,去加压包扎,适当活动膝关节,以防再粘连。

针刀松解股四头肌在髌骨底、尖部的病变时,刀体应对准髌骨底或尖部的病灶点进针,直达骨面,然后再行松解。

（三）股二头肌

1. 位置、层次　股二头肌，位于股后部，稍偏外侧。

其所处层次：股二头肌的表面仅有皮肤、皮下浅筋膜、深筋膜浅层等组织。是股后的一块浅表肌肉。

2. 起、止点　股二头肌有长、短两个头。**长头**，起自坐骨结节；**短头**，起自股骨粗线外侧唇的下半部；两肌腹向下行，聚合，并形成共同的肌腱，止于腓骨小头。（图6-130，图6-131）

3. 神经支配　由坐骨神经分支支配。

4. 功能　可屈膝、伸髋；当屈膝时，还可使小腿外旋、膝关节内翻。

5. 病变　股二头肌慢性损伤，临床不少见。如膝关节骨性关节炎时，常见伸膝不能到位，腓骨头处压痛，这可能即为膝关节骨性关节炎继发股二头肌慢性损伤；致股二头肌痉挛、挛缩，张力增加。这是伸膝不能到位的常见原因之一。

6. 体表投影　见图6-132所示的股后外侧区，即是。

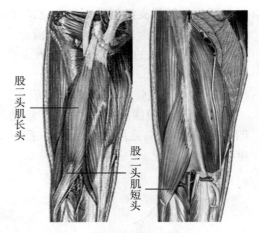

图6-130　股二头肌：左为特显的股二头肌长头；右为特显的股二头肌短头，后面观

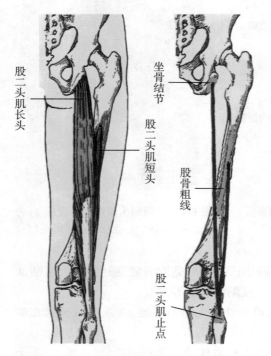

图6-131　股二头肌（左）及其起止点（右），后面观，示意图

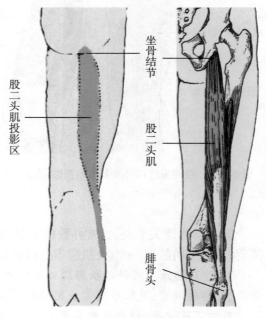

图6-132　股二头肌（右）及其体表投影（左），后面观，示意图

7. 针刀治疗　用针刀松解股二头肌起、止点及肌腹的病灶，为临床常见针刀手术操作之一。如膝关节骨性关节炎伸膝不到位时就必须行股二头肌止点病灶的针刀松解。

腓总神经,紧邻股二头肌腱止点的内下方。

腓总神经,沿腘窝的外上界向外下行,至腓骨小头的后下方约 1.0cm 处,绕过腓骨颈的外表面,而分成腓深和腓浅神经 2 支。因此,在股二头肌腱的内下缘、股二头肌止点病灶处行针刀松解时,定要熟知此解剖关系,以免损伤腓总神经。

腓总神经,在腘窝的外上界,可于体表触及;但其在腓骨颈处不能触知。腓骨小头,可以清楚摸及。故松解股二头肌止点时,应首先摸清楚腓骨头,然后进针刀,进皮后,应缓慢深进至腓骨小头骨面,刀锋沿骨面运动,可确保针刀操作既能到位,而又无副损伤。

(四)半腱肌、半膜肌

1. 半腱肌位置、层次、毗邻 为位于股后部、稍靠股内侧的一块浅层肌肉。肌腱细长,约占全肌长度的一半。肌束上部的外缘与股二头肌的内缘紧相邻;下部肌束与肌腱的外下缘,与半膜肌相邻。(图 6-133)

半膜肌,位于股后的内侧。此肌的上部,多是扁薄的腱膜,几乎占全肌长的一半;肌束的下端延续呈细长的肌腱,止于胫骨内侧髁的后面。此肌,基本上处于半腱肌的深面。属于股后较深层的肌肉。(图 6-134)

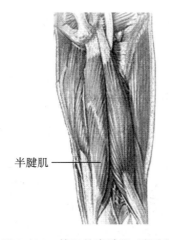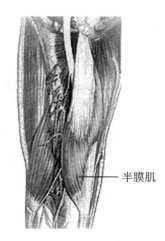

图 6-133　特显的半腱肌,后面观　　　　图 6-134　特显的半膜肌,后面观

2. 半腱肌、半膜肌起止 **均起自坐骨结节**,但半腱肌的起点稍靠后外。两肌束在股后的稍内侧向下行,均延续成细长的肌腱,构成腘窝的内上缘(即内上界)。半腱肌肌腱止于胫骨上端的内侧面;半膜肌肌腱的附着点稍靠上,即近胫骨上端内侧髁的后面。半腱肌肌腱还与缝匠肌肌腱、股薄肌肌腱相互交织为一体,再呈鹅掌状分开(因而名为鹅掌束),共同附着于胫骨结节的内侧上、下方的骨面,最下方的附着点,可至关节间隙下 7.0~10.0cm 处。(图 6-135)

3. 神经支配 均由来自骶丛的坐骨神经分支所支配。

4. 功能 屈膝,伸髋;在膝关节屈曲时,还可使小腿内旋。

5. 半腱肌、半膜肌的体表投影 见图 6-136。

6. 病变 半腱肌、半膜肌损伤,临床不少见。老年性膝关节骨性关节炎,常致膝关节不能完全伸直;其原因之一,为继发半腱肌半膜肌的慢性损伤,导致此二肌的痉挛、挛缩,牵张力增加。亦即,此二肌的慢性损伤,是膝关节伸直不到位、腘部疼痛的一个常见的病因。

7. 针刀治疗 膝关节骨性关节炎致腘窝部疼痛、膝关节伸直不能到位时,常需用针刀

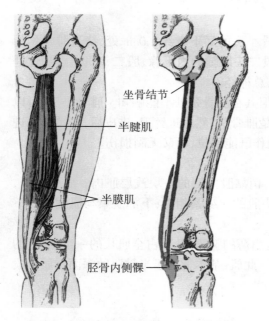

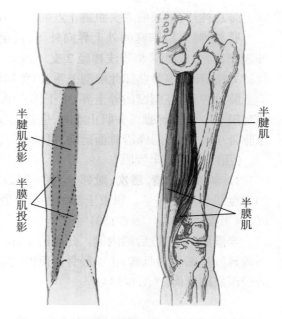

图 6-135　半腱肌及半膜肌(左)及其起止点(右),后面观,示意图

图 6-136　半腱肌、半膜肌(右)及其体表投影(左),后面观,示意图

松解半腱肌、半膜肌的起止点及肌腹的病灶。针刀操作区,紧邻腘窝中线部位的胫神经、股动脉、股静脉。因而,进针时定应摸清病灶或骨性标志;在针刀进皮后,应缓慢探进,找到病灶,进行松解,才可奏效和安全。

(五)耻骨肌、内收长肌、内收短肌

1. 位置、层次、毗邻　上述 3 块肌肉,属股内侧群肌肉,乃收肌群;其位于股内侧。

股内侧肌群,计有耻骨肌、内收长肌、内收短肌、股薄肌、内收大肌 5 块肌肉。统称内收肌群。(图 6-137)

耻骨肌、内收长肌、内收短肌,均位于股内侧的上、中段,位置较浅表。在大腿根部的内侧、耻骨结节的附近,可触及上述肌肉的起点腱。是内收肌群中附着于股骨上、中段、作用力臂稍短的肌肉。(图 6-138)

内收大肌、股薄肌,从内收肌群的起点,到膝内侧之长条形内收肌肉,将另描述。

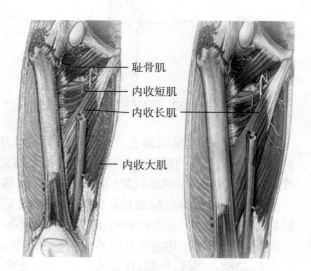

图 6-137　耻骨肌、内收长肌、内收短肌(左),特显的内收长肌(右),前面观

耻骨肌,是一块长方形的短肌。位于股部的前内侧、髂腰肌的内侧面。

内收长肌,呈三角形。位于耻骨肌的稍后内侧。

内收短肌,为近似三角形的一块扁片状肌肉。位于耻骨肌和内收长肌的深面。

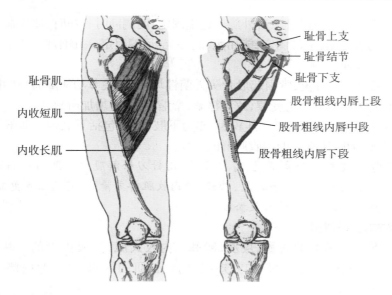

图 6-138　耻骨肌、内收短肌、内收长肌(左)及其起止(右),前面观,示意图

上述 3 肌,其起点位置较浅,可于体表触及,针刀可及,但其止点位置深在。

2. **起止点**　**耻骨肌**,起于耻骨上支。止于股骨粗线内唇的上段。

内收长肌,起于耻骨结节。止于股骨粗线内唇的中段。

内收短肌,起于耻骨结节近耻骨下支处。止于股骨粗线内唇的中段、长收肌止点的稍后侧。

上述 3 肌的止点,均在**股骨粗线的内唇**:耻骨肌止点最高,内收长肌止点最低,内收短肌止点居中。

3. **耻骨肌、内收长肌、内收短肌的体表投影**　见图 6-139。

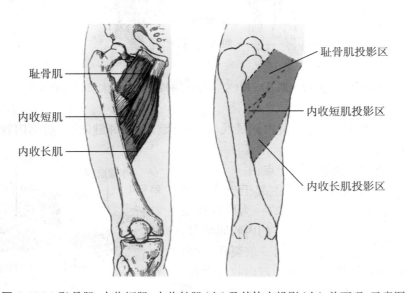

图 6-139　耻骨肌、内收短肌、内收长肌(左)及其体表投影(右),前面观,示意图

4. **神经支配**　均来自腰丛的闭孔神经支配。

5. **功能**　上述三肌均有使髋关节内收的功能。除此之外,各肌尚有下列作用:

耻骨肌：其近端固定，能屈髋、髋外旋。远端固定，两侧同时收缩时，使骨盆前倾。

内收长肌、内收短肌：近端固定，能屈髋、髋外旋；远端固定，一侧收缩，骨盆向同侧倾斜；两侧同时收缩，骨盆向前倾。

6. **病变**　强直性脊柱炎，常引起股骨头无菌性坏死、髋关节功能障碍，常并髋关节内收畸形。究其原因，为股内收肌群受累，致其痉挛、挛缩，牵张力增加所致。

脑瘫患者，下肢痉挛，剪刀步。其病因，亦为下肢各肌（包括下肢内收肌群）痉挛、挛缩，张力增加所致。此为临床常见的内收肌群的病变。

7. **针刀治疗**　髋关节外展不能、剪刀步等，用针刀松解股内收肌群进行治疗，可收良效。患者取仰卧位，下肢伸直，尽量外展、外旋，使内收肌群更紧张，其起止点更显现、更清楚，有利于对其起、止点、肌腹病灶的有效松解。

（六）内收大肌、股薄肌

1. **内收大肌及股薄肌的位置、层次、毗邻**　**内收大肌**，是股内侧的一块大而丰厚的肌肉。呈三角形。其位于耻骨肌、内收短肌、内收长肌的深面；属于股内侧的深层肌肉。（图 6-140）

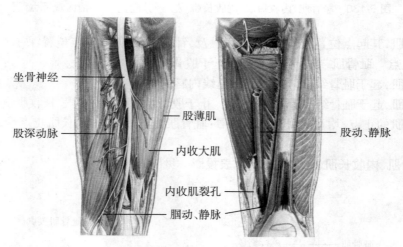

图 6-140　内收大肌及毗邻（左，后面观）；特显的内收大肌（右，前面观）

股薄肌，是一块长条形的、股内侧最浅表的肌肉。其前邻缝匠肌，后邻内收大肌和半膜肌。（图 6-141）

2. **内收大肌、股薄肌的起、止点**

（1）**内收大肌的起止点**：其主起于坐骨结节及坐骨支。内收大肌的止点有二：一为股骨粗线内唇的中段；另为股骨内上髁上方的内收肌结节。故此两止点肌腱与股骨之间构成一条裂孔，称**内收肌裂孔**。**股动脉、股神经**，经此通过内收肌裂孔，进入股骨的后下部，即腘窝部。内收大肌在股骨粗线止点腱的裂隙中也有股深动脉等血管穿过，此止点腱松解易损伤血管。

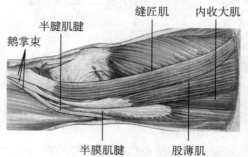

图 6-141　股薄肌的毗邻及鹅掌束

（2）**股薄肌的起止点**　起于耻骨下支；止于胫骨上端的内侧面。（图 6-142）

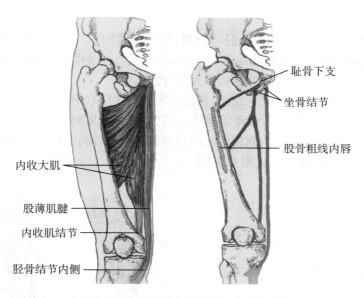

图 6-142 内收大肌、股薄肌(左);及其起止点(右),前面观,示意图

3. **神经支配** 均由来自腰丛的闭孔神经之分支所支配。

4. **内收大肌、股薄肌的功能如下**

(1) **内收大肌的功能**:当其近端固定时,可使髋关节内收、后伸、外旋;而其远端固定时,若一侧收缩,骨盆向同侧倾;两侧同时收缩,骨盆后倾。

(2) **股薄肌的功能**:当近端固定,可使大腿内收、屈曲,小腿屈曲和内旋;当其远端固定时,两侧同时收缩,骨盆前倾。

5. **病变** 临床上常见有"交叉步"态、髋关节外展受限;其中病因之一为包括内收大肌在内的内收肌群病变,致其痉挛、挛缩、肌张力增高所致。膝关节骨性关节炎患者,也常见内收结节处及股内侧下段的压痛,亦可能为内收大肌的病变所致。

6. **针刀治疗** 在用针刀松解内收大肌在股骨粗线内唇或股骨内上髁的内收肌结节止点病灶时,应注意勿伤及内收肌管内重要血管神经。故必须熟知此区解剖;同时,针刀进皮后,在组织深部寻找病灶的过程中,定要缓慢地探进,才可避免副损伤。

三、小腿肌肉

(一)胫骨前肌

小腿深筋膜、胫骨、骨间膜、腓骨及小腿前后肌间隔将小腿围成前、后、外侧 3 个骨筋膜鞘室,内容小腿各群肌肉。因而,小腿肌肉就分为三群:以胫、腓骨之间的骨间膜为界,分为骨间膜之前的**小腿前侧肌群**和骨间膜之后的**小腿后侧肌群**,以及腓骨外侧及前、后肌间隔之间的**小腿外侧肌群**。

小腿的肌肉,以后侧肌肉群较发达。此与人行走、跑、跳、站立时,均需后侧肌肉用力收缩、踝关节用力跖屈、推动人体前进的功能有关。

小腿前侧群肌,又称**小腿前外侧肌群**;是指位于胫骨外侧、骨间膜、小腿前肌间隔之前的肌肉群。自胫侧向腓侧,依次为**胫骨前肌、踇长伸肌、趾长伸肌**(趾长伸肌的远端分出第 3 腓骨肌,止于第 5 跖骨底),均为踝、趾关节的背屈肌肉。胫骨前肌居浅层;趾长伸肌、踇长伸肌居胫骨前肌的深面。

1. **胫骨前肌位置、层次、毗邻**　胫骨前肌,位于小腿的前外侧,属小腿前浅层肌肉。其内缘,紧邻胫骨嵴的外缘。从胫骨结节向下触摸,可摸及一条明显的骨嵴,即为胫骨嵴。在骨嵴的外侧,所触及一块较发达的肌肉,即为胫骨前肌。

胫骨前肌表面,仅有皮肤、皮下组织、深筋膜浅层等3层软组织。

2. **起止点**　胫骨前肌,起于胫骨体前外侧的上半部;肌束向下移行成肌腱,经踝前伸肌之上、下支持韧带的深面,止于内侧楔骨的内侧面和第1跖骨的底部。(图6-144)

3. **胫骨前肌的体表投影**　见图6-143所示。

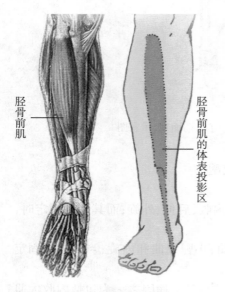

胫骨前肌

胫骨前肌的体表投影区

图 6-143　特显的胫骨前肌(左)及其
体表投影(右),前面观

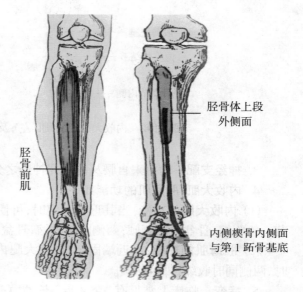

胫骨体上段外侧面

胫骨前肌

内侧楔骨内侧面与第1跖骨基底

图 6-144　胫骨前肌(左)及其起、止点(右),前面观,
示意图

4. **胫前肌的神经支配**　由腓总神经分支—腓深神经支配。

5. **功能**　足背伸、足内翻。

6. **病变**　临床上常见踝关节背伸功能受损,甚至"垂足"的患者。其原因多为腓总神经或其分支的相关纤维受损,致胫骨前肌肌力减弱,甚至无力所致。

腰椎间盘突出症、腓骨骨折、下肢骨折外固定、腓总神经外伤或疾病等,可损害腓总神经或其分支,对此,临床大夫们都非常熟悉和重视。小腿前外侧肌群慢性损伤、小腿前外侧骨筋膜鞘室综合征也可损害腓总神经或其分支的功能,却未受到应有的重视,甚至被忽视或不认识。

(二) 针刀治疗

踝背伸功能受损,其病因众多,应针对不同病因进行治疗。

小腿前外侧软组织慢性损伤、小腿骨筋膜鞘室综合征的患者,可用针刀反复松解小腿前外侧筋膜及相关软组织,以解除其对腓总神或腓总神经分支或各肌肉的挤压,以恢复肌肉、神经、血管的功能,收效可能较满意。但腓总神经损伤,致足下垂6月以上的者,其功能难以恢复,故仅用针刀松解相关软组织,则疗效多不佳。

(三) 踇长伸肌、趾长伸肌

1. **其位置、层次、四邻**　此二肌,为小腿前侧的深层肌。

趾长伸肌，在胫骨前肌的外侧。(图6-145)

踇长伸肌，位于腓骨的内侧,处于胫骨前肌和趾长伸肌之深面。(图6-146)

2. **趾长伸肌、踇长伸肌的起、止点**　**趾长伸肌**,起于胫、腓骨的上端;肌束向下,移行成肌腱,经过**伸肌上支持韧带、伸肌下支持韧带**的深面,至足背外侧;其在足背部,分成5条小肌腱:其中4条,分别止于第2~5趾的中节及远节趾骨底;最外侧的1条肌腱,止于第5跖骨底,称**第3腓骨肌**。(图6-147)

踇长伸肌,起于小腿中段的骨间膜和腓骨的前面,肌腱也经过伸肌上支持韧带、伸肌下支持韧带的深面,至足背内侧前行,止于踇趾远端趾骨的基底部。

3. **趾长伸肌、踇长伸肌的体表投影**　见图6-146所示。

4. **神经支配**　均由腓总神经分支——腓深神经支配。

支配踇趾的腓深神经分支,主由L_5脊神经前根纤维所组成。故当L_4~L_5椎间盘突出,L_5脊神经根受挤压时,出现**跷踇试验阳性**的表现。

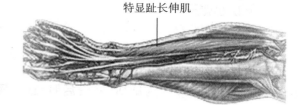

图 6-145　特显的趾长伸肌

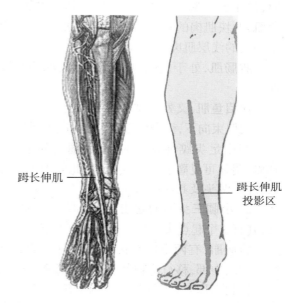

图 6-146　特显的踇长伸肌(左),踇长伸肌投影区(右),前面观

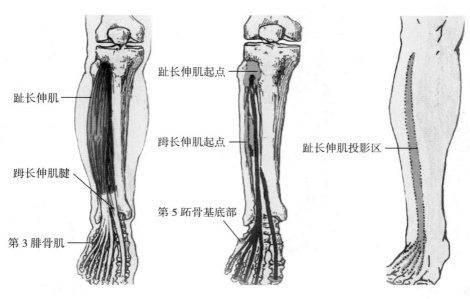

图 6-147　趾长伸肌、踇长伸肌(左)及其起止点(中),趾长投影区(右),前面观,示意图

(四) 小腿三头肌

小腿后侧肌群，共有肌肉 6 块，位于小腿的后侧。居小腿后侧骨筋膜鞘室内；分为深、浅两层。

浅层肌肉，2 块：为小腿三头肌、跖肌。

深层肌肉，4 块：为腘肌、胫骨后肌、趾长屈肌、蹞长屈肌。

1. **小腿三头肌的位置、层次、近邻**　小腿三头肌，属小腿后侧肌群的浅层肌肉；其为**腓肠肌、比目鱼肌**，两块肌肉的总称。小腿三头肌，是一块粗壮而又强大的浅层肌肉。(图 6-148)

腓肠肌，处于皮肤、皮下浅筋膜、深筋膜浅层之深面。

比目鱼肌，又处于腓肠肌的深面。

二肌束向下，汇合成**跟腱**，止于跟骨后结节。

当用足尖踮地站立时，在小腿后面上段的内、外侧、明显可见隆起的 2 块肌肉，此即为小腿三头肌内、外侧两头及其两肌腹。

2. **小腿三头肌的起止点**　小腿三头肌，顾名思义，其有 3 个起点头，但其止点，仅为 1 个。

腓肠肌，有**两个起点头**：分别起于**股骨内上髁**和**股骨外上髁**的后面。两个肌束，约在小腿后面的中部，移行为粗壮、强大的**跟腱**，止于**跟骨的后结节**。(图 6-149)

比目鱼肌：起于腓骨后面的上部和胫骨的比目鱼肌线；肌束向下移行为肌腱，与腓肠肌肌腱汇合，形成共同的**跟腱**，止于**跟骨的后结节**。(图 6-150)

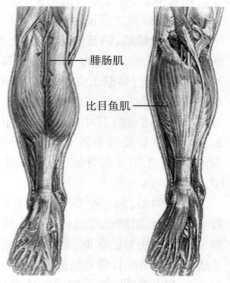

图 6-148　小腿三头肌：左图，腓肠肌；右图，特显的比目鱼肌，后面观

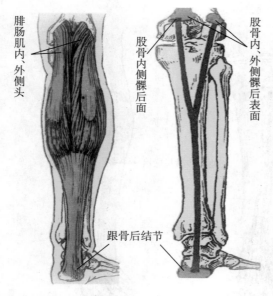

图 6-149　腓肠肌(左)及其起、止点(右)，后面观，示意图

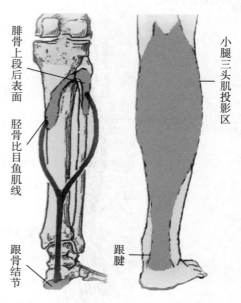

图 6-150　比目鱼肌的起止点(左)，小腿三头肌的投影，后面观，彩绘示意图

3. **小腿三头肌的体表投影** 前已述,当后跟提起,足尖跖地站立时,小腿三头肌的轮廓明显地隆起于小腿的后侧。

4. **神经支配** 均由胫神经深支支配。

5. **功能** 有跖屈踝关节、屈膝关节的作用。人在行走、跑、跳时,腓肠肌还提供推动力。**比目鱼肌**,因含有丰富的肌红纤维,能抗疲劳;其为站立时,维持膝、踝关节的稳定,防止躯体前倾,能发挥重要作用。

6. **病变** 小腿后侧疼痛及小腿三头肌起止点与肌腹的压痛,临床十分常见。可能为小腿三头肌本身的损伤,也可为腰椎间盘突出症等疾病所为或其他原因所致。

7. **针刀治疗** 行小腿三头肌起点(股骨内、外髁的后表面等)病灶的针刀松解时,因其紧邻腓总神经,与胫神经、腘部血管亦相距不远,故一定要摸清楚股骨内、外髁等骨性标志物,并按压住,后再进针。针刀进皮后,应缓慢探进到骨面;找到病灶,然后才行病灶的针刀松解。这是安全而又有效的针刀操作之良策。

(五)跖肌

1. **位置、层次、近邻** 跖肌,类似于上肢的掌长肌。其肌腹短小,居于腓肠肌内、外侧头之深面。其所在层次,为腓肠肌深面,比目鱼肌浅面;属小腿后面的中层肌。其表面,有皮肤、皮下、深筋膜层及腓肠肌。其肌腱细长,处腓肠肌和比目鱼肌之间。

2. **起止点** 跖肌起于股骨外侧髁后表面的稍内侧,处于腓肠肌内、外侧两头之间。肌腹欠发达,很快移行为细长的肌腱,在腓肠肌和比目鱼肌之间下行,汇入跟腱,共同止于跟骨的后结节。

3. **神经支配和功能** 神经支配同腓肠肌。作用同小腿三头肌,但意义不大。约10%的人,此肌缺乏。故总的临床意义不大。

(六)腘肌、胫骨后肌

1. **腘肌与胫骨后肌的位置、层次、近邻** **腘肌**,位于腘窝部,其自膝关节外上,至膝关节的内下,斜置于膝关节的后侧;其处于小腿三头肌和跖肌的深面;属于膝关节后侧的深层的肌肉。

胫骨后肌,为位于小腿后侧最深层的肌肉。在小腿的上段,其位于腘肌的深面;在小腿的中下段,其基本位于踇长屈肌和趾长屈肌之深面;在踝管内,其肌腱及其腱鞘,位于踇长屈肌腱鞘的后侧;在足部,其肌腱及腱鞘,位于足内侧缘。

2. **腘肌、胫骨后肌的起止点** **腘肌**,起于股骨外侧髁外缘的上面;止于胫骨后侧比目鱼肌线以上的骨面。(图 6-151)

胫骨后肌,起于胫骨、腓骨上半部后侧的骨面与相应区的骨间膜后面;肌束向下移行成肌腱,经内踝的后下方、穿过屈肌支持韧带(踝管)的深面,折向足底的内侧部;止于内、中、外侧楔状骨及舟骨粗隆。(图 6-152)

3. **神经支配** 腘肌和胫骨后肌,均由胫神经支配。

4. **腘肌的功能** 为屈膝并使小腿内旋。

胫骨后肌的功能:近端固定,踝关节跖屈、足内翻。远端固定,可使足尖跖地,人踮地站立。因其附着于内、中外楔骨及足舟骨的底面,故此肌还有维持足弓的作用。

5. **腘肌病变、腘窝部胫神经卡压综合征** 腘肌慢性损伤性病变,或者可因腘斜韧带、弓状韧带慢性损伤,可致腘肌、腘斜韧带、弓状韧带痉挛、挛缩、水肿、肥厚、粘连等,就可造成**胫神经受刺激、压迫**,引起腘窝部及大小腿后侧疼痛;腘窝的外上方(股骨外上髁后

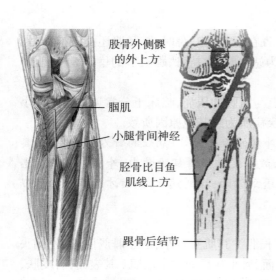

股骨外侧髁
的外上方

腘肌

小腿骨间神经

胫骨比目鱼
肌线上方

跟骨后结节

图 6-151 特显的腘肌(左)及其起、止点(右),
后面观

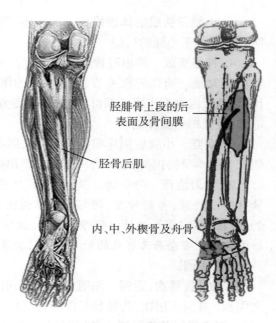

胫腓骨上段的后
表面及骨间膜

胫骨后肌

内、中、外楔骨及舟骨

图 6-152 特显的胫骨后肌(左)及其起止点
(右),后面观

上缘)及腘窝的内下方(胫骨上端的后侧)压痛等临床表现,临床称其为"**腘窝部胫神经卡压综合征**"或"**腘肌卡压综合征**"。(图 6-153,图 6-154)

6. **针刀治疗** 腘肌卡压综合征,用针刀松解腘肌的起、止点病灶,可获良效。摸清楚腘肌或(和)腘斜韧带的起止点、以及腘肌腹的病灶点,然后缓慢、探索着进针到病灶点,再行松解;此乃安全、有效之良策。

(七) 趾长屈肌、踇长屈肌

1. **趾长屈肌和踇长屈肌位置、近邻、层次** 均位于小腿后侧。趾长屈肌居胫侧。踇长屈肌居腓侧。均处于小腿三头肌的深面;为小腿后侧之深层肌肉。均呈羽毛状。

2. **起止点** 趾长屈肌,起于胫骨后面的中段;肌束向下,移行成细长的肌腱,经内髁的后下方,穿过屈肌支持韧带(踝管)的深面,转至足底,分成 4 条肌腱:分别止于第 2~5 趾远节趾骨的底部。(图 6-156)

踇长屈肌,起于腓骨下半段后侧骨面。肌束向内下行,逐步移行为肌腱,经内踝后下方,穿过屈肌支持韧带(踝管)的深面,转折至足底

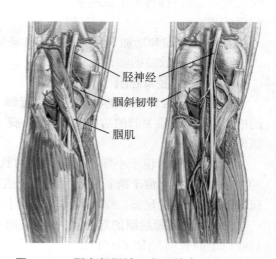

胫神经

腘斜韧带

腘肌

图 6-153 腘窝部胫神经卡压综合征的解剖基础,右为腘肌去除后

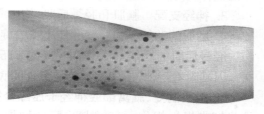

图 6-154 腘窝部胫神经卡压综合征的表现:疼痛区(红点);压痛点(蓝点)

部,与趾长屈肌腱交叉,止于跗趾远节趾骨的底部。(图 6-155)

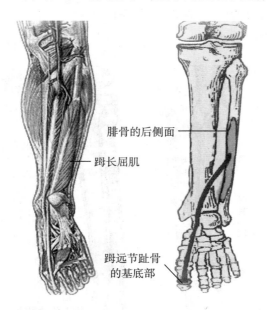

图 6-155　特显的跗长屈肌(左图)及其起、止点,示意图(右图),后面与足底面观

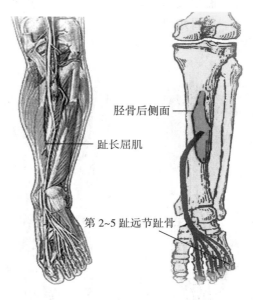

图 6-156　特显的趾长屈肌(左)及其起止点(左,示意图),后面观、足底观

3. **神经支配**　为来自骶丛纤维的胫神经分支所支配。

4. **功能**　趾长屈肌及跗长屈肌的近端固定,可使踝关节跖屈;跗长屈肌,还可使跗趾跖屈;趾长屈肌,还可使第 2~5 趾跖屈。上述 2 肌的远端固定,能保持足尖踮立的姿势。

5. **病变**　L_5S_1 椎间盘突出,致 S_1 脊神经根受挤压,或由于其他原因致坐骨神经损伤,常可引起趾长屈肌、跗长屈肌病变;跗长屈肌、趾长屈肌本身的慢性损伤等,均可出现小腿后侧疼痛及深压痛。(图 6-157)

6. **针刀治疗**　跗长屈肌或趾长屈肌病变所引起的小腿后侧疼痛,伴小腿后侧下半部的深压痛,可用针刀松解趾长屈肌或跗长屈肌的起点病灶治疗。当刀锋及胫骨或腓骨后侧的骨面后,进行病灶松解,可能收效。若腰椎间盘突出症所致,首先必须对腰椎病变进行松解,必要时再松解小腿后侧软组织病灶。

(八)腓骨长肌、腓骨短肌

1. **腓骨长肌、腓骨短肌的位置、毗邻、层次**　腓骨长肌、腓骨短肌和腓浅神经均位于小

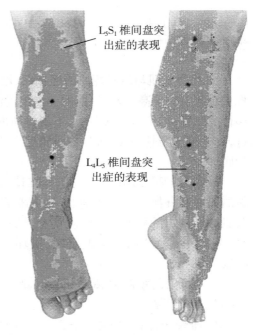

图 6-157　腰椎间盘突出症,小腿的临床表现,左为后面观;右为侧面观

注:L_5~S_1 椎间盘突出症的表现(左):小腿后侧疼痛(红色区)、压痛(黑点)

L_4~L_5 椎间盘突出症的表现(右):小腿外侧疼痛(紫红色区)、压痛点(黑点)

腿的外侧的**骨筋膜鞘内**；故此二肌属小腿外侧肌群。

腓骨长肌，其位置表浅，即位于皮肤、皮下及深筋膜浅层的深面。（图6-158）

腓骨短肌，其位于腓骨长肌的深面。（图6-159）

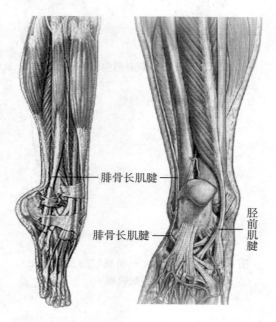

图6-158　特显的腓骨长肌（左）及其起点（右），外侧观，后面观（右）

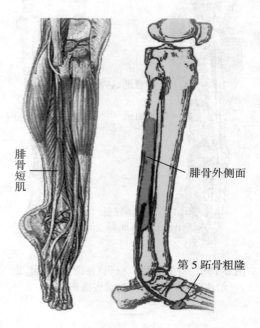

图6-159　特显的腓骨短肌（左）及其起止点（右，示意图），外侧观

2. 腓骨长肌与腓骨短肌的起止点、足底"腱环"的构成　二肌均起于腓骨的外侧面。腓骨长肌起点位置高；腓骨短肌的起点位置低。腓骨长肌覆盖在腓骨短肌的表面。两肌束向下，移行成肌腱；均经过腓骨肌上、下支持韧带的深面及外踝的后方下，转向前；腓骨短肌腱向前行，止于第5跖骨粗隆；腓骨长肌肌腱绕向足底，斜行走向足底内侧，止于内侧楔骨和第1跖骨底部。

足底"腱环"：是由胫骨前肌和腓骨长肌所构成。因为胫骨前肌和腓骨长肌分别位于小腿的前面和外侧面。胫骨前肌，经内踝的后下方转向前，肌腱止于足底内侧楔骨；而腓骨长肌肌腱经外踝的后方下，向前、绕至足底、斜行向足底内侧，也附着于内侧楔骨（及第5跖骨底），构成了足底"腱环"。此足底"腱环"对维持足的纵横弓，调节足内翻、外翻，具有极重要的意义。

3. 腓骨长、短肌的体表投影　基本为（图6-160）所示区域。

4. 腓骨长、短肌的神经支配　均由腓浅神经支配。

5. 功能　均能使踝关节跖屈和外翻。腓骨长肌与胫骨前肌之肌腱，在足底共同形成**"足底肌腱环"**，对维持足弓具有重要意义。腓骨短肌也有维持足外纵弓的作用。

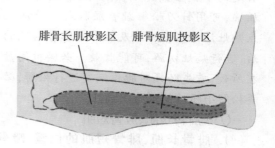

图6-160　腓骨长、短肌的体表投影

6. **病变**　L_4~L_5 椎间盘突出,挤压 L_5 脊神经根,可引起小腿外侧区域的疼痛;也可因此累及腓骨长、短肌损伤,而致小腿外侧及第 5 跖骨粗隆处的压痛。

7. **针刀治疗**　上述症状,除应按腰椎间盘突出症行腰椎周围软组织针刀松解术外,有时还应行小腿外侧软组织针刀松解术。此时可行压痛点针刀松解术;也可行腓骨长肌、腓骨短肌的起止点病灶的针刀松解术,有可能解决小腿外侧的上述残留症状。

四、足部固有肌

足部固有肌,是指起、止于足部的肌肉。一般较短小。与足弓的维持、各趾的活动有关。其分为足背肌和足底肌两部分。(见图 6-96,见图 6-97)

足背肌,较薄弱;为趾伸肌。

足底肌,较发达;为屈趾肌;与手掌肌相似;可再分为内、中、外三群;但无对掌肌。

(一)足背肌

足背肌,计有趾短伸肌、踇短伸肌两块肌肉。

1. **趾短伸肌、踇短伸肌的位置、近邻、层次**　踇短伸肌及趾短伸肌,均位于足背部,处于踇长伸肌腱与趾长伸肌腱之深面。

踇短伸肌,处于足背的近内侧;**趾短伸肌**,位于踇短伸肌之外侧。

2. **趾短伸肌、踇短伸肌的起止点**　踇短伸肌和趾短伸肌,分别起于跟骨前端的外侧面和上面;两肌束在伸肌下支持韧带、趾长伸肌腱和踇长伸肌腱的深面向前行。踇短伸肌腱,止于踇趾近节趾骨的底部;而趾短伸肌,延续成 3 条肌腱,分别止于第 2~4 趾的中节趾骨之底部。(图 6-161,图 6-162)

3. **神经支配**　均由腓神经深支支配。

4. **功能**　分别使踇趾、第 2~4 趾背伸。

5. **病变**　临床上是否单独存在趾短伸肌或踇短伸肌之病变,著者还未见有可信的报告,望针刀医学工作者在今后的临床实践中,细致观察,得出结论。

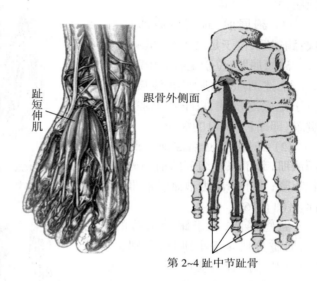

趾短伸肌　　跟骨外侧面　　第 2~4 趾中节趾骨

图 6-161　特显的趾短伸肌(左)及其起止点(右,示意图),足背面观

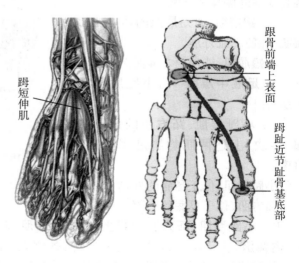

踇短伸肌　　跟骨前端上表面　　踇趾近节趾骨基底部

图 6-162　特显的踇短伸肌(左)及其起止点(右,示意图),足背侧观

(二) 足底肌

足底肌,又称为跖肌。主为趾屈肌群;又可分为内、外、中三群。

内侧群:为踇趾各种活动有关的肌肉。计有踇展肌、踇短屈肌、踇收肌,共 **3** 条。

中间群:为第 2~4 趾活动有关的肌肉。为**趾短屈肌、跖方肌、蚓状肌**等。

外侧群:为小趾活动的有关肌肉。计小趾展肌、小趾短屈肌,共 **2** 条。

上述各肌肉,若按其所在层次,则可分成浅、中、深三层。

1. 足底浅层肌 计有**踇展肌、趾短屈肌**,共 2 块肌肉。

(1) **踇展肌、趾短屈肌的位置、层次**:踇展肌,位于足底内侧,呈羽状。

趾短屈肌,位于足底的中部。

上述两肌,均属足底浅层肌肉;其位于足底之皮肤、皮下浅筋膜层、跖长腱膜(即跖长韧带)的深面。

(2) **踇展肌、趾短屈肌的起、止点**:踇展肌,起于跟骨结节的前内侧面和舟骨粗隆;止于踇趾近节趾骨底部的内侧面。(图 6-163)

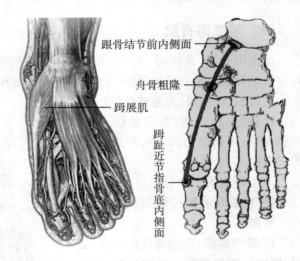

图 6-163 特显的踇展肌(左)及其起止点(右,示意图),足底面观

趾短屈肌,起于跟骨结节的正前方;肌腱分成 4 条小肌腱,分别止于第 2~5 趾中节趾骨的基底部。(图 6-164)

(3) **踇展肌、趾短屈肌的神经支配**:均为来自胫后神经分支之**足底内侧神经**和**足底外侧神经**支配。

(4) **踇展肌、趾短屈肌的功能**:踇趾展肌,能使踇趾外展。

趾短屈肌,能使第 2~4 趾跖屈。

2. 足底中层肌 有小趾展肌、跖方肌。

(1) **小趾展肌、跖方肌的位置、毗邻、层次**:上述两肌均属足底中层的肌肉。

小趾展肌,位于足底的外侧。

跖方肌,位于足底的中部。

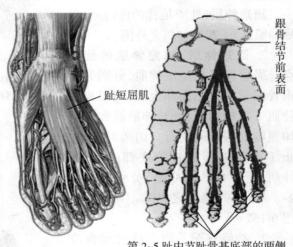

图 6-164 特显的趾短屈肌(左)及其起止点(左,示意图),足底面观

(2) **小趾展肌、跖方肌的起止点**:小趾展肌,起于跟骨结节的前外侧缘。其止点有两处:内侧腱,止于小趾近节趾骨的底部;外侧腱,止于第 5 跖骨粗隆。(图 6-165)

跖方肌(又名足底方肌),其起于跟骨结节的前缘,正处于踇趾展肌及小趾展肌起点的深面。其止于足底韧带和踇趾收肌起点肌腱。(图 6-166)

（3）**神经支配**：由来自骶丛纤维所组成的**胫后神经分支**（即足底内侧、足底外侧神经）支配。

（4）**功能**：**小趾展肌**，司小趾外展。

跖方肌的主要功能是维持足纵弓和协助各趾跖屈。

3. **足底深层肌** 足底深层的肌肉，有**跚短屈肌**、**跚收肌**、**蚓状肌**、**足骨间背侧肌**和**足骨间腹侧肌**等肌。

（1）**足底深层肌的位置、毗邻、层次**：**跚短屈肌**，位于足底前端的内侧。

跚收肌，主位于足底前部。因其有**斜行**和**横行**的两条肌腹，故其处于足底前部的中央及外侧。

足骨间腹侧肌，位于第2~5跖骨的骨间隙之内。

足骨间背侧肌，位于跖骨的骨间隙之内，处于足骨间腹侧肌的背侧面。

蚓状肌，位于跖骨之间。

（2）**足底深层肌的起止点**：**跚短屈肌**，起于内、中侧楔骨底部、胫骨后肌肌腱和跖长韧带；止于跚趾近节趾骨底部的腹内侧面和腹外侧面。

跚收肌，有两个头：斜头和横头。**斜头**，起于跖长韧带、腓骨长肌肌腱、外侧楔骨和第2、3跖骨的基底部，肌束向前内行。**横头**，起于第3~5跖趾关节囊，肌束斜向内侧行走；两肌束汇合，共同止于跚趾近节趾骨基底部靠外侧面。（图6-167）

蚓状肌，共有4条，分别叫第1、2、3、4蚓状肌。

上述肌肉，均属足底部的深层肌肉。

足骨间腹侧肌，共有3条，分别称第1、2、3足骨间腹侧肌。分别起于第3、4、5跖骨近侧端的内侧面；止于第3、4、5趾近节趾骨底部内侧面。（图6-168，图6-169）

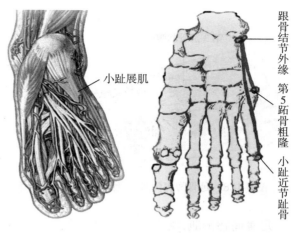

图6-165 特显小趾展肌（左）及其起止点的（右，示意图），足底面观

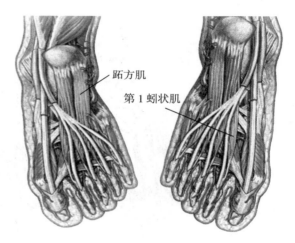

图6-166 特显的跖方肌（左，中层肌）、特显的第1蚓状肌（右；属足底深层肌）

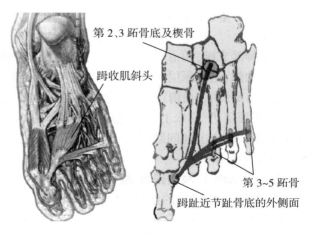

图6-167 特显的跚收肌（左）及其起止点（右，示意图），足底面观

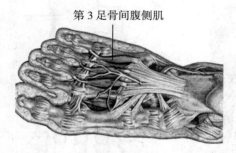

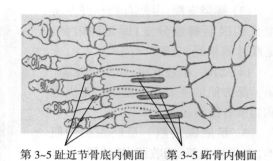

第 3~5 趾近节骨底内侧面　　第 3~5 跖骨内侧面

图 6-168　足骨间腹侧肌,足底面观　　　图 6-169　足骨间腹侧肌的起止点,示意图,足底面观

足骨间背侧肌,共有 4 条,分别名第 1、2、3、4 足骨间背侧肌。足骨间背侧肌,起于相邻两跖骨的相对面;止于第 3、4 趾近节趾骨底部的外侧面以及第 2 趾近节趾骨底的内、外侧两面。(图 6-170)

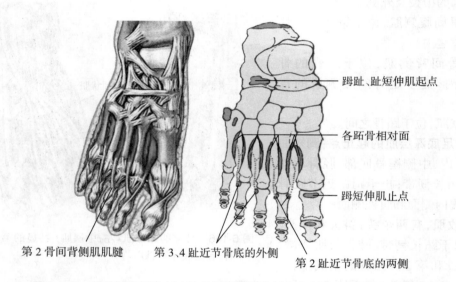

蹒趾、趾短伸肌起点

各跖骨相对面

蹒短伸肌止点

第 2 骨间背侧肌肌腱　　第 3、4 趾近节骨底的外侧　　第 2 趾近节骨底的两侧

图 6-170　足骨间背侧肌(左)及骨间背侧肌的起止点(右,示意图),足背面观

（3）**神经支配**:均由胫后神经的分支,即足底内侧和足底外侧神经所支配。

（4）**功能**:足底深层肌,除蹒短屈肌司蹒趾屈曲外,其余各肌的功能,主司各趾的内收、外展活动;如蹒展肌,司蹒趾外展;蹒收肌,司蹒趾内收。(图 6-171)

足底深层肌,临床上是否有单独的病损的存在、其临床表现如何等,著者未曾见过可信文献报告。解决上述问题,包括上述各肌病损的针刀治疗,期盼针刀同道们今后在临床、科研实践中多观察。

（三）足滑膜鞘及腱鞘炎、腱鞘囊肿

1. **滑膜鞘(腱鞘)的结构、功能**　**滑膜鞘,**又叫**腱鞘,**就是包围在**肌腱**表面的一条鞘管。足、手的滑膜鞘结构完全相同;均由内、外两层薄膜构成。(图 6-172)

外层,叫**纤维层,**较厚,由致密的纤维结缔组织组成。其包裹在内层(**滑膜层**)的外表面。

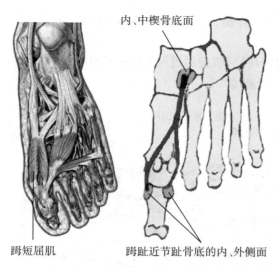

图 6-171 特显的姆短屈肌(左)及其起止点(右，示意图)，足底面观

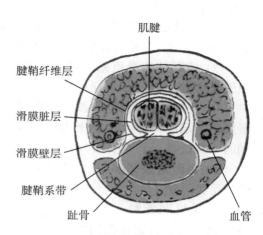

图 6-172 腱鞘的结构

内层，称**滑膜层**，菲薄，由具有分泌功能的滑膜细胞及支持组织所构成；其包绕在肌腱的表面；继之，其返折，又紧衬附于纤维层的内表面。包绕在肌腱表面的滑膜层，称**滑膜脏层**；衬附于纤维层内表面的滑膜层，称**滑膜壁层**；其返折部，附着于跖骨或趾骨的表面，叫**腱鞘系带**，内容血管神经，以营养滑膜。因而在滑膜的脏层和壁层之间形成了一个潜在腔隙。滑膜细胞，分泌的一定量的滑液就存在于此腔隙内；以利肌腱的来回往复地运动，以减少肌腱与周围组织(如纤维层、骨表面)之间的摩擦；再者，滑膜鞘，还有固定肌腱于一定位置的固定作用，即滑膜鞘具有润滑、保护、固定、支持肌腱的功能。(图 6-173)

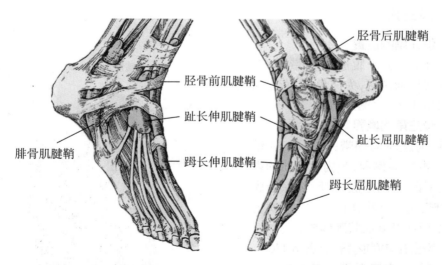

图 6-173 足背侧及内、外踝的滑膜鞘：左图，为外侧观；右图，为内侧观

2. **足滑膜鞘** 从小腿向下行走的各伸、屈肌肉的肌腱，均被覆以滑膜鞘。因而，足背、足底、内外踝等处，有多条滑膜鞘。

(1) **足背部滑膜鞘**：①**内侧**，有**胫骨前肌肌腱滑膜鞘**(胫骨前肌肌腱通过此滑膜鞘)；②**中**

间,有踇长伸肌肌腱滑膜鞘(踇长伸肌肌腱通过);③**外侧**,有趾长伸肌肌腱滑膜鞘(趾长伸肌肌腱和第 3 腓骨肌肌腱通过)。

(2) **内踝处的滑膜鞘**:有胫骨后肌肌腱滑膜鞘(胫后肌腱通过)、趾长屈肌肌腱滑膜鞘(趾长屈肌腱通过)、踇长屈肌肌腱滑膜鞘(踇长屈肌腱通过)。

(3) **外踝处的滑膜鞘**:有腓骨总肌肌腱滑膜鞘(腓骨总肌腱通过)。

(4) **足底部滑膜鞘**:有踇长屈肌腱滑膜鞘的足底和足趾部;趾长肌腱滑膜鞘的 4 条(2~5 趾)。(图 6-174)

(5) **足趾滑膜鞘部**:腓长肌腱滑膜鞘的足底部分。

3. **足腱鞘囊肿** 上述滑膜鞘,简称**腱鞘**。由于肌腱在腱鞘内反复来回运动,或由于外伤,疾病等原因,有可能引起肌腱、滑膜鞘的劳损、慢性损伤,就可能导致临床上常见的**腱鞘炎、腱鞘囊肿**。如足背趾长伸肌腱鞘囊肿等。

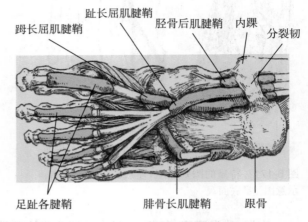

图 6-174 足底腱鞘,足底面观

4. **足背腱鞘囊肿的针刀治疗** 用针刀做囊肿壁多处的"十字形"切开,即在囊壁制造出囊液的多个出口,以排出囊液,就能有效治疗此囊肿。

第五节 下肢重要的局部解剖

一、股三角

(一) 股三角的位置

股三角,为位于腹股沟韧带下方、股前上部之局部区域,为三角形,底边向上、尖向下的区域。(图 6-175)

(二) 股三角的境界

上界,为腹股沟韧带;**外侧界**,为缝匠肌的内侧缘;**内侧界**,为内收长肌的内侧缘;其前壁,为阔筋膜(即股部深筋膜浅层);后壁,呈陷窝状,由外而内,依次为髂腰肌、耻骨肌及其肌筋膜构成。

(三) 股三角内的内容物(图 6-176)

1. **肌腔隙、血管腔隙及其形成** 腹股沟韧带,附着于髂前上棘和耻骨结节之间;其深面为大骨盆入口的前缘。因而此韧带与大骨盆入口前缘的髂骨、耻骨间形成一个大的腔隙。此腔隙,又被

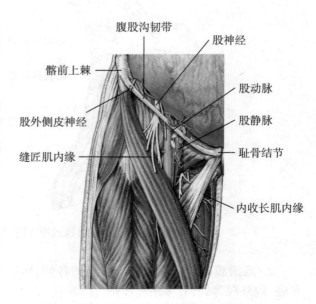

图 6-175 股三角,股部前面观

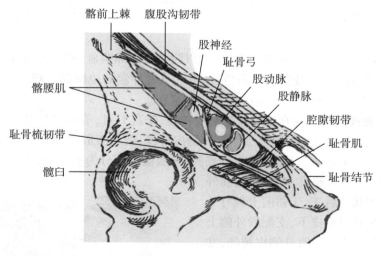

图 6-176 经腹股沟部横断面,示股三角内的结构

附着于腹股沟韧带和髂耻隆起之间的**耻骨弓**,分为内、外两部分。**外侧部分,叫肌腔隙;内侧部分,名血管腔隙**。

2. **肌腔隙、血管腔隙的边界** 肌腔隙,其前界,为腹股沟韧带;后外界,为髂骨的表面;内界,为耻骨弓。

血管腔隙,其前界,为腹股韧带;后界,为耻骨及耻骨梳韧带;外侧界,为耻骨弓;内侧界,为陷窝韧带(腔隙韧带)及耻骨结节。

3. **肌腔隙、血管腔隙的体表定位** 腹股沟韧带和股动脉均可清楚触及。而此二腔隙,均在腹股韧带的深面。以股动脉为界,其外侧为肌腔隙;内侧为血管腔隙。

4. **肌腔隙、血管腔隙的内容物** 肌腔隙内,从外而内,依次排列着**髂腰肌、股神经**。**血管腔隙内,从外向内,依次排列着股动脉、股静脉、股管**等组织。

股三角内的重要结构:从腹股沟的局部解剖中可知,在股三角内,自外而内,就依次排列着**股神经、股动脉、股静脉**,此三条重要的血管神经;临床外科医师们称其为股三角内的"**三老虎**",以表示对此结构的重视。

(四)股三角的上、下连通

股三角,向上:借肌腔隙,与腹腔的筋膜下腔相连通;**借血管腔隙,与腹膜后间隙相连通**;**股三角**向下:借血管腔隙,下续为**股管**(即股前血管鞘);股动脉、股静脉,经此血管鞘内下降,至腘窝部。

腹股韧带是腹腔与股部的分界线。腹股沟韧带以上为腹腔,以下为股部。

(五)股三角病变

股三角区的病变,可致股三角区疼痛。其常见病因,为腹股沟淋巴结炎、高位腰椎间盘突出症、股静脉血栓性静脉炎、髋关节病变等。但对针刀医学工作者来说,需要特别关注股三角区的**股神经卡压综合征、股外侧皮神经卡压综合征和股骨头无菌性坏死**这三种病变的表现。

1. **股神经卡压综合征** 股神经和髂腰肌,同经股三角的**肌腔隙**而进入股前部。**肌腔隙**,事实上,就是由腹股沟韧带、髂耻弓、耻骨梳韧带所组成的**骨纤维管**。故当腹股韧带或耻骨梳韧带等出现病变(如腹股沟韧带慢性劳损等)时,或当骨纤维管内容病变(髂腰肌慢性劳损等)时,均有可能引起股三角区内股神经受卡压。遗憾的是,不少临床工作者,对此症尚无足够的认识。

此症的主要表现,为大腿根部的疼痛,尤以股前内侧部明显。其特点为屈髋时疼痛加重;因而患者坐位时也需将下肢伸直。但急性、重症患者伸髋时也剧痛。腹股沟韧带中点附近等处压痛(似股骨头无菌性坏死,故必须与其相鉴别)。

2. **股外侧皮神经卡压综合征** 股外侧皮神经,来自 $L_2 \sim L_3$ 脊神经后外支。腹股沟韧带,在髂前上棘的附着处分为深、浅两层。股外侧皮神经,就从腹股沟韧带深、浅两层之间的裂隙中通过而折转直下进入股前侧,浅出深筋膜,至股前皮下分为前、后两支。前支,在髂前上棘下约 10cm 处浅出深筋膜,支配大腿前外侧直至膝部的皮肤。后支,于髂前上棘外下2~3cm 处浅出深筋膜至皮下,支配股外侧上1/3、大转子周围的皮肤。股外侧皮神经,常在经腹股沟韧带的裂隙处穿过深筋膜至皮下处受卡压。(图 6-177)

股外侧皮神经卡压的临床表现:主为股前外侧局部区域的皮肤感觉异常:早期过敏、不适、难受、疼痛,后期为麻木、痛觉丧失等;棘前上棘处、浅出深筋膜处压痛。

3. **股骨头无菌性坏死** 见本章第三节。

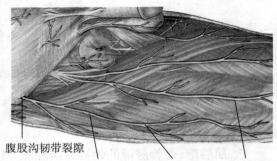

腹股沟韧带裂隙

股外侧皮神经后支   股外侧皮神经前   股前皮神经

图 6-177 股外侧皮神经

(六) 针刀治疗

1. **股神经卡压综合征的针刀治疗** 应松解腹股沟韧带的起止点病灶、耻骨梳韧带以及髂腰肌的慢性损伤的病灶才可。

2. **股外侧皮神经卡压综合征的针刀治疗** 应重点松解其穿经腹股沟韧带的裂隙处,此外,或许还要松解其穿过深筋膜处。

若需要在股前上部做针刀手术操作,进针点,应选择在腹股韧带以下二横指、股动脉跳动点之内或外各一横指处,而且刀刃绝不可刺入腹股韧带以上部位进行松解;否则,就可造成腹腔内组织的损伤。

二、内收肌管、收肌裂孔内的血管神经

(一) 内收肌管的位置

内收肌管,即为股前内侧肌肉之间的肌间结构。其位于大腿中部的前内侧。(图 6-178)

(二) 内收肌管的境界

1. **后壁** 为内收长肌、内收大肌的前表面。

2. **外侧壁** 为股内侧肌的内侧缘。

3. **前壁** 为缝匠肌和收肌腱板及收肌腱板表面的**股内侧肌**。

收肌腱板,是一片覆盖且张布于股内侧肌、内收长肌、内收大肌之间的一层致密的纤维结缔组织膜。事实上,就是深筋膜伸至缝匠肌和股内侧肌的深面和内收长肌与内收大肌的浅面之间的**肌间隔**。因而,**收肌管就是缝匠肌、收肌腱板与股内侧肌的深面与内收长肌、内收大肌表面之间的肌间隙**。

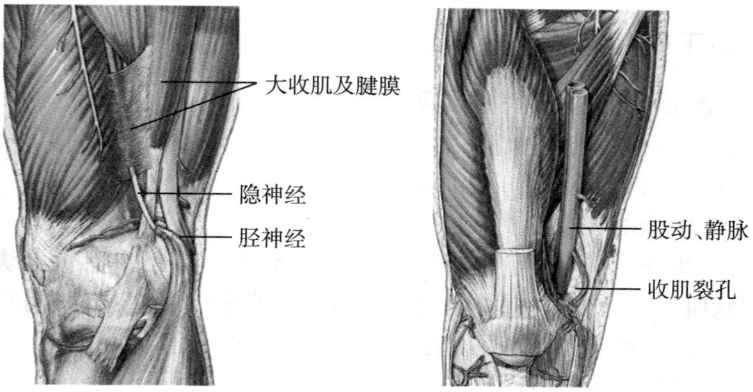

图 6-178　内收肌管内隐神经、胫神经等(左,内侧观);收肌裂孔及其内容
(右,前侧观)

(三) 收肌管的上下连通

收肌管的上口,与股三角相交通。收肌管的下口,即为收肌裂孔。通过收肌裂孔,与腘窝相互交通。

(四) 收肌管的内容

由前向后,依次排列有**隐神经、股动脉、股静脉**以及周围**淋巴结构**等组织。在收肌管的下段,股动脉分出膝降动脉。膝降动脉和隐神经,一起穿过收肌管的前壁到达膝关节内侧。

(五) 收肌裂孔的体表定位

紧邻股骨的内侧缘、上平腘窝顶、下至内收肌结节上方处的裂隙,即为收肌裂孔的体表投影。收肌裂孔的构成,见内收大肌解剖。

(六) 收肌管的病变

隐神经,是股神经分出的全身最长的感觉神经。其自股三角分出后,就与股动、静脉沿缝匠肌的内侧缘相伴,共同进入收肌管下行;在收肌裂孔的上端,即收肌管前口处(为股骨内上髁的直上方约 10cm 处),与膝最上动脉穿内收大肌腱膜之间裂隙而出收肌管,继沿股内侧肌和内收肌间沟下行到膝内侧,穿缝匠肌和股薄肌之间的筋膜而达小腿前侧皮下。即**隐神经,经大收肌腱膜之间的裂隙而出收肌管**。此腱膜性裂隙无伸缩性,隐神经穿过此裂隙时无退让空间,故隐神经常在此处被卡压。

隐神经卡压症,临床不少见。主为膝内侧疼痛(甚至放射到小腿内侧);收肌管前口处有压痛。

隐神经卡压综合征,应与膝关节病变、腰椎病变等常见疾病,进行鉴别。

(七) 针刀治疗

因膝内侧、小腿内侧的感觉,由隐神经管理(其主含 L_4 脊神经根纤维)。故此部位的症状,可能为该区局部病变所致(如膝内侧副韧带损伤等),也有可能为腰椎疾病所引起(如 $L_3 \sim L_4$ 椎间盘突出症)。故应针对病因而进行不同部位的针刀治疗,才能奏效。

再者,隐神经卡压,应重点松解股骨内上髁上 10cm 处的内收肌管前口之大收肌腱膜。此处和内收结节处行针刀操作时,注意勿损伤该处股动、静脉和隐神经。

三、臀大肌下间隙的血管神经

(一)臀大肌下间隙的位置、近邻、层次

臀大肌下间隙,是臀大肌与臀中肌、梨状肌、上下孖肌等之间的肌间隙;其位于臀大肌的深面,臀中肌、梨状肌、上下孖肌等的浅面。

(二)臀大肌下间隙的内容物

除疏松结缔组织外(在坐骨大孔处最为疏松),在梨状肌上孔处,有**臀上动脉、臀上静脉、臀上神经**;在梨状肌下孔处,有**坐骨神经、臀下动脉、臀下静脉、臀下神经、阴部内动静脉及阴部神经**等组织。即进出臀上孔、臀下孔的血管神经位于臀大肌下间隙中。

(三)臀大肌下间隙与周围的交通

向深部,借梨状肌上、下孔,与盆腔相连通;**向下**,通向股后间隙;**向前下**,通向髋关节的下方;**向前内**,经坐骨小孔通向坐骨肛门窝。

(四)病变

臀大肌下间隙感染时,可经上术通道扩延;若感染化脓,脓液可经上述通道,扩及至**盆腔、坐骨肛门窝**,甚至沿坐骨神经到达**腘窝**。

(五)针刀治疗

临床上,在行臀大肌病变的针刀可松解时,应熟知臀大肌深面的坐骨神经和其他的重要血管神经的解剖位置,以免误伤。

四、梨状肌上、下孔内的血管神经

(一)梨状肌上、下孔的构成、位置、毗邻、层次

梨状肌,在行经坐骨大孔出骨盆时,将坐骨大孔分为上、下两部分,即分别叫**梨状肌上孔**和**梨状肌下孔**。

梨状肌上、下孔,就位于臀大肌下间隙中,即臀大肌深面。(图 6-179)

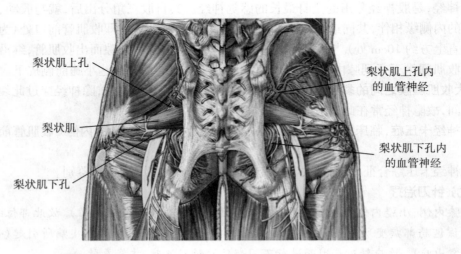

图 6-179　臀大肌下间隙(左)、梨状肌上、下孔(右),后面观

(二)梨状肌上、下孔的体表投影

在髂后上棘与尾骨尖之间连一直线。此连线的中点上 2.0cm 处,约为梨状肌上孔的体

表投影点。此连线的中点下 1.5cm 处,约为梨状肌下孔的体表投影点。

(三) 梨状肌上、下孔的内容物

梨状肌上孔,有臀上神经、臀上动脉、臀上静脉进出。

梨状肌下孔,有坐骨神经、臀下神经、臀下动脉、臀下静脉、股后皮神经、阴部内动脉、阴部内静脉、阴部神经进出。

(四) 梨状肌上、下孔的病变

梨状肌病变时,常可连累经梨状肌上、下孔进出的结构,尤其常致坐骨神经损伤。

(五) 针刀治疗

经梨状肌上、下孔进出的血管、神经众多,在其附近行针刀松解手术前,必须熟知其解剖关系,以免造成严重副损伤。

五、腘窝的局部解剖

(一) 腘窝的位置、形状

腘窝,是位于膝关节后侧的一个大的肌间隙;其由外上、外下、内上、内下四条边界所围成的一个菱形组织结构区域。(图 6-180)

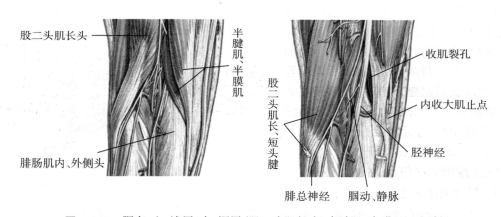

图 6-180 腘窝:左,浅层;右,深层(股二头肌长头、半腱肌、半膜肌已去除)

(二) 腘窝的边界

其**外上界**,为股二头肌及其肌腱;**内上界**,为半腱肌及半膜肌及其肌腱组成;其**内下界**和**外下边界**,分别为腓肠肌的内、外侧头。

腘窝的表面,为腘筋膜。

腘窝的底面,为股骨后侧的腘面。

腘窝有上、下两个尖。

腘窝的上尖,通向收肌管和股后间隙。

腘窝的下尖,通向小腿后间隙。

(三) 腘窝的内容物

除大量的脂肪组织外,还有**胫神经、腓总神经、腘窝淋巴结、腘动脉与腘静脉及其分支**等组织。

腓总神经,沿股二头肌肌腱向外下行;在腘窝的外上缘,可于体表摸到。

在腘窝的中线处,由浅入深,依次为**胫神经、腘静脉、腘动脉**(稍偏内)、**小隐静脉注入腘静脉处。

（四）病变

临床上,许多病变可引起腘窝部疼痛,如膝关节骨性关节炎、腘斜韧带损伤、腓肠肌损伤、坐骨神经受挤压等。

（五）针刀治疗

临床上,常需要在腘窝部进行针刀手术操作,因此,必须熟知腘窝部的解剖结构。

六、踝管的局部解剖

（一）踝管的位置、组成、大小

踝管,位于踝关节的内侧;内踝的下方。其由屈肌支持韧带、内踝和距骨及跟骨内表面等所组成。

屈肌支持韧带不仅附着于内踝和跟骨,而且向深部发出 5 条纤维隔,分别附着于跟骨载距突、跟骨内表面和跟骨结节,从而构成了 4 个骨纤维管,分别有肌腱、血管、神经通过。

踝管的大小:长约 2.0cm;宽约 1.5cm;约相当于成人拇指末节的大小。

（二）踝管的内容物

整个踝管,是一个骨纤维管;而且其内又分为 4 条小骨纤维管。这 4 条小的骨纤维管,分别有血管、神经通过。自前上向后下,依次排列为:①胫骨后肌腱及腱鞘,②趾长屈肌腱及腱鞘,③蹞长屈肌腱及腱鞘,④胫后神经血管束(内容胫后神经、胫后动脉、胫后静脉);此外,还有些疏松结缔组织。(图 6-181)

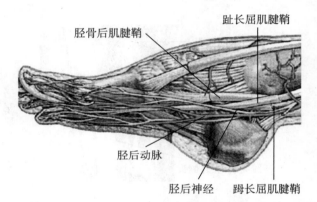

图 6-181　踝管及其内容(分裂韧带及胫后静脉已去除)

（三）踝管的体表定位

1. 踝管的体表定位　医生将拇指置于患者内踝的下方,拇指的尺侧缘紧贴患者内踝尖,拇指尖指向患者足尖方向。将拇指沿踝关节的内侧,按压着向足底方向滑动,当拇指在踝关节的内下方触及一条凹隙状的软组织结构时,此时,拇指的内、外侧缘所触及的骨组织正好为跟骨载距突和跟骨结节的内侧缘。其时,将拇指向足尖或足跟方向稍移动、按压,当**压痛点**正位于拇指末节指腹的中心时(拇指指间关节线约对着内踝的后缘),此时,拇指末节所覆盖区域,就是踝管的体表投影。

2. 踝管综合征针刀手术的定位　当用拇指末节确定踝管的体表投影时,即当其压痛点基本位于拇指末节指腹的中心时,手术进针点就定于拇指的内、外侧:即于拇指的指间关节的尺侧、桡侧缘各定 1 点;再向前 1.5~2.0cm 处,沿拇指末节的尺侧、桡侧缘,各再定 1 点,即可。(图 6-182)

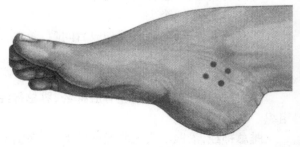

图 6-182　踝管综合征,针刀手术的定点

(四) 踝管的病变

无论是踝关节的病变（踝关节的骨质增生、踝关节微形错位等），还是踝关节的屈肌支持韧带或踝关节三角韧带的病变（痉挛、挛缩、肥厚、瘢痕、粘连等），均可致踝管综合征，引起胫后神经、血管束等受挤压的表现，临床上，即称之为"踝管综合征"。

(五) 踝管综合征的针刀治疗

踝管综合征，用针刀松解屈肌支持韧带可获良效；尤其是韧带的下端，即附着于跟骨结节处应细致、充分松解，解除对胫后神经挤压有重要作用。但此处紧邻近胫后血管神经束，应熟知此区的解剖，以免造成副损伤。